DIAGNOSTIK DER CHIRURGISCHEN NIERENERKRANKUNGEN

PRAKTISCHES HANDBUCH ZUM GEBRAUCH FÜR CHIRURGEN UND UROLOGEN, ÄRZTE UND STUDIERENDE

VON

PROFESSOR **DR. WILHELM BAETZNER**
PRIVATDOZENT, ASSISTENT DER CHIR. UNIVERSITÄTS-KLINIK BERLIN

MIT 263 GRÖSSTENTEILS FARBIGEN TEXTABBILDUNGEN

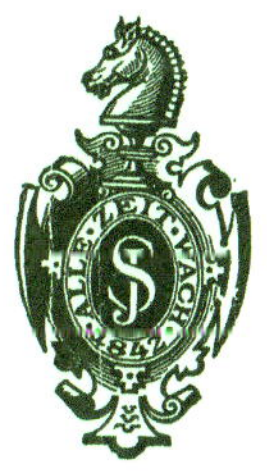

BERLIN
VERLAG VON JULIUS SPRINGER
1921

ISBN 978-3-642-89513-5 ISBN 978-3-642-91369-3 (eBook)
DOI 10.1007/978-3-642-91369-3

Softcover reprint of the hardcover 1st edition 1921

MEINEM

VEREHRTEN LEHRER

HERRN GEHEIMEN MEDIZINALRAT

PROFESSOR DR. AUGUST BIER

IN DANKBARKEIT UND VEREHRUNG

ZUM 60. GEBURTSTAG

ZUGEEIGNET

Vorwort.

Das vorliegende Buch ist die Frucht einer 15jährigen Beschäftigung und Erfahrung auf dem Gebiet der Nierenchirurgie in der kgl. chirurgischen Universitätsklinik unter v. Bergmann und Bier. Es soll Rechenschaft darüber ablegen, was ich in und neben meiner klinischen Tätigkeit als Assistent am Krankenbett und Operationstisch sowie im Unterricht an Ärzte und Studierende auf diesem wichtigen Teilgebiete der Chirurgie gesehen, gelernt und erfahren habe.

Den großen Stoff habe ich vom praktisch-diagnostischen Standpunkt aus in Angriff genommen und bearbeitet und ich habe mich bemüht, die einzelnen Krankheitsbilder vom pathologisch-anatomischen, pathologisch-physiologischen, symptomatologisch-klinischen und einschließlich ursächlichen Gesichtspunkten aus zu beleuchten. Eine Darstellung einer allgemeinen Diagnostik und der klinischen und speziellen Untersuchungsmethoden, die Anleitung ihrer Durchführung und diagnostischen Verwertung schien mir hierzu unerläßlich.

Es werden vorwiegend eigene Erfahrungen und Beobachtungen, die mir die unerschöpfliche Fülle des vielseitigen Krankenmaterials der Klinik bot, zugrunde gelegt. Selbstverständlich habe ich auch die vielen Beobachtungen und Erfahrungen anderer, soweit sie in Literatur und Lehrbüchern niedergelegt sind, mitverwertet, insbesondere habe ich unsere Altmeister der Nierenchirurgie, Israel, Kümmell und Küster, denen wir bei allen Krankheitsbildern klassische Darstellungen verdanken, zu Rate gezogen. Dazu war ich besonders genötigt bei denjenigen Nierenkrankheiten, bei denen mir eigene Erfahrung mangelte. Hierbei meinen verehrten Freund und früheren Mitassistenten, Prof. Dr. Oskar Rumpel zu nennen und ihm meinen wärmsten Dank auszusprechen, ist mir eine besonders angenehme Pflicht. Er hat mich bereits unter v. Bergmann in die urologische Technik eingeführt und während der folgenden Jahre stets an seinen weitgehenden Erfahrungen und seinem großen Wissen in vollstem Maße teilnehmen lassen.

Die eingeflochtenen Krankengeschichten sind entsprechend der Anlage des Buches nur nach der diagnostischen Seite hin verwendet; ihr praktischer Wert ist durch die operative Autopsie und durch die nachträgliche pathologisch-anatomische Untersuchung der gewonnenen Präparate wesentlich erhöht.

Als Ziel dieses Buches schwebte mir vor, dem Chirurgen und Urologen, dem praktischen Arzt und dem Studierenden einen Ratgeber an die Hand zu geben, der sie befähigt, die Diagnose der chirurgischen Nierenerkrankungen selbständig zu stellen. Entgegen den fachärztlichen Bestrebungen der neueren Zeit bin ich der Ansicht, daß der gut ausgebildete, wissenschaftlich arbeitende Arzt durchaus die urologische Technik und die klinische Pathologie der Nierenerkrankungen soweit erlernen und beherrschen muß, daß er für die Therapie brauchbare diagnostische Ergebnisse bekommt. Insbesondere aber gilt diese Forderung für jeden, der Anspruch erhebt, ein vollausgebildeter Chirurg zu sein.

Großes Gewicht legte ich auf die Wiedergabe möglichst zahlreicher zystoskopischer Bilder, operativ gewonnener Präparate und von Röntgenbildern. Die zystoskopischen Bilder sind alle bei naher Einstellung des Objektes gezeichnet, um auch die feinsten Kleinheiten und Einzelheiten zum Ausdruck zu bringen; allerdings sind dadurch die Größenverhältnisse etwas verändert.

Die Bilder sind mit wenigen Ausnahmen eigene Originalien. Fräulein Lisbeth Krause hat sämtliche Bilder nach meinen Angaben mit großer Meisterschaft nach der Natur gezeichnet; die bildmäßige Reproduktion der Röntgenplatten ist von den Röntgenassistentinnen der Klinik Frl. Meißner und Lempke mit großem Fleiß ausgeführt worden. Das Sachregister haben freundlicherweise die Herren Dr. Rieß und Dr. Altgeld übernommen.

Herr Stabsarzt Dr. Koch hat mir 6 Präparate von Schußverletzungen aus der Sammlung der Kaiser Wilhem Akademie zur Verwendung überlassen.

Allen Genannten, auch der Verlagsbuchhandlung für die treffliche Ausstattung sage ich meinen Dank.

Berlin, den 1. Juli 1921.

Wilhelm Baetzner.

Inhaltsverzeichnis.

Seite

Anatomische und physiologische Vorbemerkungen 1
A. Allgemeine Diagnostik 5
1. Allgemeine Symptomatologie 5
Schmerzgefühle und Schmerzanfälle 5
Der krankhafte Harn 9
Die krankhafte Funktion der Niere und Blase 17
Von der Lage der Niere abhängige Krankheitserscheinungen 18
2. Allgemeine Ätiologie 19
3. Allgemeine diagnostische Technik 20
Die klinischen Untersuchungsmethoden 20
Die Zystoskopie, die künstliche Ableuchtung der Blaseninnenfläche 26
Ureterenkatheterismus 54
Die Funktionsprüfung der Niere 63
Das Röntgenverfahren 78
Pyelographie 82
Pneumoperitoneum 83
Probefreilegung und Probepunktion 83
B. Spezielle Diagnostik 85
1. Die Erkrankungen der Niere 85
a) Die angeborenen Bildungsfehler der Niere 85
b) Das angeborene Fehlen einer Niere 85
c) Die angeboren verlagerte Niere 89
d) Die angeboren formveränderte Niere 93
e) Verletzungen der Niere 105
f) Wanderniere 117
g) Hydronephrose 124
h) Die eitrige Entzündung der Niere 151
i) Die eitrige Entzündung der fibrösen Kapsel, der Fettkapsel und des retroperitonealen Fettgewebes, die eitrige Perinephritis 178
k) Tuberkulose 188
l) Die Nierensyphilis 231
m) Aktinomykose 232
n) Steinkrankheit der Niere 233
o) Die chirurgische Nephritis 253
p) Die Massenblutung ins Nierenlager 256
q) Geschwülste der Nieren 259
r) Zystische Nierendegeneration 291
s) Echinokokkus 299
2. Die Erkrankungen der Harnleiter 301
a) Angeborene Bildungsfehler 301
b) Die Harnleiterverletzungen 307
c) Die entzündlichen Uretererkrankungen 309
d) Die Verengerung und der Verschluß des Harnleiters 315
e) Die Uretersteine 316
f) Die Geschwulst des Harnleiters 325
g) Die Bilharziosis des Harnleiters 326
Sachregister 329

Inhaltsverzeichnis

Anatomische und physiologische Vorbemerkungen.

Die Nieren liegen, umhüllt von fettreichem Bindegewebe, an der Hinterwand der Bauchhöhle oben in der Lendengrube, hinter dem Bauchfell zu beiden Seiten der Wirbelsäule, entlang dem 11. und 12. Brust- und den drei oberen Lendenwirbeln, wobei der Hilus dem 2. Lendenwirbel gegenübersteht. Differenzen um die Höhe eines halben Wirbels kommen vor. Die rechte Niere liegt etwas tiefer als die linke. Die Längsachsen der Nieren verlaufen in situ nicht der Wirbelsäule gleichgerichtet, sondern sie rücken nach unten zu weiter von der Mittellinie ab; ebenso ist der Querdurchmesser nicht frontal, sondern nahezu sagittal gerichtet, so daß der Hilus fast gerade nach vorn sieht und die vordere Fläche mehr seitlich, die hintere mehr nach der Mitte zu liegt. Die obere Hälfte der Niere sitzt tief in der Höhlung des Zwerchfelles im Bereich des letzten Zwischenrippenraumes und ist dort von Zwerchfell und Pleurahöhle überdacht. Der laterale Rand grenzt an die Pars lumbalis des Zwerchfells, das hier einen häutigen Spalt besitzt; die Pleura steigt neben der Wirbelsäule bis auf 1 cm unter die 12. Rippe herab, so daß ihre Umschlaglinie einen Teil der hinteren Nierenfläche überlagert. Die 12. Rippe geht in schräger Richtung über die Niere hinweg, und zwar so, daß etwa $^1/_3$ oberhalb und $^2/_3$ unterhalb der Rippe zu liegen kommen. Hinten ruhen beide Nieren auf dem Zwerchfell und dem Quadratus lumborum, den sie lateralwärts überragen, wodurch sie mit der dünnsten Stelle der hinteren Bauchwand in Berührung kommen. An der hinteren Nierenfläche verlaufen der 12. Interkostalnerv und der Nervus iliohypogastricus, der oft mit dem Nervus ileoinguinalis zu einem gemeinsamen Stamm vereinigt ist. Die Vorderflächen beider Nieren stehen in inniger Beziehung zum Peritoneum, beiderseits ist ein verschieden großer Teil von ihm bedeckt.

Die rechte Niere legt sich mit $^2/_3$ ihrer Vorderfläche der Leber an; das untere Drittel wird von der Flexura coli dextra bedeckt, der mediale Rand ist von der Pars descendens duodeni überlagert und durch einen Bauchfellüberzug mit ihr verbunden (Abb. 1).

Die linke Niere liegt im oberen Drittel dem Fundus des Magens, im mittleren dem Pankreas an, während das untere vom parietalen Blatt des Bauchfells überzogen wird; dem lateralen Rand und dem angrenzenden Teil der Vorderfläche ist die Milz vorgelagert. Vor den unteren Pol legt sich das Colon transversum; der Anfangsteil des Colon descendens verläuft am lateralen Rande (Abb. 2). Der medialen Seite beider oberen Nierenpole sitzt die Nebenniere wie eine Kappe auf.

Die Niere ist von einer dünnen fibrösen Kapsel umgeben, die sich dem Parenchym dicht anschließt und durch Ausläufer nach dem Hilus, nach den großen Gefäßen und dem Zwerchfell zum Ligamentum suspensorium renis wird. Weiter nach außen folgt die weitmaschige, verschieden starke Fettkapsel. Sie besteht aus der eigentlichen Fettkapsel und einer die Niere nach allen Seiten umhüllenden, doppelblättrigen Faszie, der Fascia Zuckerkandl-Gerota. Diese

Faszienumhüllung, die nach vorn zur Bauchspeicheldrüse und zu den Gefäßen, nach oben zum Zwerchfell hinziehend sich schließt, ist nach unten offen und steht in breiter Verbindung mit dem retroperitonealen Bindegewebsraum und dem Beckenbindegewebe (Abb. 3). Die Verbindungen der Faszie nach vorn mit dem Peritoneum, nach hinten mit den bindegewebigen Muskelscheiden von Psoas und Quadratus lumborum, nach innen mit dem Periost der Wirbelsäule und den Muskelscheiden der Lendenmuskulatur stützen noch weiterhin die Nieren von allen Seiten und geben ihnen einen festen Halt. Die Fascia Gerota und die Nierenfettkapsel haben eigene Gefäße, Nerven und Lymphbahnen.

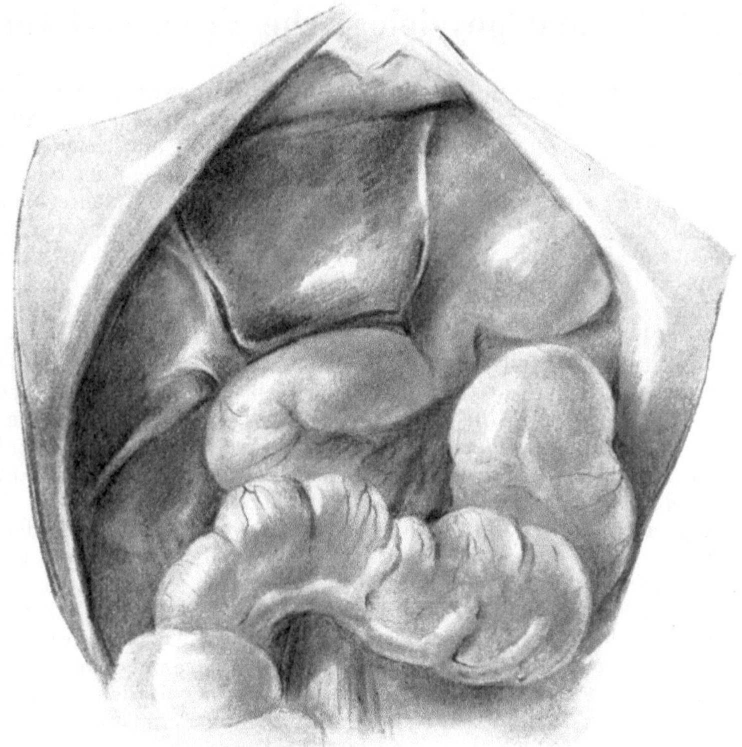

Abb. 1. Lagebeziehungen der rechten Niere.

Der Plexus renalis — die Nerven, die die Nieren versorgen — stammt aus der 11. und 12. spinalen Dorsalwurzel. Er hat Verbindungen mit den Ganglien des Sympathikus, Splanchnikus und Plexus solaris, tritt am Hilus ein und löst sich in der Nierensubstanz in ein feines, Gefäße und Harnkanälchen umspinnendes Nervengeflecht auf.

Die Nieren haben eine leidlich geschützte Lage: eingeschlossen in eine gut gepolsterte Fetthülle werden sie vorn von den Eingeweiden und dem Bauchfell bedeckt und hinten von der starken Lendenmuskulatur überlagert. Der Niere kommt ein hohes Maß von respiratorischer Verschieblichkeit zu; sie bewegt sich ausgiebig im freien Raum innerhalb der Fettkapsel.

Die geschilderten Lagebeziehungen der Nieren zum Zwerchfell, zur Pleura, zum Peritoneum, zur Bauch- und Lendenmuskulatur und ihre Angrenzung an die benachbarten Bauchorgane und Nerven sind für die Diagnose der Nierenerkrankungen von Bedeutung; sie müssen dem Untersucher stets gegenwärtig sein, weil sie die verschiedensten subjektiven und objektiven Krankheitserscheinungen und Begleitsymptome der Nierenerkrankungen dem Verständnis näher bringen.

Das Nierenbecken geht aus der Vereinigung der beiden großen Nierenkelche hervor, in deren Ausläufer 6—12 kegelförmige Hervorragungen — die

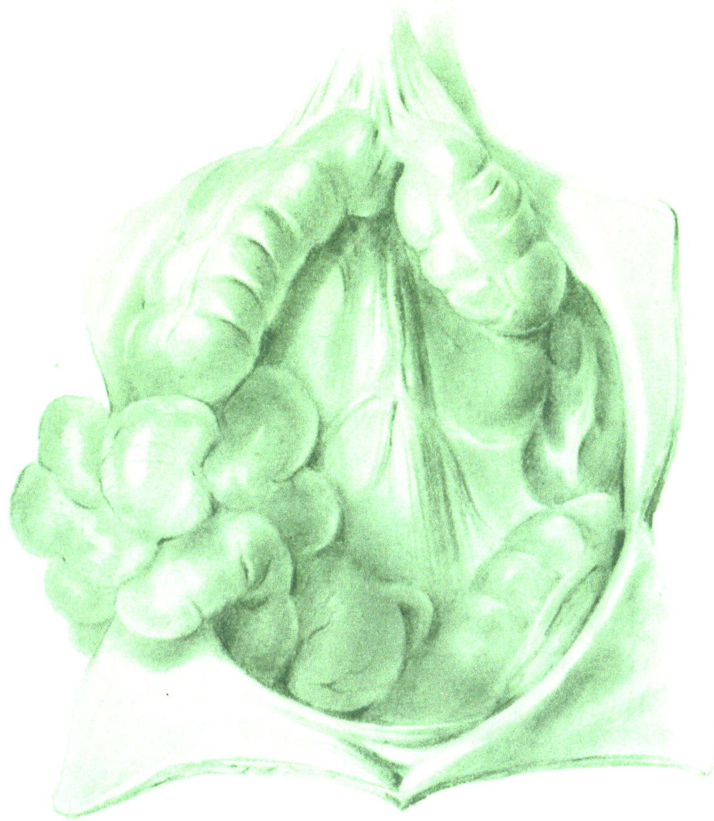

Abb. 2. Lagebeziehungen der linken Niere.

Nierenpapillen — einmünden. Lage, Form und Fassungsvermögen der Nierenbecken sind verschieden.

Die Harnleiter verlaufen hinter dem Bauchfell entlang dem Musculus psoas, schräg nach ab- und einwärts, nach spitzwinkliger Kreuzung mit der A. spermatica auf halber Höhe des Psoas, rechts vom Ileum, links von der Flexura sigmoidea bedeckt, treten sie an der Linea innominata ins kleine Becken, kreuzen die Iliakalgefäße, verlaufen weiter zur Blasenwand, die sie schräg durchsetzen und wo sie im Blaseninnern als Uretermündungen endigen. Der Harnleiter hat normalerweise 3 enge Stellen: am Nierenbeckenhals, der Übergangsstelle des Nierenbeckens in den Ureter, am Beckeneingang, der Kreuzungsstelle des Harnleiters mit der Linea innominata, endlich am Eintritt in die Blasenwand. Zwischen diesen drei engen Stellen finden sich die entsprechenden zwei Erweiterungen, die obere lumbale und die untere pelvine. Innige Beziehungen hat der Ureter mit dem Peritoneum, dem er von oben bis zum Beckeneingang an der Rückfläche anhaftet, und ferner mit dem N. genitofemoralis, den er eine ziemliche Strecke begleitet. Auch beim Ureter können der Verlauf, der Bau und die Lagebeziehung zu den Gefäßen und Nerven auf ein Krankheitsbild in verschiedener Hinsicht Einfluß gewinnen, so daß ihre Kenntnis eine wichtige Vorbedingung der Diagnose bildet.

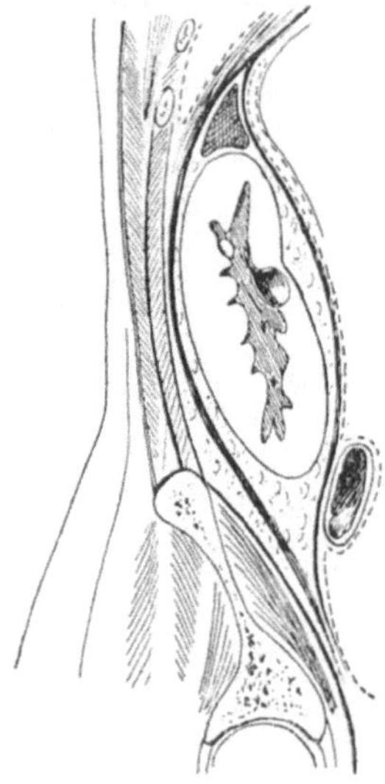

Abb. 3. Längsschnitt durch Niere, Nebenniere und Nierenkapsel nach Gerota.

Die Niere ist eine große Drüse, die einen bestimmten Anteil am physiologischen Stoffwechsel hat. Ihr kommt die Aufgabe zu, den Körper von den körpereigenen und -fremden Schlacken zu befreien und diese in den Harn zu überführen, in Wechselwirkung und in einem Abhängigkeitsverhältnis zu dem Blut, das in einer bestimmten, für den Körperhaushalt notwendigen, physikalisch-chemischen Zusammensetzung erhalten werden muß. Die Ausscheidung der harnfähigen, flüssigen und festen Stoffe folgt bestimmten Gesetzen, ist aber großen Schwankungen unterworfen. Die Theorie über die Physiologie der Harnabsonderung soll, weil für die Diagnose ohne besondere Bedeutung, hier nicht besprochen werden. Der durch die Niere gebildete Harn sammelt sich aus den Hauptsammelkanälchen der Papillen im Nierenbecken und wird durch die bewegenden Kräfte: des Drucks des sezernierten Harns, des Nierenbeckens und der Harnleiter mit einer gewissen Wucht nach der Blase befördert, der muskulöse und elastische Kanal des Ureters kontrahiert sich von Abschnitt zu Abschnitt in regelmäßig fortschreitenden Wellen; Nierenbecken und Ureter haben automatische Bewegungen.

Allgemeine Diagnostik.

Je ausgebreiteter und umfassender das allgemein pathologisch-anatomische und -physiologische und allgemein klinische Wissen des Arztes ist, um so vorbereiteter und erfolgreicher wird er an den Aufbau einer Diagnose herangehen können. Zum Auffinden von Krankheitserscheinungen und zu ihrer richtigen Bewertung gehört eine weitgehende Kenntnis der allgemeinen Pathologie. Auch ist es eine selbstverständliche Voraussetzung, daß dem Untersucher eine gewissenhaft ausgebildete, musterhafte Untersuchungstechnik zur Seite steht. Beide vereint, werden den Arzt instand setzen, rasch und sicher eine wissenschaftlich begründete Diagnose zu stellen.

Der diagnostischen Besprechung und Erörterung der einzelnen Krankheitsbilder will ich deshalb eine kurze Darstellung der allgemeinen Pathologie, der klinischen Hilfsmittel und technischen Methoden vorausschicken, insoweit sie mir im Rahmen der mir in meinem Buche gestellten Aufgabe für die Erkennung und Scheidung chirurgischer Nierenerkrankungen notwendig, wichtig und brauchbar erscheint.

Allgemeine Symptomatologie.

Die Überschätzung technischer Hilfsmittel hat die klinische Beobachtung unverdientermaßen in den Hintergrund gedrängt, und im allzugroßen Vertrauen auf diese werden die klinischen Merkmale nicht eingehend genug gewürdigt und ihre wissenschaftliche und praktische Pflege wird oft vernachlässigt. Allzureichliche Nebenuntersuchungen wissenschaftlicher Art verdunkeln oft das Bild und lenken die Aufmerksamkeit fort von der sorgfältigen Untersuchung des Kranken selbst. Der Arzt ist aber, da er spezieller Hilfsmittel häufig entbehrt oder sie in der Wohnung der Kranken nicht anwenden kann, gerade auf eine sorgfältige klinische Beobachtung angewiesen und muß daher imstande sein, aus der Verwertung ihrer Ergebnisse die Diagnose in ihren wesentlichen Grundzügen zu stellen. Hierzu hat er auch besondere Gelegenheit, weil er den Kranken in der Regel schon in den ersten Anfängen der Erkrankung zur Beurteilung bekommt, also zu einer Zeit, wo das klinische Bild noch von ärztlichem Tun unbeeinflußt ist und die subjektiven Angaben durch die Frische der Eindrücke einen größeren Wert beanspruchen können.

Fast allen chirurgischen Nierenerkrankungen gemeinsam finden sich mit ziemlicher Regelmäßigkeit gewisse subjektive und objektive Krankheitszeichen. Sie müssen dem Untersucher bekannt sein, wenn er mit Erfolg an die Diagnose des Einzelfalls herantreten will.

Schmerzgefühle und Schmerzanfälle.

Ein immer wiederkehrendes, nie zu vernachlässigendes, meist auffälliges Symptom ist der Nierenschmerz. Er tritt nicht selten als erstes und zunächst einziges Merkmal einer Nierenerkrankung in Erscheinung und macht den Kranken und den Arzt erst auf ein sonst verborgenes Nierenleiden aufmerksam.

Der Nierenschmerz verrät sich spontan und durch äußeren Druck hervorgerufen oder im Grade gesteigert durch seine umgrenzte Lagerung in der Nieren-Lendengegend, und zwar im Winkel zwischen Rückenstreckerwulst und 12. Rippe, Rücken, Flanke und vordere Bauchgegend sind mehr oder weniger in den Schmerzbezirk miteinbezogen. Die Art, wie der Nierenschmerz gewöhnlich auftritt, ist eine verschiedene. Einmal setzt der Schmerz ganz plötzlich ein und hält längere Zeit an — der akut eintretende Dauerschmerz —, ein andermal zeigt er sich anfallsweise nur ein einziges Mal oder in verschiedenen Zeitabständen wiederkehrend — die Nierenkolik —. Dem akuten Schmerz steht der chronische gegenüber, der sich bald als chronisch rezidivierender Schmerzanfall, bald als seßhafter Dauerschmerz erweist.

Daneben finden sich noch alle möglichen Schmerzgefühle und Beschwerden von weniger ausgeprägtem Charakter, ein lästiges Empfinden von Schwere und von zeitweise oder stetig dauerndem unangenehmem dumpfem Druck in der Nierengegend u. a.

Von den verschiedenen Schmerzarten ist der Schmerzanfall, die Kolik, klinisch am besten gekennzeichnet. Es sind ganz plötzliche, oft mitten in völliger Gesundheit auftretende, heftige Beschwerden und Schmerzen, die sich vorwiegend in einer Lendengegend zeigen. Sie beginnen mit Frostgefühl, mit oder ohne nachfolgende Temperatursteigerung und sind häufig begleitet von Erbrechen. Von der kranken Lende strahlen sie aus in die gleichseitige Flanke oder Bauchhälfte, ziehen den Harnleiter entlang nach der Blase, nach Penis und Hoden — beim Weibe in den Schoß, Ovarium, Scheide und Schamlippen — und dann bei beiden Geschlechtern weiter hinab nach der Außenseite des Oberschenkels. Der Anfall ist zuweilen so überwältigend, daß der Kranke unter zunehmender Blässe und kaltem Schweißausbruch ohnmächtig wird und an sein nahes Ende glaubt. Der Anfall ist von verschieden langer Dauer und Höhe; er hält oft über einen Tag an, dann nur über Stunden, bleibt nicht immer auf derselben Höhe, klingt ab, um wieder aufs heftigste anzusteigen. Sein Eintritt kann jederzeit erfolgen, bei Tag und bei Nacht; einmal folgt er äußeren Veranlassungen — heftigen Gemütsbewegungen, körperlichen Anstrengungen, Erschütterungen —, ein andermal überfällt er den Kranken ohne jede Ankündigung und ohne erkennbare äußere Ursache. Der Schmerzanfall setzt zuweilen nur einmal ein, ein andermal folgen sich rasch nacheinander mehrere Anfälle, ein drittes Mal sucht der Anfall den Patienten nach verschieden langen Pausen zu wiederholten Malen heim. Er bricht entweder plötzlich ab oder verliert sich ganz allmählich.

Für die Deutung des Schmerzes als Nierenschmerz hat man neben der subjektiven Lagerung in der Nierennische und seiner höchsten Entfaltung dort in der Regel auch objektive Merkmale: auf der Schmerzseite findet sich eine gesteigerte Empfindlichkeit der Haut; die Muskulatur der Lende und der Bauchseite zeigt öfters eine für Auge und Hand wahrnehmbare Härte oder Starre, auch ist sie mitunter bei der Atmung festgestellt. Meist ist eine verschieden starke Empfindlichkeit der Niere gegen Druck und Stoß nachzuweisen, besonders am Außenrande des Rückenstreckers oder in der Flanke oder von vorn her. Ein andermal ist der Harnleiter besonders druckschmerzhaft und der dem Schmerzsitz gleichseitige Hoden ist in die Höhe gezogen und druckempfindlich.

Oft gesellen sich noch weitere objektive Merkmale hinzu, funktionelle Blasen- und Nierenstörungen, makroskopische und mikroskopische Harnveränderungen, Größenschwankungen der befallenen Niere — alles Erscheinungen, über die wir später in den einzelnen Abschnitten noch ausführlicher hören werden.

So kann der Schmerz, der ja im allgemeinen mit einem gewissen Recht als schlechter Anhaltspunkt für eine sichere Diagnose zu gelten hat, doch stets diagnostisch mitverwertet werden, hauptsächlich dann, wenn er an Objektivität durch Lagerung in der Lende und durch sein Höchstmaß an seiner Ursprungsstätte und durch das Hinzutreten eines oder mehrerer der oben erwähnten Merkmale gewonnen hat.

Der örtliche Schmerz — der Nierenschmerz in engerem Sinne — ist somit ortsdiagnostisch wichtig; abgesehen von den seltenen Fällen seiner Verlagerung in die gegenüberliegende Seite ist er ein brauchbarer Wegweiser für eine gleichseitige Erkrankung der Niere. Seine Anwesenheit gibt vielfach der Diagnose die erste Richtung und zieht engere Grenzen für die Differentialdiagnose.

Allerdings ist mit dem Quellennachweis der Schmerzen noch kein Anhaltspunkt gewonnen für Natur und Eigenart der ihnen zugrunde liegenden pathologisch-anatomischen Veränderungen in der schmerzhaften Niere. Denn fast alle in der Niere sich abspielenden Prozesse können gelegentlich die Ursache für jede Art von Schmerz abgeben, und pathologisch ungleiche Veränderungen rufen ganz gleiche, in nichts voneinander zu unterscheidende Schmerzen hervor.

Versuchen wir uns eine Vorstellung über die anatomischen Grundlagen zu machen, so wird der Schmerzanfall der Niere hervorgerufen durch Kongestionen des Nierenparenchyms mit Dehnung und Zerrung der nervenreichen Nierenkapsel; er tritt um so heftiger auf, je rascher die intrarenale Stauung zunimmt und die Spannung der Kapsel wächst. Auf entzündlicher und mechanischer Grundlage beruhende Zirkulationsstörungen sind hierfür verantwortlich zu machen. Mechanische Abflußhindernisse können sich aber, da die oberen Harnwege ein Hohlsystem und der Ureter ein enges Rohr darstellen, bei einer großen Reihe von Erkrankungen der Niere einstellen und eine Entzündung kann sich immer hinzugesellen. Daneben werden die Schmerzen durch den Druck der nach Lage und Form krankhaft veränderten Nieren auf die ihnen benachbarten, sich in der Lende, der seitlichen oder vorderen Bauchwand ausbreitenden Nerven, besonders auf den 12. Dorsalnerven und die Zweige des Plexus lumbalis, ausgelöst.

Welche pathologische Veränderung in der Niere den Schmerzen im Einzelfalle zugrunde liegt, ist demnach aus der Schmerzgestaltung meist nicht festzustellen. Viel eher setzen uns äußere Umstände, Begleitmerkmale und die klinische Erfahrung instand, bestimmtere Vermutungen über die Art der Erkrankung zu hegen.

Die häufigste Ursache der Kolik ist der Stein, weil er vor allem vorübergehende Weghindernisse schafft und zur Harnstauung führt. Der akut einsetzende Dauerschmerz wird bei der eitrigen Erkrankung der Niere, des Beckens und der Kapsel mit Vorliebe beobachtet; sein plötzlicher, blitzartiger Eintritt verrät den Einbruch der bakteriellen Erreger. Die chronische, in regelmäßigen Pausen wiederkehrende Kolik ist der Wanderniere und Hydronephrose eigen, als Zeichen rasch einsetzender, durch periodische Kongestion bedingter Okklusion des Harnleiters. Der chronische, seßhafte Schmerz kommt der chronischen Steinkrankheit zu, und dem heftigen neuralgischen Schmerz begegnen wir beim malignen Tumor der Niere, weil dieser die Kapsel durchbricht und durch örtliche Metastasenbildung die Nerven durchwächst und zerstört.

Selbstverständlich herrschen hier aber keine Gesetzmäßigkeiten, die klassische „Steinkolik" kann bei allen chirurgischen Nierenerkrankungen vorkommen. Diese Erfahrungstatsache legt uns die Pflicht auf, bei der Erforschung der ursächlichen Momente des Schmerzes durch Ausschluß vorzugehen. Dieses differentialdiagnostische Vorgehen macht aber um so größere Schwierigkeiten, als der Schmerzanfall öfters mit einer nicht abgrenzbaren Ausbreitung in die Nervengebiete der Nachbarschaft verbunden ist und der zuerst in die Nierengegend verlegte Schmerz überlagert wird; ja, er kann, reflektorisch in nierenferner Gegend ausgelöst, seine Beziehungen zur Niere ganz verleugnen. Es kommen nämlich Ausstrahlungen nach allen Körpergegenden vor, in die Glieder, in Schulter und Oberschenkel, den Brustkorb und den Rücken und vor allem in den Bauch, in Magen, Milz, Darm, Nabel und Ileozökalgegend und in die Beckenorgane. Darf man subjektiven Angaben der Schmerzlagerung an sich nicht allzu viel Wert beimessen, so ist im Bauch, der infolge der Eigenart seiner nervösen Versorgung überhaupt außerordentlich schlecht lokalisiert, noch besondere Vorsicht nötig. Der Schmerz wird nicht selten subjektiv und objektiv verkannt. Der schmerzgeplagte Kranke ist gar nicht imstande, eine scharfe Lokalisation zu treffen und der Beobachter läßt sich durch einen stark hervortretenden, reflektorisch fortgeleiteten Schmerz zu einer falschen Ortsdiagnose verleiten.

Die Schmerzausstrahlungen unter dem Rippenbogen nach vorn zur Leberpforte oder in die rechte Schulter erschweren ihre Abgrenzung gegen Leber- und Gallenblasenerkrankung; die Ausstrahlungen nach Zwerchfell und Pleura mit erschwerter Durchatmung gegen die Krankheiten der Respirationsorgane. Der Schmerz in der Magengegend, der diffuse Bauchschmerz mit Angstgefühl und Kollaps, Erbrechen, Bauchmuskelspannung und Auftreibung des Leibes, vorübergehendem Stuhldrang und Darmkolik oder Darmsperre und scheinperitonitischen Erscheinungen lassen andere akute oder chronische Organerkrankungen des Bauches, vor allem solche der verschiedenen Darmteile, vermuten. Schmerzen in der Ileozökalgegend mit Druckempfindlichkeit am Ureter rufen den Verdacht auf Appendixerkrankung, Ausstrahlungen ins untere Hypochondrium oder ins kleine Becken den auf Genitalleiden hervor. Die reflektorisch fortgeleiteten Ureter- und Blasenschmerzen bringen die naheliegende Verwechslung mit Harnleiter- und Blasenerkrankungen.

Der Ureterschmerz ist gekennzeichnet durch seinen Sitz entlang dem Verlaufe des Harnleiters; er ist nicht nur Begleit- und Folgeerscheinung des Nierenschmerzes, sondern tritt auch selbständig auf. Seine Trennung vom Nierenschmerz ist oft sehr erschwert, nicht selten unmöglich. Auch er ist meist mechanisch oder entzündlich bedingt. Wie schon erwähnt, kommt es in dem engen Rohr leicht zu Abflußhindernissen und im hierdurch angestauten Harn zur Keimüberladung und Infektion. Er hat anatomisch und topographisch besonders geartete Stellen, an denen sich die schmerzverursachenden mechanischen und entzündlichen Momente mit Vorliebe geltend machen. Es sind dies die Eintrittsstellen des Ureters in das Nierenbecken, ins kleine Becken und in die Blasenwand.

Der Blasenschmerz zeigt sich in verschiedener Art; am besten gekennzeichnet sind die Zusammenkrampfungen — Tenesmen. Es sind dies dauernde oder anfallsweise wiederkehrende Schmerzen im Gebiete der Blase und an ihren Seiten, oft verbunden mit schmerzhaftem Harndrang, tropfenweiser Entleerung des Harns, Brennen in der Harnröhre, Ausstrahlungen in Rücken und Kreuz, Becken und Damm. Zuweilen sind die Schmerzen halbseitig gelagert. Wenn sie auch vielfach durch anatomische Veränderungen in der Blase bedingt sind, so werden sie doch oft ausgelöst durch einen von der Niere kommenden kranken Harn, der einen vermehrten Gehalt an reizenden Substanzen, besonders bakteriellen und eitrigen Beimengungen zeigt. Auch können sie bei anatomisch gesunder Blase und klarem Harn rein reflektorisch von der Niere ausgelöst sein.

Der Ureter- und der Blasenschmerz sind so häufig mit Nierenerkrankungen verknüpft, daß dieser Zusammenhang stets beachtet werden muß; zum mindesten sollen sie uns zu einer genauen Untersuchung der ganzen Harnwege einschließlich der Niere Veranlassung geben.

Der krankhafte Harn.

Will man den Wert der Harnuntersuchung für die Erkennung und Scheidung chirurgischer Nierenerkrankungen ins richtige Licht rücken, so braucht man nur darauf hinzuweisen, daß auch vor der Einführung speziell-urologischer Untersuchungsmittel recht brauchbare Diagnosen gestellt wurden. Der praktische Arzt hat, wie erwähnt, solche Hilfsmittel oft nicht zur Hand und ist deshalb neben einer sorgfältigen klinischen Beobachtung vor allem auf die Harnuntersuchung angewiesen. Er wird aber durch sorgsame chemisch-physikalische, mikroskopische und bakteriologische Untersuchung des Harns die Diagnose weitgehend fördern können.

Der Harn, eine klare, hellgelbe Flüssigkeit, enthält die harnfähigen, aus dem Blut durch die Niere ausgeschiedenen Abfallstoffe des Stoffwechsels. Farbe, Durchleuchtbarkeit, Geruch, Reaktion und spezifisches Gewicht zeigen öfter Abweichungen von der Norm und geben damit für die Diagnose der Nierenerkrankungen brauchbare Hinweise.

Die Farbe, die auf den bloßen Augenschein hin als ungefährer Wertmesser für die Dichte des Urins gelten kann, und die Transparenz sind durch Beimischung korpuskulärer Elemente, insbesondere durch Eiter, Blut, Zellen aller Art und Bakterien oft wesentlich verändert. Normalerweise klar, durchsichtig, glänzend und leuchtend, sondert der Harn bei längerem Stehen eine schwache, flockige Trübung in Gestalt einer Wolke (nubecula) ab; diese enthält gewöhnlich Schleim aus der Schleimhaut der Harnwege. Frisch gelassener Harn von stumpfer Farbe oder Trübung verschiedenen Grades ist verdächtig auf Eiterbeimischung und Bakteriengehalt, namentlich wenn er auf wenig Säurezusatz nicht klar wird. Besonders der Bact. coli commune enthaltende Harn zeichnet sich aus durch die stumpfe, fahle Farbe und seine verschiedengradige Trübung bis zu milchiger Verfärbung.

Fleischwasserähnliche und rote Töne bis zu voller Blutröte sind durch Beimengungen von Blutfarbstoff bedingt. Bei der Farbenbeurteilung darf man sich aber nicht allzusehr auf das Auge verlassen; kleine Trübungen entgehen stets der oberflächlichen Betrachtung, auch können sie vorgetäuscht sein durch andere harmlose Beschmutzungen. Stets muß man das augenfällige Ergebnis durch mikroskopische und chemische Untersuchungen nachprüfen.

Fauliger, fader, übelriechender Geruch nach faulen Eiern eines trüben Harnes verrät das Bacterium coli commune.

Saurer Eiterharn, nicht übelriechend, der seine saure Reaktion auch bei längerem Stehen beibehält, ist der Tuberkulose der Niere eigentümlich. Ist der normal saure Harn alkalisch geworden, riecht er stechend und brennend, so sind harnstoffzersetzende Bakterien im Spiele, Staphylokokken, Proteus u. a. Die alkalische Reaktion ist sehr oft eine Folge der Mischinfektion von Bact. coli commune mit anderen Eitererregern.

Das spezifische Gewicht ist ein Maßstab für den Gehalt an festen Stoffen und bestimmt die Konzentration des Harns, ersetzt also in gewisser Weise die Harnkryoskopie. Hohes spezifisches Gewicht findet sich bei Zunahme, niedriges bei Verringerung der festen Bestandteile. Auffallend dünner, wenig konzentrierter, wässeriger Harn mit niedrigem spezifischen Gewicht ist bei längerer Dauer die Folge einer schlechten Funktionsleistung der Niere; er ist bei Ausschluß chronischer Nephritis der zystischen Degeneration eigentümlich. Auf das spezifische Gewicht des Gesamturins darf man allerdings kein allzu großes Gewicht legen; normal hohe Werte schließen doppelseitige Erkrankungen nicht aus. Spezifisch leichter Harn, der für längere Zeit eiterhaltig ist und Nierenelemente zeigt, läßt auf eine doppelseitige chronische Pyelonephritis schließen.

Der Gehalt des Harnes an geformten Bestandteilen an Eiweiß, Eiter, Blut, Epithelien, Zylindern, Bakterien, Parasiten und ihren Eiern hat größere diagnostische Bedeutung.

Die Albuminurie — der Gehalt des Urins an gelösten Eiweißstoffen — ist eine Erscheinung, die bei allen chirurgischen Nierenerkrankungen vorkommen kann. Sie ist entweder unecht, d. h. abhängig vom Eiter- und Blutgehalt des Urins oder sie ist echt, eine Folge der Erkrankung des Nierenparenchyms. $1^0/_{00}$iger Eiweißgehalt soll im allgemeinen einem Gehalt von 50—70 000 Eiterkörperchen entsprechen und höhere Grade sollen bei der unechten Albuminurie nicht vorkommen. Die Albuminurie hat für die chirurgischen Nierenerkrankungen nicht die große Bedeutung wie für die medizinischen, wo sie ja häufig die Grundlage für weitgehende Schlüsse bildet. Das Hauptergebnis bleibt, daß höhere Grade von Albumen auf eine anatomisch nachweisbare Veränderung der Niere schließen lassen. Die Albuminurie als Nebenbefund fieberhafter Krankheiten infolge toxischer Schädigung oder bei chronisch krankhaften Zuständen mit veränderten Zirkulationsverhältnissen ist leicht auszuschließen.

Die Eiterbeimengung zum Urin — die Pyurie — ist ein außerordentlich wichtiges Symptom. Häufig ist sie schon makroskopisch erkennbar. Der frisch gelassene Harn ist getrübt, in allen Abstufungen, von der schwachen, eben angedeuteten Trübung bis zur stark milchigen Verfärbung, er hat seine leuchtende Farbe verloren und sieht matt und stumpf aus. Chemisch findet man Eiweiß in Mengen bis zu $1^0/_{00}$ und mikroskopisch Eiterzellen in größerer Zahl, oft mehrere Gesichtsfelder füllend, in Haufen oder Klumpen zusammengeballt, gut erhalten oder formverändert, aufgequollen, verfettet, mit Fortsätzen versehen. Vereinzelte Leukozyten, gut isoliert und in Gesellschaft einiger roter Blutkörperchen, mal auch einzelner Zylinder, haben meist keine diagnostische Bedeutung; sie sind gewöhnliche Erscheinungen aller Nierenentzündungen und jedenfalls nicht als Pyurie aufzufassen. Im Eiterharn sieht man Fäden, Flocken und Bröckel, Gerinnsel, zerfaßert und festgeformt, auch solche mit blutiger Beimischung, herumschwimmen. Beim Stehen im Spitzglas schlägt sich entsprechend der Menge ein verschieden hoch hinauf reichendes Sediment am Boden nieder.

Die Eiterung der Harnröhre schließt man aus durch die örtliche Untersuchung der Harnröhre und durch die Gläserprobe. Dem ersten und zweiten Schuß eines trüben und flockigen Harns, der Ausdruck einer Erkrankung der vorderen und hinteren Harnröhre ist, folgt im dritten Glas der klare Harn der Harnblase. Ist die Harnröhre gesund und ist der Harn gleich bei der Entleerung und von Anfang bis zu Ende trübe und eiterhaltig, so stammt der Eiter aus der Blase, den oberen Harnwegen oder aus der Niere. Die Quelle der Eiterung und der krankhaften flockigen Beimengungen im Harn aus Form und Bau der morphologischen Elemente zu ergründen, ist unmöglich. Vom Glomerulus bis vorn an die Harnröhrenspitze ist ein langer Weg, und die krankhaften Beimengungen können aus allen Gegenden stammen. Nicht nur die gesamten Harnorgane, auch das Genitalsystem und abdominell gelegene Eiterherde verschiedenster Herkunft können infolge Durchbruchs in die Harnwege zu einer abnormen Zusammensetzung des Harns beitragen.

Die Spülprobe ermöglicht oft eine Unterscheidung und ist in Ermangelung des Zystoskopes ein guter Notbehelf. Ist der Gesamtharn trübe und tritt bei einer Blasenspülung rasche Reinigung ein, so daß das Abwasser schon nach einer Spülung klar ist, so liegt die Ursache der Harntrübung mit großer Wahrscheinlichkeit außerhalb der Harnblase, wogegen langanhaltende Trübungen bei fortgesetztem Spülen schwere zystitische Erscheinungen mit anhaftenden Sekreten vermuten lassen. Schneller Wechsel zwischen Klarheit und Trübung in kurzen Pausen spricht für Eiterungsprozesse in der Niere, wodurch immer frische Mengen eines eitrigen Harns von oben herzuströmen und schnell die Trübung herbeiführen. Hat man die Blase gründlich gespült und rein bekommen, und ist die erste durch den liegen gelassenen Katheter ablaufende Portion von gleicher Trübung wie der spontan gelassene Gesamtharn, so kann der schmutzige Harn nur aus den oberen Harnwegen, aus einer oder beiden Nieren stammen; ist er klar, so fließt er auch klar aus der Niere zu und ist erst in der Blase eitrig geworden. Ist der Katheterharn nicht ganz klar, aber auch weniger eiterhaltig als der ursprüngliche, so liegt der Verdacht nahe, daß ein schon eiterhaltiger Urin aus den oberen Harnwegen in die Blase tritt und dort noch etwas eiterhaltiger wird. Ist an einer Niere irgendein objektiver, krankhafter Befund nachzuweisen, so sind auch im Verein mit den Ergebnissen der Spülprobe Schlüsse auf den Sitz der Eiterproduktion zulässig.

Hat sich ein Eiterharn durch die Anamnese als chronisch erwiesen, sind zweckmäßige therapeutische Maßnahmen, Bettruhe, Diät, Desinfizientien erfolglos geblieben, so ist er stets darauf verdächtig, daß die Eiterung von oben unterhalten wird. Es kann sich hierbei um sekundär infizierte Nieren oder um selbständige Eiterungen in der Niere handeln; vor allem kommen die Tuberkulose und die eitrige Pyelitis und Pyelonephritis in Frage. Die Trennung beider ist chemisch und mikroskopisch möglich: Der Nachweis saurer Reaktion und von Tuberkelbazillen spricht mit Gewißheit, das Fehlen anderer Eitererreger mit hoher Wahrscheinlichkeit für die tuberkulöse Pyurie. Nur der gonorrhoische Eiterharn kann dasselbe Verhalten zeigen; eine Trennung ist hier um so weniger möglich, als der Gonokokkus nur in seltensten Fällen durch positiven Grambefund nachgewiesen werden kann und beide Leiden — Tuberkulose und Gonorrhöe — miteinander öfter in kausalem Zusammenhang stehen. Erst der Tierversuch muß die Klärung bringen; er ist auch bei der Mischinfektion notwendig, wenn die Tuberkelbazillen durch andere pyogene Eitererreger überwuchert sind und der tuberkulöse Eiterharn seine ihn charakterisierenden Eigenschaften verloren hat. Nur die stetige Beimischung von Blutbestandteilen in Gestalt von blutigen Fetzen oder Eiterblutbröckeln zu dem chronischen Eiterharn könnte noch den tuberkulösen Charakter verraten.

Beim Blutharn unterscheidet man zwei Arten: die mikroskopische und makroskopische Blutbeimengung. Bei der ersten finden sich die roten Blutkörperchen im hellen, klaren, frisch gelassen unveränderten Harn, setzen sich erst beim Stehen zu Boden und bilden einen roten Belag, während der darüber stehende Harn sein normales, ungefärbtes Aussehen beibehält. Bei der zweiten Art, dem frisch gelassen blutig gefärbten Harn, der seine Farbe beibehält und in dem sich das Blut nicht zu Boden senkt, findet man außerdem Blutschatten und Blutkörperchenzylinder; auch enthält er geschrumpfte und fragmentierte Degenerationsformen.

Der regelmäßige mikroskopische Befund roter Blutkörperchen im Sediment des zentrifugierten Harns erregt den Verdacht auf Stein der Niere oder der oberen Harnwege und auf Tuberkulose; an letztere wird man besonders denken, wenn sich eine eitrige Beimischung zeigt oder in den blutfreien Pausen Pyurie besteht. Die makroskopische Beimengung von Blut zum Harn — die Hämaturie — ist eines der wichtigsten objektiven Merkmale der ganzen Nierenpathologie. Das Blut kann zwar dem Urin durch alle möglichen pathologischen

Prozesse der Niere beigemengt sein, doch ist sie stets geeignet, uns den diagnostischen Weg zu erleichtern, denn sie gibt verwertbare Hinweise auf die Art der pathologischen Zustände in der Niere.

Ganz gleich, ob der Kranke den Blutharn gelegentlich der Befriedigung des normalen Bedürfnisses bemerkt, ob er ihn zufällig im Geschirr entdeckt oder durch Schmerzen und Harnerschwerung auf ihn aufmerksam wird, stets ist das Blutpissen für ihn ein Ereignis, das ihn veranlaßt, die Sache ernst zu nehmen und den Arzt aufzusuchen. Der Praktiker hat nicht gerade selten eine Hämaturie zum Ausgangspunkt diagnostischer Überlegungen und Schlüsse, eine Aufgabe, die er leider häufig nicht ausnützt, deren richtige Beurteilung allerdings auch oft auf unüberwindliche Schwierigkeiten stößt.

Hat der Arzt selbst keine Gelegenheit gehabt, das Blutharnen zu sehen, so ist den Angaben der Kranken gegenüber stets Vorsicht am Platze. Neben gewollten Täuschungen Hysterischer kann auch die Urteilsfähigkeit des Kranken mangeln; so wird z. B. der dunkle, hochgestellte Fieberharn oft für bluthaltig geschätzt. Bei Frauen kommen Beschmutzungen durch Uterus- und Scheidenblut, besonders zur Zeit der Menstruation, vor; auch pflegen diese deshalb gelegentlichen Blutbeimengungen zum Harn keinen Wert beizulegen.

Frische Blutungen sind durch rötlichen Farbenton oder, wenn sie langsam einfließen, durch bräunliche Verfärbung kenntlich; doch kann man aus der Blutfarbe keine Schlüsse auf die Herkunft ziehen. Der Blutgehalt zeigt sich in allen möglichen Mischungen des Harns mit Blut, oder dem sonst klaren Harn sind Blutkoagel, Fibringerinnsel und blutige Ureterausgüsse beigemischt.

Die erste und vornehmste Aufgabe bei einer Blutung ist für den Arzt, die Blutungsquelle festzustellen. Das Blut kann aus Harnröhre und Blase, Ureter, Nierenbecken und Niere stammen.

Die Harnröhre blutet unabhängig von der Harnentleerung, es läuft frischrotes Blut aus der Mündung heraus oder dem im ersten Schuß blutig gefärbten folgt sofort klarer Harn — die sog. initiale Hämaturie.

Die Blutung aus der hinteren Harnröhre und dem Blasenhals ist gekennzeichnet als sog. terminale Hämaturie. Beim Wasserlassen in zwei Gläser folgt am Schluß, oft von großen Schmerzen in der Harnröhre begleitet, der blutige Urin dem hellen oder der letzte Rest ist stark blutig vermischt, während der Anfangsharn nur leicht rot verfärbt ist.

Die Blutung der oberen Harnwege und der Niere erkennt man an der innigen Mischung zwischen Blut und Harn, der von Anfang bis zu Ende gleichmäßig verfärbt ist — totale Hämaturie. Ausnahmen von den verschiedenen Formen kommen natürlich vor; so kann auch der Stein oder der Tumor der Blase eine gleichmäßige Hämaturie verursachen, und ausnahmsweise kann auch die Niere einen Harn produzieren, bei dem nur die letzten Tropfen blutig verfärbt sind.

Die Nierenblutung zeichnet sich noch besonders aus durch die Beimengung regenwurmartiger Gerinnsel, die Ureterausgüsse sind. Dies sind, besonders wenn sie im sonst klaren Harn sich befinden, untrügliche Beweise dafür, daß die Blutung aus der Niere stammt. Sie dürfen nicht verwechselt werden mit den Urethralausgüssen, die sich bei starker Blutung auch mal in der Harnröhre bilden können, letztere sind in der Regel kürzer und dicker und haben nie die Länge der aus dem Harnleiter stammenden, die bis 10 cm und mehr betragen kann.

Die zweite Frage bei der makroskopischen Blutung gilt der Feststellung, welche pathologisch-anatomischen Veränderungen der Niere der Blutung zugrunde liegen, welche Ursache die Blutung hat. Hierüber kann man häufig aus dem Verlauf der Blutung einiges erfahren. Man fragt, unter welchen Bedingungen die Blutung eingesetzt hat, was ihr vorausgegangen, was mit ihr einhergegangen und was ihr gefolgt ist; auch sprechen gewisse Erfahrungstatsachen für die Wahrscheinlichkeit bestimmter Erkrankungen.

Dauer, Heftigkeit und Häufigkeit der Blutungen sind ganz verschieden; manchmal ganz kurz, nur für ein einmaliges Harnbedürfnis, ein andermal mehrere Tage andauernd, kommen solche vor, die sich über Wochen und Monate erstrecken. Hierbei finden sich alle Grade von der nur mikroskopisch wahrnehmbaren Beimengung bis zur lebensbedrohenden Massenblutung. Beim Einströmen großer Blutmengen kommt es bald zur Gerinnung und Gerinnselbildung, zur Verstopfung des Harnleiters, Anfüllung der Blase und Unwegsamkeit der Harnröhre, so daß mitunter die Sectio alta nötig wird oder ein operativer Eingriff an der Niere wegen Verblutungsgefahr erörtert werden muß. Die Blutung zeigt sich einmal oder wiederholt sich in kleineren oder größeren Zwischenräumen. Ihr Stillstand setzt plötzlich ohne jeden Übergang ein oder der Harn entfärbt sich langsam von Portion zu Portion bis zur Blutfreiheit. Der Eintritt ist in einem Fall ganz unerwartet und plötzlich, bricht in völlige Gesundheit hinein und erfolgt in körperlicher Ruhe, auch nachts im Bett; dann wieder gehen auslösende Momente voraus, körperliche Einflüsse wie Heben, Fall, Marschieren oder innere Ursachen wie Diätfehler, Erkältung, Menstruation. Die Blutungen sind oft mit Schmerzen in Niere, Harnleiter und Blase verbunden; heftige Koliken gehen ihnen voraus, begleiten sie oder folgen ihnen erst. Ist eine Blutung zum Stillstand gekommen, so sind die Harnbefunde wieder ganz normale oder aber es zeigen sich noch weiterhin mikroskopische Blutbeimengungen oder andere pathologische Produkte.

Steine pflegen am häufigsten kleinere fast stets einer Kolik folgende, nach besonderen auslösenden Momenten eintretende Blutungen hervorzurufen.

Unmotivierte, spontan eintretende, schmerzlose, heftige Blutungen finden sich besonders bei den Tumoren der Niere. Ist die Blutung die erste Erscheinung und folgt ihr eine Nierenkolik, so darf man, namentlich wenn schon vorher Blutbestandteile im Harn nachgewiesen werden konnten, ein Blutgerinnsel als Ursache des Schmerzanfalles annehmen, wie es bei Massenblutungen infolge von Tumor, bei Traumen und Nephritis vorkommt.

Setzt die Blutung aber erst nach einer Kolik ein, so kommt ein anderes mechanisches Hindernis ätiologisch in Frage, das zur vorübergehenden Harnstauung und durch die so bedingte venöse Nierenstauung zur sekundären Blutung geführt hat. Dies ist der Fall bei Stein, Hydronephrose und Tuberkulose. Der infizierte Stein und die Tuberkulose zeigen auch nach Abschluß der Blutung noch Veränderungen des Harns — Blut und Eiter in mikroskopischer Menge —, während die aseptische Hydronephrose vollkommen fehlerfreien Harn liefert.

Akut einsetzende Blutungen mit Fieber und Schüttelfrost machen eine akut embolische bakterielle Erkrankung der Niere wahrscheinlich.

Auch die objektiv nachweisbaren Veränderungen der Lage und Form der Niere geben hier und da Stützen für die Ursache der Blutung. Blutung und nachweisbare geschwulstartige Vergrößerung der Niere spricht für den malignen Nierentumor, die Blutung und eine abnorm bewegliche Niere für die Wanderniere mit Stieldrehung; und das Kleinerwerden einer Niere mit Abfließen großer Blutmengen verrät die intermittierende Hämatonephrose, wie sie dem Nierenbeckentumor eigentümlich ist.

Die besten Hinweise, welche pathologischen Prozesse einer Blutung zugrunde liegen, gibt die Untersuchung mit dem Blasenspiegel. Jede vorangegangene oder noch bestehende Hämaturie verlangt stets eine instrumentelle Untersuchung. Die Maßnahmen und Ergebnisse der Zystoskopie und ihre diagnostische

Verwertung werden im Kapitel der Zystoskopie (S. 48) und im speziellen Teil ausführlich erörtert werden.

Jeder anamnestisch festgestellten und klinisch beobachteten Hämaturie muß die größte Beachtung und Aufmerksamkeit geschenkt werden; auch einmalige, geringgradige, schnell vorübergehende dürfen nicht vernachlässigt werden, bis sie in ihrer wahren Bedeutung erkannt sind. Frühzeitige Erkennung und richtige Deutung schließt oft die einzigste Möglichkeit einer Frühdiagnose in sich und ist nicht selten gleichbedeutend mit der Rettung des Lebens. Der Arzt steht hierbei vor den schwierigsten diagnostischen Aufgaben.

Die Harnzylinder, Ausgüsse der Harnkanälchen von verschiedener Größe, Form und Zusammensetzung, oft mit Auflagerungen von Fett, Leukozyten, Erythrozyten und Epithelien kommen vor als hyaline mit homogener Beschaffenheit, als granulierte mit feinkörniger Grundsubstanz, als wachsartige bandartig und mattglänzend, als Epithel-, Leukozyten- und Erythrozytenzylinder, in Zylinderform zusammengeballt oder in Bruchstücken, spiralig oder korkzieherartig geformt. Sie weisen alle auf einen krankhaften Prozeß der Niere hin.

Die Epithelien sind eine physiologische Erscheinung und sind nur, wenn sie zahlreich auftreten, diagnostisch für eine Nieren-, Nierenbecken- oder Harnleitererkrankung verwendbar. Die Nierenepithelien sind klein, polygonal, rund, mit körnigem Protoplasma und bläschenförmigem Kern. Die Nierenbeckenepithelien sind geschwänzt, mit ein- oder doppelseitigen Fortsätzen und bläschenförmigem Kern. Ureter- und Blasenepithelien sind größer, polygonal, platt, oft verfettet, als Fettkörnchenkugeln oder als Zylinder, oft abenteuerliche Formen annehmend, häufig sich dachziegelförmig deckend. Differentialdiagnostisch sind sie schwer zu trennen, da obere und untere Harnwege ganz gleiche Epithelien zeigen können.

Der Bakterien- und Parasitennachweis im Harn ist in ätiologischer Hinsicht wertvoll; alle menschenpathogenen Kokken und Stäbchen können vorkommen. Von wesentlicher Bedeutung ist der Befund von Tuberkelbazillen im eiterhaltigen Urin. Er ist meist für eine Nierentuberkulose beweisend, da eine primäre Blasentuberkulose sehr selten ist. Steriler Eiterharn ohne die gewöhnlichen Mikroben ist stets verdächtig auf Tuberkulose; er soll auf Meerschweinchen verimpft werden. Finden sich die gewöhnlichen Eitererreger im Urin, so sind sie meist auch die Erreger der Eiterung; doch muß die Frage der Mischinfektion erörtert werden. Embryonen von Filaria sanguinis, Eier von Distomum haematobium, Hacken und Blasen von Echinokokkus können im Urin gefunden werden und sind dann sichere Beweise der gleichen Erkrankung der Harnwege. Die sehr seltene Chylurie, eine Folge abnormer Lymphkommunikation, die milchige Verfärbung und Vermischung des Harns mit der Lymphe, rechtfertigt den Verdacht auf Filaria sanguinis.

Von den nicht organisierten Bestandteilen des Urinsedimentes kommen diagnostisch gelegentlich in Betracht: das ziegelrote Sediment im sauren Harn (das Ziegelmehl), es setzt sich beim Stehen am Boden und an den Seitenwänden ab. Es sind Urate, die sich beim Erwärmen und bei Alkalizusatz auflösen; das phosphorsaure Ammoniakmagnesia im alkalisch gärenden Harn, das oxalsaure Salz in Briefkuvertform und endlich die Erdphosphate und Karbonate, amorpher feinkörniger kohlensaurer Kalk, als kristallisiertes feinkörniges Pulver oder in Hantel-Form, die durch einige Tropfen Säure sich auflösen. Das Vorhandensein dieser nicht organisierten Sedimentbestandteile oder ihrer Kristallsalze hat seine Bedeutung bei dem Verdacht auf Nierenkonkremente. Aseptische Konkremente werden meist aus den oberen Harnwegen stammen, während Phosphatkonkremente bei eiterhaltigem Harn aus Niere und der Blase stammen können.

Das Harnkonkrement erscheint als Harnsand, Harngrieß und Nierensand von verschiedenster Größe. Die Urate sind hell und weich, die Phosphate und Karbonate weich, mörtelartig, brüchig, die Oxalsteine hart, sind sie klein, so sind sie glatt, groß geworden, sind sie höckerig in Maulbeerform und durch Blutfarbstoffe braun gefärbt. Die seltenen Zystinsteine zeigen eine lamelläre Schichtung, wachsartige Konsistenz und lockeres blättriges Gefüge und die Xanthinsteine zeigen auf dem Durchschnitt ähnliche Struktur und Konsistenz, sind aber von harter, abgerundeter Oberfläche und rötlich brauner Farbe.

Nicht bloß die Zusammensetzung des Harns ist diagnostisch brauchbar, auch die Änderungen der Urinmenge lassen sich verwerten. Physiologischerweise durch Steigerung der Wasserzufuhr und durch Wasserverlust erheblichen Schwankungen unterworfen, läßt sie, verändert, zuweilen auf krankhafte Vorgänge und Zustände in der Niere schließen. Eine erhebliche Vermehrung ohne Rücksicht auf die Häufigkeit der Entleerung — die Polyurie — die stets mit prozentualer Verminderung der festen Bestandzeile einhergeht, ist besonders als nächtliche Polyurie mit vermehrtem Harnlassen ein Frühsymptom der Tuberkulose. Der infizierende Reiz des Tuberkelbazillus führt zu einer vermehrten Harnabgabe.

Augenfällige Schwankungen der Harnmenge sind für die intermittierende Hydronephrose pathognomonisch.

Auch bei der chronischen Eiterung des Nierenbeckens und der Niere findet sich öfters eine Polyurie mit Tagesmengen bis zu 5 und 6 Litern. Bei der Beurteilung der Polyurie erinnere man sich auch der vorübergehenden instrumentellen und der reflektorischen Polyurie bei nervösen Leuten.

Die Oligurie, eine Verminderung der Harnabsonderung, ist ein beachtenswertes Zeichen für weitgehende Ausschaltung der sekretorischen Elemente der Niere, besonders bei chronisch urämischen Zuständen, wie sie sich bei der doppelseitigen chronischen Niereneiterung und der Zystenniere einstellen, und findet sich auch bei einer Verlegung der Harnwege oder reflektorisch veranlaßt.

Die Anurie, das völlige Versiegen der Harnabsonderung, ist ein außerordentlich ernster, das Leben gefährdender Zustand. Harnverhaltung und Harnunterdrückung gehen nebeneinander her. Sie sind oft die Folge vollkommener Verlegung der Harnwege mit nachfolgender intrarenaler Drucksteigerung, venöser Stauung und Kompression der Gefäße: beide Ureteren oder die nur funktionsfähige, angeborene oder erworbene Einzelniere sind verlegt oder auch die zweite Niere ist durch Krankheit funktionsunfähig. In seltenen Fällen ist auch eine reflektorische Anurie einwandfrei beobachtet; das heißt bei einseitigem Ureterverschluß kommt es auch in der zweiten Niere, die bis zum Eintreten dieses Ereignisses normal arbeitete, zur Harnunterdrückung. Sie findet ihre Erklärung darin, daß die Gefäßfüllung, die unter nervösen Einflüssen steht, durch Reizung selbständiger Nerven herabgesetzt wird (Israel, Kümmell).

Die diagnostisch wichtigste Frage bei festgestellter aufgehobener Harnabsonderung gilt dem Ort und der Natur der Harnsperre, und zwar bezüglich des Ortes, ob die Harnsperre doppelseitig oder nur einseitig ist und auf welcher Seite und in welchem Teil das Hindernis seinen Sitz hat. Schließlich ist es auch von therapeutischem Interesse, welche Niere die zuletzt gesperrte ist. Die Ureterverlegung hat die verschiedensten Ursachen: Steine, Gerinnsel von Blut oder Eiter, Verletzungen, entzündliche Verschwellungen, Strikturen, Kompressionen von innen und außen u. a. m.

Die Anurie ist bei vielen chirurgischen Erkrankungen beobachtet worden. Anamnese, vorangegangene Nierenschmerzen, besonders Nieren- und Ureterkoliken, Druckempfindlichkeit einer Nierengegend mit Muskelrigidität, Palpierbarkeit einer geschwollenen Niere, Zystoskopie, Uretersondierung, Röntgenbild, im Notfalle operative Freilegung beider Nieren müssen diagnostisch weiter helfen. Stets soll man an das nächstliegende denken, und das ist die Anurie bei Steinkrankheit; am weitaus häufigsten ist die durch Konkremente zustande gekommene doppelte Ureterverlegung. Bei der Ortsbestimmung hält man sich vor allem an den Lieblingssitz von Einklemmungen: im Ureterabgang aus dem Nierenbecken, an der Kreuzungsstelle des Harnleiters mit der Linea innominata und am Blasenwandteil.

Nächst dem Steinleiden treten Anurien auf bei der akuten und chronischen infektiösen und toxischen doppelseitigen Nephritis (Scharlach, Sublimatvergiftung usw.), bei der chronischen Nephritis, bei akuten und chronischen Eiterungen der Niere, besonders wenn eine Niere durch weitgehende Eiterung und Okklusion bereits funktionsuntüchtig und die zweite durch akut einsetzende intrarenale Drucksteigerung außer Funktion tritt (Israel); bei der Abknickung mobiler Nieren, bei der Hydronephrose, der doppelseitigen Zystenniere, der Verletzung einer Solitärniere, bei doppelseitiger Ureterverletzung, operativ oder durch Trauma; bei Uretererkrankungen oder Verstopfungen mit Verlegung des Ureterlumens, schließlich bei Ureterkompression durch Tumoren, besonders durch das Karzinom des Uterus. Alle diese Möglichkeiten müssen ins Auge gefaßt werden. Die diagnostischen Überlegungen erfordern bei der Anurie klare und schnelle Entscheidungen, da oft eine lebensrettende Operation in Frage steht.

Bei der Untersuchung des Urins will ich als wichtigste diagnostische Grundregel allem andern voranstellen, daß der Urin vor jeder instrumentellen Untersuchung frisch entleert oder steril entnommen und aufgefangen, chemisch, mikroskopisch und bakteriologisch untersucht werden soll, auch wenn er makroskopisch klar und dem bloßen Auge unverdächtig erscheint. Stets sollen durch eigene Untersuchungen die unklaren Angaben über Beimischungen von seiten der Patienten auf ihre Richtigkeit geprüft und gewollte oder ungewollte Verunreinigungen des Harns grundsätzlich ausgeschaltet und vermieden werden. Am besten geschieht die Untersuchung eigenhändig oder sie muß von durchaus vertrauenswürdigem Personal ausgeführt werden. So selbstverständlich diese grundsätzliche Forderung eigentlich ist, ist bekannt, daß sie öfters nicht befolgt wird. Auch im klinischen Betrieb kommen immer wieder Versäumnisse vor, und eine solche Unterlassung ist öfters nicht wieder gut zu machen. Eine instrumentelle Untersuchung der Harnwege schließt die Möglichkeit akzidenteller Beschmutzungen stets in sich, und mit einer in jeder Hinsicht einwandfreien Harnuntersuchung ist es dann vorbei.

Die Bestimmung des spezifischen Gewichtes geschieht mittels des Urometers mit Millimeterskala. Der Harn wird in einen Zylinder gebracht und das trockene Instrument hineingesenkt. Der mit dem unteren Rand des Flüssigkeitsmeniskus zusammenfallende Teilstrich ergibt das spezifische Gewicht. Der elektrische Leitwiderstand und die Kryoskopie sind im Kapitel der Funktionsprüfungen beschrieben (S. 66 u. ff.).

Die Reaktion wird bestimmt mittels blauen und roten Lackmuspapiers. Blauer Lackmus färbt sich rot und wird in der Luft beim Trocknen wieder blau bei saurem Harn. Der Umschlag des Harns in alkalische Reaktion wird durch Umschlag roten Lackmus in blau nachgewiesen. Der Albumennachweis geschieht nach der Abscheidung von Eiter und Blutbeimengung durch mehrmaliges Filtrieren bis zur Klarheit durch die Kochprobe, Essigsäure- und Ferrozyankali oder die Hellersche Probe. Zur quantitativen Bestimmung bedient man sich des Esbachschen Albuminimeters.

Der chemische Blutnachweis erfolgt durch die Kochprobe (Heller): Man setzt zu 10 ccm Urin einige Tropfen Kalilauge hinzu und läßt aufkochen; bei Blutgehalt entsteht ein rotbrauner Niederschlag. Bei der Benzidinprobe schüttelt man 10 ccm Urin mit 2 ccm Eisessig und Äther durch und setzt einige Tropfen einer alkoholischen Benzidinlösung zu. Bei Anwesenheit von Blut entsteht ein blaugrüner Ring an der Grenzschicht von Urin und Äther. Mit der Benzidinprobe gelingt es, selbst kleinste Blutmengen nachzuweisen.

Der spektroskopische Nachweis geschieht mit Hilfe eines Handspektroskopes. Das Reagenzglas wird dicht vor den Spalt gehalten; man findet einen Absorptionsstreifen in Gelb und Grün zwischen C und D näher an C. Breite und Intensität wechselt entsprechend der Flüssigkeitsmenge, durch die das Licht bricht.

Die im Urin ungelösten Substanzen, das nicht organisierte und organisierte Sediment des frisch entleerten Harns, wird mit der Glaspipette vom Boden des Uringefäßes entnommen. Es wird gewonnen durch 24stündiges Absetzenlassen im Spitzglas oder, namentlich bei geringen Mengen, durch Zentrifugieren, wobei man von den sich bildenden Wolken einige Tropfen abnimmt. Einige Tropfen werden auf ein Deckglas getan und ungefärbt und zu wiederholten Malen untersucht; quantitative Schlüsse sind nicht erlaubt. Rote Blutkörperchen sind, wenn gut erhalten, an Gestalt und Farbe deutlich erkenntlich als runde Scheiben mit zentraler Delle. Die Blutkörperchenschatten, sog. Stromata, sind farblos; das Hämoglobin ist ausgeschwemmt. Sie sind als runde, doppelt konturierte, scharf gezeichnete Ringe oder nur als feine blasse, schwach gezeichnete, bikonvexe Scheiben erkennbar. Die Hämoglobinurie, die Ausscheidung gelösten Blutfarbstoffes ohne Anwesenheit roter Blutkörperchen ist mikroskopisch nachzuweisen. Das Hämoglobin ist in Körnchen, feinen Drusen oder in Kristallform vorhanden. Im sedimentierten, frisch entleerten Urin ist die über dem geröteten Sediment stehende Flüssigkeit auch blutig verfärbt. Weiße Blutkörperchen erkennt man an ihrem deutlichen Kern und ihrer Granulierung, die Harnzylinder an ihrer charakteristischen, den Harnkanälchen angepaßten Form; immerhin ist die Erkennung schwer durch Verunreinigungen und Anhängsel.

Die bakteriologische Untersuchung des Harns geschieht auf folgende Weise: Ein Tropfen des nach gründlicher Desinfektion der äußeren Harnröhrenmündung mit Sublimatlösung frisch entleerten oder beim Weibe mit sterilem Nelaton- oder Glaskatheter im sterilen Reagenzgläschen aufgefangenen zentrifugierten Urins wird in Deckglaspräparaten ungefärbt oder im hängenden Tropfen oder auch im frischen, mit Methylenblau und nach Gram gefärbten Ausstrich untersucht. Macht die Deutung der Bakterien Schwierigkeit oder ist das Färbepräparat wegen geringer Zahl der Erreger ergebnislos und hat man doch einen bestimmten Verdacht, so wird ein Tropfen auf Agar oder in Bouillon abgeimpft und 24 Stunden im Brutschrank gezuchtet. Der praktische Arzt wird die letztere Untersuchung nicht ausführen können und überschickt den Urin, dem er etwas Karbolwasser zugesetzt hat, einem bakteriologischen Laboratorium. Peinliche Sauberkeit bei der Entnahme des Harns ist notwendig, um die Verunreinigung desselben mit Bakterien der Außenwelt zu vermeiden.

Die krankhafte Funktion der Niere und der Blase.

Pathologiscbe Prozesse in der Niere gehen oft mit Veränderungen der normalen Funktion einher. Man hat deshalb mit Erfolg Störungen der Funktion zur Erkennung und Beurteilung anatomischer Veränderungen der Niere mit herangezogen. Technik und Wert dieser Funktionsprüfungen werden in einem besonderen Abschnitt besprochen werden (S. 63 u. ff.).

Auch die funktionellen Störungen der Blase können gelegentlich wichtige Verdachtsmomente für eine Erkrankung der Niere und der oberen Harnwege ergeben. Hier kommen besonders die unfreiwillige, die gesteigerte und erschwerte Harnentleerung in Frage.

Die unechte Inkontinenz, öfters kombiniert mit Schmerzen während und nach dem Wasserlassen, wird durch den Reiz eines bazillen- und eiterbeladenen Harns hervorgerufen. Die allzu häufige Inanspruchnahme des Sphinkters führt, besonders des Nachts, zu unfreiwilligem Abgang, da im Schlaf die bewußte Kontraktion des Schließmuskels fortfällt. Diese Inkontinenz ist oft eine Begleiterscheinung der Nierentuberkulose. Das gesteigerte Harnbedürfnis — die Pollakisurie — ohne Rücksicht auf die Harnmenge, ist häufig verbunden mit abnormem Reizgefühl in der Blase, mit peinigendem, quälendem, dauerndem oder wiederkehrendem Harndrang und Brennen in der Harnröhre (Dysurie, Strangurie und Tenesmen), mit Ausstrahlungen in den Rücken, Damm, Mastdarm und Kreuz oder auch entlang dem Samenstrang. Es bestehen Unterschiede in den einzelnen Tages- und Nachtzeiten; das gesteigerte Bedürfnis macht sich oft gerade nachts geltend. Es ist ohne anatomische Veränderungen der Blase reflektorisch fortgeleitet oder durch einen die Nierenerkrankung begleitenden Katarrh der Blase hervorgerufen, durch gesteigerte Azidität, stark reizende Harnsubstanzen.

Die Zystoskopie klärt uns über die tatsächlichen Verhältnisse auf. Ist die Blase gesund, so müssen wir besonders an eine renale Quelle der gesteigerten, mit Schmerzen einhergehenden Harnentleerung denken. Gerade das Mißverhältnis subjektiver heftiger Beschwerden und des objektiv negativen Befundes in der Blase muß besonders auffallen. Nierensteine, Tuberkulose, Pyelitis und Steine oder andere Fremdkörper im Ureter kommen differential-diagnostisch in Frage. Vereinzelt ist das reflektorisch fortgeleitete, gesteigerte Harnbedürfnis das Frühsymptom der Tuberkulose.

Sind zystitische Veränderungen vorhanden, so ist die chronische Pollakisurie im Verein mit Pyurie und nächtlicher Inkontinenz ein pathognomonisches Zeichen für Tuberkulose. Auch der infizierte Stein und die Zystopyelitis können die gleichen Erscheinungen hervorrufen.

Die erschwerte Harnentleerung ist vielfach, sofern wir zentrale Ursachen ausschalten können, durch mechanische Hindernisse der unteren Harnwege bedingt, Prostatahypertrophie, Harnröhrenstriktur usw. Eine der gewöhnlichsten frühzeitig auftretenden Folgeerscheinungen ist, abgesehen davon, daß die mechanischen Hindernisse sich rückläufig auch in den oberen Harnwegen geltend machen können, die durch Stagnation und Zersetzung des Harns mit nachfolgender Keimüberladung bedingte aufsteigende eitrige Infektion.

Von der Lage der Niere abhängige Krankheitserscheinungen.

Krankhafte Lagebeziehungen der Niere zu den verschiedenen Organen und Geweben der Brust- und Bauchhöhle können zuweilen Veranlassung geben zu Krankheitserscheinungen, die symptomatologisch-diagnostische Bedeutung gewinnen. Es sind vor allem mechanische Momente, lokaler Druck und Zug, welche die durch Geschwulst oder Entzündung wachsenden oder abnorm beweglichen und herabgesunkenen Nieren hervorrufen können. Sie gehen, wenn sekundäre Entzündungen hinzutreten, mehr oder minder ausgedehnte Verwachsungen mit der Umgebung ein und verdrängen und komprimieren die Brust- und Baucheingeweide. So kann die Niere, je nach Sitz und Größe, Lage und Verwachsung durch Druck auf den Magen massiges Erbrechen und Magenerweiterung, durch Druck auf die Leber und die Gallenwege Gelbsucht hervorrufen. Die Verdrängung des Darms kann Durchfall, Verstopfung und Darmunwegsamkeit, die des Zwerchfells durch Wirkung auf Lunge und Herz Atmungs- und Herzstörungen auslösen. Die Kompression der Bauchgefäße hat Thrombenbildung, Pfortaderstauung, halbseitiges Ödem, Aszites und Varikozele, der Druck auf die großen Nervengeflechte nervöse und psychische Störungen zur Folge. Schließlich kann die Niere, wenn sie in Zusammenhang mit den Genitalorganen tritt, die Ursache für Genitalleiden abgeben. Der Arzt, der diese Lagebeziehungen einer nach Sitz und Größe veränderten Niere und ihre Folgemöglichkeiten kennt und vor Augen hat, wird also unter gewissen Umständen daran denken müssen, daß die Niere von topographischen Gesichtspunkten aus als schuldtragend in Erwägung gezogen werden muß, besonders dann, wenn die gewöhnlichen ursächlichen Momente für die oben angeführten krankhaften Erscheinungen nicht vorhanden sind oder nicht nachgewiesen werden können. So hat, um nur zwei praktische Beispiele anzuführen, schon mancher Ikterus bei negativem Leber- und Gallenblasenbefund oder das unstillbare Erbrechen bei gesundem Magen eine Geschwulst der Niere verraten und das Außerachtlassen dieser Zusammenhänge manche Fehldiagnose hervorgerufen.

Allgemeine Ätiologie.

Die Beachtung der ätiologischen Momente gibt auch gelegentlich brauchbare Anhaltspunkte für die Diagnose.

Bei der Entstehung der chirurgischen Nierenerkrankungen spielen die verschiedensten Ursachen eine Rolle. Für eine Reihe von ihnen steht ihre angeborene Anlage fest; es sind dies die Lage-, Form- und Zahlanomalien der Niere und der Harnleiter. Oft sind diese Mißbildungen mit solchen anderer Organe vergesellschaftet, und so geben anderweitig beobachtete Bildungsfehler gelegentlich Veranlassung, an Anomalien der Nieren zu denken. Der diagnostische Wert dieses Hinweises ist meines Erachtens sehr gering. Ich habe häufig Nierenuntersuchungen vorgenommen bei Mißbildungen der äußeren Harn- und Geschlechtsorgane, und doch ist mir der Nachweis eines okkulten Nierenbildungsfehlers auf diesem Wege nicht gelungen. Kinder, die mit Geschwülsten auf die Welt kommen oder wenigstens bald nach der Geburt oder in früher Kindheit Bauchgeschwülste zeigen, müssen stets den Verdacht erwecken, daß die Geschwulst von der Niere ausgeht; denn von allen angeborenen Geschwülsten der Bauchorgane ist die der Niere die häufigste. Doppelseitige Bauchgeschwülste der Kindheit, der Jugend und des späteren Alters machen angeborene zystische Nierendegenerationen und Hydronephrosen wahrscheinlich.

Bauchgeschwülste, die man an organferner, ungewohnter Stelle findet, sind in erster Linie auf ihre Zugehörigkeit zur Niere zu erforschen. Man darf auch nicht vergessen, daß die angeborene mißgestaltete und verlagerte Niere eine erhöhte Disposition zur Erkrankung darbietet.

Die Erblichkeit hat, soweit meines Erachtens sich beurteilen läßt, ätiologisch wenig zu bedeuten; höchstens tritt die polyzystische Nierendegeneration und die Steinkrankheit, bei welch letzterer übrigens Rasse und geographische Gesichtspunkte beachtet werden müssen, familiär auf. In „steinreichen“ Gegenden wird man eher an eine Steinkrankheit denken; das gleiche gilt für die parasitären Erkrankungen; Echinokokkus der Niere soll nur dann diagnostiziert werden, wenn der Kranke aus Gegenden stammt, wo solcher endemisch ist; ebenso ist die Bilharzia nur in den Tropen zu holen.

Die häufigste Ursache für die Erkrankungen der Nieren bilden bakterielle Infektionen. Studien der neueren Zeit haben auf dem Gebiet der bakteriellen Nierenerkrankung ziemliche Klarheit gebracht und erwiesen, daß der bakterielle

Ursprung viel häufiger in Erwägung gezogen werden muß, als das bisher geschehen ist. Die Niere spielt als Ausscheidungsorgan von Bakterien und ihrer Stoffwechselprodukte eine hervorragende Rolle, und zur Ansiedelung und Auskeimung ist reichlich Gelegenheit geboten. Denn Infektion befördernde Momente finden sich sowohl am gesunden als am kranken Organ. Stets muß man vorangegangenen oder gleichzeitig bestehenden Erkrankungen aller Art, besonders peripheren Eiterungen und abgelaufenen Infektionskrankheiten die größte Beachtung schenken. Bei Frauen muß man sich stets gegenwärtig halten, daß es kaum ein gynäkologisches Leiden gibt, das nicht den Harnapparat anatomisch und funktionell in Mitleidenschaft ziehen könnte. Mit Recht fordern deshalb die Gynäkologen, daß stets und grundsätzlich bei Genitalleiden der Harnapparat, besonders Niere und Ureter, mit in diagnostische Erwägung gezogen werde, zu Zeiten der Menstruation, Schwangerschaft und Geburt in erhöhtem Maße.

Noch eine Reihe anderer vorausgegangener Krankheiten spielen ätiologisch eine nicht unwichtige Rolle. Lues und Gonorrhöe sind als Schrittmacher der Tuberkulose, auch der Nierentuberkulose, in Erwägung zu ziehen. Insbesondere aber verdient die Gonorrhöe Beachtung, auch deshalb, weil sie häufig Veranlassung zur Strikturbildung gibt und dadurch bei den verschiedenen eitrigen Prozessen der Harnwege eine Rolle spielt. Vorausgegangene, besonders gynäkologische Operationen müssen ätiologisch stets in Erwägung gezogen werden. Endlich vermögen auch traumatische Einflüsse die Niere zu schädigen, entweder direkt oder dadurch, daß ein Locus minoris resistentiae geschaffen wird. Bei den Verletzungen der Niere soll man stets ihre besondere Verletzlichkeit im Auge behalten, um Fernwirkungen, sog. Kontusionsverletzungen, zu verstehen und in Frage zu ziehen.

Die allgemein klinischen diagnostischen Hinweise möchte ich nun nicht schließen, ohne noch darauf aufmerksam gemacht zu haben, daß der allgemeine ärztliche Blick — die zusammengefaßte Beurteilung des ganzen Zustandes — auch in der Nierendiagnostik von nicht zu unterschätzendem Wert sein kann. Es gibt Fälle, wo man sich sofort rasch für eine Diagnose entscheidet, ohne sagen zu können, warum man sich gerade so entschieden hat. In den Gesamtbildern hat man Eindrücke, die man nicht in eine diagnostische Formel bringen und zu Lehrbuchregeln machen kann. Selbstverständlich beruht diese Beurteilung einzig und allein auf großer klinischer Erfahrung; der Anfänger wird sich allerdings von solchen Eindrucksdiagnosen zunächst besser fernhalten.

Allgemeine diagnostische Technik.

Die klinischen Untersuchungsmethoden.

Die alt erprobten klinischen Untersuchungsmethoden bilden auch bei den chirurgischen Nierenerkrankungen eine wichtige Grundlage für die Diagnose.

Der Gang der Untersuchung sei ein methodischer: Die Untersuchung jedes Kranken beginnt mit der Erhebung der Vorgeschichte. Eine verständig aufgenommene Anamnese bei einem Kranken, der beobachtungs- und urteilsfähig ist, ist mitunter von großem Wert. Denn auch in der Nierenpathologie können die subjektiven Angaben oft recht charakteristisch sein, so daß die Diagnose auf Grund der Anamnese allein mit Sicherheit gestellt werden kann. Andererseits gibt es wenig pathognomonische Zeichen, und die Erkrankungen der Niere und der oberen Harnwege haben manche oft ganz gleiche subjektive Beschwerden. So darf man sich, vollends wenn man die Kritiklosigkeit vieler Kranker in Betracht zieht, andererseits auch nicht durch die persönlichen Angaben der Kranken irre führen lassen. Der selbständigen Erzählung des

Kranken über sein Leiden folgen die Fragen nach Beginn, bisherigem Verlauf und vermuteter Ursache, ob der Beginn plötzlich oder allmählich und schleichend war, ob ein schweres Krankheitsgefühl, Schmerz und Fieber damit verbunden waren. Bei vorhandenen Schmerzgefühlen in der Niere sind das erste Auftreten, die Art und Dauer, der Sitz und seine Ausstrahlungen und die Begleitumstände näher zu erfragen. Besonderes Gewicht ist auf die Harnentleerung zu legen: ob augenfällige Harnveränderungen der Menge und Zusammensetzung vorhanden und abnorme Beimengungen von Eiter und Blut und Schwankungen der Menge; wie oft die Harnentleerung erfolgt, wie häufig am Tag oder in der Nacht, ob sie schmerzhaft oder schmerzfrei, ob mit Drang und Tenesmen verbunden. Von den vorangegangenen Erkrankungen sind beachtenswert solche des Kindesalters, angeborene Störungen der Harn- und Geschlechtsorgane, ferner Gonorrhöe mit ihren Folgeerscheinungen und Lues, Unfälle mit Verletzung der Nierengegend, Infektionskrankheiten, periphere Eiterprozesse, Tuberkulose aller Gewebe und Sitze. Bei Frauen frage man stets nach Beziehungen der Krankheit zu Menstruation, Schwangerschaft, Geburten und vorausgegangenen gynäkologischen Operationen. In der Familienanamnese ist das Vorkommen von Tuberkulose, Stein oder Konstitutionskrankheiten, in vereinzelten Fällen sind auch klimatische Verhältnisse von Bedeutung.

Der Anamnese schließt sich die objektive Krankenuntersuchung an. Sie soll stets am vollständig entblößten Körper vorgenommen werden.

Die Nieren sind infolge ihrer verborgenen Lage der Inspektion sehr schwer zugänglich, so daß die Betrachtung der äußeren Bedeckung, der Lende, der Seite und der vorderen Bauchwand verhältnismäßig selten diagnostische Anhaltspunkte bietet. Der Kranke, der aufrecht im Bette sitzt, wird von vorn und von hinten betrachtet, wobei man besonders die beiden Körperhälften vergleichsweise ansieht. Bei abgemagerten Frauen wird in seltenen Fällen eine Niere dem Auge zugänglich; man kann dann einen Nierenpol bei der Atmung auf- und absteigen sehen. Auch können verlagerte wandernde Nieren gelegentlich einen sichtbaren Vorsprung der vorderen Bauchwand hervorrufen. Einseitige reflektorische Muskelspannung der Bauchdecken läßt unter Ausschluß anderer Organe, namentlich von Gallenblase und Blinddarm, an eine Nierenaffektion denken.

Öfter wird die äußere Form der Bauchoberfläche wesentlich verändert. Es finden sich deutliche Vorwölbungen auf einer Seite, die bei tiefer Inspiration deutlicher werden oder die untere Thoraxwand ist im Gebiete der falschen Rippen deutlich vorgewölbt und ausgedehnt. Diese Änderungen sind bedingt durch Veränderungen der Niere, die zu einer Vergrößerung des Organes geführt haben und müssen nach Ausschluß von Erkrankungen anderer Bauchorgane den Gedanken an eine Nierengeschwulst wachrufen. Insbesondere gilt dieses bei Kindern, wo die angeborene Bauchgeschwulst, wie erwähnt, am häufigsten von der Niere auszugehen pflegt. Doppelseitige, unter dem Rippenbogen, unterhalb der Milz und Leber hervorsteigende, kugelige Hervorwölbungen müssen stets den Verdacht angeborener zystischer Nierenerkrankungen (Zystenniere und Hydronephrose) hervorrufen.

Die Besichtigung von hinten ist meist ergiebiger; sie zeigt zuweilen in der Lendengegend Veränderung der normalen Konfiguration. Man sieht deutlich stärkere Hervorwölbungen ohne und mit entzündlichen Schwellungen der Haut, mit Ödem in verschiedenster Ausdehnung oder mit blutunterlaufenen Flecken. Bei vorherrschender Entzündung muß man an Eiterungen der Niere mit Übergreifen auf die Kapsel und das retroperitoneale Fettgewebe, bei Blutergüssen an vorausgegangene Traumen mit Nierenrupturen denken. Gelegentlich kann auch die abnorme Haltung der Wirbelsäule im Lendenteil, die Zwangshaltung mit sichtbarem Krampf der Lendenmuskulatur, auf einen in der Tiefe in der Niere sitzenden Prozeß schließen lassen.

Sichtbare Narbenbildung und Wunden in der Lumbalgegend mit Fistelbildung und Entleerung eitrig urinöser Flüssigkeit weisen eine Verbindung der Niere und der oberen Harnwege mit der Körperoberfläche nach.

Weitere brauchbare Symptome können bei der allgemeinen Besichtigung des Kranken sich ergeben. Auffallende Blässe der Haut durch plötzliche Blutverluste, starke Trockenheit bei Urämie, dauernde Blässe durch Hämoglobinverminderung bei Tuberkulose, das wachsgelbe Aussehen hochgradiger Anämie und toxischer Fieberzustände bei Tumoren der Niere; ikterische Verfärbung der Haut durch Druck und Stauung der Gallenwege und des Duodenums bei vergrößerter Niere, Abweichung der Färbung und Pigmentation der Haut bei Tumoren, Narbenreste alter tuberkulöser Herde, Störungen des Kollateralkreislaufes mit erweiterten Venen der Bauchhaut, halbseitige Ödeme, abnorme Anhäufung von Bauchwasser, die Varikozele, die Lumbalskoliose; sie alle sind zwar fürs erste von untergeordnetem Werte, können jedoch in Gemeinschaft mit anderen Zeichen von diagnostischer Bedeutung sein.

Die Palpation aller Bauchorgane ist eine unerläßliche Maßnahme, die Palpation beider Nierengegenden einschließlich der Harnleiter selbstverständliche Pflicht. Vor der Palpation müssen Darm und Blase genügend entleert werden.

Die Niere trifft man (nach Israel), wenn man sich von der Mitte des Lig. Pouparti eine Linie parallel der Mittellinie nach aufwärts gezogen denkt und zwei Finger breit unterhalb des Schnittpunktes dieser Linie mit dem unteren Rippenrand senkrecht in die Tiefe geht.

Die praktisch wichtigsten brauchbaren Methoden der Palpation sind:

Die doppelhändige in Rücken- und in Seitenlage des Patienten. Der Kranke liegt in voller Rückenlage, möglichst flach, mit leicht erhöhtem Kopf und Oberkörper auf fester Unterlage, die Kniee und Hüften zur Entspannung der Bauchdecken leicht gebeugt; er wird aufgefordert, möglichst gleichmäßig mit geöffnetem Mund langsam und tief zu atmen; oder da manche Kranken bei angestrengten Atembewegungen den Bauch anspannen oder einziehen, empfiehlt sich die mitteltiefe Atmung. Der Untersucher stellt sich oder besser setzt sich auf die kranke Seite auf den Bettrand, die eine gleichnamige Hand vorn flach auf die vordere Bauchwand unter den Rippenbogen, die andere hinten in die Lumbalgegend legend. Man kann sich auch stets auf die rechte Seite des Kranken setzen, die rechte Hand wird dann zur Abtastung der vorderen Bauchwand verwandt, während die linke auf die Lumbalgegend gelegt wird; im allgemeinen tut man aber gut, nicht beide Hände über den Kranken hinweg zu setzen. Die Palpation wird außerhalb des kranken Bezirkes begonnen; erst allmählich dringt man zu der erkrankten Gegend vor, nachdem der Kranke sich an den Druck der warm und trocken gehaltenen Hand gewöhnt hat und durch Ablenken und Zureden willkürliche und unwillkürliche Muskelspannungen aufhören. Jeder starke Druck ist zu vermeiden; nur ganz allmählich darf man etwas den Druck steigern. Die hinten in der Lende fühlende Hand muß ihren richtigen Platz einnehmen und behalten; sie ist nicht einfach zwischen Rippe und Darmbeinkamm zu legen, sondern genau in den Winkel, den der Muskelwulst des Sakrolumbalis mit der 12. Rippe bildet. Hier haben die Finger eine direkte Berührung mit der dünnsten Stelle der Rücken-Lendenwand. Die vordere Hand liegt auf der vorderen seitlichen Bauchwand unter dem Rippenbogen ungefähr am äußeren Rektusrand. Während bei der tiefen Ausatmung die Bauchdecken erschlaffen, dringen die flach aufgelegten Fingerspitzen, unter leichter Beugung und Streckung der Finger zum besseren Anschmiegen an die Bauchwand, unter sanftem, stetigen oder auch rhythmisch unterbrochenen Druck vorn und hinten einander entgegentastend in die Weichen. Dies Verfahren wird noch erfolgreicher, wenn man die einmal sanft eingedrungene Hand bis zur nächsten Erschlaffung liegen läßt und die einzelnen hintereinander folgenden Phasen der Exspiration dazu benutzt, die Finger tiefer eindringen zu lassen.

In Seitenlage, die zugleich etwa ein Viertel Bauchlage ist, liegt der Patient auf der gesunden Seite, Hüfte und Knie leicht gebeugt, den Körper ein wenig nach der Bauchseite gedreht. Der Arzt steht oder sitzt auf der Rückenseite des Patienten. Hierbei erschlaffen die Bauchdecken so, daß unterhalb des Rippenbogens eine Einsenkung entsteht, die Baucheingeweide sinken zu der gesunden Seite herab und machen Platz; die durch die inspiratorische Zwerchfellabflachung hervorgedrängte Niere fällt nun ihrer Schwere nach median und abwärts und wird oberflächlicher.

Auch die einfache Palpation wird geübt: Der Kranke liegt in Rückenlage im Bett, der Arzt sitzt auf der kranken Seite. Beide Hände werden mit leicht gekrümmten oder auch ausgestreckt bleibenden Fingern vorn unter dem Rippenbogen flach aufgelegt und drücken hin- und hergleitend langsam die Bauchdecken ein. Diese Palpation ist nur ergiebig, wenn die Bauchdecken weich und leicht eindrückbar sind, wobei man mit Vorteil die Bewegung der Bauchdecken bei der Atmung ausnutzt und immer tiefer einzudringen sucht. Besonders rechts gibt sie uns gelegentlich Abgrenzungsmöglichkeiten gegenüber der Leber, deren Rand mit den Fingerrücken deutlich zu fühlen ist.

Nach Garrè ist das Verfahren, bei dem beide Hände über- und aufeinander tasten, wobei die eine Hand in die Tiefe dringt, während die zweite die Aufgabe hat, die erste langsam in die Tiefe zu drücken, von besonderem Wert bei vergrößertem Organ; sie gibt eine gute Übersicht über die Oberflächengestaltung.

Die von verschiedener Seite empfohlene Untersuchung in horizontaler Rücken- und in Knie-Ellenbogenlage halte ich nicht für ergiebig; etwas besser ist die in aufrechter oder sitzender Stellung, allerdings tritt hier keine Muskelerschlaffung ein. Die Untersuchung im warmen Bade, wobei der Patient auf einem Lacken oder Segeltuch im Wasser schwebt, bringt oft wesentliche Erleichterung, da die Bauchmuskulatur entspannt wird. Alle diese Untersuchungen geschehen ohne Narkose; jedoch in schwierigen und schmerzhaften Fällen verzichte man nicht auf dies Hilfsmittel, insbesondere bei allzu straffen Bauchdecken, bei übermäßig fettreichen, bei ängstlichen und empfindlichen Patienten, bei denen sonst eine richtige Palpation ausgeschlossen wäre. Hier wird durch die Narkose der Spannungsdruck ausgeschaltet, die Organe werden leichter gegeneinander verschieblich und ihre Tiefenabstände treten deutlicher hervor.

Was fühlt nun die Hand bei der doppelhändigen Betastung? Bei geringer Fettpolsterung, bei vollständiger Erschlaffung der Bauchdecken und leichter Eindrückbarkeit derselben, bei guter Taillenentwicklung, einem genügenden Abstand des Rippenbogens vom Darmbein, und normaler Entwicklung der physiologischen Lordose sind wir unter gewissen Bedingungen imstande, Lage, Form, Größe, Oberflächenbeschaffenheit und Konsistenz der Niere zu erkennen; ferner gelingt uns die Feststellung der Grenzen aktiver und passiver Beweglichkeit und der Lagebeziehungen zu den Nachbarorganen.

Der Niere kommt physiologischerweise eine respiratorische Verschieblichkeit zu. Davon kann sich jeder überzeugen, der einmal die operativ freigelegte Niere betrachtet. Sie folgt bei der Atmung wahrnehmbar in mäßigem Grade den Bewegungen des Zwerchfells; ihr unterer Pol rückt inspiratorisch etwas nach vorn und steigt auch etwas nach abwärts, bei der Exspiration kehrt sie an ihren Platz zurück. Diese respiratorische Verschieblichkeit ist ein zweifellos normaler, rein physiologischer Vorgang und gestattet uns, eine gesunde oder kranke Niere, wofern sie nicht fixiert ist, an normaler Stelle so zu tasten, daß ihr unterer Pol den Fingern zugänglich und erkennbar wird. Wir fühlen einen mehr oder weniger beweglichen, ovalen, halbelastischen Körper mit leicht konvexer, glatter Oberfläche und abgerundeten Kanten. In einzelnen Fällen fühlt man den Hilus mit pulsierendem Gefäß oder sogar einmal den oberen Pol.

Zuweilen kann man feststellen, wie der eben gefühlte untere Nierenpol den tastenden Fingern entgleitet, nach aufwärts schlüpft und nicht wiederkehrt. Dieses „Entgleiten“ — Echappement — ist ein wertvolles Erkennungsmerkmal.

Bezüglich der Zugänglichkeit der Niere für die tastenden Finger bestehen nun wesentliche Unterschiede einerseits zwischen den Geschlechtern, andererseits zwischen rechts und links. Frauen, bei denen infolge vorausgegangener Geburten starke Erschlaffungen der Bauchdecken, der Eingeweide und ihrer Ligamente, besonders auch des Querkolons, eingetreten sind, sind viel leichter zu untersuchen als Männer mit fester, straffer Muskulatur. Die rechte Niere ist, da sie der Leber wegen tiefer gelagert ist und wegen der größeren Schlaffheit der Flexura coli hepatica stets leichter zugänglich. Während man in einer Reihe von Fällen nicht in der Lage ist, irgend etwas für die Diagnose Brauchbares zu tasten, sind die Tastbefunde um so ergebnisreicher, je beweglicher und größer die Niere ist. Veränderungen der Lage, Größe, Konsistenz, der Dicke und Konturen, Form und Oberflächengestaltung, Druckempfindlichkeit, Tiefenabstand der Organoberfläche, respiratorische und manuelle Verschieblichkeit sind unter solchen pathologischen Umständen den tastenden Händen leichter erkennbar. Die positiven Tastbefunde müssen danach beurteilt werden, ob das, was man fühlt, wirklich Nierenteile sind, und welche sicheren Momente für diese Annahme sprechen. Die Lage in einer gewissen Tiefe im Bauche unter dem Rippenbogen, die vorwiegend seitliche Lage mit Beteiligung der Lende eventuell mit deutlicher Vorwölbung derselben und der seitlichen Bauchwand, die Wachstumsrichtung aus der Tiefe heraus nach unten und nach der Mitte in mehr senkrechter oder schräger Richtung mit Ausfüllung des Hypochondriums, der Nachweis erhaltener Nierenform, Anklänge an dieselbe und das Organgefühl, die respiratorische Verschieblichkeit geben alle — einzeln oder vereint — gewisse Hinweise, daß das gefühlte Organ mit der Niere in Zusammenhang steht. Gelingt der Versuch, das verdächtige Organ in die Nierennische zu reponieren, so ist die Angehörigkeit zur Niere erwiesen.

Noch ein besonderes Kennzeichen kommt der vergrößerten und beweglich verlagerten Niere zu: das Ballottement. Die Hände werden wie bei der gewöhnlichen Untersuchung gelagert, die hintere Hand teilt mit gekrümmten Fingern der Niere kurze Stöße mit, während die vordere Hand bei Anprall des Organs an die vordere Bauchwand sie empfängt, indem sie in den Pausen ihren Platz bald mehr nach außen, bald mehr nach innen vom äußeren Rektusrand einnimmt und auch etwas tiefer einzudringen versuchen darf. Das Ballottement, das der normalen Niere fehlt, ergänzt die bimanuellen Palpationsergebnisse, indem es besonders die ersten Grade der Mobilität, der Verlagerung und der Volumenvergrößerung nachweist. Auch verwachsene, nicht bewegliche Nieren können Ballottement zeigen. Außer der Niere können auch Tumoren anderer Organe das Ballottement zeigen, sofern sie in ihrer Entwicklung die äußere Lendenwand berühren.

Ein zweites wichtiges Merkmal ergibt sich aus der Lagebeziehung zum Kolon. Das Kolon hat im allgemeinen eine bestimmte Lage zur normal gelegenen und zur wachsenden Niere. Das zusammengepreßte luftleere oder geblähte Kolon ist in der Regel über einer geschwulstartig vergrößerten Niere zu fühlen. Erleichtert wird die Erkennung durch die künstliche Aufblähung des Darmes.

Die Technik ist folgende: Ein weiches Darmrohr wird nach möglichst vollkommener Entleerung der Gedärme hoch in den Mastdarm eingeführt und, bei Rückenlage des Kranken, ein Gummigebläse angesetzt. Das Fortschreiten der langsam und vorsichtig eingeblasenen Luft kann man durch das deutlich an der Bauchwand sich abzeichnende Relief der Darmschlingen über die Milz- und die Leber-Flexur bis zum Zökum verfolgen. Nach beendigter Untersuchung genügt ein gelinder Druck auf den Bauch, um die Luft zum Entweichen zu bringen.

Das künstlich geblähte Kolon liegt nun in seinem auf- und absteigenden Teil vor einer vergrößerten Niere; die vergrößerte Niere verschwindet also von der vorderen Bauchwand und ihre Konturen werden für die Palpation undeutlicher. Dieses wertvolle Hilfsmittel der Darmaufblähung wirkt noch überzeugender, wenn man das Röntgenlicht mit heranzieht und den luftgeblähten Darm photographiert oder wenn man einen Kontrast-Wismuteinlauf macht. Man bekommt hier Verdrängungsbilder des Darms, die unter bestimmten Bedingungen für die Annahme oder den Ausschluß einer von der Niere herrührende Erkrankung eindeutig zu verwerten sind.

Alle diese Kennzeichen können aber bei der verschiedenen Entwicklung einer vergrößerten, verlagerten und formveränderten Niere verloren gehen und namentlich in der Differentialdiagnose gegen andere Unterleibsorgane ihren Wert vollständig einbüßen. Besonders die Verwachsungen verschiedenster Art bringen hier verwirrende Momente.

Das beste Unterscheidungsmerkmal gegenüber pathologisch veränderten Nachbarorganen ist der diagnostische Versuch, unter Zuhilfenahme verschiedener Lagerung des Kranken, die Niere oder Nierenteile an ihrer normalen Stelle zu tasten. Fühlt man neben einem fraglichen Organ auch noch einen kleinen Teil des unteren Nierenpols mit Organgefühl, so kann der erstere nicht die Niere sein oder der Niere angehören. Diese Feststellung gelingt besonders leicht in seitlicher Lagerung, wobei ein zweiter Untersucher das verdächtige Organ beiseite drängen kann.

Hat man die Niere erkannt und einwandfrei festgestellt, so kann man auch noch in günstig gelagerten Fällen durch die Oberflächenbetastung, durch Prüfung der Konsistenz und durch Perkussion die Diagnose fördernde Vorstellungen und Eindrücke gewinnen. Regelmäßig verteilte halbkugelige oder kugelige Prominenzen, weich und eindrückbar, sind den Zysten eigen, fluktuierende mit Schallverkürzung finden sich bei wasserhaltigen Säcken, der Hydronephrose und des Echinokokkus, harte umschriebene, einzeln oder in größerer Zahl unregelmäßig angeordnete und verschieden große Vorbuckelungen können den soliden Geschwulstcharakter verraten. Extreme Härte und Zackenbildung oder ein knirschendes sandiges Geräusch findet man gelegentlich bei der Steinkrankheit.

Neben der Nieren- darf auch die Harnleiterpalpation nicht versäumt werden. Man prüft seine Empfindlichkeit, seine Verdickung und Härte.

Drei Stellen seines Verlaufes sind hierfür bevorzugt: an seinem Austritt aus dem Nierenbecken, an seiner Eintrittsstelle ins kleine Becken und an seinem Durchtritt durch die Blase. Israel hat besondere Richtlinien angegeben, wie man den Ureter am sichersten trifft. Die beiden ersten Punkte liegen in einer Senkrechten, die, auf dem tuberculum pubicum errichtet, die Verbindungslinie beider Darmbeinstacheln schneidet. Zwei Querfinger unter diesem Schnittpunkt trifft der in die Tiefe drückende Finger den Ureter an seiner Kreuzungsstelle mit der Linea innominata. Am Schnittpunkt der Senkrechten mit der 10. Rippenspitze liegt die Austrittsstelle des Ureters aus dem Nierenbecken. An seinem Blasenteil wird der Ureter am besten per rectum oder per vaginam getastet, wobei man den mit Gummi überkleideten gut geölten Finger einführt, beim Weibe im vorderen Scheidengewölbe, beim Mann oberhalb der Prostata. Man kann diese Untersuchung bei schlaffen, fettlosen Menschen noch durch bimanuelle Betastung durch die oberen Bauchdecken unter Lagerung in Beckenhochlage ergänzen. Außerdem muß der Harnleiter in seinem ganzen Verlauf abgetastet werden. Der Schmerzpunkt des Ureters am Mac Burneyschen Punkt ist sehr wenig verläßlich; seine diagnostische Beweiskraft jedenfalls sehr beschränkt. Abgesehen von der keineswegs immer gleichen Lage bildet die Unterscheidung vom Ureter, Appendix und weiblichem Genitale eine Quelle von Täuschungen, auch schon deshalb, weil häufig das Zusammenvorkommen dieser Erkrankungen bei der Entscheidung der primären Erkrankung größte Schwierigkeiten machen kann.

Die Palpationsbefunde liefern außerordentlich wichtige diagnostische Anhaltspunkte. Je zarter man vorgeht, um so ergiebiger wird das Untersuchen sein. Technik erwirbt nur der, der immer wieder übt; allerdings lehrt die Erfahrung, daß nicht nur Übung dazu gehört, sondern eine gewisse angeborene Geschicklichkeit. Der Chirurg ist hier dem Internisten gegenüber im Vorteil, weil er stets in der Lage ist, durch operative Einsicht sich von der Richtigkeit seines Befundes zu überzeugen und sich so zu verbessern, während der Internist nur auf die Sektion angewiesen ist und in den vielen Fällen, wo es nicht hierzu kommt, keine Kontrolle hat.

Die Feststellung der Grenzen der Niere und die topographische Abgrenzung gegen andere Organe durch die Perkussion hat wenig praktische Bedeutung, weil die Schallqualitäten in dem dicken Muskelpolster des Rückenstreckers keine Differenzen ergeben. Nur die unteren Grenzen der Nieren und ihre respiratorische Verschieblichkeit kann man nach Angabe mancher Internisten zuweilen am Rücken perkutorisch feststellen. Sie sollen sich in Höhe des dritten Lendenwirbels befinden und fehlen, wenn die Niere in Knie-Ellenbogenlage nach vorn fällt oder wenn sie überhaupt nicht vorhanden ist. Auch sollen hier dauernde Tympanie für Nierenmangel oder Nierenverlagerung angesprochen werden dürfen. Für den Chirurgen ist es schwer, beim Abklopfen Nephrektomierter Schallunterschiede in den beiden Nierengegenden festzustellen; es gehört eben eine geübte Technik und ein gutes Gehör dazu. Jedenfalls dürfte die Perkussion für den allgemeinen Gebrauch nicht ganz zuverlässig und wenig brauchbar sein.

Bei Vergrößerungen der Niere, namentlich über soliden malignen Geschwülsten, gibt die Perkussion Auskunft über den Charakter von Teilen der Geschwulst und ihre Grenzen, besonders nach oben im Zwerchfellkuppelraum. Die im Nierenbecken abgesackten Flüssigkeiten lassen sich gegen die freie Flüssigkeit im Bauchraum durch die Unverschieblichkeit der Dämpfungsfigur nachweisen.

Endlich kann man die tympanitische Zone der den Nierengeschwülsten eigentümlichen, sich zwischen Niere und Leber einzwängenden, vorgelagerten Darmpartien perkutorisch feststellen, sofern der Darm gebläht ist. Sie ist aber nicht konstatierbar, wenn der Darm durch Kotmassen ausgefüllt oder leer und abgeplattet ist. Auch ist der Wert dieses perkutorischen Zeichens zweifelhaft, denn alle retroperitoneal gelagerten Geschwülste und solche der Unterfläche der Leber und Milz können es zeigen.

Die Zystoskopie, die künstliche Ableuchtung der Blaseninnenfläche.

Nitzes hervorragende Entdeckung, das Zystoskop, hat in das Dunkel der Harnwege hellstes Licht gebracht, und die wissenschaftliche Erforschung der ganzen Harnwege ermöglicht und damit eine vollständige Um- und Neugestaltung der Nierendiagnostik geschaffen. Die Zystoskopie ist die erfolgreichste Untersuchungsmethode der gesamten Nierendiagnostik geworden.

Die ausgedehnte Blase hat eine nach Geschlecht und Alter zwar verschiedene, im großen und ganzen aber ähnlich gestaltete Ei- oder Ellipsoidform, deren längster Durchmesser der Körperlängsachse parallel gerichtet ist. Sie liegt hinter der Symphyse, vom Bauchfell derart bekleidet, daß dasselbe über sie im Bereich des Blasenzipfels hinwegzieht und sich auf den Douglas und das Rektum hinüberschlägt. An ihr unterscheiden wir: Scheitel, Grund und Körper. An der Grenze zwischen vorderer Blasenwand und Blasenboden findet sich die innere Harnröhrenmündung, einige Zentimeter von der hinteren Fläche der Symphyse entfernt. Sie stellt, von der Blase aus gesehen, ein feines Grübchen dar, von feinen, radiären Schleimhautfalten umgeben; zuweilen bildet sie einen queren, nach oben konvexen Schlitz. Bei aufrechter Körperhaltung

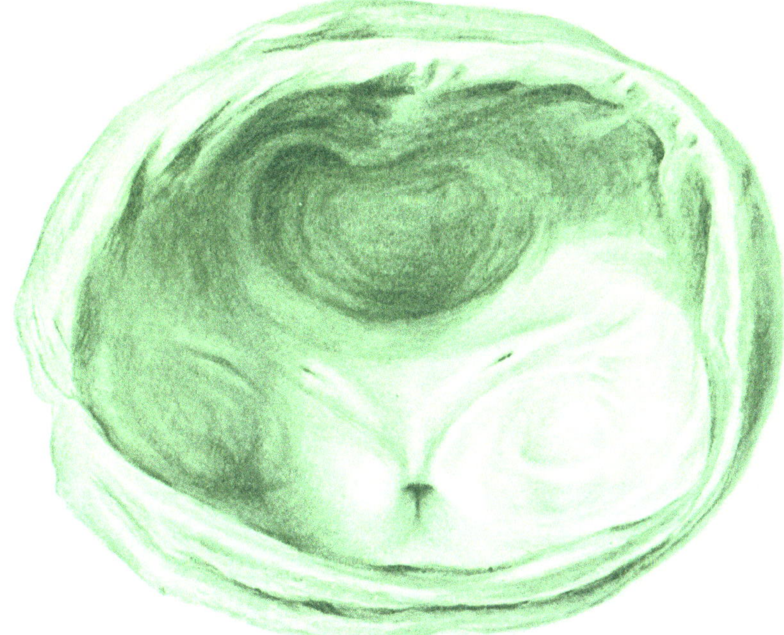

Abb. 4. Das Blaseninnere.

entspricht sie der tiefsten Stelle der Blase. Der Blasengrund steigt von hier schräg nach hinten und oben und geht hinter den Ureterenmündungen in die hintere Blasenwand über.

Der Blasenboden zerfällt in zwei Teile: das Trigonum und die Regio posttrigonalis („Bas fond"). Das Trigonum stellt eine glatte dreieckige Platte dar von der Gestalt eines gleichschenkeligen Dreiecks. Die vordere Spitze bildet die Harnröhrenmündung, die Basis das bogenförmig gekrümmte, vorn leicht konvexe Lig. interuretericum, die beiden Ecken die Ureterwülste. Die seitliche Begrenzung bilden zwei nach innen etwas konvexe Linien, die nach der inneren Harnröhrenmündung spitz zusammenlaufen. An den hinteren seitlichen Ecken liegen die Ureterenmündungen auf einem bald mehr, bald weniger hervorspringenden, breiten Wulst.

Die Regio posttrigonalis stellt eine ovale Grube dar, sie wird nach vorn von den Ureterwülsten, nach hinten gegen die hintere Blasenwand durch ein querverlaufendes, halbmondförmig vorspringendes Muskelbündel begrenzt; sie

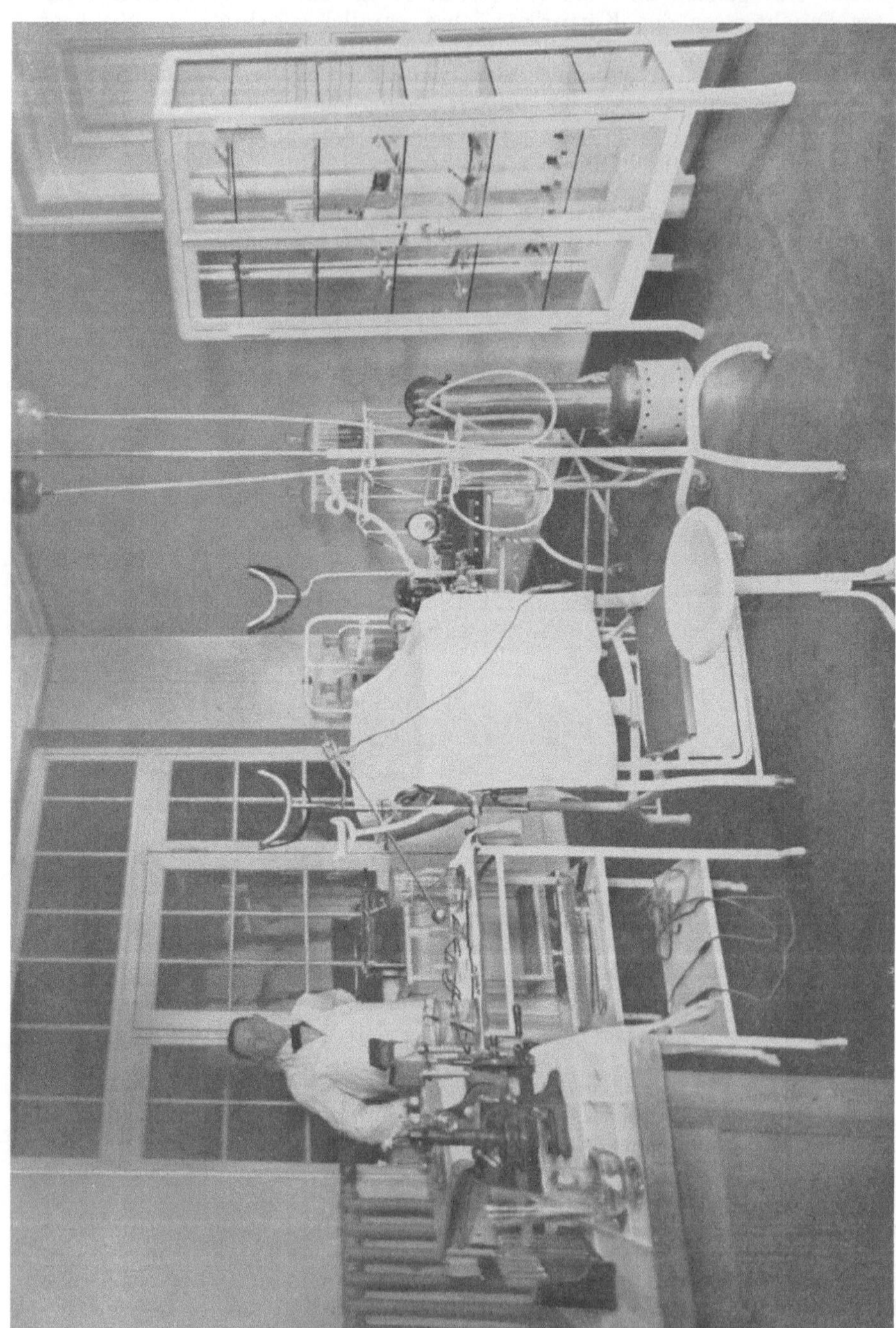

Abb. 5. Urologisches Untersuchungszimmer.

ist wellig mit quer verlaufenden Hügeln und kann gegen das Trigonum mehr und mehr zurücksinken. Der Blasenboden zu beiden Seiten des Trigonums bildet flache, seichte Vertiefungen, die ohne besondere Markierung in die Seitenwände übergehen. Die übrige Blaseninnenfläche zeigt überall glatte Schleimhautoberfläche, sie bietet diagnostisch keine Besonderheiten.

Die zystoskopischen Untersuchungen werden zweckmäßigerweise in Kliniken und Krankenhäusern in einem besonders hierzu eingerichteten Raum ausgeführt (Abb. 5).

Hierzu dient ein mit abwaschbarem Steinboden versehenes Zimmer mit einem zur beliebigen Erhöhung des Beckens verstellbaren Untersuchungstisch und mit nach allen Richtungen verstellbaren Stützen zur bequemen Lagerung der Beine. Ein verstellbarer eiserner Drehschemel für den Untersucher; unter dem Tisch ein Eimer oder eine Schale, in die durch eine Gummiunterlage das abfließende Spülwasser geleitet wird. Das Licht kommt aus Fenstern, die, im Rücken des Untersuchers gelegen, mit Vorhängen zum Abblenden versehen sind.

Das gebrauchsfertige Zystoskop ist bereitgestellt auf einem Tisch mit doppelter Glasplatte in einem mit Oxyzyanatlösung beschickten Standzylinder. Das Standgefäß ist so

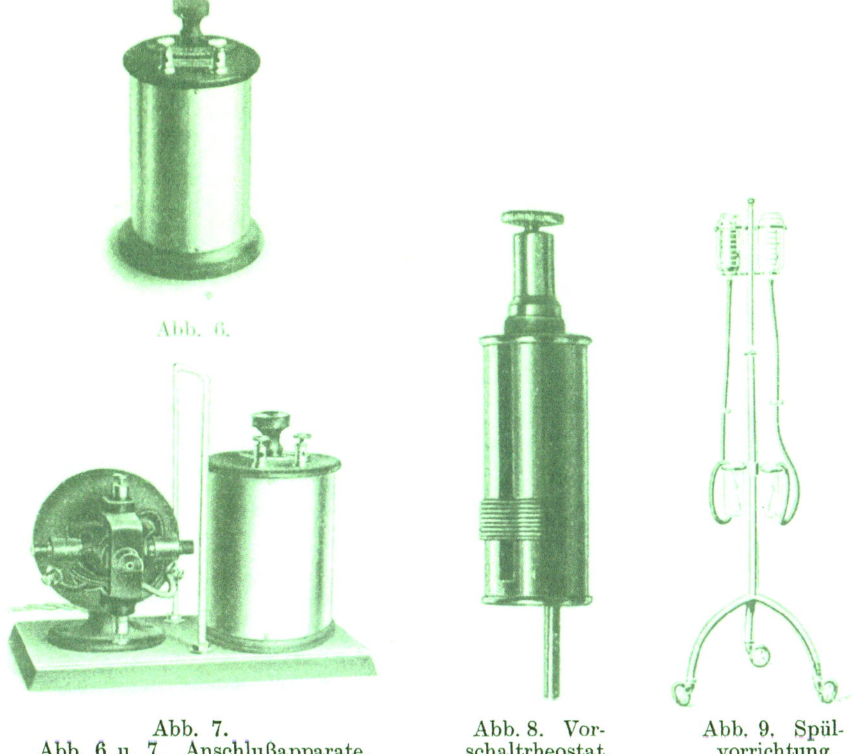

Abb. 6.

Abb. 7.
Abb. 6 u. 7. Anschlußapparate.

Abb. 8. Vorschaltrheostat.

Abb. 9. Spülvorrichtung.

beschaffen, daß alle Teile des Instruments in der Flüssigkeit untertauchen. Beim Gebrauch läßt man es abtropfen oder schaltet die Reizung der Oxyzyanatlösung durch starke Einfettung aus. Als elektrische Kraftquelle bedient man sich eines Akkumulators oder Pantostaten oder eines Anschlußapparates (Abb. 7), deren Stromstärke durch Dreh- oder Schieberrheostat reguliert wird. Am Abnahmepol dieser Kraftspender ist das Kabel angeschlossen. Zur besseren und feineren Einstellung der Stromstärke und um die elektrischen Apparate zu schonen, arbeitet man mit kleinen Vorschaltrheostaten mit Abnahmeklemmen (Abb. 8).

Die Spülvorrichtung ist ein zur Druckregulierung verstellbarer Glasirrigator (Abb. 9), mit Maßzeichen zum Ablesen der eingelaufenen Mengen und Abtropfgläsern mit antiseptischer Lösung. Der Gummischlauch wird zweckmäßig mit dem nach meinen Angaben gefertigten Metallansatz, mit einem Zweiwege-Hahn versehen, beschickt, dessen Spitze in den Zystoskopschaft hineinpaßt (Abb. 10). Das Spülwasser soll warm gehalten werden, weil kaltes Wasser Spasmen in der Blase auslöst.

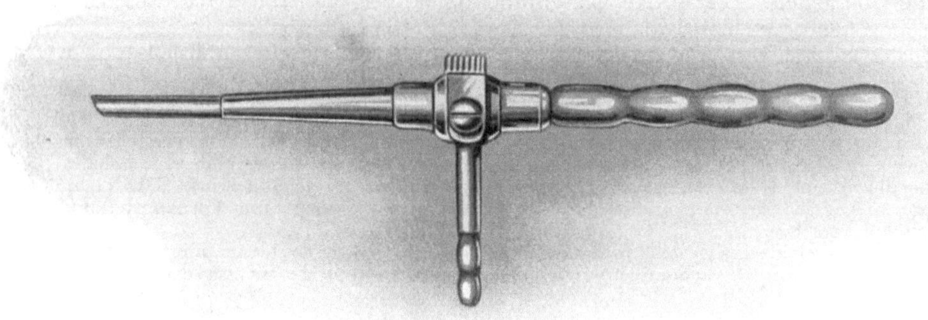

Abb. 10. Spülhahn.

Zur Anästhesie benötigt man eine Spritze mit Hartgummiansatz und 3%ige Alypinlösung mit sterilem Porzellan- oder Petrischälchen zum Ausgießen der Flüssigkeit und die Penisklemme, eine steril gehaltene Schale mit 20 ccm und 1 ccm haltigen Rekordspritzen mit kurzen und langen, zur subkutanen und intramuskulären Injektion passenden Kanülen. Ferner benötigt man ein Gestell mit Reagenzgläsern, ein Meßglas und das Gleitmittel — durch kurzes Aufkochen im Reagenzglas oder Petrikolben steril gemachtes Öl oder Glyzerin oder das in Glastuben aufbewahrte Katheterpurin; Medikamente, Indigkarmin, frisch zubereitete Phloridzinlösung und Morphium, und keimfrei gehaltene Katheter aller Größen und Sorten, aus Metall, Gummi und Seide, zum Gebrauch bereit in Sublimatlösung, für Mann, Weib und Kind.

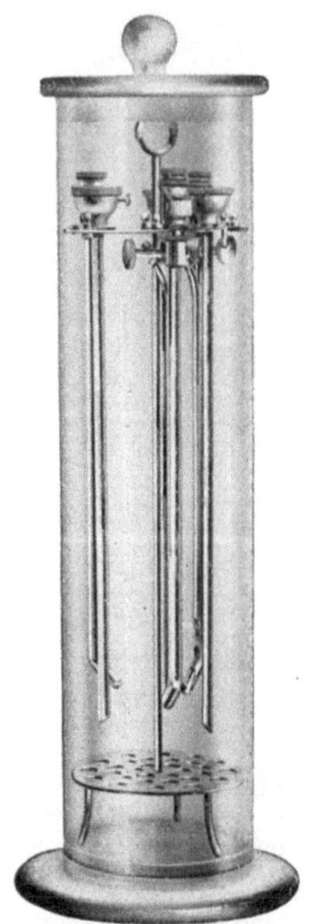

Abb. 11. Standglas für Zystoskope.

Weiterhin müssen vorhanden sein: der Sterilisator für U.-Katheter; Instrumente für Narkose, eine Verbandtrommel mit Verbandstoffen, sterile, gelochte für den Penis passende Tücher, Abdecktücher, Schere und Pinzetten, ein Satz Bougies für männliche und weibliche Harnröhren aus Metall und Seide; Wasserleitung mit fließendem kalten und warmen Wasser, Flaschenständer für die nötigen Lösungen — physiologische Kochsalzlösung, Sublimat — und endlich der Mikroskopiertisch mit Hand- oder elektrischer Sedimentierzentrifuge, Mikroskop mit Objektgläsern, Deckgläsern und Färbeutensilien, Kocher mit Gas oder Spiritus zum Aufkochen der Spülflüssigkeit und der zu injizierenden Lösungen.

Das Instrumentarium verlangt sorgfältigste Pflege, peinlichste Sauberkeit und größtmöglichste Schonung; nur absolut zuverlässigen, vertrauten Händen darf es überlassen werden.

Die Zystoskope werden nach jedem Gebrauch sofort, um die Antrocknung von Schleimteilchen, Eiter und Blut zu verhindern, gründlich mechanisch in strömendem heißen Wasser mit Seife und Mulltupfer gereinigt; durch die Schaftöffnung läßt man das Wasser unter Druck durchlaufen — eventuell benutzt man eine Glasbürste oder einen mit Watte umwickelten Stopfer. Hiernach folgt eine nicht minder sorgfältige Abtrocknung. Dann wird das Instrument mit 75%igem Alkohol abgerieben, darauf alle Kanäle, Schraubengänge usw. mit einer Äthertropfflasche durchgegossen. Die Optik wird vor der Übergießung mit Äther möglichst bewahrt, sie wird mit einem Lederläppchen gereinigt. Zur keimfreien Aufbewahrung kommen die Zystoskope in ein Standglas. Es enthält eine gelochte Metalleinsatzplatte, in dem die Instrumente hängen, und ist mit Chlorkalzium zur Trocknung und mit einem übergreifend aufgeschliffenen Deckel luftdicht geschlossen (Abb. 11).

Die Ureterenkatheter werden erst mit Wasser, Seife und Bürste von dem groben Schmutz gereinigt und mehrmals mit einem Wasserstrahl oder mittels Druckspritze durchspült, bis ihre volle Durchgängigkeit sicher festgestellt ist. Während nun die weichen Gummikatheter ein mehrmaliges Auskochen ohne Schaden vertragen, gehen die Ureterenkatheter dadurch zugrunde. Die chemischen Desinfizientien sind auch mangelhaft, besonders da sie, dem Instrument anhaftend, erhebliche Reizungen der Harnröhrenschleimhaut setzen; außerdem zerstören sie mit der Zeit den Katheter. Das beste Desinfektionsmittel für die Ureterenkatheter ist der strömende Wasserdampf. Die gereinigten, mit Mandrin versehenen Katheter werden in weißes Löschpapier eingeschlagen, mit Paketgummi umschnürt und in den Lautenschlägerschen Dampfsterilator gebracht. Bis zum Gebrauch bleiben sie in die Papierhüllen eingeschlagen.

Ein sehr bequemes Verfahren der Katheterreinigung ist die Kathetersterilisation nach Kuttner. Die Ureterenkatheter werden im Apparat in einer unten mit einer Öffnung

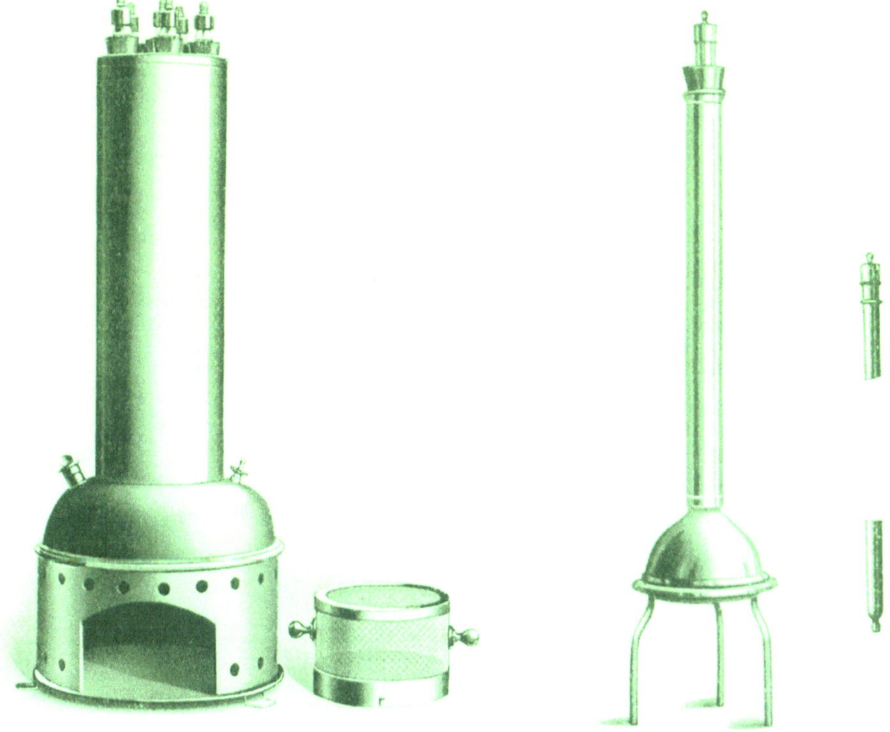

Abb. 12. Kathetersterilisator. Abb. 13. Kathetersterilisator.

versehenen Glasröhre, die oben mit einer durch Gummidichtungen abgedichteten, ebenfalls mit einer Öffnung versehenen Metallkappe verschlossen ist, in strömendem Wasserdampf sterilisiert. Der Dampf tritt unten in die Glasröhre ein, umspült den Katheter und verläßt denselben durch seine Öffnung, den Katheter auf diese Weise gleichzeitig keimfrei machend. Nach beendeter Sterilisation werden beide Öffnungen der Glasröhre durch kleine Gummihütchen verschlossen, welche nach Erkalten der Röhre infolge des entstandenen luftleeren Raumes fest angesaugt werden und so ein unbedingt steriles Aufbewahren des Katheters gewährleisten. Man kann beliebig viele Katheter auf Vorrat sterilisieren und stets gebrauchsfertig steril aufbewahren.

Für klinische Zwecke wird ein größerer Apparat hergestellt, in dem gleichzeitig in 6 Glasröhren 12 Katheter auf Vorrat sterilisiert werden können; sonst genügt der einfache, für 2 Katheter eingerichtete Apparat (Abb. 12 u. 13.).

Die beigegebenen Abbildungen veranschaulichen die Inneneinrichtung eines urologischen Zimmers.

Der praktische Arzt bedarf natürlich keiner solchen Einrichtung, er kann sich mit weniger behelfen. Er hat nur ein Zystoskop mit Kabel, Kontaktzange und Reservelampe, fertig sterilisierte Ureterenkatheter, Indigkarmin-Tabletten, eventuell einen Drehrheostat und eine Taschenbatterie nötig, welch letztere in einer mit einer Knopflochschlaufe versehenen Ledertasche untergebracht ist, 7—8 Volt Spannung hat und genügt, um die Kohlen-

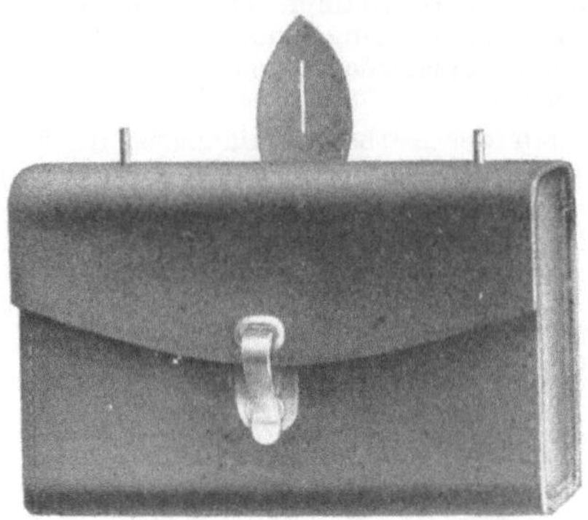

Abb. 14. Taschenbatterie.

fadenlampe hell brennen zu lassen (Abb. 14). Man kann auch jederzeit eine solche Taschenbatterie improvisieren, indem man bei zwei gewöhnlichen Taschenbatterien den negativen Pol der einen mit dem positiven der anderen verbindet. Dann werden die Kabel ihrerseits mit den freien Polen der Batterien verbunden und so der Stromkreis geschlossen. Bei Metallfadenlampen genügt eine Batterie, da sie nur für 4 Volt Spannung eingerichtet sind.

Das Prinzip des Zystoskopes beruht darauf, eine elektrische Lichtquelle in den ausgedehnten Blasenhohlraum einzuführen und die entfaltete Blaseninnenfläche durch einen sinnreich konstruierten, mit Vergrößerungsglas versehenen optischen Apparat im erweiterten Sehfelde zu betrachten.

Das für diagnostische Zwecke gebräuchlichste Instrument ist das Spülzystoskop mit herausziehbarer Optik — für Kinder das Kinderzystoskop.

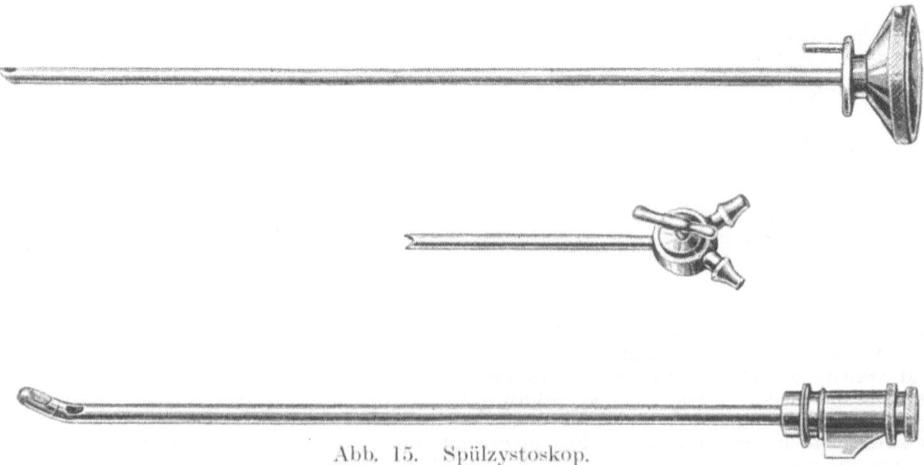

Abb. 15. Spülzystoskop.

Es hat die Gestalt eines silbernen Katheters mit Mercier-Krümmung. Der Schaft kann nach Entfernung der Optik als Spülkatheter verwendet werden.

Die Vorteile dieses Instrumentes liegen auf der Hand. Ein Wechsel des einmal eingeführten Zystoskopes fällt fort. Die Blase kann jederzeit aufs neue durchgespült und ausgewaschen, ihr Füllungszustand nach Belieben reguliert werden. Zufällige Beschmutzungen der Optik mit Eiter und Blut können sofort wieder entfernt werden.

Die volle technische Beherrschung eines Zystoskopes ist erst möglich, wenn man das Instrument in all seinen Teilen kennt; ein Einblick in die innere Konstruktion (Abb. 16) ist nötig, damit bei auftretenden Störungen sofort Abhilfe geschaffen werden kann.

An ihm unterscheiden wir die optische, die mechanische und die elektrische Einrichtung.

Die optische Einrichtung besteht aus einem Linsensystem, welches in einer doppelten Röhre untergebracht ist. Dieses doppelte Rohr besteht aus einem äußeren Neusilberrohr und einem inneren aus Messing gefertigten Rohr, welches zur Vermeidung der Blendung im Inneren mit gewindeähnlichen Gängen versehen ist.

In diesem inneren Messingrohr befindet sich das optische System, bestehend aus dem Okular, einer plankonvexen Linse, die von einem trichterförmigen Ansatz umgeben ist;

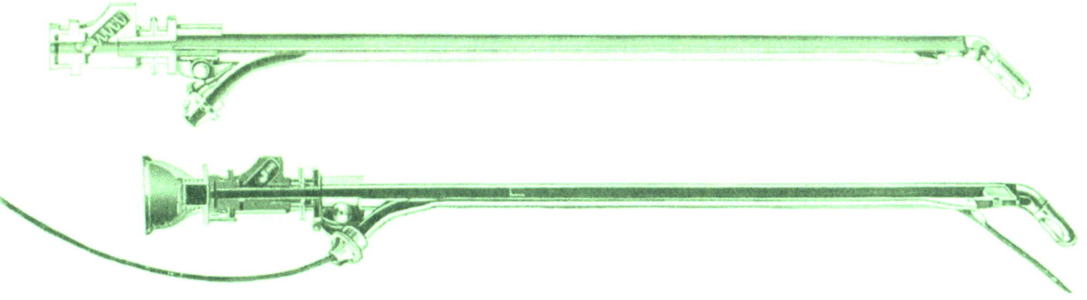

ferner aus einer ungefähr in der Mitte des Rohres eingeschobenen Sammellinse und dem am andern schrägabgeflachten Ende des Rohres befindlichen Prisma, auf welchem das Bild durch eine rechtwinklig zur Längsachse stehende plankonvexe Sammellinse reflektiert wird und so dem vor dem Okular stehenden Auge sichtbar wird. Die richtige Schärfe des Bildes ist abhängig von einer präzisen Einstellung der Linsen zueinander.

Die einzelnen Linsen werden durch Linsenfassungen innerhalb des Rohres festgehalten; eine Verlagerung dieser Fassungen bedingt eine Unschärfe des Bildes.

Die mechanische Einrichtung. Sie besteht aus einem aus Neusilber in der Form eines Ovals gefertigten Rohre, dem eigentlichen Zystoskopschaft, der sich nach unten zu einem abgeflachten Bogen erweitert.

An der rechten Seite befindet sich der äußerst wichtige Leitungskanal für die isoliert darin verlegte Zuleitung zur Glühlampe, unten vor der Abbiegung des Lampenträgers in dem Schaftrohr eine ovale Öffnung für die darunterliegende Linse des optischen Rohres, um so ein möglichst freies Gesichtsfeld zu haben. Ein am Okulartrichter befestigter Stift legt sich bei Einführung der Optik in eine am Zystoskopschaft angebrachte Nute, die so die sichere Einstellung der Optik in die Mitte des oben erwähnten Ovals garantiert.

Der Flüssigkeitsverschluß, der beim Herausziehen der Optik in Tätigkeit tritt, ist hier ein automatisch wirkender Kugelverschluß und besteht aus einer Kugel, welche durch eine dahinterliegende Spiralfeder so gelagert ist, daß sich die Kugel fest an die innere Schaftöffnung legt.

Durch das Hineinschieben des optischen Rohres wird die Verschlußkugel in ihr eigenes schräges Lager zurückgedrängt, und gibt so den Weg frei.

Die elektrische Einrichtung. Die beiden voneinander durch die rote Vulkanvibremasse isolierten Metallringe sind die Eingangswege für die Stromzuleitung zur Lampe. Der Strom läuft von dem einen isolierten Kontaktring durch den isolierten Leitungsdraht, der durch das oben in der mechanischen Einrichtung beschriebene, im Innern des Schaftes befindliche Leitungsrohr geht, um nach Verlassen dieses Leitungsrohres an den eigentlichen Lampenkontakt zu gelangen. Der Lampenkontakt befindet sich im sog. Schnabel am vorderen Ende. Er besteht aus einer am Boden der Lampe montierten Elfenbeinscheibe, deren Mitte durchbohrt ist und einen eingeschraubten Metallkontakt trägt. Dieser Metallkontakt steht einerseits in isolierter Verbindung mit dem erwähnten Leitungsdraht, anderseits mit der federnden zentrisch angebrachten Platinspirale der Glühlampe. Der Strom gelangt nach dem Passieren der oben beschriebenen Wege in den eigentlichen Glühfaden der Lampe, passiert diesen und wird an die äußere Metallfassung weitergeleitet. Von hier aus gelangt er in den Zystoskopschaft und so in den zweiten Kontaktring am Ende des Zystoskopschaftes. Hier tritt er wieder in die Kontaktgabel ein, um zur Stromquelle zurückzukehren und so die Stromschleife zu schließen.

Haben wir hiermit einen Blick in die Einrichtung der verschiedenen Teile eines Zystoskops geworfen, so sollen jetzt die hauptsächlichsten Störungen bei der Zystoskopie erwähnt werden.

Störungen des optischen Systems: Trübungen der Bilder kommen meist durch in die Optik eingetretene Flüssigkeit zustande, seltener sind es Staubpartikelchen oder dergleichen. Durch häufige Temperaturschwankungen (z. B. durch Kochen, oder aber bei plötzlicher Benutzung nach vorheriger Aufbewahrung in kalten Räumen) kann Flüssigkeit durch das Okular oder aber durch die kleine Sammellinse unmittelbar über dem Prisma eindringen. Abhilfe kann nur der Spezialmechaniker schaffen.

Wenn auch neuerdings zur Verhinderung des Eindringens von Flüssigkeit speziell durch die kleine Sammellinse diese Linse durch ein besonderes Verfahren in die Fassung des Rohres zu einer innigen metallischen Verbindung eingelötet ist, so empfiehlt es sich trotzdem, die Optik nie vollständig in eine Sterilisierflüssigkeit zu legen, sondern nur das Rohr abzuwaschen, wobei besonders darauf zu achten ist, daß keine Spur von Flüssigkeit sich oben im Okulartrichter sammelt. Denn, da hier die Linse eingekittet ist, so ist immer die Möglichkeit eines Eindringens von Flüssigkeit gegeben.

Zeigen sich innerhalb des optischen Rohres kleine scharfumrandete schwarze Flecken, so sind das gewöhnlich kleine Metallpartikelchen, welche sich trotz sorgfältiger Reinigung vor der Zusammensetzung des Linsensystems nachträglich losgelöst haben. Durch vorsichtiges Klopfen mit der Hand versucht man, die Partikelchen aus dem mittleren Gesichtsfeld nach der Peripherie zu lagern. Richtig ist es auch hier, das Instrument zur Reparatur zu geben.

Die mechanische Einrichtung zeigt seltener Störungen. Hier sind es hauptsächlich die Flüssigkeitsdichtungen, die oft versagen. Die Gummischeiben, welche zur Dichtung dienen, müssen häufig durch neue elastischere ersetzt werden.

Das Gummimaterial darf durchaus nicht hart und brüchig sein.

Der automatische Kugelverschluß, der nebenbei oft durch einen Schieberverschluß ersetzt ist, gibt selten zu Störungen Anlaß.

Läßt die Spiralfeder in ihrer Federkraft nach, so empfiehlt es sich, dieselbe etwas auszuziehen.

Feste Teilchen, welche mit der Blasenspülung ausgespült werden, können hin und wieder den Kugelverschluß undicht machen. Durch Hineinschieben der Kugel wird der Fehler leicht beseitigt, eventuell muß der Kugelverschluß auseinandergenommen und gereinigt werden.

Alle Metallteile des Instruments sind vor Oxydation (Rostbildung) zu schützen, was durch peinlichste Abtrocknung erreicht wird.

Die elektrische Einrichtung ist den meisten Störungen unterworfen. Am häufigsten ist das Nichtfunktionieren der Lampe. Verschiedene Ursachen können hier maßgebend sein.

Der Glühfaden der Lampe kann durchgebrannt sein. Oft ist es schon mit dem bloßen Auge zu sehen; es ist dann eine größere Schwärzung der Lampe vorhanden, die ein Anzeichen der Überlastung und damit die Ursache der Glühfadenzerstörung ist.

Eine weitere Ursache der Zerstörung ist auf Erschütterung oder Fall zurückzuführen, besonders bei den empfindlichen Metallfadenlampen.

Um nun Fehler der Lampe festzustellen, muß man mit der Kontaktgabel direkt die Pole der Lampe berühren, also einen Pol an die Wandung der Lampe, den anderen Pol an die Platinspirale. Zeigt hier die Lampe keine Funktion, so ist hier der Fehler festgestellt. Ist beim Versagen des Lichtes das Mignonlämpchen unschuldig, so liegt bei intakter Kontaktgabel die Störung im Zystoskop. Hier sind zwei Hauptfehler zu beachten.

1. Kurzschluß.
2. Unterbrechung der Leitung.

Beim Kurzschluß werden die beiden Pole innerhalb des Instruments durch eine fehlerhafte Stelle der sonst bis zum Lampenkontakt isoliert durchgeführten Leitung mit dem Metallkörper verbunden. Eine derartige Störung zeigt sich meistens dadurch, daß bei wiederholt unterbrochener Berührung der Kontaktgabel mit den beiden Kontaktringen am Schaft des Instrumentes kleine Fünkchen sichtbar werden, daß also der Strom innerhalb der Leitung, ohne an die Lampe zu kommen, geschlossen ist. Dieser Fehler kann nur vom Mechaniker beseitigt werden.

Die Stromunterbrechung, die häufiger auftritt und bei der kleine Fünkchen auftreten, kann durch schlechten Kontakt der Gabel mit den Kontaktringen, sowie der Lampe mit dem Instrument bedingt sein. Im letzteren Falle empfiehlt es sich, eine gründliche Reinigung des zentrischen Platinkontakts der Lampe und am Grunde der Lampenfassung vorzunehmen, ferner die Kontaktspirale der Lampe etwas auszuziehen. Ist dadurch der Fehler nicht behoben, kontrolliere man die Kontaktgabel, ob sie in inniger Berührung mit dem vollständig sauberen Kontaktringe steht; häufiges Drehen der Gabel am Instrument ist hier empfehlenswert.

Wird auch hierbei kein Licht erzielt, so liegt die Störung des Stromlaufes sicher im Innern des Instruments und es kann hier nur wieder der geübte Mechaniker helfen.

Die weitere Störung ist das Flackern der Lampe. Auch dies ist meistens begründet im unsicheren Kontakt der Glühlampe; ferner kommen auch hier Kurzschluß und Stromunterbrechung in Frage. Zeitweiser Schluß durch Eintreten von Flüssigkeit zwischen dem isolierten Leiter innerhalb des Leitungskanals kann bisweilen Ursache der Störung sein, so daß die Flüssigkeit allerdings als schlechter Leiter, bevor der Strom zur Lampe gelangt, mehr oder weniger gute Verbindung mit dem Metallkörper des Zystoskops herstellt.

Das Licht der Lampe, das eine derartige Störung erleidet, zeigt eine nicht ganz plötzliche Unterbrechung, sondern wechselt schleichend seine Helligkeit, auch mehr oder weniger schnell.

Grundbedingung zu derartigen Feststellungen von Fehlerquellen ist ein exaktes Funktionieren der Stromquelle, des Zuleitungskabels und der Kontaktgabel.

Kontaktgabel und Schieberunterbrecher müssen absolut sauber sein, ohne irgendwelche Oxydbildung. Die Prüfung der Kontaktgabel geschieht mit einer einwandfreien Glühlampe.

Das Abbrechen der Kabelschnüre, unmittelbar an der Kontaktgabel oder gleich hinter den Stiften, die mit der Stromquelle verbunden werden, ist häufig. Die Störungen sind leicht dadurch festzustellen, daß man, während alles eingeschaltet ist, die Kabel an den gefährdeten Stellen zwischen Zeigefinger und Daumen beider Hände sowohl auseinanderals auch zusammenschiebt. Findet hierbei ein zeitweises Aufleuchten der Lampe statt, so ist die Ursache der Störung der unsichere, zerissene Kontakt der Kabelschnur, welcher den Strom von der Stromquelle zum Zystoskop führen soll.

Die Vorbereitung des Patienten für die Zystoskopie kann ambulant durchgeführt werden. Der Patient sorgt für körperliche Reinigung durch ein Bad und für genügende Darmentleerung. In seiner sonstigen Lebenshaltung, besonders der Zuführung der üblichen Nahrung, treffe er keine Änderung. Der bis aufs Hemd entkleidete Patient wird auf den zur beliebigen Erhöhung des Beckens verstellbaren Untersuchungstisch in annähernd horizontaler Rückenlage gelagert, der Kopf durch eine Halbrolle im Nacken erhöht, die Hüften und Kniee rechtwinklig gebeugt, die leicht gespreizten Unterschenkel durch eine gut gepolsterte Stütze ruhend gehalten und das Gesäß bis zur Tischkante vorgeschoben. Unter dem Tisch steht ein Eimer oder eine Schale, in die durch eine Gummiunterlage das abfließende Wasser geleitet wird. Dann wird die Glans, der Präputialsack und die weit klaffend gemachte Harnröhrenmündung mittels Gazetupfern und Seife gereinigt und mit Sublimatlösung $^1/_{1000}$ desinfiziert. Der Penis wird durch ein Lochtuch gezogen, um ihn vor der Berührung mit der Umgebung zu schützen, Beine und Unterbauch steril abgedeckt, dann die männliche Harnröhre anästhesiert.

Zur Anästhesie werden 10—20 ccm einer 3—5%igen Alypinlösung oder 5%igen Novokainlösung mit Adrenalin unter Entfaltung und Streckung der Harnröhre durch Langziehen des Penis unter leichtem Druck mittels einer Hartgummispritze mit konischem Ansatz (Tripperspritze) in einzelnen Portionen in die vordere Harnröhre injiziert. Der Penis resp. die Urethra wird dann durch eine Eisendrahtklemme oder auch Bindenzügel abgesperrt. Widerstände, besonders durch den Krampf des Sphinkter ext. am Isthmus entstehend, sollen nicht durch stärkeren Druck überwunden werden, weil sonst die prall angefüllte gespannte Urethra leicht blutet. Wenn man einige Sekunden wartet, gibt der Schließmuskel nach, der Krampf löst sich und man kann wieder nachspritzen. Die Anästhesierungsflüssigkeit wird durch gelinde Streichmassage hinter dem Hodensack nach dem Damm zu in den hinteren Teil der Harnröhre gebracht. Beim Manne ist im allgemeinen eine lokale

Anästhesie erwünscht, denn die Einführung der Instrumente und längeres Liegenbleiben derselben ist schmerzhaft; besonders aber werden die unfreiwilligen Zusammenkrampfungen am Sphincter int. und hinten am Isthmus, die dem Anfänger als anatomisches Hindernis imponieren und die Technik erschweren, ausgeschaltet.

Als Lösung hat sich 3%iges Alypin bewährt. Kein Mittel ersetzt die Güte des Kokains. Ich habe jahrelang mit bestem Erfolg 5—10%iges Kokain mit reichlichem Adrenalinzusatz (1 Tropfen auf 1 ccm Lösung) gebraucht. Hie und da beobachtete Idiosynkrasien und die schnelle Resorption größerer Giftmengen bei offenen Gefäßen (Harnröhrenverletzungen) können gefahrvoll werden. Ich selbst habe nur einige Kollapse gesehen, doch sind anderwärts bei einwandfreier Technik Todesfälle beobachtet worden. An Stelle des Alypins kann man auch 2—5%iges Novokain verwenden. 10—15 Minuten langes Warten garantiert im allgemeinen eine leidliche Anästhesierung. Doch ist der Blaseneingang, das Orificium int., die einzige Stelle der Blaseninnenfläche, die instrumentell berührt wird, stets noch etwas empfindlich. Deshalb verabreichen wir bei voraussichtlich länger dauernder Sitzung, bei gereizter Blase und nervösen, ängstlichen Patienten noch 0,01 gr Morphium subkutan. Bei schwer entzündlich veränderter Blase sieht man sich zu einer Anästhesie der Harnblase (30 ccm 5%ige Novokainlösung für 20—25 Minuten einlaufen lassen) oder zur Allgemeinnarkose genötigt; letztere ist auch gewöhnlich bei kleinen Buben nötig. Die Narkose muß außerordentlich tief sein, um jeden Reflex der Blase auszuschalten und den willkürlichen Abgang des Urins zu verhindern. Ein Nachteil dabei ist, daß sie die sekretorische Tätigkeit der Niere sistiert.

Bei hochgradiger Schrumpfblase haben wir mit Vorteil die Biersche Lumbalanästhesie ausgeführt, die, da sie keine Sekretionsanomalien hervorruft und gefahrloser ist als die Allgemeinnarkose, gerade zu diagnostischen Zwecken angezeigt erscheint. Die Sakral- und Parasakralanästhesie sind technisch schwierig, aber zu empfehlen. Hierzu werden 20 ccm 2%iger Novokainlösung epidural injiziert in Kniehandlage.

Zur Vorbereitung der Blase verwenden wir als Spülflüssigkeit sterile physiologische Kochsalzlösung, weil wir diese stets in größeren Mengen zur Hand haben. Ebenso gut ist abgekochtes Leitungswasser, 2%ige Borsäurelösung oder Oxyzyanatlösung 4 : 1000. Den Urin als Medium zu nehmen, wie das in Amerika geschieht, halten wir für unzweckmäßig; das gleiche gilt von der Luft und dem Sauerstoff; die Orientierung in der Blase ist, da sich am Blasenboden ein Gemisch von Luftblasen bildet, sehr erschwert; nur bei Fisteln und bei Inkontinenz der Blase kann sie aushilfsweise empfohlen werden. Sie ist aber nicht ungefährlich; es sind Todesfälle durch Luftembolie beobachtet.

Die Technik der Blasenbesichtigung verlangt drei wichtige Vorbedingungen: offenen Weg, klares Medium und genügende Anfüllungsmöglichkeit.

Die Harnröhre muß in ihrer ganzen Länge weit genug sein, damit man die nötigen Instrumente einführen kann. Die Durchgängigkeit der Harnröhre für das 18—22 charrièrehaltige Instrument muß eventuell erst durch Vorbehandlung erreicht werden. Die Engen der äußeren Harnröhrenmündung werden oft sofort überwunden; häufig genügt ein längerer kräftiger Druck mit dem Schnabel des Zystoskopes. Sonst werden sie durch Dilatation mit kurzen Bougies oder durch einen kurzen ½ cm langen Scheerenschlag längs der unteren Wand der Harnröhre unter lokaler Umspritzung oder Kälteanästhesie schnell beseitigt. Auch die hinter dem äußeren Orifizium gelegenen halbmondförmigen, von der oberen Wand entspringenden Klappen werden hierbei eingeschnitten. Vorhandene krankhafte Veränderungen der Lichtung entzündlicher Natur werden durch längere Zeit in Anspruch nehmende Bougiebehandlung gedehnt. Jede gewaltsame Dehnung ist zu vermeiden, da Blutung und Infektion mit Schüttelfrösten hervorgerufen werden können. Doch muß man, wenn zur sofortigen Einführung des Zystoskopes eine dringende Anzeige besteht, hier und da eine gewaltsame Dehnung vornehmen.

Dies gelang mir in einzelnen Fällen in bester Weise durch die in unserer Klinik von Kobelt erprobten heizbaren Bougies. Bei einem 20jährigen Patienten, der in spezialärztlicher Behandlung wegen starrer gonorrhoischer Striktur im muskulären Teil der Harnröhre seit 14 Tagen mit Darmsaiten behandelt wurde, war zum ersten Mal ein Lefortsches

Bougie eingeführt. Es brach bei der Extraktion ab und blieb in der Blase stecken. Bei der sofortigen Überweisung in die Klinik war der Arzt zugegen mit der dringlichen Bitte, wenn irgend möglich den Fremdkörper ohne eingreifende Operation zu entfernen. Nach Einführung von zwei Lefortschen Bougies nebeneinander glückte schließlich die Einführung einer elektrothermischen elastischen Sonde Ch. 7, die 10 Minuten lang auf 25 Grad erhitzt, in der Harnröhre liegen blieb. Es gelang dann unter geringer Blutung im Verlauf einer halben Stunde der Reihe nach die heizbaren Bougies Ch. 10, 12, 14, 16, 18, 22 einzuführen. Jedes Bougie blieb ca. 6—8 Minuten liegen. Jetzt war die Einführung eines Casperschen Operationszystoskopes möglich, mit dessen Klemmzange das abgerissene Lefortsche Bougie extrahiert wurde.

Die weibliche Urethra ist leicht dehnbar; sie ist mit den Simonschen Hartgummiobturatoren oder dem konischen Metallbougie in einer Sitzung bequem auf Fingerweite zu dehnen.

Die ausreichende Anfüllung der Blase, ihre Entfaltung in alle Richtungen ist zur sachgemäßen und genügenden Besichtigung aller Teile notwendig. Ohne sie bekommt man unklare Bilder, Verzerrungen und Einstülpungen der Blasenwand.

Entzündlich gereizte Blasen, die auf die Ausdehnung mit Schmerzen reagieren, werden durch Bettruhe, Diät und Urotropingaben, durch warme trockene oder feuchte Umschläge oder Wickel auf die Blasengegend und durch Spülung mit reizlosen Flüssigkeiten in steigenden Mengen langsam an einen größeren Füllungszustand gewöhnt.

Auch bei anscheinend gesunden Blasen stellen sich zuweilen starke Reize unter starkem Harndrang ein. Es sind dies besonders Reaktionen des Detrusors, wobei unter Spasmen, unabhängig vom Willen des Patienten, stoßweise Flüssigkeit neben dem Schaft herausgepreßt wird. Gute Lokalanästhesie und Morphium schaffen Abhilfe.

Es gibt sog. Reizblasen, auf nervöser Basis beruhend, bei denen eine halbwegs genügende Anfüllung eine absolute Unmöglichkeit ist. Auch die chronisch entzündlichen Schrumpfblasen verweigern jede Aufnahme von Flüssigkeit, reagieren vielmehr auf jede künstliche Ausdehnung mit heftigsten Schmerzanfällen und mächtigen Spasmen und pressen selbst kleinste Mengen mit starker Gewalt wieder aus. Die Toleranz zu erhöhen, sind verschiedenste Mittel vorgeschlagen, von denen sich einige auch bewährt haben: Größere Morphiumgaben, Suppositorien von Antipyrin und Opium oder Klysmen mit 2—4 g Antipyrin und 20 Tropfen Tinctura Laudani, beides $^1/_2$ Stunde vorher, sind von günstigstem Einfluß; sie unterdrücken den Krampf und beruhigen den Schmerz. Bei wirklichen Schrumpfblasen, bei denen auch die tiefen Wandschichten ergriffen sind, ist auch die geringste Ausdehnung unmöglich; hier muß eventuell auf eine Untersuchung verzichtet werden.

Die Klarheit des Mediums und Durchsichtigkeit der Spülflüssigkeit wird durch unermüdliches Spülen oder Durchspülen der Blase erreicht. Man darf es sich nicht verdrießen lassen, schließlich $^1/_2$ Stunde lang mehrere Liter Flüssigkeit durchzuspülen; namentlich bei Trübungen durch Hämaturien, bei ausgedehnten Eiterungen wie Divertikelbildungen oder kommunizierenden Abszessen, wo immer wieder aufs neue trübe Massen aufgewirbelt werden oder solche von der Niere her zuströmen.

Beschmutzungen der Optik durch Blut und Eiter lösen sich meist von selbst oder können durch Irrigation abgespült werden oder aber man wischt sie an der Falte der inneren Harnröhrenschleimhaut ab. Eiterung und Blutung bedürfen, namentlich bei zäh anhaftenden Sekreten, öfters eine längere Vorbehandlung — bei Eiterungen mit antiseptischen Lösungen (Karbol, Kollargol), bei Blutungen Gelatine, Styptizin, Anfüllen der Blase mit Adrenalinlösung 1 : 1000 (doch ohne besonderen Erfolg). So wertvoll die Untersuchung im

Blutanfall ist, muß man oft auf die Zystoskopie verzichten, weil wir durch die Spülung keine Klärung erreichen. Es hat aber gar keinen Zweck, bei blutig getrübtem Medium zu zystoskopieren; alle Bilder erscheinen diffus rot, jede Einzelheit geht verloren und jeder neue Schub kann die mühsam erreichte Klarheit wieder bis zur vollen Undurchsichtigkeit verunreinigen, ehe man zu einem Resultat gekommen ist.

Die Einführung des Zystoskopes ist für den geschickten und mit der chirurgischen Technik vertrauten Arzt sehr leicht. Trotzdem stellen sich eine Reihe von Untersuchern, auch weiter fortgeschrittene, höchst ungeschickt an. Die Einführung will jedenfalls gelernt sein und ist mit dem Katheterismus verglichen schwerer, weil das Gewicht des Instrumentes ein gewisses festes Zufassen verlangt, ohne daß dabei die leichte Hand verloren gehen darf.

Vor der Einführung des Zystoskopes unterrichte man sich von dem exakten Funktionieren aller seiner Teile, damit man nicht im entscheidenden Moment von der Tücke des Objekts unliebsam überrascht wird. Genügender Helligkeitsgrad der Lampe, gutes Funktionieren des Schieberverschlusses, dichte Gummiringe sind vorher nochmals festzustellen. Das mit sterilem Glyzerin stark beträufelte oder mit Katheterpurin genügend eingefettete Instrument wird nun lege artis eingeführt. (Glyzerin hat sich uns als bestes Gleitmittel erwiesen. Es wird ohne Reizung vertragen, die Optik ist danach selten durch Blut oder Eiter verunreinigt.)

Die Zystoskopie ist ein chirurgisch-technischer Eingriff und hat daher unter den üblichen aseptischen Vorkehrungen zu geschehen; mindestens mit mechanischer Reinigung der Hände; alle Teile des Instrumentes, die in die Blase kommen, dürfen nicht berührt werden und sind vorher sterilisiert.

Auf der linken Seite des Kranken stehend, fasse man mit Daumen und Zeigefinger der rechten Hand die Optik oder den Schaft in Höhe des Schiebers. Mit der linken Hand wird der Penis, der auch mit einigen Tropfen Glyzerin befeuchtet ist, an der Eichel gegen die vordere Bauchwand emporgezogen ohne Kompression der Harnröhre so, als ob man ihn dem Nabel nähern wollte. Der Schnabel des Zystoskopes — die Knieseite nach vorn, Orientierungsknöpfchen am Sehtrichter ebenfalls bauchwärts — wird nun in das äußere Orifizium eingeführt, bis das knieförmige Stück in der Urethra steckt. Nun wird der Penis über das Instrument gezogen, wobei es durch seine eigene Schwere oder durch sanften Druck unterstützt bis zur Symphyse in die Pars bulbosa gelangt. Nun wird das Instrument vom Bauche fort zur senkrechten Stellung erhoben, dann senkt man es genau in der Mittellinie um etwa 45⁰/₀; hierbei gleitet der Schnabel um den Arcus inferior der Symphyse herum in die Pars membranacea. Hierauf weitere Senkung bis zur Horizontalen zwischen die eventuell lang gestreckten gespreizten Schenkel, wobei das Instrument in den prostatischen Teil und unter einem leichten Druck in die Blase rückt, eventuell unter Unterstützung vom Damm aus. Der Krampf der tieferen Perinealmuskeln, der besonders den Eintritt in den Isthmus hindert, löst sich bei gelindem Druck des Instrumentes gegen die Öffnung des Diaphragma urogenitale unter Ablenkung des Patienten mit tiefem Luftholen. Zweckmäßig gehen dieser Einführung Übungen im Katheterismus an der Leiche oder Katheterisation am Lebenden voraus.

Die Einführung beim Weibe ist unter normalen Verhältnissen sehr einfach, da die Harnröhre weit und kurz ist: Die Schamlippen werden auseinander gedrängt und das Zystoskop in das über dem Scheideneingang befindliche, völlig frei liegende Orificium ext. eingeführt und gerade vorgeschoben.

Ist das Instrument in Gleichgewichtslage und der Schnabel richtig in der Blase, so wird die Optik herausgezogen und die Blase mit körperwarmer Flüssigkeit gespült und solange gereinigt, bis das Abwasser, in einem Reagenzglas aufgefangen und gegen das Tageslicht gehalten, ganz lichtklar ist. Der zuerst ablaufende Urin wird in sterilem Reagenzglas zur sofortigen Untersuchung aufgefangen, der eventuelle Residualharn bestimmt. Die Reinigung wird um so schneller erreicht, wenn jede unnötige Bewegung mit dem Instrumente vermieden wird.

Die Spülung soll keine Druckspülung mit der Handspritze sein; am besten verwendet man Glasirrigatoren mit verstellbarer Spülvorrichtung und Kalibrierung. Der Spannungsdruck einer Handspritze kann zu Blutungen und zur Berstung vorhandener Geschwüre Veranlassung geben. Gewaltsame Blasenfüllung ist besonders auch in Narkose zu unterlassen, da eine Ruptur möglich ist. Die Blase wird im allgemeinen unter voller Ausnutzung ihres physiologischen Füllungsvermögens gefüllt. Die mittlere Flüssigkeitsmenge, mit der die Blase meistens hinreichend gefüllt ist, beträgt 150—200 ccm. Hierbei sind die Blasenwände entfaltet, glattwandig gedehnt und ausgiebige Bewegungen des Instrumentes ohne Schädigung der Schleimhaut möglich. Bei Schrumpfblasen kommt man zur Not mit ca. 60—80 ccm und, wenn man Übung hat, mit weniger aus.

Zur Einfüllung der Spülflüssigkeit nehmen wir nunmehr Metallhülsen mit oder ohne Schieberhahn, wie ich sie habe anfertigen lassen, nachdem häufig von seiten der Lernenden die Glasröhren im Schaft abgebrochen wurden. Man lasse bei der Spülung die warme Lösung ganz langsam einfließen und nie den ganzen Inhalt auf einmal auslaufen, besonders nicht bei leicht blutenden und chronisch entzündlich veränderten Blasen, damit keine Spasmen auftreten und dadurch die Blasenwände zusammenkommen. Man läßt immer nur kleine Portionen von 30—50 ccm einlaufen. Sehr vorteilhaft ist die Irrigation mit dem Zweiwegehahn mit Zu- und Ablaufrohr. Bei weiblichen Patienten kann man vor der Einführung des Zystoskopes die Blase mit Nélatonkatheter klar spülen. Nach der Spülung wird die Optik eingeführt, die Lampe zum Leuchten gebracht und dann beginnt die eigentliche Untersuchung.

Bei der Ableuchtung der Blaseninnenfläche kann man verschieden vorgehen. Der Zweck jeder Methodik soll die planmäßige Ableuchtung aller Teile mit bestmöglichster Schonung derselben sein. Hierzu läßt man einige schulmäßige vorsichtige Bewegungen ausführen; möglichst wenige, ruhige Bewegungen sind besonders bei entzündlichen Blasen notwendig, da die Ausdehnungsfähigkeit herabgesetzt, die Empfindlichkeit erhöht ist und jede brüske Bewegung Kontraktionen auslösen und Schleimhautblutungen veranlassen kann. Seit Jahren übten Rumpel und ich folgendes Vorgehen:

Das Zystoskop wird aus der Gleichgewichtslage — Grundstellung — heraus bis zur Wagerechten gesenkt. Der Beobachter sitzt auf dem verstellbaren Drehschemel, das Auge in Höhe der äußeren Harnröhrenmündung und des Sehtrichters des Zystoskops. Im Scheitel der Blase auf dem der horizontalen Lage des Patienten entsprechenden Gipfel, erscheint die Luftblase, die dadurch entsteht, daß beim Einführen des Instruments Luft mit fortgerissen wird. Unter dauernder Beobachtung der Blase wird das Instrument in der Richtung nach dem Auge des Beschauers herausgezogen, bis im Bildfelde die Sphinkterfalte erscheint, die der Umschlagsstelle der Blasenwand in die Harnröhre entspricht. Das Prisma befindet sich in der Harnröhre, der Sphinkter liegt ihm an und wird durchleuchtet. Während der freie Rand der Falte eben die Mitte des Prismas einnimmt, wird das Zystoskop nach rechts herum entlang dem Sphinkterrande gedreht, bis der Schnabel bzw. die kreisrunde Sammellinse oder der Sehtrichter in einer Winkelstellung entsprechend dem großen Zeiger der Uhr 7 Minuten vor $^1/_2$ steht (mit anderen Worten, man macht eine Drehung um $^1/_2$ rechten

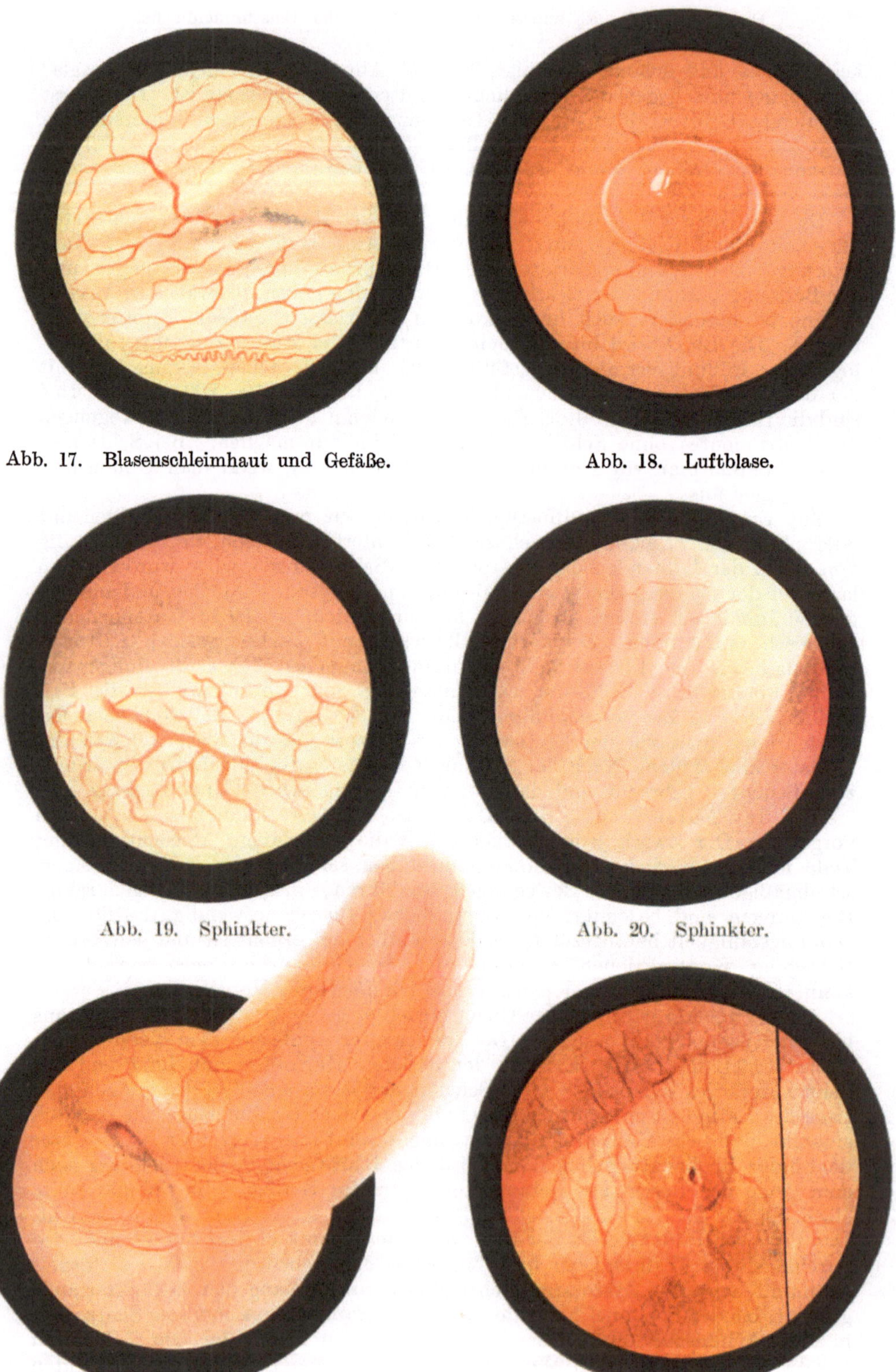

Abb. 17. Blasenschleimhaut und Gefäße.

Abb. 18. Luftblase.

Abb. 19. Sphinkter.

Abb. 20. Sphinkter.

Abb. 21. Ligamentum interuretericum und Ureteröffnung in Tätigkeit und in Ruhe.

Abb. 22. Fischmaulähnliche Ureteröffnu

Winkel). Jetzt wird der Schnabel des Instrumentes noch mehr der Blasenwand genähert, indem man es funduswärts, immer in gleicher Ebene bleibend, tiefer einführt und dann in die gegenüberliegende Schenkelbeuge anhebt. Es erscheint der linke Ureter, kenntlich an seiner schlitzförmigen Gestalt und an seiner Arbeit. Von dieser Stellung aus geht man durch direkte Bewegung unter Drehung um einen rechten Winkel in die genau gegenüberliegende Seite oder man geht, das Ligamentum interuretericum als Wegweiser benutzend, entlang dem nach oben konkaven Bogen, bis das Instrument eine Stellung 7 Minuten nach $^1/_2$ einnimmt. Damit wird am Ende des Lig. interuretericum der rechte Ureter gesichtet. Nunmehr erfolgt unter Drehen um die Längsachse, Herausziehen und Tiefereinführen unter seitlichen Erhebungen des Trichters nach rechts und links die Besichtigung der übrigen Teile. Man kann sich jederzeit über die Stellung des Prismas in der Blase durch das am Sehtrichter angebrachte Knöpfchen orientieren. Der Befund wird sofort schriftlich niedergelegt. Nach der Besichtigung wird das Licht abgestellt, das Kabel entfernt und das Instrument herausgezogen. Da die Urethra nicht keimfrei gemacht werden kann, auch bei peinlicher Sauberkeit eine instrumentelle Beschmutzung möglich ist, wird der Patient angehalten, Urin zu lassen und reichhaltig Getränke zu sich zu nehmen, damit eine Durchspülung der Harnwege von innen heraus möglich wird; daneben bekommt er Urotropin oder ein anderes Desinfizienz; für die Nacht wegen der zuweilen auftretenden Schmerzen, des Brennens in der Harnröhre und des schmerzhaften Harndranges ein beruhigendes Mittel. Tritt Katheterfieber auf, so wird es mit Bettruhe, Kataplasmen auf die Blasengegend und flüssiger Diät bekämpft. Zum Nachspülen mit Höllensteinlösungen möchte ich nicht raten.

Das endoskopische Bild. Die hell erleuchtete normale Blasenschleimhaut erscheint im allgemeinen blendend gelb; dazu kommen, entsprechend der Gefäßverteilung mehr oder weniger intensiv, blaßrote Töne. Die Oberfläche ist glatt, spiegelnd mit feuchtem Glanz und gewöhnlich eben; an einzelnen Punkten bilden sich hügelige Erhabenheiten, die Schatten geben. Die Gefäße verlaufen gewöhnlich als zierlich verzweigte, zarteste, hellrote, baumartige Verästelungen. Ihre Zahl, Größe, Füllung und Anordnung auf der Oberfläche wechselt in weiten Grenzen. Sie sind teils gerade gestreckt, teils geschlängelt, teils korkzieherartig gewunden (Abb. 17). Die Konturen der Arterien sind scharf, man kann ihnen bis in die feinsten Verästelungen nachgehen. Die Venen sind dicker, blauschimmernd, tiefer gelegen, ihre Zeichnung verschwommen. Einzelne Partien sind besonders stark vaskularisiert, auch die an den Ureteren, in die feinste kleine Ästchen sich hinein erstrecken.

Praktisch wichtige Orientierungspunkte sind: Die Luftblase, der Sphinkter, der Blasenboden, das Ligamentum interuretericum und die Uretermündungen. Die Luftblase (Abb. 18) erscheint kugelig, oval, hantelförmig oder semmelförmig, ganz durchsichtig mit deutlicher Konturierung, scharfen Grenzen mit deutlichen Schlagschatten und zahlreichen Reflexen und dem Spiegelbild der kleinen Beleuchtungslampe. Oft finden sich mehrere Bläschen. Da die Luftblase Atem-, Darm- und Gefäßbewegungen folgt, kann sie frei beweglich herumtanzen und ist durch Druck auf die Blase von oben beweglich zu machen.

Der Sphinkter (Abb. 19 u. 20) erscheint als tiefrote, halbmondförmige, durchleuchtete Falte, deren Saum scharfrandig begrenzt, dunkelrot mit zarten Gefäßen in der oberen bzw. unteren Hälfte des Gesichtsfeldes liegt. Nach den seitlichen Partien zu verliert sich die Falte mehr und mehr und geht ganz allmählich in die Schleimhaut des Blasenbodens über. Seine ursprünglich das Gesichtsfeld quer durchlaufende Lage gibt er auf und geht bei weiter fortgesetzter Drehung in die Senkrechte über, bis er sich allmählich in die Schleimhaut der Blase verliert.

Der Blasenboden ist diagnostisch der wichtigste Teil, weil sich hier die meisten pathologisch-anatomischen Prozesse abspielen. Die balkenähnliche Erhabenheit, welche quer über das Gesichtsfeld zieht, ist das Ligamentum interuretericum, das verschieden stark entwickelt ist und den Blasenboden in seine zwei Teile trennt, in das Trigonum und Bas fond (Abb. 21). Das Dreieck ist glatt, glänzend, mit zahlreichen radiär gestellten, büschelförmig angeordneten, nach dem Sphinkter zu verlaufenden Gefäßen. Der Bas fond. geht durch quer verlaufende Faltenbildung in den Blasenfundus über.

An den beiden Enden des Lig. interuret. liegen die Ureterwülste und -mündungen (Abb. 21 u. 22). Sie bilden zystoskopisch die größten Verschiedenheiten nach Form, Größe und Arbeit. Die Mündungen sind spalt-, rinnen-, grübchen-, fischmaulförmig; die Wülste springen als leichte Erhebungen leistenförmig, andere tumorartig vor oder aber sie sind kaum entwickelt und eben angedeutet. Bei der Arbeit zieht sich die Mündung für gewöhnlich peristaltisch zusammen, wobei sich die Wülste beteiligen, indem sie sich zurückziehen und wieder in das Blasenlumen vorspringen. Auch die Blasenwand nimmt an diesen Zusammenziehungen teil. Öfter sieht man nur ein einfaches Öffnen und Schließen ohne jede Wulstveränderung.

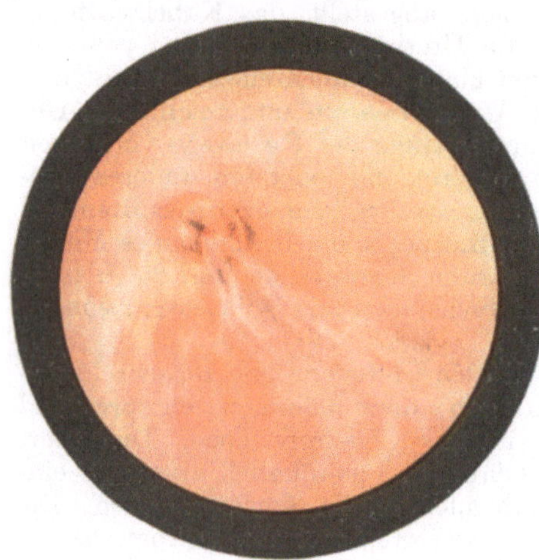

Abb. 23. Aus dem Ureter austretender Urinstrahl.

Der rhythmisch mit starker Kraft herausgepreßte Urinstrahl (Abb. 23) wird in der hell erleuchteten Blase am leicht gelblichen Farbenton erkannt oder wenn der Urin farblos polyurisch ist, an Wellenbewegungen in der Spülflüssigkeit, die man sofort erkennt, wenn sie sich zeitlich der Ureterwandkontraktion anschließen. Beide Ureteren arbeiten nicht gleichzeitig und nicht gleichmäßig. Die Pausen sind physiologischerweise sehr verschieden; zuweilen liegen die Ureteren durch die reflexhemmende Wirkung der Wärmestrahlen längere Zeit in Ruhe.

Auch die Blasenwand macht gelegentlich charakteristische Bewegungen besonders bei schlaffen Wänden. Die Peristaltik der Gedärme, der Puls der Bauchgefäße und die Bewegung bei der Bauchatmung werden der Blasenwand mitgeteilt. Bei der Zusammenziehung der Blase entstehen balkenartige Wülste; es sind dies vorspringende Muskelbündel.

Bei der Beurteilung der endoskopischen Bilder darf man nicht vergessen, daß die Größe des Objektes mit der Näherung und Entfernung des Prismas wechselt. Je größer das Sehfeld, desto kleiner der Gegenstand. Bei zunehmender Annäherung verzerren sich die Objekte. In der Nähe beleuchtet, ist jedes Objekt hell strahlend, in der Entfernung lichtarm und dunkel. Der Anfänger kommt manchmal von vornherein nicht zum Ziel; er bekommt gar kein Bild, anstatt dessen sieht er alles diffus rot. Er hat das Instrument zu weit vorgeschoben und irgendwo wird die Wand berührt; oder der Schnabel sitzt in einem sackartig ausgestülpten Blasenteil; oder aber das Prisma steckt noch in der Harnröhre.

Das pathologische Blasenbild.

Verschiedene pathologische Vorgänge und Zustände der Niere, des Nieren-eckens und der Harnleiter verändern die Anatomie der Blase und die Harn-itertätigkeit manchmal in so charakteristischer Weise, daß sie wichtige Rück-chlüsse auf die oberen Harnwege und die Niere erlauben. Man bekommt viel-ach eindeutige, oft nur in *einer* Richtung verwertbare und diagnostisch maß-gebende Bilder im zystoskopischen Gesichtsfelde. Nur ist die Umdeutung lieser endoskopischen Bilder in den pathologisch-anatomischen Prozeß oft sehr schwierig und große Erfahrung und Übung sind nötig. um vor Fehldiagnosen und falschen Deutungen gesichert zu sein. Nicht die zystoskopische Technik, die jeder lernen kann, sondern die Erfahrung und Übung in der Auslegung gewonnener Bilder macht den Meister.

Entzündliche Prozesse der Blase spielen in der Nierendiagnostik eine hervorragende Rolle; die akute und chronische Zystitis ist oft Begleit-

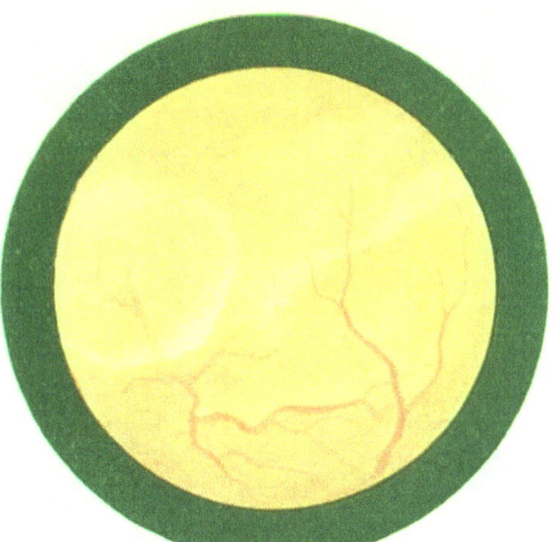

Abb. 24. Schleierartiger Fibrin- und Eiterbelag.

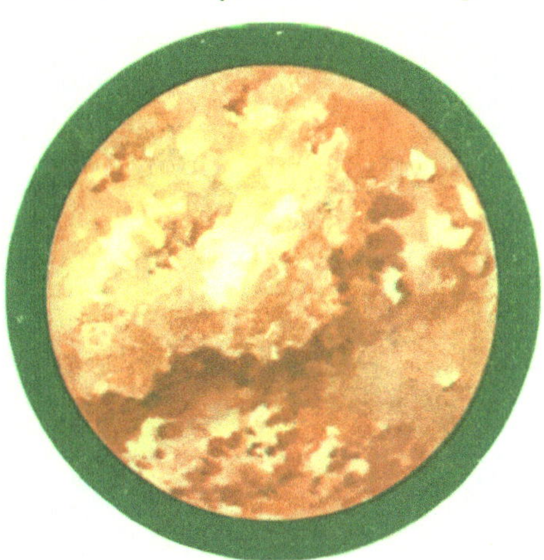

Abb. 25. *Massig und klumpig angehäufte Eiterbröckel.*

und Folgeerscheinung einer Nierenerkrankung. Oft das erste frühzeitige und einzige Symptom einer Nierenerkrankung und die hauptsächlichste Klage veranlaßt sie den Kranken, ärztliche Hilfe in Anspruch zu nehmen zu einer Zeit, wo alle anderen subjektiven und objektiven Hinweise auf die Niere fehlen. Die frühe Erkennung und richtige Deutung des Arztes ist von großem Werte vor allem andern für die Frühdiagnose.

Bei der *akuten* Entzündung ist die Blase für gewöhnlich wegen hoher Reizbarkeit und mangelhafter Ausdehnungsfähigkeit nur schwer oder gar nicht zu spiegeln. In vereinzelten Fällen ist aber das Blasenbild doch so geartet, daß man die Niere und die oberen Harnwege sofort als Ausgangspunkt einer Erkrankung erkennen kann: namentlich wenn es sich um akut entzündliche, eitrige Prozesse in der Niere handelt, die, nach unten fortgeleitet, sich ausschließlich am Ureter und seiner nächsten Umgebung zeigen.

Die Anamnese eines akut entstandenen, mit Fieber einhergehenden Prozesses, der klinische Verlauf und der zystoskopische Befund mit seiner streng umgrenzten Lage an einem oder beiden Harnleitern lassen ohne Schwierigkeit den hämatogenen, deszendierenden Prozeß feststellen; der eiter- und kokkenhaltige Urin hat sekundär eine begrenzte Zystitis hervorgerufen.

Die chronische Zystitis hat als häufige Begleiterin chronischer Niereneiterungen diagnostisch eine viel größere Bedeutung. Zystoskopisch sieht man alles wie durch einen Schleier; die Schleimhaut hat ihren Glanz, ihre Durchsichtigkeit und Glätte verloren. Sie sieht stumpf aus, ist ohne Reflex, die Ober-

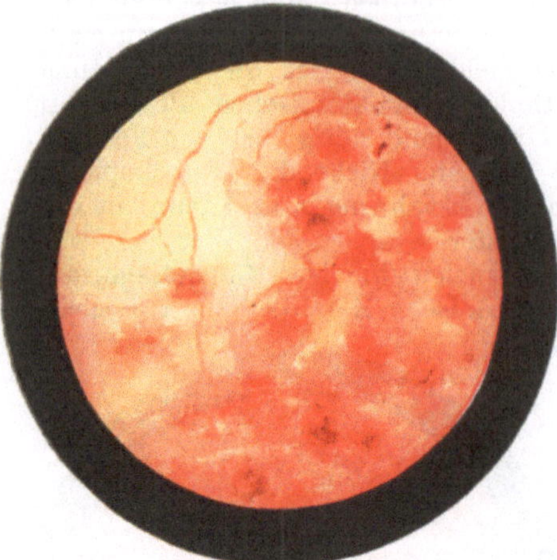

Abb. 26. Tupfenförmige und klecksige Schleimhautblutungen.

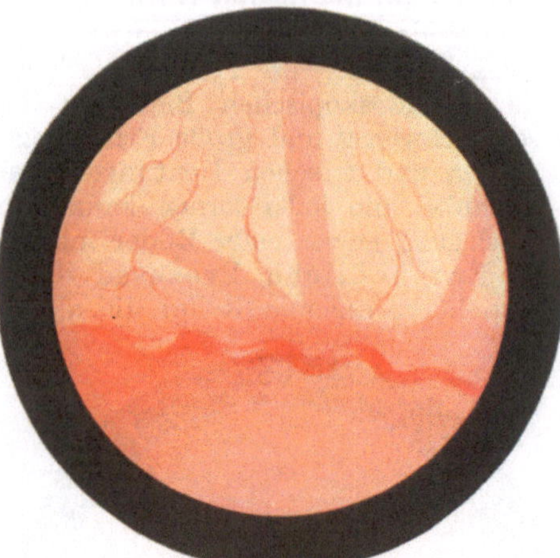

Abb. 27. Bandartig verlaufende Schleimhautblutungen.

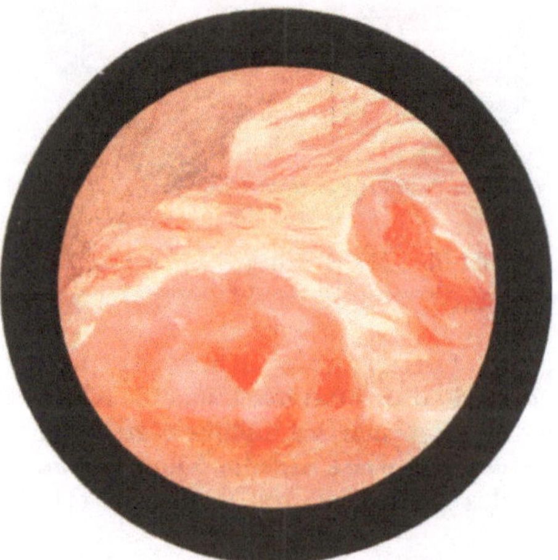

Abb. 28. Stalaktitenähnliche Schleimhautwulstung.

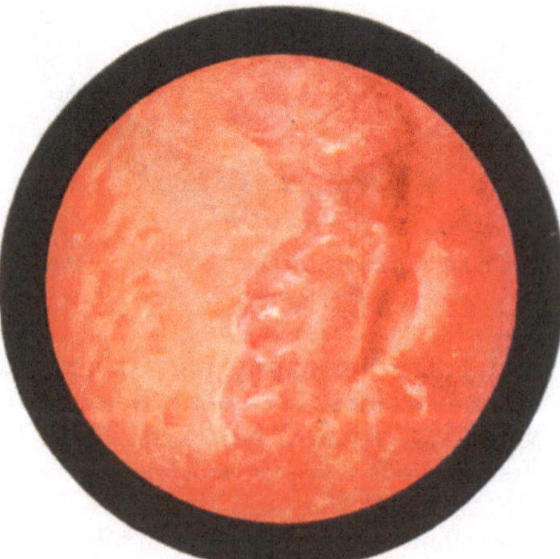

Abb. 29. Hahnenkammartige Schleimhautwulstungen. (Befund bei eitriger Nephritis und Pyelitis. Im Ureterkatheterharn Reinkultur von Gonokokken.)

fläche ist uneben, rauh, samtartig, gewellt, höckerig, gekörnt, gewulstet, gebuckelt, durch entzündliche Schwellung Auflockerung, Ödemisierung oder Wucherung der Schleimhaut und besonders des Schleimhautepithels. Die Gefäßzeichnung ist wesentlich verändert, die zahlreich vermehrten Gefäße sind stark injiziert bis in die fernsten Verzweigungen hinein oder sie sind schlecht konturiert und jede Gefäßzeichnung fehlt. Fast stets findet sich ein nach Art und Menge wechselndes Sekret; bald sind es kleine Flöckchen, Fädchen und Schüppchen, dann wieder größere Flocken, Eiter- und Fibrinbröckel. Sie sitzen der Schleimhaut fest auf und bilden feine, spinnwebähnliche Membranen (Abb. 24) oder große teppichförmige Beläge (s. S. 160, Abb. 117). Zuweilen sieht man größere zusammengeballte Eitermassen am Blasenboden mit deutlichem Schlagschatten, sich tumorartig über das Blasenniveau erhebend (Abb. 25) oder flottierende, baumartig verzweigte papillomähnliche Fortsätze von lockerem Gefüge, die sich frei im Raum der gefüllten Blase bewegen (s. S. 53, Abb 40). Der flockige Gehalt ist in einzelnen Fällen so gering, daß man die einzelnen Teile zählen kann, ein andermal ist das ganze Gesichtsfeld mit einer Masse von Flocken und Fetzen überdeckt (Abb. 115, S 160). Manchmal sind auch Blutungen in der Schleimhaut festzustellen: kleinere und größere Auflagerungen von frischrotem oder älterem schwarzen Blut in Form von stecknadelkopfgroßen bis ganz unregelmäßig gestalteten Blutbröckeln oder zusammenhängenden klumpigen Massen; zuweilen sitzen die Blutungen im Gewebe und man findet zirkumskripte rundliche Flecke von dunkelroter, brauner oder schwarzer Verfärbung gruppenweise auf stark entzündlicher Schleimhaut (Abb. 26) oder auch längliche streifenförmige Blutungen. Manchmal sieht man die blutenden Gefäße, indem breite blutige Bänder sie begleiten (Abb. 27).

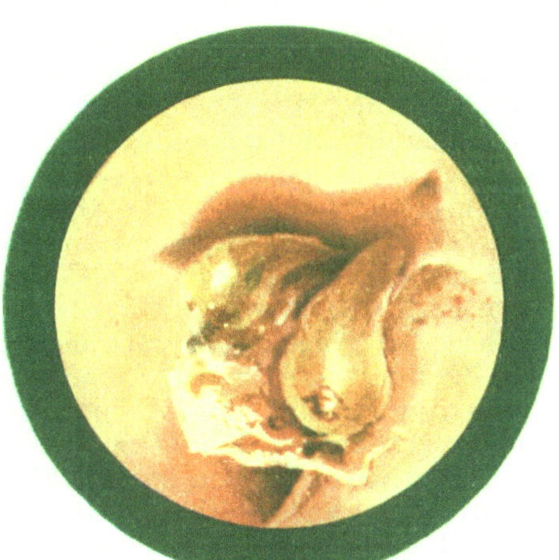

Abb. 30. Tumorartig aufsitzende Eiterbeläge.

Die Diagnose der chronischen Zystitis ist auf Grund obiger zystoskopischer Bilder, zusammen mit den klinischen Erscheinungen — Schmerzen in der Blase und Miktionsbeschwerden —, schmerzhafter Steigerung des Harnbedürfnisses bei Tag und bei Nacht, Veränderungen des Harns — sehr einfach; nur in vereinzelten Fällen sind Fehldiagnosen vorgekommen, wenn die chronische Zystitis Verdickungen und Wulstungen der Schleimhaut — erhabene stalaktitenähnliche und hahnenkammförmige Schleimhautwülste (Abb. 28 u. 29) und entzündliche Granulationsbildungen — oder tumorartig aufsitzende Beläge von Eiter und Gewebsfetzen (Abb. 30) hervorgerufen hat. Es sind vor allem Verwechslungen mit echten Tumoren vorgekommen. Der Eindruck einer Geschwulst wird durch das genäherte Prisma noch künstlich gesteigert. Die Körperlichkeit und das pilzige Hervorwachsen sind der Geschwulst eigentümlich, während die chronische Schwellung meist diffus und multipel ist. Während für gewöhnlich also die Diagnose einer chronischen Zystitis leicht ist, kann die Feststellung ihrer Abhängigkeit von einer Nierenerkrankung sehr schwierig sein. Praktisch wird oft der ursächliche Zusammenhang zwischen beiden Leiden übersehen. Das geschieht häufig auch noch nach der Zystoskopie, namentlich wenn Schwere und diffuse Ausbreitung des Katarrhs einen bestimmten Hinweis auf eine Niere vermissen lassen. Hier ist das allerwichtigste diagnostische Moment, daß man überhaupt daran denkt und daß man weiß, daß jeder länger dauernde Katarrh der Blase, der der üblichen medikamentösen Behandlung — Diät, Ruhe und Desinfizientien — trotzt, darauf verdächtig ist, daß er von der Niere unterhalten wird, vollends wenn er sich scheinbar ursachlos festgesetzt hat und lokale Ursachen in der Blase ausgeschaltet werden konnten. Die gemeinsten Ursachen der chronischen Blasenkatarrhe sind Prostataerkrankungen, Steine, Tumoren, Fremdkörper, Divertikel, Strikturen der Harnröhre, vorangegangene instrumentelle Behandlung, zentral bedingte Erkrankungen, Altersblase. Beim zystoskopischen Ausschluß dieser Möglichkeiten ist der chronische Blasenkatarrh meist fortgeleitet und unterhalten durch eine eitrige Infektion der Niere.

Folgerichtig muß man bei der Zystoskopie sein Augenmerk hauptsächlich auf die Ureteröffnungen richten. Denn hier muß sich zu allererst das von den Nieren herabsteigende Sekret zeigen und die Veränderungen, die der toxin- und bakterienbeladene Harn verursacht, müssen sich am Ureter und seiner nächsten Umgebung zuerst geltend machen. Öfters tritt denn auch eiterhaltiger Urin aus der Uretermündung aus: Man sieht im sonst klaren Harn vereinzelte Fibrin- oder Eiterbröckelchen; ein anderes Mal tritt der Harn diffus getrübt, mit Fetzen und bröckligen Massen vermischt, heraus (s. S. 160, Abb. 114) oder schließlich wird geformter Eiter aus dem Ureterlumen herausgepreßt (s. S. 160, Abb. 116).

Bei starker Eiterproduktion werfen die Uretermündungen größere Fibrin- und Eitermassen heraus; das ganze Gesichtsfeld wird oft von einer solchen Masse überschüttet, daß ein richtiges „Schneewehen" in der Blase vor sich geht. Die entleerten Eitermassen senken sich zu Boden und bilden dort auf der entzündlich veränderten Schleimhaut hell erleuchtete, stark reflektierende Flecke (s. S. 160, Abb. 115).

Kleine Trübungen im Urinstrahl entgehen oft der Beobachtung, besonderwenn die Blasenwand zystitisch verändert ist; auch dadurch sind schon Täuschungen unterlaufen, daß der aus dem Ureter ausgepreßte Urin gegen die mit fein zerstäubten Fibringerinnseln belegte Blasenwand anprallt und dieselben aufwirbelt, da man so den Eindruck eines getrübten Harnstrahles bekommt. Auch unwillkürliche Zusammenziehungen der Blasenwände können Gerinnsel, die in Falten, Nischen und kleinen Einsenkungen liegen, aufwirbeln. Schließlich sind auch schon Seitenverwechslungen dadurch hervorgerufen worden, daß der von der einen Uretermündung hervorgepreßte Harnstrahl gegen die andere Mündung aufwirbelt.

Der Austritt eines eitrigen Urins oder geformten Eiters aus der Ureteröffnung läßt darauf schließen, daß eitrige Prozesse in der Niere oder im Nierenbecken Platz gegriffen haben und daß der Weg vom Nierenbecken zur Blase frei ist. Der Druck auf die zugehörige Niere befördert zuweilen größere Mengen dieses Eiterharns zutage. Namentlich bei großen pyonephrotischen Säcken kann die verloren gegangene austreibende Kraft durch Händedruck ersetzt und kleine Hindernisse im Ureter können hierdurch überwunden werden.

Periodisch auftretender Eiterharn spricht für eine zeitweilig unterbrochene Verbindung zwischen Niere und Blase, wie wir es bei den intermittierenden Pyonephrosen zu sehen bekommen; die einmalige Eiterentleerung für einen Durchbruch eines zirkumskripten Abszesses oder einer Kaverne. Ist der Zusammenhang einer chronischen Zystitis mit einer Nierenerkrankung erwiesen, so kommt in zweiter Linie die Entscheidung der Frage, welcher Art die Eiterung in der Niere ist; ob tuberkulös oder nicht tuberkulös, ob sie selbständig und allein oder nur Begleit- und Folgeerscheinung anderer pathologischer Zustände der Niere ist.

Während so das zystoskopische Bild durch den einseitigen Eiteraustritt Eigenart und Ort der Erkrankung durch einen Blick verrät, finden sich in anderen Fällen auf eine Seite der Blase oder auf den Ureter begrenzte entzündliche Veränderungen, die durch ihre Lage, Form und Charakter auch eine renale Herkunft mutmaßen lassen oder den aus andern klinischen Zeichen vermuteten Ursprung aus der Niere erst sicher machen.

Nicht unwichtig in dieser Hinsicht ist die zirkumskripte, am Ureter gruppierte Gefäßinjektion (s. S. 199, Abb. 147). Ganz im Beginn einer von der Niere herabsteigenden Infektion findet man eine Vermehrung der Injektion der periureteralen

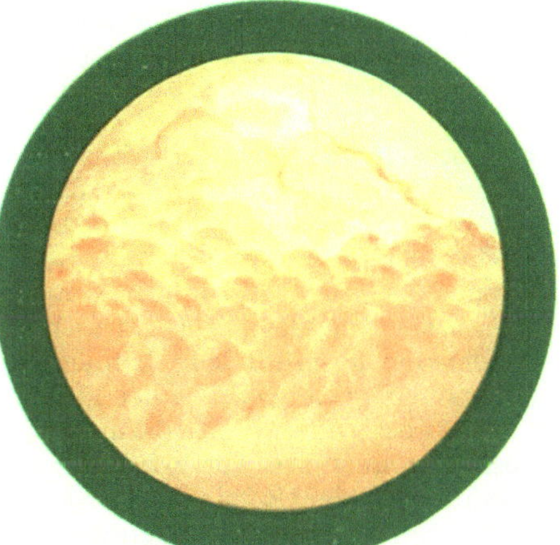

Abb. 31. Bullöses Ödem am Blasenhals.

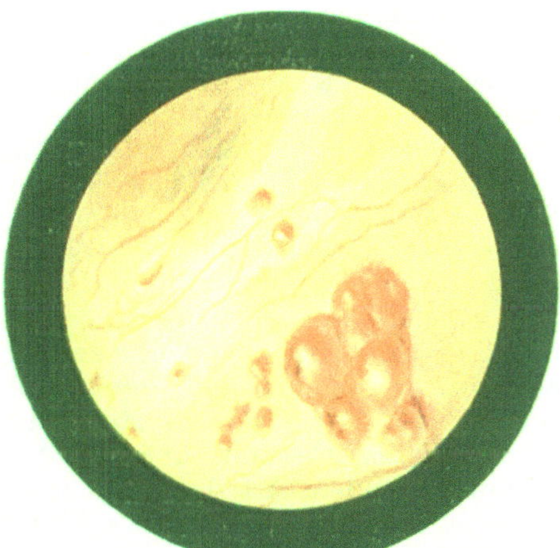

Abb. 32. Bullöses Ödem in der Nähe des Ureters.

Gefäße. Diese örtliche Hyperämie — das früheste Stadium einer bakteriellen Schädigung und das allererste Symptom einer absteigenden Ureteritis — ist dann noch weiter vergesellschaftet mit anderen Zeichen der beginnenden Entzündung — Auflockerung, Schwellung und Ödem. Die einseitig lokalisierte, starke Gefäßinjektion findet sich vereinzelt in den Frühanfängen der Tuberkulose und ist, wenn sich außerdem noch andere klinische Erscheinungen zeigen — gehäuftes Harnbedürfnis oder nächtliche Polyurie, geringe Pyurie und Erythrozyturie, pathognomonisch.

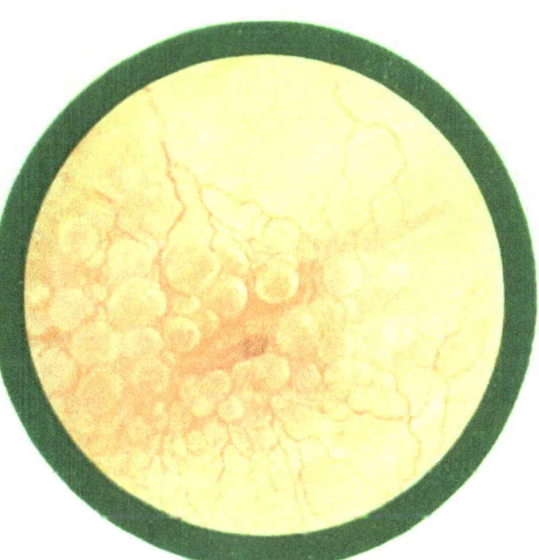

Abb. 33. Im bullösen Ödem versteckte Harnleitermündung.

Ein nicht minder wichtiger Befund ist die zirkumskripte Ödembildung (s. S. 200, Abb. 149), die sich auf die Ureteröffnung beschränkt oder auf einen mehr oder minder großen Bezirk ihrer nächsten Umgebung ausdehnt. Anatomisch handelt es sich um ein herdweise angesammeltes Ödem der Schleimhaut, das das Epithel abhebt und vorbuckelt. Zystoskopisch ist das Ödem gekennzeichnet durch dicht nebeneinander gedrängte, traubenartig angeordnete Bläschen, die die sulzige samtartige Schleimhaut in verschiedener Größe und Form bedecken, mal durchscheinend und gelblich-rot sind, öfters mit kolbig verdickten Enden in Birnen- oder Glühlämpchenform, bald gestielt, bald breit der Unterlage aufsitzen. Das bläschenförmige Ödem (Abb. 31, 32 u. 33) ist ein häufiger Begleiter der chronischen Zystitis, die ihre Entstehung eitrigen und geschwürigen Prozessen der Niere verdankt; es wird gedeutet als Ausdruck gestörter Zirkulation im intramuralen Teil des Ureters. Es findet sich besonders bei den im intramuralen Teil des Ureters eingeklemmten Stein, bei fortgeleiteten akut eitrigen Prozessen der Niere und ganz besonders bei der Tuberkulose, für die es als ein Frühsymptom gilt, wobei Giftwirkungen des bazillenbeladenen Urins meines Erachtens eine Rolle bei der Entstehung spielen.

Auch die Knötchen- und Geschwürsbildung in der Blase ist oft von Bedeutung für die Nierendiagnostik. Am häufigsten findet man sie bei der Tuberkulose der Niere (S. 206 u. ff.) und der Blase; von allen geschwürigen Prozessen in der Blase ist die tuberkulöse Geschwürsform die gewöhnlichste. Das tuberkulöse Knötchen ist gut gekennzeichnet, und es gibt meines Erachtens auch charakteristische, tuberkulöse Geschwüre, wenn im Geschwüre, dessen Grund, Rand, Tiefe und Form zwar ganz verschieden gestaltet sein können, Knötchen vorhanden sind, die als Tuberkel anzusprechen sind. Über den anatomischen Bau und das zystoskopische Bild der tuberkulösen Veränderungen werden wir im Abschnitt über die Nierentuberkulose ausführlicher hören.

Eine besondere Art der Knötchenbildung wurde mit der Cystitis granulosa und Pyelitis granulosa (S. 164 u. ff.) bezeichnet. Sie werden gefunden bei chronisch-eitrigen Prozessen der oberen und unteren Harnwege.

Neben der Entzündung ist die Hämaturie ein häufiger Befund, der nierendiagnostisch von Wert ist. Bei der „terminalen" Blutung muß man sich vor Täuschungen in acht nehmen. Das Zystoskop setzt gelegentlich künstliche Blutungen der hinteren Harnröhre am Blasenhals. Zystoskopisch sind die artifiziellen Blutungen sofort zu erkennen. Man sieht, wie sich frisches Blut in kleinen blutigen Wolken, die das Medium trüben und sich am Blasenboden niedersenken, unter dem Schnabel vom Blasenhals loslöst. Auch die geringen Blutungen, die sich nach Herausnahme des Instrumentes zeigen, sind artifiziell. Bei jeder anamnestisch erwiesenen Blutung sollen in erster Linie intravesikale Ursachen der Blutung ausgeschlossen werden. Die wichtigsten sind: Tumor, Stein, Prostatahypertrophie und Karzinom und die sehr seltenen Varicen der Blasenschleimhaut, die über das Niveau der Schleimhaut hervorragende prall gefüllte Venen darstellen.

Findet man eine Zottengeschwulst am Ureter oder in seiner Nähe und ist eine Hämaturie vorausgegangen, so dürfen beide nicht gleich ohne weiteres als sicher voneinander abhängig aufgefaßt werden. Die Blutung kann trotzdem eine renale sein, als Folge einer durch die Zotte bedingten intermittierenden Hydronephrose, oder die vesikale Zottengeschwulst ist nur eine Metastase eines papillären Nierenbeckentumors, der sich den ganzen Ureter entlang erstrecken und sich in der Blase an der Uretermündung festsetzen kann. Sieht man neben der Zottengeschwulst Blut aus dem Ureter herauskommen, so ist der Schluß auf eine Nierenerkrankung erlaubt. Sind Koliken vorhergegangen und ist die Blutung im unmittelbaren Anschluß an eine solche aufgetreten, so kann es sich um eine intermittierende Hydronephrose handeln.

Man muß also bei der Ausschlußdiagnose vesikaler Ursachen einer Blutung recht vorsichtig sein. Denn es können Erkrankungen der Niere und der Blase nebeneinander vorkommen.

Sind die intravesikalen Möglichkeiten ausgeschlossen, so muß die Quelle einer Hämaturie höher sitzen, im Ureter, Nierenbecken oder Niere. Während der Blutung ergibt die Besichtigung des Ureters eindeutige Befunde. Höhere

Grade der Blutbeimischung zum Urin können deutlich im Ureterharnstrahl wahrgenommen werden, dünnere Mischungen dagegen können oberflächlicher Beobachtung entgehen. Im zystoskopischen Felde sieht man oft breite, blutige Flüssigkeitsbänder wie Rauchfahnen aufsteigen (Abb. 34), oder man sieht rauchförmige gestielt austretende, dann in dünne Wolken sich auflösende blutig gefärbte Harnspritzer (Abb. 35). Liegt die Blutung einige Zeit zurück, ist es zur Gerinnung gekommen, so sieht man Gerinnsel in Maden- oder Regenwurmform, Reste alten zersetzten Blutes, aus der Ureteröffnung ausgestoßen werden. Ist die Blutung abgelaufen, so sieht man vereinzelt der Mündung an, daß Blutgerinnsel durchgetreten sind, sie ist erweitert und hyperämisch. Bei anhaltend schwerer Blutung ist eine Zystoskopie unmöglich. Man darf nicht allzulange spülen, da der Zustand für den Kranken sehr bedenklich sein kann wegen der Gefahr verstärkter Blutung und der Infektion. Wenn die Klärung nicht in kurzer Zeit gelingt, so daß man schnell eine Orientierung zu gewinnen imstande ist, ist man genötigt, die Untersuchung in blutfreier Zeit zu wiederholen.

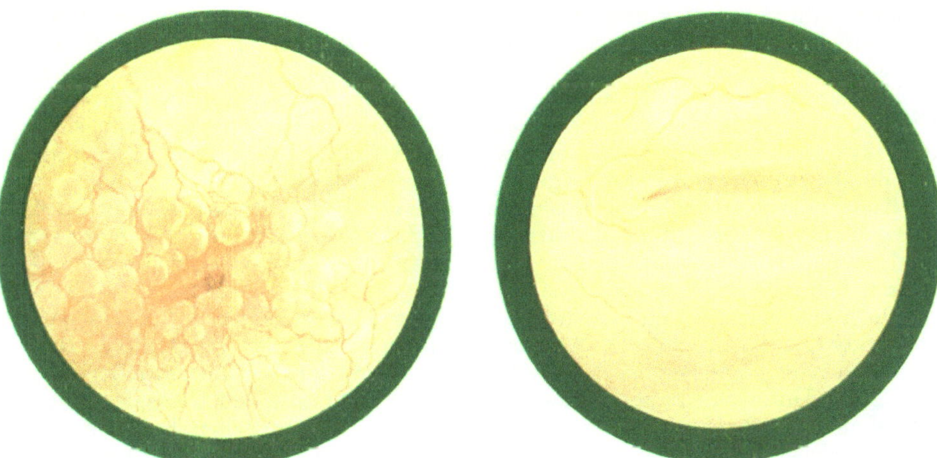

Abb. 34 u. 35. Renale Hämaturie.

Große Schwierigkeiten für die richtige Deutung können Bluttumoren machen, die fest auf der Schleimhaut sitzen. Da sie oft auf dem Ureter sitzen und ihn verdecken, so werden sie fälschlicherweise als echte Tumoren, die das Bluthamen verursacht haben, angeschuldigt; oder man glaubt Impfmetastasen vor sich zu haben. Die Bluttumoren älteren Datums, die festhaften und auch durch die Spülung nicht fortgeschwemmt oder aufgewirbelt werden, sind zystoskopisch von flächenhafter Ausbreitung und brauner und ledergelber Farbe; sie geben auch deutliche Schlagschatten (s. Abb. 216, S. 272).

Auch die Beobachtung der physiologischen Arbeit der Harnleiter und die Feststellung von Störungen derselben bietet oft für die Diagnose wertvolle Merkmale.

Zwei normal arbeitende, normal gelegene, normal geformte Uretermündungen gehören in der Regel auch zwei normalen Nieren an. Eine normale Uretertätigkeit zeigt immer, daß die zugehörige Niere vorhanden ist und daß sie auch arbeitet und daß die oberen Harnwege frei sind; die Ausnahme, daß beide Harnleiter gekreuzt oder ungekreuzt, gegabelt oder ungegabelt zu einer mißbildeten Niere gehören, ist selten.

Ist die physiologische Arbeit in Rhythmus, Bewegungen, Art und Frequenz, Kraft und Menge der Ureterharnentleerungen verändert, so haben wir es in der Regel mit Störungen der Peristaltik des Nierenbeckens und des Ureters zu tun. Hierbei sind meist mechanische Weghindernisse vorhanden, die sich dem Harnabfluß entgegenstellen oder der Ureter und das Nierenbecken sind durch krankhafte, namentlich entzündliche Prozesse, stark gedehnt und paretisch geworden. Der Verlust ihrer austreibenden Kräfte hat zu einer Verlangsamung und Erschwerung oder Unterbrechung des Harnstrahles geführt.

Selten, nicht stoßweise hervorsprudelnd, sondern in größeren Portionen ausfließender Harn deutet auf eine Stenose hin; der Harn staut sich hinter der Sperre, bis die gesteigerte peristaltische Welle das Hindernis überwindet. Sitzt die Stenose in der Gegend des Harnleiterblasenendes, so führt sie in der Regel zu einer blasigen Erweiterung und Vorwölbung des Harnleiters in der Blasenwand oder in der Blase.

Langsam, träge und kraftlos, in großen Pausen, sickert der Urin aus dem Ureter und senkt sich zu Boden, wenn der Ureter seine muskulösen elastischen Elemente durch entzündliche Prozesse verloren und seine Austreibungskraft eingebüßt hat. Es ist der Ausdruck einer Atonie des Ureters, wie man sie bei chronisch entzündlichen Prozessen der Niere und des Harnleiters findet. Zuweilen ist es hierbei auch neben der Schädigung der Austreibungskraft des Ureters zu einer sichtbaren Dehnung seiner Mündung gekommen. Dann sieht man zystoskopisch meist eine starrwandige Öffnung, ohne jede Bewegung, aus der trüber eitriger Harn träge in die Blase sickert.

Kontinuierliches Ablaufen des Harns aus der Ureteröffnung mit schlaffen unregelmäßigen Ureterkontraktionen ist der Entleerungstypus bei mancher Hydronephrose. Es kommt hier zu einem Überlaufen des gestauten, im Nierenbecken befindlichen Residualharns.

Doch muß man sich im allgemeinen vorsehen, Pausen zwischen den einzelnen Ureterkontraktionen und die Art des Ausfließens und der Tropfenfolge diagnostisch nach einer bestimmten Richtung zu verwerten. Schon normalerweise sind große Unterschiede vorhanden und größere Intervalle und Verschiedenheit der Mengen beobachtet, besonders auch bei der reflektorischen Polyurie und Anurie, wie sie die instrumentelle Untersuchung stets mit sich bringen kann. So lassen diese Erscheinungen stets die verschiedenste Deutung zu und sollen erst dann im angedeuteten Sinne verwendet werden, wenn die Anamnese und die übrigen klinischen Erscheinungen die krankhafte Veränderung der oberen Harnwege wahrscheinlich machen.

Sieht man, wie der Ureter in seinem vesikalen Ende periodische Kontraktionen macht, ohne daß es zu einer Entleerung des Harnstrahles kommt, so ist diese Peristaltik ohne Harnspritzer, dieses Trocken- oder Leergehen des Harnleiters, das Merkmal für eine Unterbrechung des Ureters an irgend einer Stelle seines Verlaufes durch ein Hindernis wie Stein, Stenose, frische Verletzung oder Fistel.

Fehlt auch die Peristaltik, liegt der Ureter leblos oder tot da, so ist das ein Zeichen einer vollständigen Unterbrechung, wie wir sie bei totaler Querdurchtrennung (Abriß) des Ureters oder totaler Nierenausschaltung — sei es, daß die Niere zerstört ist oder daß sie fehlt — finden; z. B. bei den geschlossenen Hydronephrosen, bei Tumoren, bei denen der Ureter verlegt oder durch die Tumormassen gedrückt wird, ferner bei Ureterkompression von außerhalb der Niere liegenden Geschwülsten. An der sonst leblosen Ureteröffnung kann man gelegentlich Pulsation sehen. Es kommt bei geschlossenen Hydronephrosen vor, wenn der Puls der Niere sich im zusammenhängenden Hohlsystem bis zur Uretermündung fortpflanzt.

Neben den physiologisch-pathologischen Ureterstörungen finden sich auch noch anatomische Veränderungen der Harnleiterostien, die häufig so geartet sind, daß sie den Krankheitsprozeß in der zugehörigen Niere verraten.

Fehlt eine Ureteröffnung, so spricht das in der Regel für den Mangel der zugehörigen Niere. Das Fehlen der Uretermündung ist ein sehr seltener Befund. Die viel häufigere Möglichkeit des Übersehens der Uretermündung muß erst mit Sicherheit ausgeschlossen werden. In normaler Blase kann bei schlechter Entwicklung des Wulstes die zart angedeutete und festgeschlossene Ureteröffnung gelegentlich nicht erkannt werden. Man wartet die Funktion ab. Flüssigkeitswirbel und Wandkontraktion verraten ihr Vorhandensein und ihren Sitz. In entzündlich und tuberkulös veränderten Blasen kann die Mündung durch Wulstung der Schleimhaut oder Sekretanhäufung verdeckt sein oder sich in Ödem oder Geschwüren verstecken.

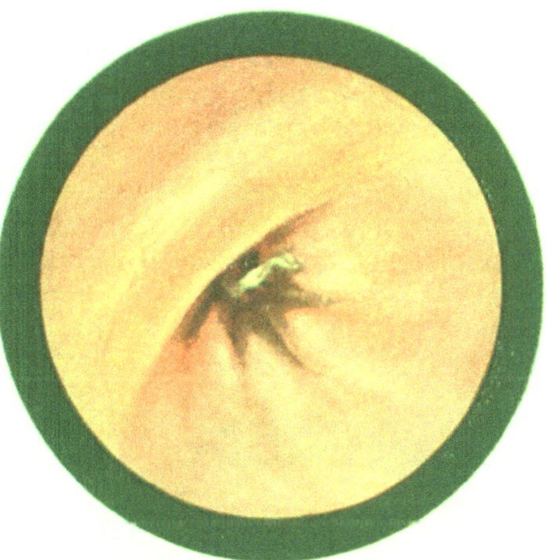

Abb. 36. Blasenfistel nach Verletzung durch Naht bei einer Herniotomie.

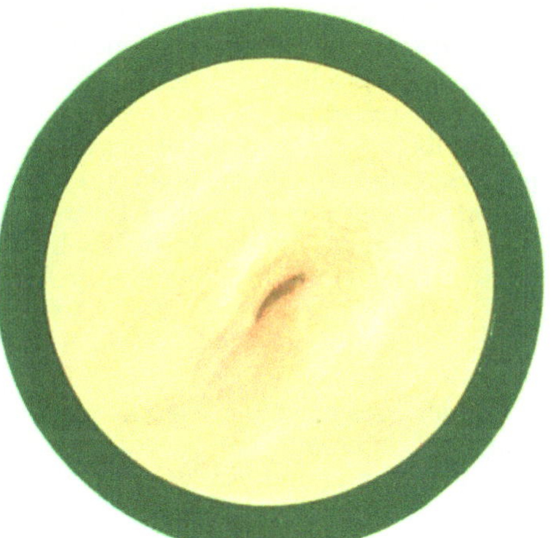

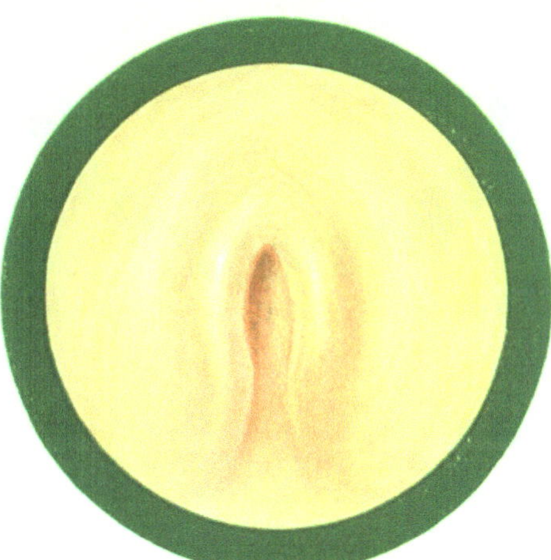

Abb. 37 u. 38. Offener Urachus in Ruhe und bei der Atmung.

Auch hier verrät zuweilen die Funktion den Sitz, wenn Sekretmassen durch sie in Bewegung gesetzt werden; in der Balkenblase versteckt sie sich in einem Divertikel oder wird von einem Muskelbalken verdeckt. Endlich kann sie überlagert sein durch Steine oder Geschwülste; auch kann sie sich an abnormer Stelle befinden. Erleichtert wird das Auffinden durch Einspritzen von Farbstoff.

Beim erworbenen Verschluß des Ureters auf entzündlicher Grundlage nimmt die Öffnung zuweilen eine solche Gestaltung an, daß man sie beim Absuchen nicht erkennt oder falsch deutet. Vielfach sind erworbene intravesikale

Ureterverschlüsse für angeborenen Mangel einer Ureteröffnung und damit auch für einen Nierenmangel gedeutet worden. Die entzündliche und narbige Stenose und Obliteration der Uretermündung und der Blase findet sich vor allem auch bei der Tuberkulose, wenn es zu einer Art Selbstheilung gekommen ist. Eine wirkliche Abwesenheit der Uretermündung ist demnach meist erst auf dem Wege des Ausschlusses zu erweisen. Es ist aber auch Vorsicht geboten, daß man nicht andere pathologische Veränderungen für eine Ureteröffnung anspricht. So werden ureterähnliche Nischen zwischen Falten und Spalten fälschlicherweise für die Uretermündung gehalten. Auch ist es schon vorgekommen, daß man Divertikel, die Mündungen operativ gesetzter Blasenfisteln (Abb. 36) und in die Blase durchgebrochener Abszesse (s. Abb. 113, S. 159) sowie die nach der Blase offene Urachusfistel (Abb. 37 u. 38) mit Ureteröffnungen verwechselt hat.

Überzählige Ureter findet man öfter, es sind anatomische Zufallsbefunde. Nur in gewisser Beziehung haben sie Bedeutung für die Nierendiagnostik, wenn sie zu einer kranken Niere führen. Zystoskopisch findet man zwei über- oder nebeneinanderliegende Ureteröffnungen mit gleich- oder ungleichzeitiger Funktion, ein- oder doppelseitig, mit vollständiger oder nur teilweiser Entwicklung und an normaler oder anormaler Stelle gelegenen Öffnungen (s. Abb. 69, S. 101).

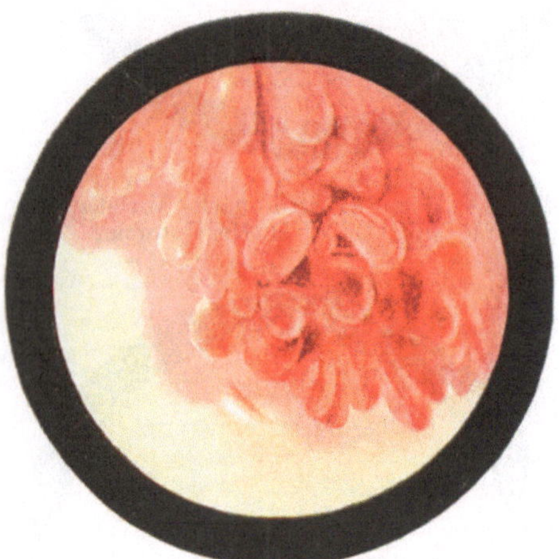

Abb. 39. Zottenpapillom der Blase.

Bei der blasigen Erweiterung der Ureteren am Blasenende findet man zystoskopisch breitstielig aufsitzende Geschwülste von verschiedener Größe, — hasel- bis walnußgroß — mit transparenter glatter glänzender Schleimhautoberfläche. Der Ureterwulst wird durch den peristaltisch herausgetriebenen Harn zum dünnwandigen Sack aufgebläht. So sieht man ein periodisch langsam, manchmal ruckweise wachsendes kugeliges Gebilde in der Blase entstehen, das sich in das Blasenkavum vorwölbt. Auf der Höhe der zitzenartigen Geschwulst entleert sich, gewöhnlich aus einem punktförmigen Ureterloch, ein haardünner Harnstrahl; allmählich verkleinert sich dann die Vorwölbung und fällt zusammen und das Spiel beginnt von neuem (s. Abb. 233, S. 305).

Auch der Zufallsbefund kleiner Tumoren an der Harnleiteröffnung gibt gelegentlich einen Hinweis auf die Niere. Es kann sich um Fälle handeln, wo kleine primäre Ureterpapillome an oder in der Mündung zu einer periodischen mechanischen Verlegung oder zu einer Verengung der Ureteröffnung und damit zur intermittierenden Hydronephrose geführt haben. Oder es sind Impfmetastasen und sie führen zur Erkennung des Nierenbecken- und Ureterpapilloms; oder es sind gar keine echten Papillome, sondern Reiztumoren entzündlicher Natur, die auf eine chronische Pyelitis und Pyelonephritis hinweisen. Die Papillome sind gutartige Gebilde (Abb. 39), die viel häufiger selbständig und ohne eine Nierenerkrankung vorkommen, und sind zystoskopisch unverkennbar. Es sind zierliche, fein gestielt aufsitzende Gebilde mit flottierenden Zotten. Die einzelne Zotte ist lebhaft rot, hell erleuchtet, mit deutlichen Gefäßen. Sie sitzen inmitten gesunder Schleimhaut, zeigen, weil sie flottieren, wechselnden Schlagschatten je nach ihrer Beleuchtung und sitzen mit Vorliebe am Ureter. Man muß sich vor Verwechslungen mit zystitischen fibrinösen eitrigen festsitzenden Belagen (Abb. 40) hüten, die sich auch plastisch abheben, in das Blasenkavum hineinragen und deutliche Schlagschatten machen.

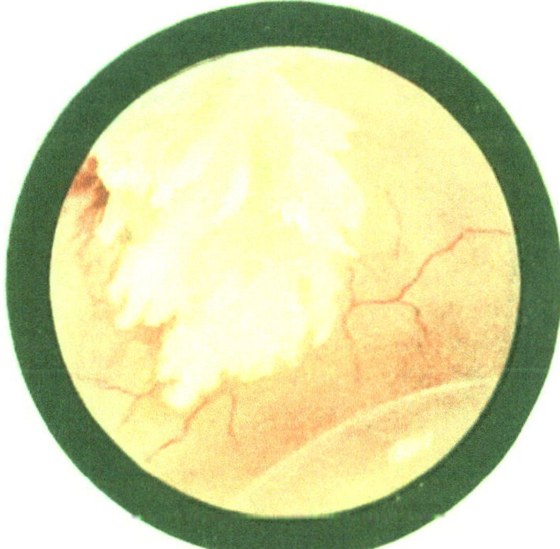

Abb. 40. Fibrintumor auf einer Blasenschnittwunde sitzend.

Schließlich finden sich auch solide Tumoren am Ureter, die für die Entstehung der Nierenerkrankungen bedeutungsvoll sind. Da sie den Ureter vollkommen ummauern und ihn in seinem intravesikalen Teil so zusammendrücken, daß eine teilweise oder vollständige Unwegsamkeit entsteht, so führen sie sekundär zu einer Hydronephrose oder Hydropyonephrose (s. Abb. 107, S. 148).

Diagnostisch wichtige charakteristische Veränderungen geben auch Steine des Harnleiters (S. 320) wenn sie im Blasenwandteil eingeklemmt sind oder bereits die physiologisch engste Stelle in der Blase passiert haben und schon Teile in die Blase hinein stecken. Jede geschwulstartige Vortreibung des vesikalen Ureterendes mit Entzündung, Ödem und Rötung, Schleimhautschwellung und Blutung ist steinverdächtig (Abb. 41). Ist der Stein im Durchschneiden, so ist die Diagnose eine leichte. Ist ein

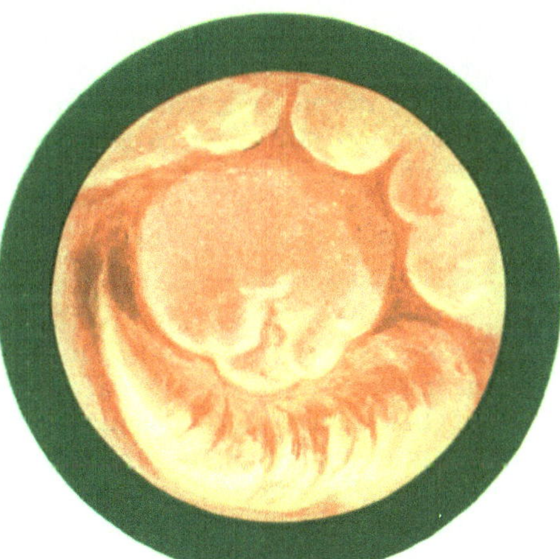

Abb. 41. Geschwulstartige Vortreibung des Harnleiters.

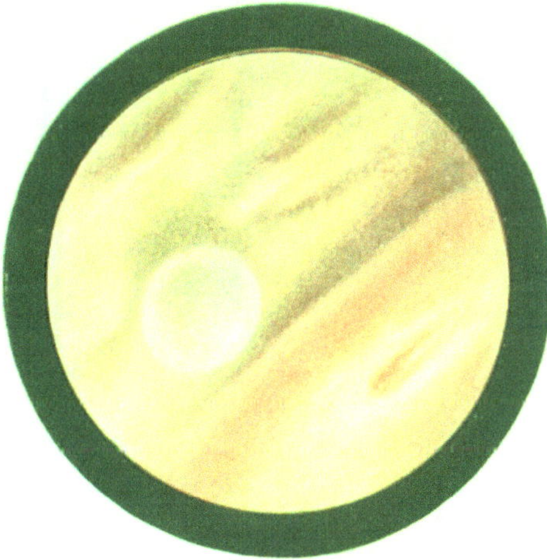

Abb. 42. Echinokokkusblase.

Stein bereits durchgeschnitten, so verraten zuweilen blutig infiltrierte Einrisse der Öffnung oder herausgepreßte prolabierte Teile der Ureterschleimhaut oder narbige Veränderungen seinen Herkunftsort, auch wenn er schon in der Blase liegt oder bereits nach außen gelangt ist (Abb. 251, S. 320).

Endlich rufen auch parasitäre Erkrankungen der Niere und der Harnleiter pathognomonische Veränderungen hervor, die zystoskopisch auch so charakteristisch sind, daß sie ohne weiteres die Diagnose ermöglichen.

Bei einer Bilharziaerkrankung des unteren Harnleiterendes fand ich die beiden Uretermündungen übergossen mit grieß- und sandartigen, stark lichtbrechenden, gelblich verfärbten Körnchen verschiedener Größe. Die Inkrustationen, die fest an der Ureterschleimhaut anhaften, so daß sie nur unter Blutungen entfernt werden können, sind harnsaure amorphe Salze, die sich um die als Fremdkörper wirkenden Eier niederschlagen. Außerdem findet man eine diffuse hämorrhagische Zystitis, Epithelwucherungen, entzündliche Infiltrate, Geschwüre und geschwulstartige Gebilde (s. Abb. 259—263, S. 327).

Beim Echinokokkus endlich sind blasige Gebilde in der Ureteröffnung oder am Blasenboden gefunden worden; der Befund weist darauf hin, daß ein Echinokokkus der Niere oder der Nierenkapsel oder eines anderen Bauchorgans durchgebrochen ist und in Verbindung mit den unteren Harnwegen steht. In Abb. 42 ist eine Echinokokkusblase dargestellt, die ich wegen der überaus großen Seltenheit des Vorkommens in eine konservierte Blase eingebracht habe und zeichnen ließ.

Meines Erachtens wird von der Zystoskopie noch viel zu wenig Gebrauch gemacht. In unserer Klinik benutzen wir sie in ausgiebigster Form, da wir den Eingriff für leicht und ungefährlich erachten. Damit will ich einer kritiklosen Anwendung nicht das Wort reden. Der Arzt soll sich stets vor Augen halten, daß er eine instrumentelle Untersuchung macht, die den Wert eines operativen Eingriffes hat und deshalb auch eine strenge Anzeige erfordert.

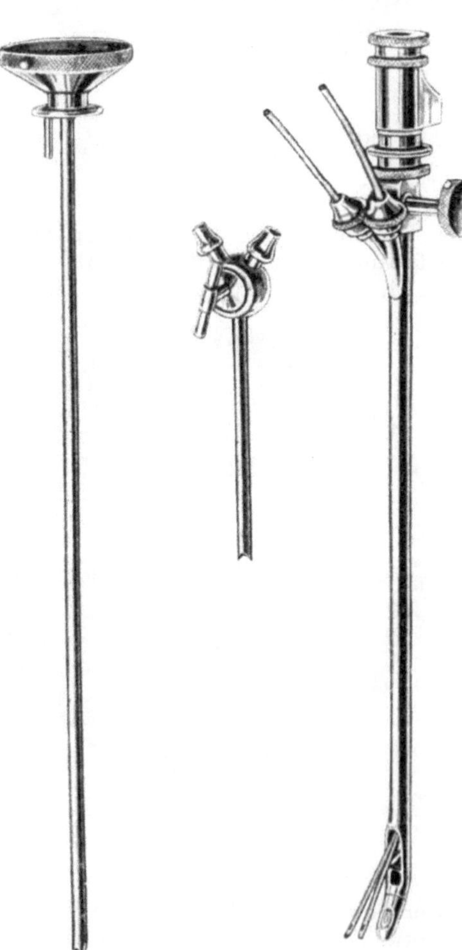

Abb. 43. Doppelläufiges Ureterenzystoskop.

Ureterenkatheterismus.

Wer die zystoskopische Technik nicht beherrscht, soll keinen Katheterismus der Harnleiter ausführen. Kenntnis der Anatomie der Harnwege, besonders der Anatomie der Blaseninnenfläche, volle Vertrautheit mit dem nötigen Instrumentarium und eine größere handliche Geschicklichkeit sind ebenso erforderlich wie Verständnis für die mit dem Ureterenkatheterismus verbundene Gefahr der Verletzung und der Infektion.

Die Vorbereitung des Kranken ist die gleiche wie für die Zystoskopie: Bad, Darmentleerung, keine Änderung der bisherigen Lebensbedingungen, keine allzu reichliche Flüssigkeitsaufnahme vor der Untersuchung. Da der Ureterenkatheterismus immerhin einen größeren Eingriff darstellt, soll er nur auf strengste Anzeige hin vorgenommen werden. Er erfordert peinlichste Sauberkeit und Asepsis, dieselben Vorbereitungen wie jeder andere chirurgische Eingriff. Man bedient sich des Ureterenzystokosps, bei dem am gewöhnlichen Spülzystoskop die Einrichtung hinzutritt, die eine Katheterführung gestattet.

Im nach unten zu abgeflachten Bogen des Einführungsrohres laufen unmittelbar unter der eingeführten Optik rechts und links nebeneinander die Ureterenkatheter, also sie sind ohne Führungsrohre. An der Innenfläche des Schaftrohres laufen fest angelötet zwei 0,6 mm im Durchschnitt messende Röhrchen, die Stahldrähten als Führung dienen, zur Aufrichtung der Albarranschen Klappe. Diese Stahldrähte werden durch eine Zahnstange betätigt, die ihrerseits ihren Antrieb durch die an der rechten Seite des Schaftes angebrachten Schraube erhalten. Die in Ruhelage horizontal liegende Klappe kann bis zu einem ∢ von 80° aufgerichtet werden. Die Katheter werden bis zum Klappenhebel vorgeschoben und werden dort durch einen keilförmigen Verschluß gezwungen in der Richtung der Längsachse nach außen zu gleiten. Die Katheter werden durch zwei am Ende des Schaftes angebrachte Führungsrohre eingeführt. Unmittelbar vor der Öffnung dieser Führungsrohre ist eine Gummischeibe mit kleinem zentrischem Loch eingeschraubt zur Abdichtung der Katheter.

Das Ureterenzystoskop ist ein- oder doppelläufig. Ich empfehle aus Gründen der Sparsamkeit dem praktischen Arzt das doppelläufige, weil mit ihm immer der einseitige Ureterenkatheterismus ausgeführt werden kann, wenn eine Öffnung blind verschlossen wird. Desgleichen empfiehlt sich die gleiche Schaftgröße wie bei dem Spülzystoskop, damit eine Optik für beide Instrumente gebraucht werden kann.

Als Ureterenkatheter verwenden wir unser deutsches Fabrikat, Seidengespinstkatheter Größe 5, 6 und 7 (Fabrikat Rüsch, Rommelshausen in Württemberg). Es hat eine Länge von 75 cm, Durchmesser 2—3 mm mit möglichst weitem Lumen, 2 seitliche Öffnungen und leicht oliväres Katheterende. Versuche mit den verschiedenen Katheterformen, mit spitzem und knopfförmigem Ende und endständigen oder seitlichen Öffnungen ließen mir die oben empfohlene Form als die zweckmäßigste erscheinen. Eine Einteilung oder Kalibrierung der Katheter in Zentimeter durch verschiedene Farben (sog. Zebrakatheter) ermöglicht uns ein direktes Ablesen der Länge des eingeführten Katheters und ist sehr praktisch.

Der Katheter ist ausgestattet mit einem Mandrin aus Fischbein oder rostfreiem Metall (Gold, Platin, Nickel), der ihm größere Festigkeit verleiht. Wir sind gewohnt, unsere Schüler mit Mandrin arbeiten zu lassen. Der öfters gebrauchte Katheter, der längere Zeit in der Blase liegt, wird in der warmen Blasenflüssigkeit weich, biegsam und verliert seine Festigkeit. Mit Mandrin hat er mehr Direktionsfähigkeit, kann sich nicht verbiegen, gestattet auch Drehungen um die Längsachse, bringt also dem Anfänger technische Erleichterung. Ist der Katheter in die Ureteröffnung eingetreten und liegt er auf 3—4 cm im Harnleiter, so wird der Mandrin unter Fixierung des Katheters in der Längsachse am Sehtrichter bei gestreckter Stellung herausgezogen.

Grundsätzlich empfehle ich vor jedem Ureterenkatheterismus eine Zystoskopie mit dem gewöhnlichen Spülzystoskop zur Orientierung über Lage, Form und Arbeit der Ureteröffnungen sowie überhaupt über den anatomischen Zustand der Blase. Oft erübrigt sich der beabsichtigte Ureterenkatheterismus nach einer aufklärenden Zystoskopie, ganz besonders ist aber bei den häufig unvermeidbaren Reizungen und Blutungen der hinteren Harnröhrenwand und des Blasenhalses, wie sie das 24 charrièrehaltige vergrößerte Kaliber des Ureterenkatheter-Zystoskops mit sich bringt, eine vorherige Orientierung von Nutzen, um selbst bei getrübtem Bild und im verkleinerten Gesichtsfeld die Harnleiteröffnungen leichter finden zu können. Vor der Einführung des Ureteren-Zystoskopes hat man das genaue Arbeiten aller seiner Teile zu erproben.

Die Abdichtungsgummiverschlüsse am Ende des Führungsrohres müssen, wenn sie undicht sind, ersetzt werden; hierbei probiere man, ob der Ureterenkatheter sich gut einpaßt, damit ein guter Verschluß gewährleistet ist, die Blase nicht vorzeitig entleert und der Untersucher nicht durchnäßt wird; die Albarransche Aufrichtungsklappe mit der Hebelschraube muß vorher frisch mit Glyzerin geölt werden. Bei der Führung der Katheter sorge man dafür, daß jeder einzelne für sich innerhalb des gut mit Glyzerin versehenen Führungsrohres gleitet und vorgeschoben werden kann und an der unteren Öffnung nicht an der keilförmigen schiefen Ebene anstößt oder an ihr abgleitet; endlich dürfen

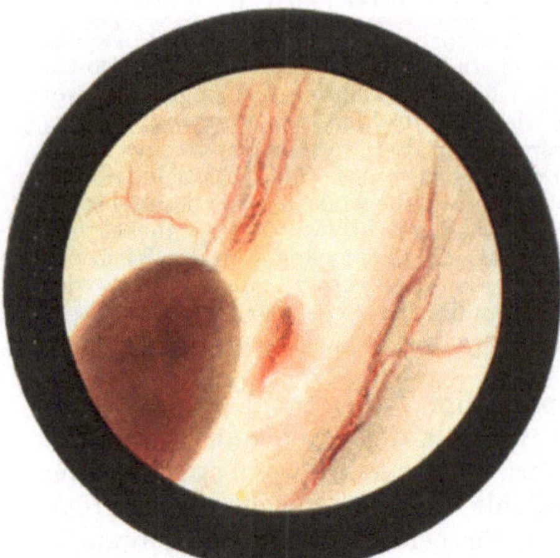

Abb. 44. 1. Akt. Erscheinen der Katheterspitze.

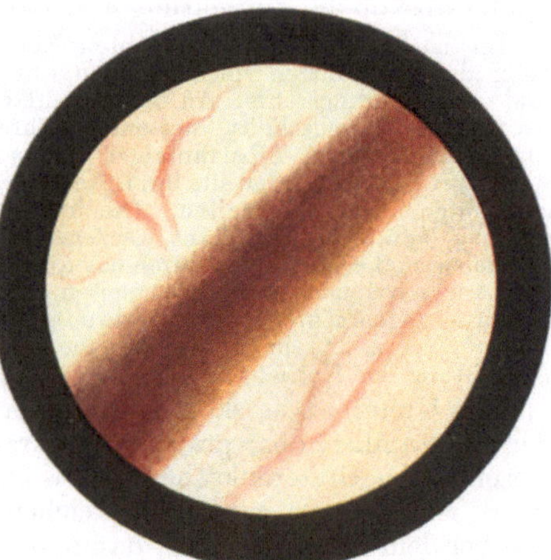

Abb. 45. 2. Akt. Das Katheterende verschwindet oben aus dem Gesichtsfelde.

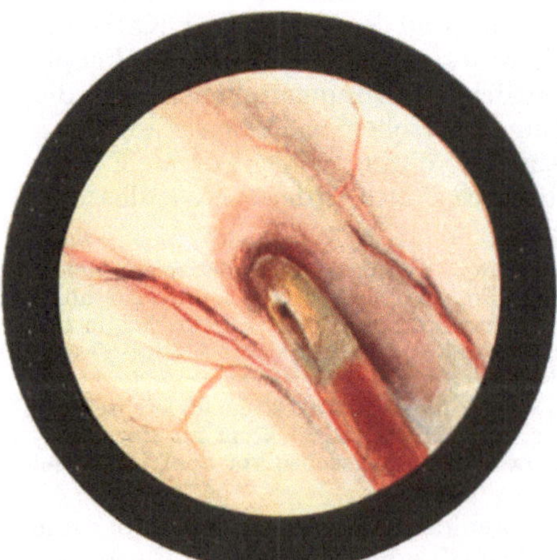

Abb. 46. 3. Akt. Katheterende vor der Mündung.

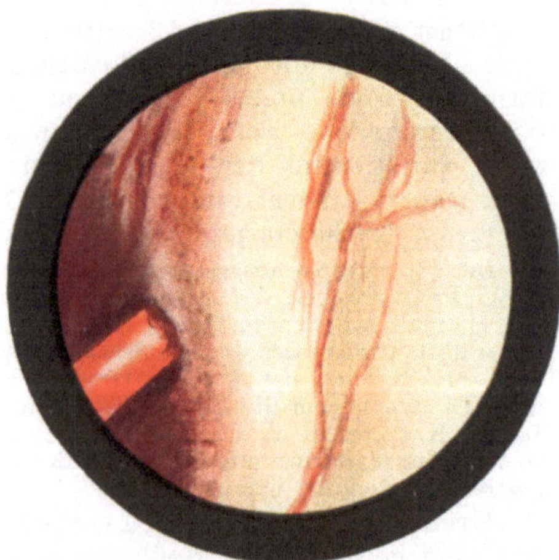

Abb. 47. 4. Akt. Katheterende in der Mündung.

Abb. 44—47. Ureterenkatheterismus.

die Enden der Katheter nicht an der unteren Öffnung vorstehen und bei der Einführung hemmen oder Verletzungen setzen. Die Katheter müssen vor jeder Verunreinigung bewahrt, Teile, die nachher in den Ureter eingeführt werden sollen, dürfen nicht berührt werden; steril aus den entsprechenden Glasröhren entnommen, werden sie von aseptischer Hand oder mit Pinzetten oder sterilen Tupfern nach genügender Schlüpfrigmachung durch Glyzerin oder Öl in das Instrument eingeführt und ihre aus dem Zystoskop heraushängenden erweiterten Enden mit aseptischen Tuchkrallen am Unterbauchtuch fixiert, oder die Enden werden von einem Gehilfen mit Pinzetten gehalten oder dem Patienten selbst in die Hand gegeben. Die Katheter können auch in entsprechend zugenähten Hüllen von Leinwand (nach Völcker) eingelegt werden, das offene Ende wird mit einem Seidenfaden vor der Dichtungsmuffe des Kathetereinführungsrohres angebunden; durch die Hülle hindurch können sie bequem angefaßt und vorwärts geschoben werden, zwischen den gespreizten Beinen hindurch und über die Symphyse hinweg.

Nach Einführung des Instrumentes, die mit derselben Technik wie bei der Zystoskopie erfolgt, werden sofort die Ureterenöffnungen groß und in Nähe eingestellt, und zwar durch möglichste Näherung des Schnabels an die Blasenwand, was man erreicht, wenn der Sehtrichter erhoben und der gegenüber liegenden Schenkelbeuge genähert wird. Je mehr man ihn anhebt, desto mehr nähert man sich der Ureterenöffnung, desto größer erscheint sie. Das Instrument wird dann in dieser Stellung festgehalten. Hier versagt der Anfänger meistens; er verliert das Ureterenostium immer wieder, weil er bei seiner Arbeit den Schaft bewegt. Deshalb stützt er am besten den Unterarm auf, die eine Hand hält das Instrument unverrückt fest, die andere arbeitet mit der Stellschraube und schiebt den Katheter mit Daumen und Zeigefinger vor und zurück.

Bei der Sondierung sind nun je nachdem wir ein aufrechtes oder umgekehrtes Bild vor uns haben, die Blasenbilder verschieden. Bei der indirekten seitenunrichtigen Einstellung befindet sich die Ureterenmündung im unteren Teil des Gesichtsfeldes, möglichst nahe und groß. Der Anfänger erleichtert sich die Auffindung der Ureterenöffnungen und die Einstellung durch Blaustoffinjektion. Das Auge verfolgt alle Bewegungen des Katheters.

1. Akt: Vorschieben des Katheters im Schaft in seiner Leitrinne, bis er von der Knieseite her im Gesichtsfelde erscheint. Die konische Spitze erscheint stark vergrößert, da sie dem Prisma sehr genähert ist (Abb. 44).

2. Akt: Weiteres Vorschieben um einige Zentimeter, soweit, bis das Katheterende eben wieder sich aus dem Gesichtsfelde verliert; jetzt nimmt der Katheter fast das ganze Gesichtsfeld ein (Abb. 45).

3. Akt: Aufrichten der Klappe, ganz langsam und allmählich, durch Drehen der am Okularende angebrachten Drehschraube in der Richtung des Pfeils Der Katheter nähert sich unter Abbiegung bis fast zum rechten Winkel der Blasenwand und zielt auf die Ureterenöffnung hin. Jetzt wird auch der Ureter wieder sichtbar und das Katheterende erscheint in normaler Größe genau vor dem Ureterostium, dessen Schleimhaut es berührt (Abb. 46).

4. Akt: War der Ureter richtig eingestellt, war der Schaft während der Arbeit festgehalten, so tritt jetzt bei leichtem Heben und Vorschieben des ganzen Instrumentes das Katheterende von selbst in die Mündung ein, wobei der Ureterwulst abgehoben wird. Häufig genügt die Hebelwirkung allein aber nicht, sondern es sind auch noch geringfügige seitliche Verschiebungen oder Drehungen um die Längsachse nötig, um die Spitze in den Uretermund eintreten zu lassen. Hierbei muß man nicht vergessen, daß wir seitenunrichtige Spiegelbilder vor uns haben, also immer die entgegengesetzte Wendung machen müssen; d. h. wenn der Katheter etwas zu weit links ist, müssen wir rechts herübergehen und umgekehrt (Abb. 47).

5. Akt: Ist der Katheter eingetreten, so wird das Ende weiter vorgeschoben. Er muß glatt und leicht in den Kanal hineinlaufen, so daß er unter der hochgehobenen vorderen Blasenwand verschwindet. Das Vorschieben geht nur ganz allmählich und unter schrittweisem Zurückschrauben des Hebels im Sinne seiner Ruhelage vor sich, damit die Reibung des Katheters an der Aufrichtungsklappe vermindert wird und allmählich die Abbiegung des Katheters wieder in die gerade Verlaufsrichtung übergeht, weil sich sonst sein Ende in einer Wandtasche verfangen kann.

Im allgemeinen genügt es zur Gewinnung von Harn, den Katheter 2—3 cm im Harnleiter vorzuschieben. Jedenfalls muß man sicher sein, daß die Katheteröffnung im Ureter liegt und andererseits dafür sorgen, daß das Ende bei einer unfreiwilligen Bewegung des Instrumentes nicht wieder nach rückwärts herausspringt. Solange die Katheter liegen, soll der Patient ruhig liegen und keine willkürlichen Bewegungen machen. Dann wird der Nickelmandrin aus dem Katheter unter Langziehen des Katheters und Fixation am Schaftaustritt entfernt.

Will man bei Verdacht eines Hindernisses im Ureter und im Nierenbecken oder bei Entzündungen zu therapeutischen Zwecken in denselben vordringen oder bei Hydronephrosen die Eichung des Nierenbeckens vornehmen, so wird der Katheter langsam unter steter Kontrolle des Auges vorgeschoben. Hierbei wird der Ureterenkatheter ganz nahe hinter seinem Austritt aus dem Schaft mit Daumen und Zeigefinger gefaßt und in kurzen Schüben immer ca. $^1/_2$—1 cm weit vorgeschoben. Er darf im Gesichtsfeld keinen Bogen schlagen und sich nicht kurvenförmig zwischen Harnleitermündung und Öffnung des Instrumentes vorbuckeln. Tut er das, so kann das Orifizium zu eng sein oder der Katheter fängt sich in der Wand in einer Schleimhautfalte oder in einer physiologischen Enge oder Biegung; dadurch wird zuweilen der Ureterwulst von seiner Unterlage emporgehoben. Man hilft sich durch einen Katheterwechsel mit kleinerer Nummer oder man muß wieder etwas zurückgehen und durch geringe Ausschläge an der Stellschraube oder kleinste Bewegung des Instrumentes nach verschiedenen Richtungen ihm die normale Richtung zu geben suchen. Federt der Katheter nach scheinbarem Vordringen wieder zurück, so kann es sich um einen Ureterspasmus, der durch Fremdkörperreiz ausgelöst ist, handeln. Ist ein unüberwindbarer Widerstand vorhanden, so ist der Verdacht auf ein anatomisches Hindernis im Lumen des Harnleiters berechtigt. Sicherheit, daß man im Ureter ist, gibt neben der Besichtigung im zystoskopischen Bilde die Art des Abtropfens. Der Urin entleert sich in unterbrochener Tropfenfolge und nicht andauernd; also Urin (6—8 Tropfen) — Pause, Urin (6—8 Tropfen) — Pause. Tropfenzahl, Rhythmus und Pausen wechseln. Der Urin wird bekanntlich durch Nierenbecken- und Harnleiterkontraktionen nach unten gepreßt und die Farbe macht den Urin als solchen kenntlich. Bei den einzelnen peristaltischen Ureterkontraktionen, die rhythmisch und in verschieden langen Pausen einsetzen, entleeren sich in der Norm 3—15 Tropfen. Fortwährendes, durch keinerlei Pausen unterbrochenes, tropfenweises und rhythmusloses Ablaufen des Harns spricht für Liegen des Katheters in der Blase oder im erweiterten Nierenbecken.

Den Eintritt ins Nierenbecken kann man auch durch Messen am kalibrierten Zebrakatheter schätzen, andererseits kurvt sich der Katheter etwas beim Versuch des Weiterschiebens und der Kranke äußert gelinden Schmerz.

Die Länge des Ureters ist verschieden. Gewöhnlich findet sich die Uretersonde nach 25 cm im Nierenbecken, manchmal auch schon nach 23 cm.

Sollen beide Ureteren sondiert werden, so führt man den Ureterenkatheter der einen Seite 3—4 cm tief ein, kehrt dann zum anderen Ureter zurück und führt ihn hier ebenso ein. Sind beide sondiert, so wird das Instrument in normaler Gleichgewichtslage absolut fest fixiert, durch eine Hand oder mittels einer am Untersuchungstisch angebrachten verstellbaren Klemme oder eines Halters; die Ureterenkatheter werden in Reagenzgläschen geleitet, die so angebracht werden müssen, daß das Blasenspülwasser nicht der Außenseite der Katheter entlang hereinlaufen kann. Dann wird das Licht gelöscht, die Kontaktgabel entfernt und das Zystoskop bleibt bis zum Ende der Untersuchung, die gewöhnlich $^1/_2$ Stunde, in wenigen Fällen noch längere Zeit in Anspruch nimmt, liegen. Ich lege besonderes Gewicht darauf, das Instrument liegen zu lassen. Bei jeder Störung im gewöhnlichen Gang des Ureterenkatheterismus kann durch Wiedereinschaltung des Lichtes eingegriffen werden.

Solche *Störungen* kommen genug vor und bringen viel Fehlerquellen und Täuschungsmöglichkeiten. Der Harn tropft nach dem nötigen Zuwarten nicht ab. Es ist möglich, daß eine vorübergehende reflektorische Anurie besteht. Diese behebt sich aber nach einigen Minuten; manchmal ist man genötigt, besonders bei nervösen Leuten, zur Anregung etwas Wasser trinken zu lassen. Der häufigste Grund aber ist, daß das Fenster des Katheters sich der Ureterenschleimhaut angelegt hat und verlegt ist. Hier muß durch eine Drehung des Katheters um seine Längsachse, nachdem er etwas zurückgezogen ist, das Fenster gelüftet werden. Der Katheter kann sich auch umgeknickt haben bis zum Verschluß seines Auges; hierbei ist ein Wechsel des Katheters notwendig; auch eine Verstopfung der Katheteröffnung oder seines Kanals durch aseptischen Schmutz durch Gerinnsel (Blut, Eiter) ist möglich. Man spritze unter mäßigem Druck mit Pravazspritze oder 5 ccm haltiger Metallspritze einige Kubikzentimeter physiologischer Kochsalzlösung nach oder sauge durch luftdichten Anschluß an das erweiterte Katheterende mehrmals Flüssigkeit ab. Schließlich kann man einen Druck auf die Niere zur Anregung ausüben. Alle diese Störungen können ein Leergehen vortäuschen. Tritt nach Abstellung der Störung noch *keine Funktion* ein, so ist die Möglichkeit der Verstopfung durch ein materielles Hindernis zu erwägen.

Tritt blutige Verfärbung des Ureterharns ein, so kann sie bedingt sein durch Trauma oder Hyperämie, erstere als die Folge kleiner, an der Schleimhaut gesetzter Läsionen, die zweite als Folge länger dauernden Fremdkörperdruckes durch den Katheter. Die durch Verletzung entstandene Verfärbung ist anfänglich stark und nimmt mehr und mehr ab; die durch Hyperämie bedingte fehlt anfangs und kommt erst später nach langem Liegenlassen des Katheters. Um Irrtümer auszuschließen, schiebt man den Katheter bis oberhalb der artifiziellen Blutungsstelle und spült sterile Kochsalzlösung nach. Klärt sich der Harn, so ist der Katheter schuld an der Blutung.

Eine weitere unangenehme Störung ist das Vorbeifließen von Harn; es ist nur teilweise kontrollierbar durch Abfangen durch einen in der Blase liegenden Katheter. Auch die Störungen im Rhythmus verlangen dann und wann eine kurze Augenkontrolle, ob der Katheter auch noch immer im Ureter liegt. Im allgemeinen begnügt man sich mit einer ca. $^1/_2$stündigen Dauer; zu therapeutischen Zwecken können wir uns entschließen, den Ureterenkatheter stunden- oder tagelang liegen zu lassen. Hierzu schiebt man, während man das Zystoskop langsam herauszieht, schrittweise den Katheter vor in die Blase, bis der Ureterenkatheter am Orificium ext. des Penis erscheint, wo er mit einer Pinzette festgehalten wird. Ist die Untersuchung beendet, so wird der Katheter aus dem Ureter und der Blase in sein Schaftbett zurückgezogen, die Klappe wird niedergelegt, die Lampe gelöscht, die Harnblase nach ihrer Füllung gemessen zur etwaigen Kontrolle, ob viel nebenher in die Blase gelaufen ist.

Die Ausführung des Ureterenkatheterismus wird für den Geübten in der Mehrzahl der Fälle schnell und ohne besondere Schwierigkeiten möglich sein. Der Anfänger kann am Phantom oder am improvisierten Phantom vorher üben. Auch beim Weibe ist der Ureterenkatheterismus leicht; doch ist hier die Orientierung innerhalb der Blase erfahrungsgemäß etwas schwieriger, weil die Blase durch Lagebeziehungen zu ihrer Nachbarschaft, besonders zum gesunden oder krankhaften Genitale, in ihrer Form verändert und ihre volle Entfaltung oft behindert ist. Sie ist oft vielgestaltig und buchtig durch Aussackung, und die Kürze der Harnröhre verleiht dem Instrument wohl leichtere Einführung, aber nicht die Festigkeit wie bei der langen männlichen Harnröhre. Die kindliche Harnröhre bietet außer der Kleinheit aller Verhältnisse nichts Besonderes.

Die Katheterisation ist nicht schmerzhaft. Die Kranken ertragen sie ohne besondere Schmerzempfindung, doch ist es dem einzelnen Untersucher in die Hand gegeben, durch zartes Arbeiten fast vollkommen reizlos vorzugehen. Die Berührungen der Blasenwand sind möglichst zu vermeiden, da sie schmerzhaft sind; außerdem rufen sie Blutungen hervor und können Anlaß zu Geschwüren geben. Je vollendeter die Technik des einzelnen, um so weniger wird der Ureterenkatheterismus dem Kranken Beschwerden oder gar Schädigungen bringen.

In einzelnen Fällen ist die Technik sehr erschwert oder ganz unmöglich; besonders wenn organische Hindernisse bestehen, wie Prostatahypertrophie höheren Grades, schwere Ulzerationsprozesse, krankhafte Veränderungen der Nachbarorgane — z. B. Deformationen des Fundus der Blase durch Schwangerschaft und Beckentumoren; — oder wenn die Ureteröffnungen schwer zugänglich sind durch ungünstige Lage zu nahe am Orificium internum oder wenn sie zu stark nach auswärts gelegen sind und nach auswärts sich öffnen. In anderen Fällen entziehen sich die Ureteröffnungen ganz der Beobachtung infolge abnormer Lagerung und Form oder wenn die Blase mit einer dicken Schicht Eiter überdeckt ist, die sich da und dort zu großen, stark vorspringenden Eiterhaufen aufschichtet; zuweilen ist der Ureter anatomisch verändert, eng und vernarbt, liegt inmitten dicker, schwer veränderter Schleimhautwülste oder in entzündlichem Ödem, in Balkenblasen und Divertikeln, so daß er als solche nicht zu erkennen ist oder durch kleinste Nischen und Rezessus vorgetäuscht wird. Der austretende Flüssigkeitswirbel verrät zuweilen die nicht auffindbare Ureteröffnung, wobei Täuschungen durch Aufwirbelung der Blasenflüssigkeit durch Blasenkontraktionen möglich sind. Man findet den Ureter leichter durch Einspritzung von Blaustoff oder indem man dem anatomischen Verlauf der Gefäße nachgeht, die von der Seite her nach der Ureteröffnung inmmer stärker werden und dort plötzlich winklig umbiegen. Zuweilen hat bei schwer veränderter Schleimhaut die Sondierung derjenigen Stelle, wo die Ureteröffnung normalerweise erwartet werden mußte, zum Erfolg geführt, auch wenn man eine Öffnung nicht erkennen konnte.

Eine Gegenanzeige des Ureterenkatheterismus kennen wir nicht. Ohne strikte Notwendigkeit werden wir den gesunden Ureter zwar nicht sondieren, andererseits lassen wir uns aber auch nicht abhalten, bei den Infektionen der Blase, besonders der Tuberkulose und bei akuter Pyelitis, wo die theoretische Möglichkeit der Übertragung auf die gesunde Seite zugegeben werden muß, ferner zu diagnostischen und therapeutischen Zwecken, hoch in das Nierenbecken einzudringen.

Eine Konkurrenzmethode für den Ureterenkatheterismus gibt es nicht. Die besonders von französischer Seite gerühmten und in Gebrauch befindlichen Segregatoren — Harnscheider — kommen als ernste Konkurrenten nicht in Frage. Der Harnscheider, bei dem der Harn durch eine in der Blase errichtete Scheidenwand intravesikal getrennt aufgefangen und nach außen abgeleitet wird, wird im Sitzen bei aufrechter Stellung des Rumpfes eingeführt, seine Lage in der Blase durch Einführen eines Fingers in Rektum oder Vagina kontrolliert. Bei großer Empfindlichkeit der Blase kann Morphium oder Allgemeinnarkose notwendig werden. Beweisend sind nur große Unterschiede in der Absonderung der einzelnen Seiten und wenn die Urinabsonderung nicht gleichzeitig erfolgt, sondern abwechselnd und nur auf einer Seite zufriedenstellender Harn kommt. Die Methode gilt bei ihren Verfechtern als gefahrlos und ausgezeichnet durch den Vorzug, daß sie die Nierenfunktion nicht beeinflußt. Sie sehen in ihr eine wertvolle Ergänzung des Ureterenkatheterismus. Die Gegner werfen ihr vor, daß man im Dunklen arbeite und vollständig unzuverlässige Resultate bekomme, da auch die Produkte der Blasenwand mitgehen. Jedenfalls sind schon verhängnisvolle Irrtümer vorgekommen. Zur Kontrolle wird 1 ccm Flüssigkeit in jede Hälfte vor und nach der Untersuchung injiziert. Sie darf nur auf der Seite, wo sie injiziert wurde, herauskommen. In seltenen Fällen, wo der Ureterenkatheterismus unmöglich ist, kann dies Verfahren versucht werden, um wenigstens in der Blase eine Scheidung der beiden Nierenharne zu ermöglichen.

Der Ureterenkatheterismus hat sich viel Anfechtung gefallen lassen müssen. Man braucht bloß die Polemiken früherer Jahre durchzulesen, die durch Abschätzung seines Nutzens und Schadens seine Unvollkommenheit beweisen sollten. Erst nach langer Zeit hat er sein Daseinsrecht errungen. Die kleinen Schädigungen, wie sie durch Vorbeipassieren oder längeres Liegenbleiben des Katheters bei hyperämischer Schleimhaut oder durch kleinste Verletzungen des Epithels beim Verfangen der Katheterspitze in einer Schleimhautfalte mit geringer Blutung gelegentlich vorkommen, kommen kaum als nennenswert in Frage.

Größere Beachtung verdient die Frage nach der Infektionsgefahr der Ureterenschleimhaut. Eine solche Gefahr ist selbst bei aseptischen Harnwegen, vollends aber bei infiziertem Harn nicht zu leugnen und theoretisch nicht zu bestreiten. Diese Gefahr hat der Methode den Eingang sehr schwer gemacht. Bei schwer eitrigen Prozessen ist immerhin die Möglichkeit gegeben, daß bei Berührung der Blasenwand infektiöses Material durch das Katheterende in den Ureter eingeführt wird. Auch durch unsauberes Arbeiten, schlechte Asepsis verknüpft mit ungeschickter Technik könnten auf dem Boden traumatisch gesetzter Schädigungen der Ureterwand Infektionen stattfinden. Zweifellos sind solche beobachtet und kein Zystoskopiker wird von einer derartigen betrübenden Erfahrung verschont geblieben sein. Auch wir erlebten eine solche, die auf S. 158 ausführlich mitgeteilt ist. Die vielfältige Praxis zeigt zwar, daß derartige üble Zufälle zu den Seltenheiten gehören. Eine geschickte Hand, vollkommene Technik und gutes Kathetermaterial werden diese Störungen auf ein Mindestmaß beschränken. Die ausgiebige Blasenspülung durch das Zufließen des Harns aus den Ureteren durch die Peristaltik — die sog. Selbstreinigung — ist eine schützende physiologische Tätigkeit des Ureters und läßt eine retrograde Ureterinfektion, wie sie ja physiologisch-pathologisch ebenfalls vorkommt, sehr selten zustande kommen. Es gibt kein einziges technisches Hilfsmittel in der Medizin, das nicht gelegentlich bei seiner Anwendung Schädigungen setzen könnte. Deshalb darf auch der Ureterenkatheterismus in seiner Nutzanwendung durch gelegentliche Schädigungen nicht eingeschränkt oder gar aus theoretischer Besorgnis einer Infektion unterlassen werden. Seine Unterlassung würde dem Patient durch Unsicherheit in der Diagnose mehr schaden. Einzelne Autoren installieren $^1/_2$—1$^0/_0$ige Silbernitratlösung in die Ureterenmündung zur Prophylaxe. Wir verabreichen Urotropin und regen eine gesteigerte Diurese an durch reichliches Trinken von Tee, Wasser und Milch. Erhebliche subjektive Störungen — heftige kolikartige Schmerzen — werden mit Bettruhe und Umschlägen behandelt.

Der Ureterenkatheterismus ist für die Nierendiagnostik ein sehr wertvolles, unentbehrliches und vielseitiges Hilfsmittel von grundlegender Bedeutung. Mit ihm kann der Harn getrennt und gleichzeitig aus jeder der beiden Nieren als völlig reines, unvermischtes und unbeschmutztes Nierenprodukt gewonnen werden. Hierbei hat der Ureterenkatheterismus alle anderen Verfahren zur Gewinnung gesonderten Harnes weit überholt und — wenigstens in Deutschland — auch mit Recht verdrängt. Der gewonnene Harn ergibt den sicheren Nachweis einer zugehörigen funktionierenden Niere mit der seltenen Ausnahme, daß beide Ureter zu einer Niere führen können. Durch die Ermöglichung der oberflächlichen Betrachtung und der mikroskopischen, histologischen, bakteriologischen, chemischen und physikalischen Untersuchung schafft er einen Gradmesser, der schätzungsweise für die anatomische und funktionelle Beurteilung beider Nieren gelten kann. Er gibt uns Aufschluß, besonders durch den Vergleich des Gesamtharnes, ob das pathologische Sekret aus beiden oder einer Niere stammt, aus welcher eitriger oder bluthaltiger oder eiweißhaltiger Urin abfließt, ferner ob der Bazillengehalt doppelseitig ist und welche Bazillen in Frage kommen, ob eine pyogene oder tuberkulöse Eiterung vorliegt, und durch die Ermöglichung des Tierversuches, ob wir es mit ein- oder doppelseitiger Tuberkulose zu tun haben.

Der Ureterenkatheterismus verschafft uns weiter Einblicke in die tief gelegenen, sonst unzugänglichen Partien der oberen Harnwege. Er zeigt den nach oben und unten freien Weg im Harnleiterkanal oder pathologisch-anatomische Veränderungen am Ureter, am Nierenbecken und an der Niere.

Scheint der Ureter unwegsam, stößt der Katheter auf ein scheinbar unüberwindliches Hindernis, so spritzt man, um sicher zu gehen, physiologische Kochsalzlösung ein. Ist ein zufälliges Hindernis vorhanden gewesen, so gelingt jetzt das weitere Vorschieben. Ist ein echtes Hindernis vorhanden, so läßt sich das Wasser von vornherein nicht einspritzen oder es fließt nicht mehr zurück. Fehlerquellen müssen natürlich ausgeschaltet werden; aber Spasmus des Harnleiters ist keine Diagnose. Bei mangelnder Sekretion oder bei völligem Sistieren der Urinentleerung entscheidet der Ureterenkatheter, ob es sich um eine beiderseitige Ureterverlegung oder nur um eine einseitige Harnverlegung bei fehlender oder zerstörter zweiter Niere oder ob es sich in der „gesunden" Niere um eine reflektorische Harnunterdrückung handelt. Die Hindernisse sitzen mit Vorliebe an den physiologischen Engpässen, können sich aber im ganzen Verlauf des Ureters festsetzen. Die Lieblingssitze sind: am Eingang in das Nierenbecken; hierbei wird der Katheter 20—22 cm oberhalb der Ureterenmündung festgehalten; an der Linea innominata 5 cm oberhalb und sofort am Eintritt in den Ureter $1-1^1/_4$ cm nach der Einführung oder aber der Katheter kann erst gar nicht eingeführt werden.

Ist der Ureter wegsam, so bekommen wir durch den Ureterenkatheterismus eine ungefähre Vorstellung von der anatomischen Gestaltung des Nierenbeckens durch die Eichung des Nierenbeckens.

Technik: Man benötigt eine 10—20 ccm haltige Metallglasspritze mit luftdicht anliegendem, passendem Ansatz an den Ureterenkatheter oder eine lange in den Katheter eingeführte Hohlnadel. Nach der Entleerung des Nierenbeckens wird steriles Wasser, eventuell gefärbt — fließt Farbstoff vorbei, so sieht man es in der Blase — ganz langsam injiziert und wieder mit kalibrierten Gefäßen aufgefangen und die Menge bestimmt. Man muß mit der Injektion sofort abbrechen, wenn der Patient klagt! Die injizierte Flüssigkeit wird in ununterbrochenem Strahl entleert, worauf wieder rhythmische Arbeit einsetzt. Bleibt etwas gefärbte Flüssigkeit zurück, so kann eine Uretererweiterung vorliegen. Die physiologische Kapazität des Nierenbeckens schwankt sehr. Normale Zahlen sind 5—7 ccm. Der Grad maximalster Füllung und größter hydronephrotischer Säcke kann mehrere 100 ccm erreichen.

Die Eichung ist nicht ganz exakt, da ein Teil vorbeifließt und auch bekanntlich bei Sackbildungen des Nierenbeckens der Harn im unteren Winkel nicht erreichbar ist, andererseits die elastische und muskulöse Austreibungskraft des Nierenbeckens verschieden sein kann; doch kann man die Größe des Nierenbeckens mit genügender Sicherheit ermitteln. So gelingt der Nachweis der Harnretention und der Hydronephrosen. Sind Stauungen vorhanden, so entleert sich die angestaute Flüssigkeit und weist durch Milderung des Schmerzes im Anfall, durch die Entleerung des Residualharns und die palpatorische Feststellung einer sich verkleinernden Nierengeschwulst das intermittierende Hindernis und die intermittierende Hydronephrose nach. Durch den Ureterenkatheterismus gelingt auch öfters die Klärung unklarer Koliken durch Nachweis des Steins, der Hydronephrose oder der Wanderniere.

Die Kombination des Ureterenkathterismus mit anderen technischen Verfahren, seine Ausstattung mit Metallmandrin und seine Auffüllung mit Metall, seine Imprägnierung mit schattengebender Silberlösung haben ferner diagnostische Fortschritte gebracht, indem sie mit photographischer Treue gewisse Krankheitsprozesse der Niere auf der Platte zur Darstellung bringen (ureterographische und pyelographische Bilder).

Die Funktionsprüfung der Niere.

Der Begriff einer chirurgischen Nierenerkrankung kann nicht bloß pathologisch-anatomisch, sondern auch pathologisch-physiologisch erfaßt werden. Die Diagnose stützt sich alsdann nicht nur auf anatomische Veränderungen und ihre klinischen Erscheinungen, sondern auch auf die Feststellung von Störungen normaler Lebensvorgänge in der Niere. Der Gedanke, auf der Grundlage einer pathologisch veränderten, vom Normalen abweichenden Funktion eine Nierenerkrankung zu erkennen, war fruchtbar, wenn er auch sein ursprünglich erwartetes Resultat, die Krankheit in ihren ersten Anfängen, bevor greifbare anatomische Veränderungen vorhanden sind, festzustellen, nicht erfüllt hat.

Während man die Gepflogenheit hatte, die Leistungsfähigkeit der Niere auf Grund der Ausscheidung oder Zurückhaltung harnfähiger Stoffe an ihrem Produkt — dem Urin — speziell in Hinblick auf seine Konzentration oder seinen Gehalt an Harnstoff und Salzen zu bemessen, ist man in letzterer Zeit zu anderen Methoden übergegangen. Wie man dem Magen eine Probemahlzeit verabreicht, so erhält auch die Niere eine Aufgabe gestellt, die sie unter gewissen Bedingungen erfüllen soll. Je nachdem sie den Anforderungen dieser Probeaufgabe Genüge leistet, wird auf ihre Funktionskraft geschlossen. Die Abweichungen vom normalen Verhalten des Organs werden nicht nur in funktioneller, sondern auch in anatomischer Hinsicht gedeutet und gewertet. Um eine geeignete Aufgabe zu finden und um sie möglichst physiologisch zu gestalten, wurden die verschiedensten Wege beschritten; daß es so viele geworden sind, weist schon ohne weiteres auf ihren beschränkten Wert hin.

Der allein aussichtsvolle Weg bei allen funktionellen Untersuchungsmethoden ist die vergleichsweise Gegenüberstellung der Harne jeder Einzelniere und ihrer funktionellen Ergebnisse. Nur der zeitliche gegenseitige Vergleich gibt eine brauchbare Antwort auf die Frage, welche Niere krank und ob die zweite arbeitstüchtig ist. Nur weil wir es bei den chirurgischen Nierenerkrankungen fast stets mit einseitigen Erkrankungen zu tun haben, ist die funktionelle Betrachtungsweise überhaupt möglich und praktisch ergebnisreich geworden. Die Internisten, die es meist mit doppelseitigen Erkrankungen zu tun haben, lehnen unsere Funktionsproben als unbrauchbar und wertlos ab (Munk).

Bevor der gesondert aufgefangene Harn jeder einzelnen Niere zur Grundlage vergleichender Schlüsse bei pathologischen Verhältnissen der Niere verwandt werden konnte, mußte erst der physiologische Ablauf der Urinsekretion, namentlich aber die vergleichsweise Arbeit zweier gesunder Nieren aufs genaueste studiert sein. Beide Nieren sondern zwar in der Zeiteinheit verschiedene Mengen Urins von verschiedenster Konzentration ab, aber bei länger dauernder Arbeit gleichen sich die Differenzen aus und der Arbeitsanteil jeder einzelnen Niere bleibt im großen ganzen ein gleicher, ohne daß ein bestimmtes Alternieren besteht. Auf dieser empirisch gewonnenen Tatsache fußt die vergleichsweise funktionelle Betrachtung; ihre technische praktische Ausführung war möglich durch den Ureterenkatheterismus. Durch genaue Untersuchung der Ausscheidungsverhältnisse der einzelnen Harnbestandteile hat man sich einen Einblick in die Arbeitsfähigkeit und Beschaffenheit jeder einzelnen Niere zu verschaffen gesucht. Bei der pathologisch arbeitenden Niere haben wir es gewöhnlich mit ausgesprochenen, nach Quantität und Qualität großen Unterschieden gegenüber der normalen Niere zu tun. Der aus beiden Nieren durch Katheter gleichzeitig und gesondert aufgefangene Harn wird durch eingehende physikalische, chemische, mikroskopische und bakteriologische Prüfung als Wertmesser für Gesundheit und Erkrankung und für die Leistungsfähigkeit der Nieren herangezogen. Exakte Technik, genaueste Sammlung des Urins, sorgsames Vorgehen bei der Analyse der Harne sind notwendig, vor allem keine Verwechslung der Seiten!

Die für die Beurteilung der Funktion herangezogenen Ergebnisse sind folgende: Der makroskopische Befund: Aussehen und Menge der in derselben Zeiteinheit entleerten Harne. Die chemische Beschaffenheit: Reaktion, Gehalt an Eiweiß, Harnstoff, Chloriden, Phosphaten. Die mikroskopische Beschaffenheit: Beimengungen von Blut, Eiter, Epithelzellen, Zylindern und Bakterien. Die physikalische Beschaffenheit: Spezifisches Gewicht, Bestimmung seiner Dichte und der elektrischen Leitfähigkeit.

Die Mengenverhältnisse sind beim Ureterenkatheterismus wenig oder gar nicht brauchbar. Es sind ja schon physiologisch große Differenzen möglich, weil in einem kurzen Zeitabschnitt der Beobachtung ganz zufällig einer Niere die Hauptarbeit zufallen kann und vorübergehende Harnstauungen mit Stockung der Harnabfuhr durch reflektorische Ureter-Kontraktionen oder zufällige Kompressionen durch Nachbarorgane eine Verminderung der Harnmenge herbeiführen können. Auch technische Fehler, Verstopfung eines Ureters oder Knickung desselben, können die Mengenverhältnisse wesentlich umgestalten, und es ist ein häufiges und lästiges Vorkommnis, daß Urin neben dem Katheter in die Blase fließt, namentlich wenn der Ureterenkatheter längere Zeit im Gebrauch ist und sandige Absetzungen das Lumen verengen oder wenn auf einer Seite eitriger Gehalt das Auge des Katheters verstopft. Ich habe öfters bemerkt, daß man gute rhythmische Entleerungen an der Ureteröffnung beobachten kann, während der in dieselbe eingeführte, gut durchgängige Ureterenkatheter keinen Urin entleert; offenbar nimmt in diesem Fall der Urin den bequemeren Weg. Die aufgefangene Menge entspricht dann keineswegs absoluten Werten. Man kann sich hier durch Verwendung dicker Katheter und durch Vorschieben bis in das Nierenbecken helfen, aber auch so ist ein Vorbeifließen möglich.

Besonders irreleitend aber sind die häufig bei Ureterenkatheterismus beobachteten Sekretionsanomalien, die reflektorische Polyurie, Oligurie und Anurie. Sie werden bei nervösen Menschen auf psychischem Wege durch Angst und Erregungszustände hervorgerufen, zeigen sich aber auch bei vernünftigen Menschen als direkte Folge des instrumentellen Eingriffs. Während eine länger dauernde Verminderung oder ein völliges Aufhören der Urinsekretion höchst selten auftritt, zeigt sich die Polyurie durch Fremdkörperreiz durch den Katheter nicht selten gerade bei gesunden Nieren und ist auf beiden Seiten verschieden wirksam. Sie verändert Menge, Farbe und Durchsichtigkeit in entscheidender Weise. Die künstlich erzeugte Harnflut beeinflußt hauptsächlich die Wassersekretion und nur wenig die Ausscheidung der festen Bestandteile. Manchmal fließt fast nur reines Wasser ab, das aller für den Urin charakteristischen Betandteile entbehrt. So ergeben sich wesentliche Änderungen, nicht nur der Iengen, sondern auch des spezifischen Gewichtes und der Dichte des aus-;eschiedenen Harns. Erst wenn der Patient zur Ruhe gekommen, der „Schock" 'orüber ist, treten wieder normale Bestandteile auf. Diese teils mechanisch, eils physiologisch, teils reflektorisch bedingten Zufälligkeiten sind nicht immer uszuschalten und in ihrem wirklichen Wert schlecht abzuschätzen und geben lemnach, besonders bei Größenbestimmungen, zu groben Täuschungen Veranlassung. So kann gerade der wasserhelle dünne Urin auch aus der gesunden vergrößerten Niere stammen, und im Vergleich zur Kranken kann die Dichte zuungunsten der gesunden ausfallen, und umgekehrt kann ein trüber kranker Harn durch reichliche Wasserbeimengung so stark verdünnt und geklärt werden, daß die Trübung ganz verwischt wird.

Auch die chemische Prüfung der Harnbestandteile ist nur von bedingtem Werte. Der Ureterenkatheter selbst macht nach längerem Liegen infolge artifizieller Blutung eine geringe Albuminurie — deshalb geschieht die Albumenbestimmung am besten aus der ersten Katheterportion. Ein sehr eiweißreicher Harn kann aus der funktionstüchtigen Niere stammen und funktionell aufs schwerste geschädigte Nieren können vollkommen eiweißfrei sein, so daß also das Fehlen von Albumen nicht auf Gesundheit schließen läßt. So zeigen gerade die „toxischen" Nephritiden oft erhebliche Beimengungen pathologischer Produkte — Eiweiß, Zellen, Zylinder, rote und weiße Blutkörperchen —, während sie doch jederzeit einen operativen Eingriff gestatten und erfahrungsgemäß nach der Nephrektomie restlos verschwinden können. Jedenfalls darf hoher Eiweißgehalt keine Anzeige gegen einen operativen Eingriff abgeben.

Auch beigemengte rote Blutkörperchen verlangen eine vorsichtige Beurteilung. Kleine Hämorrhagien des Ureters beim Ureterenkatheterismus durch Kongestionen und geringfügige Verletzungen der Schleimhaut gehören zur Regel und lassen sich auch bei geschicktester Einführung nicht vermeiden. So sind Blutbeimengungen nur dann verwertbar, wenn vor dem Ureterenkatheterismus im steril aufgefangenen Blasenurin solche vorhanden waren oder wenn der Katheterurin reichliche Blutkörperchenschatten enthält.

Schließlich gestatten auch Zylinder, Nierenepithelien, Mikroorganismen und Kristalle, die sich im Katheterharn als Zufallsbefunde finden und verschleppt sein können, keine sichere Dfiferenzierung und haben nur dann diagnostischen Wert, wenn sie sich in vergleichsweise größerer Menge im einseitigen Nierenharn im Gegensatz zum Gesamtharn befinden.

So sehen wir, daß Fehlerquellen des Ureterenkatheterismus eine gewisse Unsicherheit für die diagnostische Verwertung seiner Ergebnisse mit sich bringen. Soweit sie der Technik zur Last fallen, können sie und sollen sie ausgeschaltet werden. Ein Ureterenkatheterismus soll nur dann zur Beurteilung der Funktion, Gesundheit und Krankheit herangezogen werden, wenn er technisch fehlerfrei vor sich geht. Technische Störungen und nervöse oder instrumentelle Polyurie verlangen unbedingt eine Wiederholung. Je kürzer die Entnahmezeit, desto größer die Fehler. Ich mache einen $^1/_2$stündigen Ureterenkatheterismus, nehme nicht die erste, sondern die zweite oder dritte Portion zur Beurteilung und schalte nach Möglichkeit instrumentelle Beimischungen aus.

Mit dem doppeltseitig gewonnenen Harn werden nun weitere Untersuchungen angestellt, die die Funktionsleistung bewerten lassen; die Bestimmung des Harnstoffgehaltes, der Dichte und der elektrischen Leitfähigkeit.

Die Bestimmung der Harnstoffmenge macht man mit den getrennt aufgefangenen Nierenurinen, ohne Rücksicht auf Nahrungsstoffzufuhr und andere

Stoffwechselausscheidung, und vergleicht die Mengen miteinander. Die kranke Niere scheidet einen an Harnstoff ärmeren Urin aus. Große Unterschiede beider Seiten geben uns einen Anhaltspunkt für die Leistungsfähigkeit der Nieren. Der harnstoffärmere Harn entstammt der schlechter funktionierenden Niere. Bei frischen Leiden im Frühstadium ist die Harnstoffbestimmung eine sehr wenig brauchbare Probe. Oft ist die gesunde Niere polyurisch und damit der Harnstoffgehalt vermindert. Der Nachweis geschieht mit dem Urometer (nach Esbach oder Doremus). Das Verfahren beruht auf der Überführung des Harnstoffes in Kohlensäure und Stickstoff durch Natrium hypobromid.

Da nur wenig Urin nötig und der Apparat leicht handlich ist, ist das Verfahren zu empfehlen. Zum Gebrauch füllt man mit einer Pipette den langen Schenkel des Apparats mit Natriumhypobromitlösung. Rp. nach Hüfner: Natron hydrat. fest 100, Aqu. dest. 250. Nach völligem Erkalten 25 ccm Brom zusetzen, bringt dann 1 ccm Harn in die Lösung. Das sich sofort entwickelnde Gas sammelt sich in dem oberen Teil des langen Rohrs, während die Flüssigkeit in den kugeligen Teil gedrängt wird. Die Gasmengen werden an der Skala abgelesen und die Zahl der Graduierung gibt direkt an, wieviel % Harnstoff im Urin enthalten war.

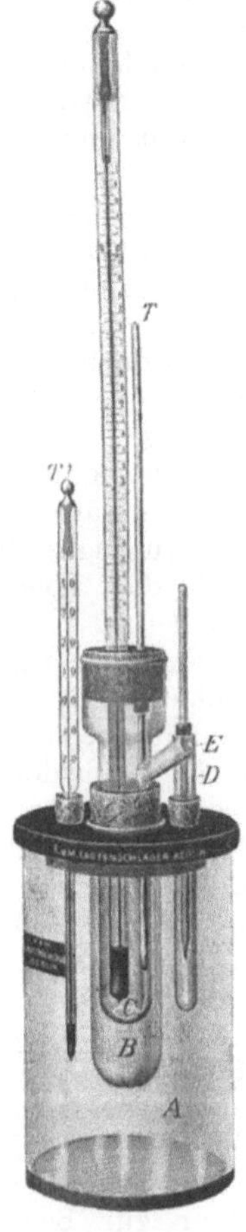

Abb. 48. Beckmannscher Apparat zur Gefrierpunktsbestimmung.

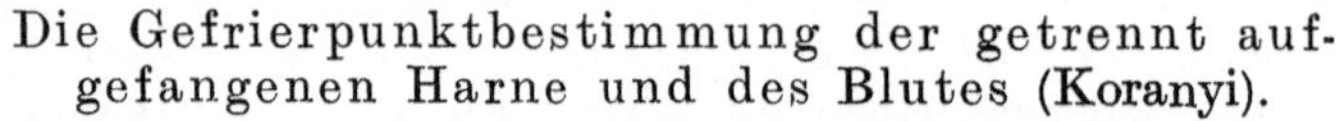
Die Gefrierpunktbestimmung der getrennt aufgefangenen Harne und des Blutes (Koranyi).

Die Niere hat einen bestimmten Anteil am physiologischen Stoffwechsel. Sie hat die Aufgabe, den Körper von den Abfallsprodukten, soweit sie harnfähig sind, zu befreien. Blut und Urin stehen hier in einer Wechselwirkung; die Niere schafft den Ausgleich dieser beiden Flüssigkeiten, um dem Blut seine physiologische molekulare Konzentration zu erhalten. Während der Gehalt des Blutes an gelösten festen Stoffen konstant ist, wechselt der des Urins innerhalb gewisser physiologischer Grenzen entsprechend den Änderungen des Stoffwechsels. Der Ausgleich erfährt Störungen, wenn die Nieren anatomisch-pathologisch verändert sind. Die Störungen äußern sich in einer Konzentrationsänderung des Harns und des Blutes. Der Konzentrationsgehalt der Lösungen wird ermittelt durch die Gefrierpunktsbestimmung.

Die Gefrierpunktsbestimmung von Harn und Blut wird ausgeführt mit Hilfe des Beckmannschen Apparates.

Er besteht aus einem mit Deckel verschlossenen Standgefäß (Abb. 48). In dem Deckel befinden sich mehrere Öffnungen, eine große in der Mitte zum Einsetzen des Gefriergefäßes und zwei seitliche, eine für den Drahtumrührer der Kältemischung, eine für das Thermometer. Das Gefriergefäß, in dem die Flüssigkeiten am besten aufgefangen werden, trägt einen durchlochten Korken zum Einsetzen des Thermometers mit fliegender Skala, die $^1/_{100}$ Grade anzeigt, mit Quecksilberreservoir am oberen Ende zur Regulierung. Seitlich ist eine zweite kleine Öffnung angebracht, in die der aus Platindraht spiralig aufgedrehte Rührer zum Schlagen der Flüssigkeit geht. Das Thermometer wird in die Flüssigkeit so eingetaucht, daß die untere Quecksilbersäule wenn möglich ganz von Flüssigkeit umgeben ist und nirgends die Wände des Gefäßes berührt. Im Standgefäß ist eine aus Kochsalz und Eis bestehende Kältemischung, in die ebenfalls ein Rührer taucht, damit eine konstante Temperatur von -4^0 dauernd erzielt wird. Das Gefriergefäß mit den Flüssigkeiten — Urin oder Blut — wird nun in die Kältemischung hineingesteckt. Das Blut wird frisch aus einer Armvene durch Punktion entnommen; man läßt es am besten sofort aus der Kanüle in das Standgefäß hineinlaufen, wobei es mit einem Platindraht umgerührt und geschlagen wird, damit sich das Fibrin absetzt. Unter ständigem lebhaften Umrühren wird die Lösung allmählich zur Unterkühlung unter den Gefrierpunkt gebracht. Im Moment der Erstarrung der Lösung wird, wenn die Flüssigkeit in einen anderen Aggregatzustand übergeht, ihre Schmelzwärme frei und der Ausschlag kommt durch plötzliches Ansteigen des Thermometers zum Ausdruck, bis er sich an einem ganz bestimmten Punkte völlig fest einstellt. Das Maximum, das das Thermometer erreicht und anzeigt, ist der Gefrierpunkt der Flüssigkeit. Richtiges Ablesen in Augenhöhe des unteren Meniskus! Der Gefrierpunkt einer Lösung ist proportional der Menge der in der Volumeneinheit aufgelösten Moleküle. Je mehr Moleküle in der Lösung vorhanden, desto tiefer liegt der Gefrierpunkt unter dem des Wassers, der = 0° gesetzt wird. Der Gefrierpunkt wird gemessen im Verhältnis zu dem des destillierten Wassers, weshalb das Thermometer unmittelbar vorher mit dem Gefrierpunkt des destillierten Wassers geeicht wird. Fällt dieser nicht mit dem Nullpunkt der Skala zusammen, so muß man die gefundene Zahl über oder unter Null der Gefrierpunktszahl der Flüssigkeit addieren oder subtrahieren.

Δ des destillierten Wassers		$= +0{,}15^0$
Δ des Urins		$= -0{,}80^0$
wirklicher Gefrierpunkt	Δ	$= -0{,}95^0$
Δ des destillierten Wassers		$= +0{,}15^0$
δ des Blutes		$= -0{,}41^0$
wirklicher Gefrierpunkt	δ	$= -0{,}56^0$.

Die technische Seite ist wegen der schwer zu beherrschenden Apparatur nicht einfach. Zur Vermeidung von Fehlern sind eine Reihe von Vorsichtsmaßregeln zu beachten. Tadellose Reinigung und Trocknung des Apparates vor dem Gebrauch ist notwendig. Eine ausgiebige Unterkühlung muß erreicht werden, damit die Wärmeentwicklung bei der Erstarrung hohe Grade erreicht und der Quecksilberfaden über eine lange Strecke in die Höhe schnellt. Die Kältemischung muß richtig temperiert sein; sie soll nur wenig und stets um den gleichen Betrag unter dem zu erwartenden Gefrierpunkt liegen. Das Rühren muß fortgesetzt werden bis zum Ablesen, ganz besonders während der Zeit der Eisbildung. Der Rührer darf nicht am Thermometer reiben. Die Quecksilberkugel muß allseitig von der Lösung umschlossen sein; im Bedarfsfall schlägt man den Urin zu Schaum. Eine exakte Technik schließt genaue Resultate in sich. Eine Kontrolle ist jederzeit durch zweimalige Wiederholung möglich. Die Fehlerquellen sind um so größer, je kleiner die gebrauchten Mengen sind.

Die Funktionsleistung der Niere wird gemessen an der Menge der wirksam gelösten Moleküle, unbeschadet ihrer Art. Je mehr die Niere leistet, um so größer ist die Zahl der im Urin ausgeschiedenen Stoffe.

Für die praktische Nutzanwendung der Harnkryoskopie für die funktionelle Leistung sind folgende Sätze maßgebend: Die Funktionen zweier Nieren verhalten sich wie die Gefrierpunkte ihrer in der Zeiteinheit ausgeschiedenen Harne. Hochgestellter Urin mit gleichhoher molekularer Konzentration aus beiden Ureteren aufgefangen spricht für gut funktionierende Nieren. Gleiche molekulare Konzentration beider Nierenurine gewährleistet gleiche Funktion. Ein an gelösten Molekülen ärmerer Urin als der gleichzeitig auf der anderen Seite aufgefangene spricht für einseitige Funktionsstörung und Erkrankung. Sehr niedrige, annähernd gleiche Konzentration beider Nierensekrete spricht für doppelseitige Erkrankung. Jede Absicht, die Zahlenwerte für sich ohne Beziehung zueinander zu verwenden, ist unzulässig. Einzig und allein der Vergleich der in gleicher Zeit gewonnenen Harne zeigt die Arbeitsüberlegenheit der einen Niere über die andere. Geringe Konzentrationsunterschiede werden am besten nicht verwertet; sie können an der Methodik liegen. Die Fehlerquellen derselben sind nur dann ohne Einfluß, wenn wir große Differenzen als Maßstab für die Nierenarbeit annehmen.

Zur Ergänzung oder wenn der doppelseitige Ureterenkatheterismus nicht möglich ist, führt Kümmell die Kryoskopie des Blutes aus. Ist die Tätigkeit der Nieren pathologisch verändert, so werden harnfähige Stoffe im Blut zurückgehalten. Der normale konstante Gefrierpunkt des Blutes von $-0{,}56^0$ wird verändert. Die Änderung der Konstanz wird diagnostisch verwertet, und zwar sind von Kümmell folgende Leitsätze aufgestellt worden: Gesunde Nieren haben gewöhnlich einen Blutgefrierpunkt von $\delta = -0{,}56^0$. Bei einseitiger

Nierenerkrankung und anatomischer bzw. funktioneller Gesundheit der zweiten Niere liegt δ innerhalb derselben Grenzen. Das Sinken des Blutgefrierpunktes unter $\delta = -0{,}60^0$ bedeutet schwere Störung der Nierenfunktion und ist als Warnung gegen jeden größeren operativen Eingriff an den Nieren aufzufassen.

Gegenüber den vielen theoretischen Einwänden, von denen der wichtigste ist, daß eine kleine Menge Harn nicht auf die Gesamtmenge schließen lasse und die zeitliche Probe nicht für die ganze Arbeit der Niere gültig sein könnte, weshalb der Vergleich der Gefrierpunkte gar keinen Sinn hätte ohne Verwertung der Harnmengen, will ich auf die praktische Bedeutung der Harn- und Blutkryoskopie hinweisen. Die Konzentrationsbestimmung des Harns hat uns in der Klinik gute Dienste geleistet. Der Gefrierpunktsbestimmung des Blutes gegenüber möchte ich dem Praktiker wenigstens eine gewisse Zurückhaltung empfehlen. Eine Erniedrigung unter $\delta = -0{,}60^0$ berechtigt zu einer Verweigerung bzw. Ablehnung der Operation nicht.

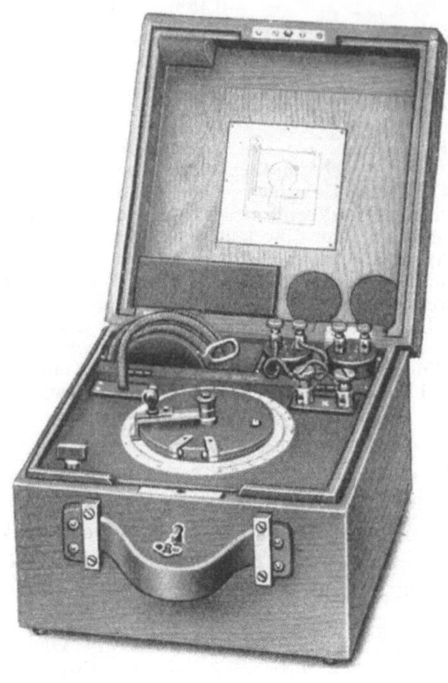

Abb. 49. Apparat zum Messen des elektrischen Leitwiderstandes für Harn und Blut.

Hat man wenig Katheterharn, so kann die Bestimmung des elektrischen Leitwiderstandes angewandt werden. Durch seine Messung kann man feststellen, wie groß der Teil eines in Wasser gelösten Elektrolyten ist (welcher in Jonen zerfällt). Während der Gefrierpunkt einer Lösung abhängig ist von der Menge der in ihr enthaltenen Moleküle, ist der Leitwiderstand abhängig von dem Dissoziationsvermögen der einzelnen Elektrolyten. Die Ionen machen das Wasser leitungsfähig. Durch die Bestimmung der elektrischen Leitfähigkeit kann man den Gehalt einer Lösung an anorganischen Bestandteilen feststellen.

Die Messung elektrischer Widerstände einer Lösung geschieht am besten mit Hilfe der Wheatstoneschen Brücke. Es ist dies der gebräuchlichste Apparat für Leitfähigkeitsmessungen und ist in einem transportablen Holzkasten untergebracht. Der Urin wird vier Stunden nach dem Essen in das Widerstandsgefäß gebracht und bis zur Marke angefüllt. Die Gefäße müssen sorgfältig vorbereitet sein: gründliche Reinigung, Ausspülen mit reinem Wasser und langes Nachwaschen mit Wasserdampf. Die Platinelektroden dürfen nirgends das Gefäß berühren; die untere Elektrode muß 2 mm vom Boden des Glases entfernt bleiben. Keine Verbindung der elektrischen Drähte. Man lege das Telephon fest an das Ohr. — Durch den Stechkontakt wird das Widerstandsgefäß in den sekundären Stromkreis eingeschaltet und in dem Rheostaten ein Widerstand gestöpselt, der mit dem Gesuchten gleiche Größe hat. Hierbei lasse man den Schleifkontakt über den ganzen Bereich der Meßbrückenskala hin und hergleiten. Wo der Mückenton des Telephons ein Minimum zeigt, ist die erhaltene Zahl Ohm, sie gibt den absoluten Widerstand an, den die Lösung darbietet. Die vereinfachte Meßbrücke ermöglicht es bei Zimmertemperatur mit 1 ccm Harn die Leitfähigkeitszahl mit genügender Genauigkeit direkt abzulesen. Beim Gesunden sind die Zahlen des bei jeder Seite gleichzeitig entnommenen Harns völlig oder doch annähernd gleich; zwischen gesunder und geschädigter Niere ist der Ausschlag viel größer.

Die Methode des Verdünnungsversuches oder die experimentelle Polyurie prüft die Nierenleistung nach Verabreichung einer größeren Flüssigkeitsmenge und gibt Antwort auf die Frage, wie sich die Niere auf funktionelle Mehrbelastung verhält.

Technik: Dem Kranken, der 4—5 Stunden vorhergedürstet und gehungert hat, wird ein doppelseitiger Ureterenkatheter mit möglichst weitem Kaliber bis zu 8—9 Charrière, am besten morgens zwischen 9 und 10 Uhr eingeführt. In der Blase liegt ein Nelatonkatheter zur Kontrolle. Bei Unmöglichkeit des doppelseitigen Ureterenkatheterismus wird ein Katheter in den Ureter, der andere in die Blase eingeführt. Der Urin der ersten Viertelstunde wird nicht verwandt, damit sich die Nieren nach dem Katheterisieren wieder auf ihre normale Funktion einstellen können. Am Ende der ersten halben Stunde bekommt der Patient 2—3 Gläser Wasser zu trinken, und der nun ausgeschiedene Harn wird 2 Stunden lang aus allen 3 Kathetern hintereinander gesammelt, wobei jede halbstündige Portion in besonders bezeichnetem Reagenzglas aufgefangen wird; man hat demnach von jeder Seite 4 und dazu vom Blasenharn 4 Proben, so daß 12 Reagenzgläser gebraucht werden. Jede Urinprobe wird dann quantitativ und qualitativ, prozentual und in absoluter Menge untersucht und auf Harnstoff, Kochsalz und Dichte bestimmt. Öfters wird die Phloridzinprobe mit angesetzt, wobei in der ersten Viertelstunde die subkutane Einverleibung der Droge zu geschehen hat. Die gewonnenen Resultate werden in Kurven eingetragen, und zwar nach Beginn, Höhe und Dauer, so daß man das Ergebnis für jede Niere schnell ablesen kann. Die Zahlen der ersten Stunden werden mit den Ergebnissen der verschiedenen Zeiten eingetragen und verglichen (Abb. 50).

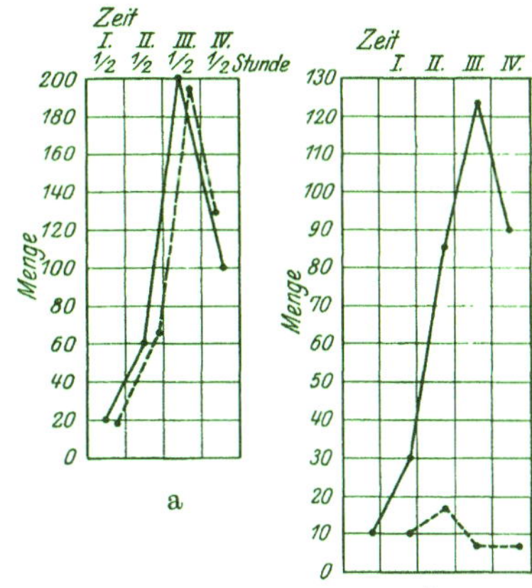

Abb. 50. Wasserausscheidungskurve, a beide Nieren gesund. b .. krank.

Eine gesunde Niere ist der Mehrbeanspruchung durch die Wasserverabreichung gewachsen und reagiert deshalb auf vermehrte Zufuhr mit vermehrter Sekretion. Die kranke Niere hat diese Fähigkeit verloren und reagiert schwächer. Bei der gesunden Niere steigt die Harnmenge in der ersten halben Stunde an, erreicht in der zweiten ihren Höhepunkt, um am Ende der dritten in steiler Kurve abzufallen, manchmal tiefer als vor dem Versuch. Demgegenüber hat die kranke Niere gar keine oder nur sehr geringe Ausscheidungsschwankungen. Ihre Kurve entfernt sich also wenig von der vor dem Versuch.

Die Methode ist etwas umständlich, stellt hohe Anforderungen an die Geduld des Kranken und verlangt vertrauenswürdiges Personal bei der Sammlung der Harnportionen. Fließt Harn vorbei, so muß die Untersuchung wiederholt werden. Je länger die Beobachtung, desto zuverlässiger sind die Resultate. Die Ergebnisse können durch reflektorische Polyurie und Anurie beeinflußt werden.

In Deutschland sind zwei funktionelle Methoden besonders in Gebrauch: Die Phloridzin- und Indigkarminprobe.

Das Phloridzin hat die Eigenschaft, eine Zuckerausscheidung im Urin hervorzurufen, und zwar auf Grund der Tätigkeit des Nierengewebes. Die Nierenzellen leisten, angeregt durch das Phloridzin, durch Abspaltung von Zucker sekretorische Arbeit. Die Zuckerausscheidung wird als Maßstab für die Nierentätigkeit genommen.

Technik: Der zu untersuchende Kranke soll 12—15 Stunden vor der Untersuchung keine Flüssigkeit zu sich nehmen, 1—3 Stunden vorher $^1/_4$ Pfund Fleisch und ein Brötchen oder zwei Eier mit Weißbrot und Butter genießen. Man untersucht in fieberfreier Zeit und wenn möglich in stationärer Behandlung. 1—$1^1/_2$ ccm einer $1^0/_0$igen wässerigen Phloridzinlösung wird körperwarm subkutan injiziert. In der Kälte fällt Phloridzin aus. Die Lösung wird am besten aus dem bereit gehaltenen Pulver stets frisch bereitet und kurz aufgekocht. Die fertigen flüssigen Präparate sind schlecht. 10 Minuten nach der Injektion wird mit dem Auffangen des Urins durch den doppelt eingeführten Ureterenkatheter begonnen. Stellen sich hier bei der Einführung der Katheter Schwierigkeiten ein, so wird nur einer in den Ureter, der andere in die Blase eingeführt. Der Blasenurin gilt als von der zweiten Niere ausgeschieden, die mögliche Mischung beider Nierensekrete macht irreführende Resultate. Die Untersuchung dauert $^1/_2$—1 Stunde. Der beiderseits ausgeschiedene Harn wird in getrennten Portionen in mit links und rechts markierten Reagenzgläsern gesammelt. Die Gläser werden gewechselt, wenn je 10 ccm eingelaufen sind. Die einzelnen Portionen werden durch das Gärungssaccharometer durch den Polarisationsapparat oder durch chemische Methoden auf Zucker untersucht. Die gewonnenen Zahlen werden genauestens notiert. Nach abgeschlossener Zystoskopie und Ureterenkatheterismus werden die gewonnenen Harnproben weiterhin untersucht, wobei Harnmenge, spezifisches Gewicht, Harnstoffgehalt, Gefrierpunktserniedrigung und mikroskopischer Befund bestimmt werden, und für den Fall, daß auch weitere funktionelle Untersuchungsmethoden angewendet wurden, auch die einzelnen Reaktionen. Wird Indigkarmin gleichseitig angesetzt, so soll es nach der Injektion von Ph. geschehen, da das Indigkarmin die Ph-Wirkung stören kann.

Casper und Richter sind von der vergleichenden Beurteilung des beiderseitigen prozentualen Zuckergehalts ausgegangen. Diagnostisch und prognostisch wichtig sind folgende Sätze: Gesunde Nieren sondern zu gleicher Zeit annähernd gleiche Zuckermengen aus. Ist eine Niere krank oder das Nierengewebe zerstört, so liefert sie weniger oder gar keinen Zucker. Bei beiderseitigen Nierenerkrankungen scheiden beide sehr geringe Mengen aus oder gar nichts.

Die Methode hat auch Fehler. Der größte ist die Polyurie, die reflektorisch schon dem Ureterenkatheterismus anhaftet und noch durch die diuretische Wirkung der Droge verstärkt sein kann. Durch die gesteigerte artifizielle Wasserausscheidung wird das prozentuale Verhältnis des Zuckergehaltes zur Urinmenge wesentlich beeinflußt. Die Polyurie kann bis zur Umkehrung der tatsächlichen Werte statthaben, so daß die kranke Niere höhere Zuckerwerte aufweist infolge der einseitigen Polyurie der gesunden. Die absoluten Zuckerwerte und die absoluten Mengen des Harns sind deshalb wertlos, weil ja auch durch Vorbeifließen am Ureter unberechenbare Mengen verloren gehen können. Dieser Fehler der Methodik verlangt, daß man die Untersuchung längere Zeit anstellt, bis die ein- oder doppelseitige Polyurie aufhört, da die Genauigkeit der Resultate mit der Dauer der Beobachtung wächst. Am Katheter vorbeigeflossene Mengen lassen sich in der Blase nachweisen. Sind sie klein, so ist der Fehler nicht groß. Sind sie beträchtlich, dann muß man den Ureterenkatheterismus wiederholen eventuell nach Dürsten und mit großen Dosen von Mo·phium, unter deren beruhigendem Einfluß die Harnflut nachläßt. Bei Innehaltung und peinlicher Durchführung der angegebenen Vorbereitung und guter Technik läßt sich die reflektorische Polyurie ebenfalls erheblich einschränken.

Ernster in ihren praktischen Folgen als diese methodischen Fehler sind ihre Versager, die in zweierlei Hinsicht beobachtet sind, nämlich daß gesunde Nieren fehlende oder verspätete Zuckerausscheidung und kranke, sogar schwerkranke, noch Zuckerwerte zeigten. Durch schlechte Droge, mit Schwankungen und Verschiedenheiten in der Nahrungszufuhr und durch vorübergehende Abflußhindernisse infolge Blutgerinnsel, Knickung usw. in den oberen Harnwegen sind diese Versager nicht hinreichend erklärt. Praktisch müssen wir immer mit der Möglichkeit falscher funktioneller Ergebnisse und mit groben Täuschungen rechnen.

Die Auffassung, daß die Größe der Zuckerausscheidung direkt proportional der Menge des funktionierenden Nierenparenchyms und umgekehrt, daß aus diesem Verhältnis auch die Ausdehnung pathologischer Veränderungen abzuleiten sei, ist nach meinen Erfahrungen ebensowenig haltbar wie die Auslegung, die Kapsamer der Methode gegeben hat. Er legt den Hauptwert uf den zeitlichen Ablauf der Zuckerausscheidung, sieht in ihr eine strenge Gesetzmäßigkeit und wertet sie für die praktische Indikationsstellung aus. Je weiter die Zuckerausscheidung herausgeschoben sei, desto schwerer sei die anatomische Störung beiderseits; 45 Minuten Verspätung sei gleichbedeutend mit schwerster Nierenzerstörung und verbiete jegliche chirurgische Intervention. Die Zeitmethode übertreffe sogar die histologische Untersuchung!

Mir hat sich die Zuckerprobe in vielen Fällen als praktisch brauchbar bewährt. Der positive Ausfall, das Minus der einen Seite gegenüber dem Plus der andern Seite, wenn große Differenzen bestehen, ist der praktische Ausdruck für die Krankheit der einen Niere und die bessere Arbeit der anderen Niere und gibt, wenn bei letzterer eine Zuckerausscheidung innerhalb normaler Grenzen auftritt, eine günstige operative Prognose. Der beiderseits negative Ausfall ist nicht viel wert. Dauernd schlechte Zuckerzahlen sind als Warnungszeichen zu gebrauchen, dürfen aber nie eine Gegenanzeige gegen operative Entfernung der Niere abgeben.

Die Indigkarminprobe ist eine Farbstoffprobe. Den vorbildlichen Grundgedanken, Farbstoffe zur Kenntlichmachung der Ureteren und der Nierenarbeit zu verwenden, verdanken wir R. Kuttner, der bereits im Jahre 1892 Methylenblau injiziert hat. Das Indigkarmin, das seine Entdecker von Heidenhains nierenphysiologischen Arbeiten entlehnten, hat gegen das Methylenblau, das noch vielfach in Frankreich benutzt wird, wesentliche Vorzüge. Der wesentlichste Vorteil aber liegt in der Vermeidung des Ureterenkatheterismus. Der unverändert ausgeschiedene Farbstoff wird dem Beobachter im zystoskopischen Bilde sichtbar.

Technik: Der Patient wird zur Zystoskopie vorbereitet und angehalten 4—6 Stunden vor der Untersuchung jede Flüssigkeitszufuhr zu vermeiden. Die Untersuchung geschieht am besten in den Morgenstunden zwischen 8 und 10 Uhr in nüchternem Zustande. Die fertige Blaulösung wird unter Zeitkontrolle körperwarm in die Glutäalmuskulatur injiziert. Sie wird am besten frisch hergestellt: eine der im Handel in kleinen Glasampullen käuflichen Tabletten von Brückner, Lampe & Co., die jede 80 mg Indigkarmin und 0,1 g Kochsalz enthalten, wird im Erlenmeyerschen Kolben in 20 ccm aufgelöst und kurz aufgekocht. Es ist darauf zu achten, daß genau 20 ccm Wasser verwendet werden, daß die etwas schwer lösliche Tablette auch ganz aufgelöst ist und keine ungelösten Reste im Lösungskolben zurückbleiben und daß die frisch bereitete Lösung im Moment des Aufkochens von der Flamme entfernt wird, damit keine Zersetzung des Farbstoffes und kein Einkochen des Wassers stattfindet. Die abgekochte Farbstofflösung wird auf einmal, nicht in verschiedenen Portionen, im Glutäus deponiert, was selbstverständlich unter strengsten aseptischen Kautelen und unter Vermeidung des Ischiadikus zu geschehen hat. Während der ersten 5 Minuten hat man genügend Zeit, die Blase genau zu besichtigen und insbesondere den Rhythmus der Ureteren und ihre Funktion mit dem ausgepreßten Harnstrahl zu beobachten, bis der blaue Farbstoff, d. h. blau gefärbter Ureterharn, an der Ureteröffnung sichtbar wird.

Der erstmalige Eintritt der Blaufärbung und die Stärke der Bläuung wird nun abwechslungsweise links und rechts vergleichsweise festgestellt und die im allgemeinen $^1/_4$—$^1/_2$ Stunde fortgesetzte Beobachtung als Gradmesser der Nierenfunktion gebraucht. Die intravesikale Beobachtung des Ablaufes nach den Indigkarmininjektionen läßt drei verschiedene Ergebnisse verwerten: die Blauausscheidung ist beiderseits prompt und gleichmäßig, sie ist auf einer Seite später und schwächer eingetreten und vermindert, sie ist auf beiden Seiten gestört.

Der erste Typus (der beiderseits positive Ausfall der Indigkarminprobe) spielt sich mit einer gewissen Gesetzmäßigkeit so ab, daß annähernd zur selben Zeit, nach 6—10 Minuten nach der Injektion, mit ziemlich gleicher Intensität, gleicher Menge und Kraft abwechselnd rechts und links ein gleichmäßig blau gefärbter Urinstrudel ausgestoßen wird. Während der Strahl anfänglich nur dünn gefärbt ist, steigt der Farbgehalt beiderseits zu immer stärkerer Konzentration und erreicht rasch in wenigen Minuten seinen Höhepunkt, wobei eine tief tintenblaue Kolorierung des Urins erreicht wird. Zystoskopisch sieht man den an der Mündung dicken, aber noch gestielten, dann in Wolken aufgelösten tiefblauen Harnstrahl (s. Abb. 51).

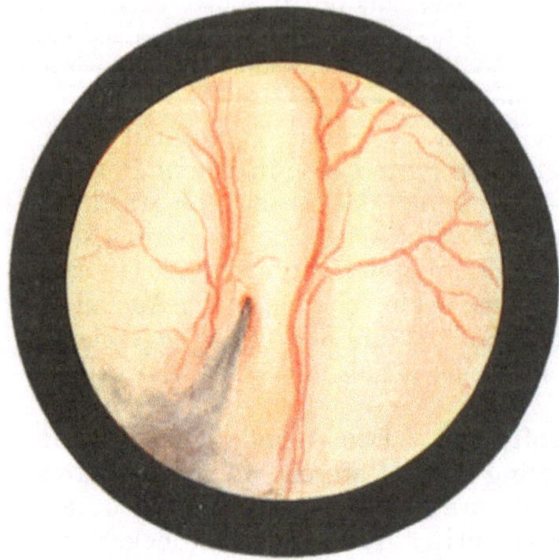

Abb. 51. Blaustoffaustritt aus dem Ureter bei der Indigkarminprobe.

Der zweite Typus (der einseitig veränderte Ablauf der Blauprobe) charakterisiert sich dadurch, daß die Ausscheidung der einen Seite innerhalb 6—10 Minuten blaue Flüssigkeitswirbel zeigt, während auf der anderen Seite erhebliche Veränderungen bestehen. Verschiedenheiten in der Zeit des Austrittes der Blaufärbung und in ihrer Stärke in allen Abstufungen bis zum völligen Versagen jeder Blauausscheidung.

Der dritte Typus endlich (der doppelseitig gestörte Ablauf der Farbstoffausscheidung) besteht darin, daß aus beiden Ureterenmündungen der Farbstoffeintritt gestört ist und nur wenig oder überhaupt keiner austritt; zuweilen ist bloß das Spülwasser aus der Blase etwas grünlich verfärbt.

Neben diesen drei wichtigen Formen der Ausscheidung des injizierten Farbstoffes hat Völker in seiner Monographie noch verschiedene Ausscheidungstypen nach Rhythmus und Gestaltung des einzelnen Urinstrahles beschrieben. Diese Rhythmusvarietäten haben für die Nierenfunktion wenig Wert, nur können sie die Merkmale einer normalen Ausscheidung erhöhen und deutlicher hervortreten lassen. Casper und seine Schule haben die Indigkarminprobe verbunden mit dem Ureterenkatheterismus, weil bei dem Auffangen der getrennten Urinmengen in Reagenzgläsern die Unterschiede in der Farbstoffausscheidung der kranken und der gesunden Seite und in der Ausscheidungszeit besonders auffällig hervortreten sollen; es könne sonst von einer Differenzierung, ob der austretende Strahl tiefer oder weniger tief blau gefärbt ist, keine Rede sein; das zystoskopische Bild werde bald undeutlich durch Blaufärbung der Füllungsflüssigkeit; auch die größere oder kleinere Entfernung des Prismas von der Ureteröffnung lasse die Nuanzierung der Farbe nicht erkennen. Gegenüber dieser Verquickung beider Methoden möchte ich darauf hinweisen, daß kleine und kleinste Farbendifferenzen, die dem Auge entgehen können, keine Rolle spielen und bei der Bewertung für die Funktionsleistung keinen Ausschlag geben dürfen. Man begibt sich des besonderen Vorzuges der Methode, ihrer großen Einfachheit und leichteren Ausführbarkeit und schneller Nutzanwendung für praktische Zwecke. Durch den Verzicht auf Katheter und Reagenzglas verliert die Methode nichts von ihrem diagnostischen Wert.

Die Farbstoffmethode beruht auf dem Prinzip, daß der Farbstoff denselben Ausscheidungsgesetzen unterworfen ist wie die spezifischen Harnbestandteile. Dabei ist allerdings auch hier das Hauptgewicht auf die zeitliche vergleichende Beobachtung beider Ureterenmündungen und auf große Differenzen zu legen. Kleine Differenzen im zeitlichen Eintritt und in der Stärke dürfen nur mit allergrößter Vorsicht verwertet werden. Am besten unterläßt man ihre Verwertung, denn sie können innerhalb der Fehlerquellen liegen. Selbst wenn sie funktionelle Störungen anzeigen, darf ihnen keine klinische Bedeutung beigemessen werden, da sie im einzelnen Falle im positiven und negativen Sinne gedeutet werden können. In der überwiegenden Mehrzahl der Fälle sind erfahrungsgemäß bei den chirurgischen Erkrankungen große Differenzen vorhanden, und selbst kleine anatomische Krankheitsherde können einen erheblichen funktionellen Unterschied gegenüber der gesunden Seite mit sich bringen, so daß die Probe gewöhnlich auch praktisch brauchbare Werte gibt. Mit allem Nachdruck weise ich darauf hin, daß die praktische Verwertung der Probe sich streng an die drei oben beschriebenen Typen zu halten hat. Ihre Nutzanwendung umfaßt folgende Leitsätze: Der erste Typus, die beiderseits gleichzeitig einsetzende gleichmäßige Blauausscheidung, bedeutet im allgemeinen normale Funktionsfähigkeit jeder einzelnen Niere. Der zweite Typus, der einseitig veränderte Ablauf, bedeutet eine anatomische Erkrankung der zugehörigen Niere und hinreichendes Funktionieren der zweiten Niere. Der dritte Typus, der doppelseitig gestörte Ablauf, ist zumeist als Symptom einer doppelseitigen anatomischen und funktionellen Schädigung aufzufassen.

Von praktischem Werte ist hauptsächlich der positive Ausfall, wie er in den beiden ersten Typen zum Ausdruck kommt. Die Bedeutung des beiderseits normalen Ablaufes liegt auf differentialdiagnostischem Gebiet. Will man, wenn es sich um Koliken unbekannter Ätiologie, gestörte Miktionsverhältnisse, pathologische Urinbefunde und palpatorisch zugängliche Unterleibstumoren handelt, sich eine gewisse Orientierung verschaffen, ob eine Niere in Frage kommt, so macht der beiderseitig prompte Ablauf der Probe einen renalen Ursprung unwahrscheinlich. Denn die Funktionsgleichheit setzt Organe voraus, die sich in annähernd gleicher Verfassung befinden. Der einseitig positive Ausfall dagegen verrät vielfach Sitz und Seite der Erkrankung und gibt bei der Indikation zum operativen Eingriff eine gewisse Gewähr für die zurückbleibende Niere, indem er bezüglich der Übernahme der Gesamtfunktion eine günstige Prognose verspricht.

Viel schwieriger liegt die Entscheidung, wenn zwischen den beiden Nieren die Gegensätze der Konzentrationsfähigkeit nicht so eindeutig hervortreten, wenn also auch auf der „gesunden" Seite nicht die nach Zeit und Stärke prompte Blauausscheidung, sondern nur ein verspätet einsetzender, dünn gefärbter Strahl auftritt, also auch die zweite Niere sich als funktionell geschädigt erweist. Hier handelt es sich meist um Grenzfälle, die besonders schwer zu beurteilen sind. Es ist wichtig zu wissen, ob die zweite Niere ebenfalls spezifisch oder nur toxisch und reflektorisch erkrankt ist. Ist sie imstande, die Gesamtfunktion zu übernehmen und nach Entfernung der einen Niere noch reparationsfähig? Ist ein operativer Eingriff abzulehnen? Jeder einzelne Fall bedarf individueller Beurteilung und darf von der Funktionsprobe **nicht** abhängig gemacht werden. Auf alle Fälle aber darf der Ausfall dieser Probe keine Gegenindikation gegen die operative Inangriffnahme abgeben.

Der doppelseitig negative Ablauf ist ohne praktischen Wert; nur wenn wir eine doppelseitige künstliche oder nervöse Polyurie und eine chronische interstitielle Nephritis ausschließen können, dann kann die Möglichkeit einer doppelseitigen Zystenniere in Frage kommen.

Die Indigkarminprobe erwies sich mir in der Praxis als eine brauchbare und auch empfindliche Probe. Sie gibt vergleichsweise einen genügenden Aufschluß über die Funktion einer Niere und hat sich, im richtigen Rahmen verwandt, als guter Wegweiser erwiesen. Einfachheit, leichte Technik und Unschädlichkeit sind ihre unbestreitbaren Vorzüge. Gerade in der Hand des Praktikers ist sie, da sie in wenigen Minuten eine erste Orientierung gestattet und, falls sie positiv ist und zusammenfällt mit anderen objektiv nachweisbaren Merkmalen, den weiteren Gang der Untersuchung vorzeichnet, von Wert.

Über die diagnostische Bedeutung der Funktionsprüfungen gehen die Anschauungen weit auseinander. Von einzelnen sehr gering geschätzt oder ganz verworfen, werden sie von den anderen hoch bewertet. Das praktisch Brauchbare dieses Widerstreites der Meinungen liegt in der Mitte. Während es außer Zweifel steht, daß unser diagnostisches Können durch die funktionelle Betrachtungsweise der Krankheiten in gewissem Sinne verbessert und gefördert worden ist, ist es auf der anderen Seite ganz unfruchtbar, immer wieder eine Grenze zu ziehen zwischen den beiden Zeitabschnitten vor und nach der Einführung der gegenwärtigen Funktionsproben und die großen Fortschritte der Nierenchirurgie ausschließlich diesen Methoden zuzuschreiben. Denn es steht fest, daß die allzu einseitige und ausschließliche Nutzanwendung und Verwertung funktioneller Ergebnisse schon manchen ernsten Schaden gestiftet hat. Hier sei nur auf die vielen „Versager" aller Funktionsprüfungen hingewiesen, wo kranke Nieren mit pathologisch-anatomischen Zerstörungen aller Art normale funktionelle Werte ergaben.

Es haben Überschätzungen Platz gegriffen zum Schaden der Kranken. Man weist der Funktionsprobe Aufgaben zu, die sie ihrer ganzen Anlage nach gar nicht leisten kann; ihre Ergebnisse werden nicht nur falsch verwertet, sondern auch übertrieben ausgelegt. Man macht aus der Funktion einen Zahlenbegriff, sagt, daß sie an die absolute Zahl vorhandener tätiger Zellen gebunden sei: gute Funktion beweise anatomische Gesundheit, schlechte anatomische Krankheit. Hierbei sei ein vollständiger Parallelismus festzustellen, und zwar in solchem Umfange, daß die Ausdehnung der anatomischen Schädigung aus den Zahlenwerten der Funktionsprüfung zu ersehen sei. Herabgesetzte oder zeitlich versagende Funktion bedeute eine schwere anatomische Veränderung und Insuffizienz und verbiete jeden operativen Eingriff.

Mit den herrschenden physiologischen Vorstellungen sind solche Anschauungen von vornherein nicht in Einklang zu bringen; derartige theoretische Konstruktionen stempeln die Funktion der Niere zum Reagenzglasversuch. Es ist nicht schwierig, diesen Auffassungen wissenschaftlich entgegenzutreten, aber dies Buch verfolgt praktische Zwecke, und so soll diese Auffassung auch nur aus der praktischen Erfahrung heraus widerlegt werden.

Bei den Tumoren der Niere kann man in geradezu experimenteller Weise das numerische Verhältnis der Zellen studieren, weil die Geschwulst das Nierenparenchym langsam und schrittweise auffrißt. Hier sollte man also zwingenderweise annehmen, daß auch die Nierenfunktion entsprechend dem immer weiterschreitenden Untergang tätiger sekretorischer Zellen auch schrittweise abnehme. Davon ist aber gar keine Rede. Es gibt Geschwülste — ich habe deren eine nicht kleine Zahl gesehen —, die die ganze Niere makroskopisch ersetzt haben und doch eine vollkommen „normale", in nichts von der gesunden abweichende Funktion, mit unseren modernen Proben gemessen, ergeben haben. Als Beleg verweise ich auf die Abb. 207, S. 264. Hier hatte ich Gelegenheit, am operativ gewonnenen Präparat Kontrolle zu üben. Trotz des geringen Restes des anscheinend noch gesund erhaltenen Parenchyms — mikroskopisch wurden von Hart schwere nephritische Veränderungen nachgewiesen — hatte die Niere in normaler Zeit Zucker und Blau und einen nach Menge und Konzentration beiderseits gleichen Urin ausgeschieden.

Es handelte sich um eine 49 Jahre alte Frau; die vor 12 Jahren Krampfanfälle im Leib mit Erbrechen und Kreuzschmerzen hatte. 1919 bemerkte sie eine starke Abmagerung, wobei der Bauch dicker wurde, bis sie eines Tages eine Geschwulst fühlte. Status: Fleckige braune Pigmentierung auf der Stirne und am Knie besonders stark ausgesprochen. Aufetriebener Leib. Links zweifaustgroßer, wenig verschieblicher, höckriger Tumor der Niere. Urin: Eiweiß, hyaline und granulierte Zylinder, rote Blutkörperchen und vereinelte Leukozyten. Zystoskopie: Beiderseits gleich gute, normale Nierenfunkion; wiederholt, ergibt sie wieder normale Funktion. Sektion: In der Vena renalis, Vena cava bis hinauf zum rechten Vorhof der Venenwand fest anhaftende Thromben. Geschwulstmetastasen bis hinauf zum Zwerchfell. Hypernephrom, diffuse, interstitielle Nephritis.

Dieser Befund ist nicht etwa eine Ausnahme, sondern eine häufige Beobachtung, bei den Tumoren wäre es fast erlaubt zu sagen, die Regel.

Aber nicht bloß bei den Tumoren, auch bei anderen Erkrankungen ist diese Beobachtung durch Erfahrungen vielfältig gestützt worden. So bei den Hydronephrosen in ihren ersten Anfängen. Die hydronephrotische Wanderniere n Abb. 102 auf S. 144 hatte ganz normale Funktion.

Auch bei den eitrigen Erkrankungen der Niere gelingt es nicht, die nehr oder weniger fortschreitende Zerstörung des Nierenparenchyms funktionell nachzuweisen.

Wir wissen ferner aus unseren praktischen Erfahrungen, daß bei einseitigen Nierenerkrankungen nicht gerade selten auch die zweite Niere funktionell mehr oder weniger erheblich geschwächt sein kann. Man hat trotz dieser Schwäche der Funktion, aus der die Theoretiker das Recht zu einem operativen Verbote herleiteten, die kranke Niere entfernt und die zweite Niere hat trotz allem den praktischen Anforderungen des Körpers vollauf Genüge geleistet.

Im Jahre 1910 habe ich schon einmal auf dieses Vorkommen aufmerksam gemacht und über zwei Fälle von Nierentuberkulose berichtet, bei denen die gesunde Niere, trotzdem sie innerhalb 30 Minuten kein Blau gab, doch nach der Nephrektomie der anderen Niere, vollauf den an sie gestellten Ansprüchen gerecht wurde. In einer Erwiderung in den Fol. urologica 1913 wurde mir entgegengehalten, daß die Ergebnisse noch nicht ausreichend beobachtet seien. Meine Nachforschungen in dieser Hinsicht haben mir aber Recht gegeben. Trotzdem 10 Jahre um sind, hat die zurückgebliebene Niere ihre Pflicht getan, obwohl mehrere Jahre noch schwerste Blasentuberkulose bestand. 1916 konnte der eine Patient militärisch eingezogen werden.

Obwohl solche Beobachtungen nicht vereinzelt sind und viele Autoren insbesondere Israel und Rovsing wiederholt auf ihre Folgerungen hingewiesen haben, daß die Funktionsproben nicht ausschlaggebend sein dürfen, werden doch immer wieder von berufener Seite die gleichen Leitsätze für die Beurteilung aufgestellt.

In einem Referat aus dem Jahre 1914 sagt Casper im Hinblick auf die zweite Niere: Ob die zweite Niere reparationsfähig oder besserbar ist, entscheiden ganz allein die Funktionsproben. Herabgesetzte oder aufgehobene Funktion der zweiten Niere bedingt zweifellos auch die absolut sichere schwere anatomische Schädigung und, für den Fall einer Operation, die Insuffizienz der zurückbleibenden. Es gäbe in Wirklichkeit gar keine „toxische" Nephritis im funktionellen Sinne; noch niemals habe eine kranke Niere einen funktionshemmenden Einfluß auf eine gesunde ausgeübt. Also auch hier zeigt sich wieder die alte Beweisführung, daß die Funktionsproben imstande seien, die anatomischen Schädigungen absolut anzugeben und die Reparationsfähigkeit einer Niere zu erweisen. Eine neue Beobachtung aus der letzten Zeit setzt mich in die Lage, einen Gegenbeweis zu liefern:

Eine 26 Jahre alte Frau erkrankte Weihnachten 1917 mit ziehenden Schmerzen in der Blasengegend und der rechten Seite, die besonders beim Urinieren hervortraten. Gesteigertes Bedürfnis zum Wasserlassen, oft achtmal am Tage. Der Urin kam tropfenweise, trübe und flockig; öfters zeigte sich am Schlusse Blut. April—August 1918 im Krankenhaus mit Blasenspülungen und Diät behandelt; während der Behandlung bestand Fieber. Nach der Entlassung als ungeheilt zeigte sich auch nachts der gesteigerte Harndrang. Am 6. Januar 1919 plötzlich hohes Fieber, 40°; Patientin war bettlägerig; der Harndrang ließ etwas nach, aber die Schmerzen in der Blase steigerten sich. Die spezialistisch ausgeführte Zystoskopie ergab nur katarrhalische Erscheinungen der Blase. Am 23. III. 1919 der Klinik überwiesen. Palpation: Rechte Niere palpabel. Beide Nierengegenden sind druckschmerzhaft. Urin: Alkalisch, massenhaft Leukozyten, reichlich rote Blutkörperchen, Epithelien, Streptokokken in Reinkultur; Tuberkelbazillen nicht nachweisbar. Zystoskopie: Größtmögliche Füllung 60 ccm. Die Schleimhaut ist mit einer schlammartigen, fingerdick aufgetragenen Eitermasse bedeckt, die jede Differenzierung ausschließt. An einzelnen eiterfreien Stellen sieht man ulzerierte blutige Schleimhaut. Beide Uretermündungen sind von Eitermassen bedeckt, sind aber durch die Entleerung von Eiterharn zu vermuten. Versuchstier nach 8 Tagen verendet. Keine Tuberkel, dagegen Staphylokokken im Blut. Der

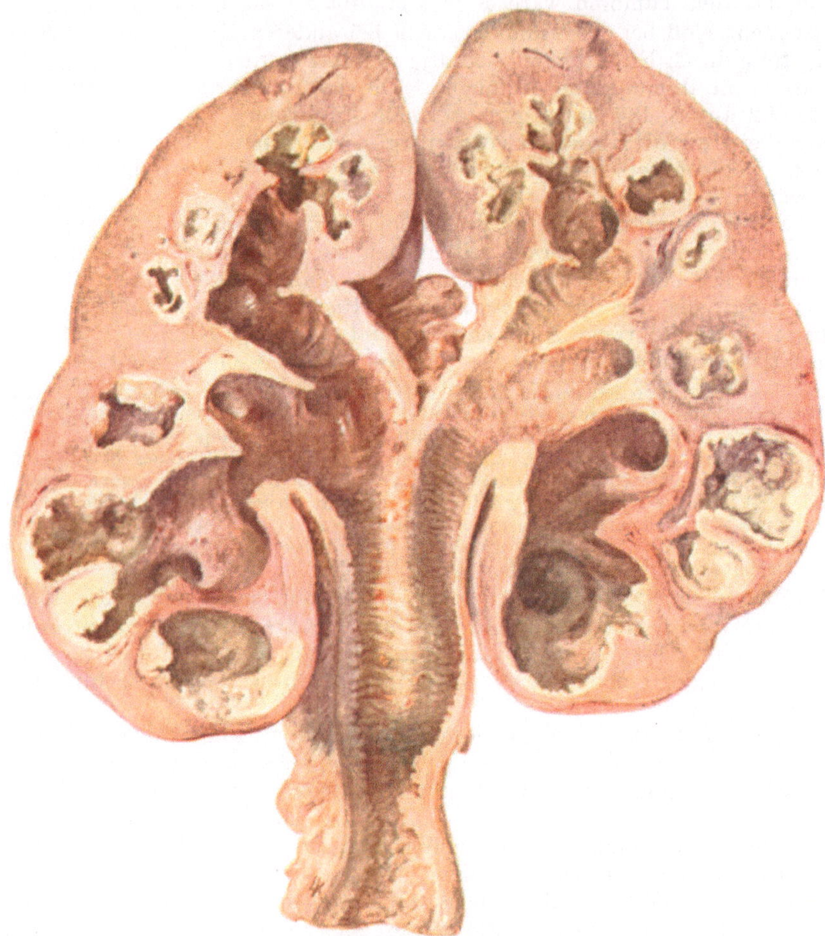

Abb. 52. Tuberkulöse Pyonephrose und Pyoureter.

rechte Ureter ist als fingerdicker, derber Strang von oben und von der Vagina aus zu tasten. $\delta = -56^0$. Funktionsprüfung beiderseits negativ. Blauinjektion: Nach ca. 2 Stunden grünlich gefärbter Gesamtharn. Zuckerprobe: erste schwache positive Zuckerausscheidung nach 2 Stunden 10 Minuten. Wassertrinkprobe: keine Vermehrung der Harnmenge. Freilegung der linken Niere, die makroskopisch normal aussieht. Freilegung und Exstirpation der rechten Niere, die vollkommen in käsige Kavernen aufgegangen ist (Abb. 52). Urinmengen 300, 400, 600, 800, 900, 1000. Verschiedene 100 ccm sind mit Stuhl abgegangen und verloren gegangen; in den ersten Tagen hat die Kranke nichts getrunken. Am 8. Tage Exitus. Sektion: linke Lunge tuberkulöse Infiltration, käsige pneumonische Herde; rechte Lunge beginnende tuberkulöse Infiltration im Oberlappen, in der Blase Geschwüre. Linker Ureter 3—4 cm blasenaufwärts tuberkulös (Abb. 53). Linke Niere „vollkommen gesund“ (Prof. Hart).

Die zurückbleibende Niere war demnach allein in vollem Umfang funktionstüchtig, obwohl sie während zweier Stunden kein Blau, keinen Zucker ausschied und auch die experimentelle Polyurie negativ war. Beide Nieren, die rechte und die linke zusammen, zeigten also schlechtere Funktion als die eine allein nach der Operation, insoweit wenigstens ihre Funktionskraft mit unseren gewöhnlichen Methoden gemessen wurde, und dies obwohl ihr nachher mehr Arbeit zugemutet wird.

Es ist also aus der Erfahrung heraus erwiesen, daß auch von ganz geringen Resten erhaltenen Parenchyms eine genügende Menge fester Bestandteile und eine erhebliche Konzentration des Harns geleistet werden und in einer „normalen“ Blau- und Zuckerausscheidung zum Ausdruck kommen kann und umgekehrt, daß eine anatomisch mikro- und makroskopisch nicht nachweisbar geschädigte Niere mit unseren gewöhnlichen Methoden eine ganz „schlechte“, herabgeminderte oder völlig aufgehobene Funktion zeigen kann.

Demnach ist es jedenfalls mit den praktischen Erfahrungen unvereinbar, wenn man funktionelle Leistungen grundsätzlich als Ausdruck für die Menge tätigen Parenchyms und für den Umfang anatomischer Schädgung bewertet und funktionelle Minderleistungen als Ausdruck einer schweren anatomischen Schädigung anspricht.

Diese Auffassungen müssen fallen und aus den Lehrbüchern verschwinden!

Die falsche Nutzanwendung der Funktionsprobe ist nun zwar für die chirurgisch kranke Niere nicht von ausschlaggebender Bedeutung; es ist nicht Bedingung, daß wir den Umfang der anatomischen Schädigung vorher kennen und glücklicherweise hängt von einer sicheren oder genauen Angabe kaum jemals das Wohl und Wehe des Patienten ab; denn der operative Eingriff ist nicht abhängig von der Funktion, sondern wird durch das vorhandene Leiden bestimmt —, die Niere wird doch freigelegt und besichtigt, und unser operatives Verhalten richtet sich nach diesem Befund. Für die zweite „gesunde“ Niere aber ist die Nutzanwendung oft gleichbedeutend mit dem Todesurteil. Diese falschen Auslegungen müssen deshalb immer wieder bekämpft und mit unerbittlicher Konsequenz muß auf ihre Unhaltbarkeit hingewiesen werden.

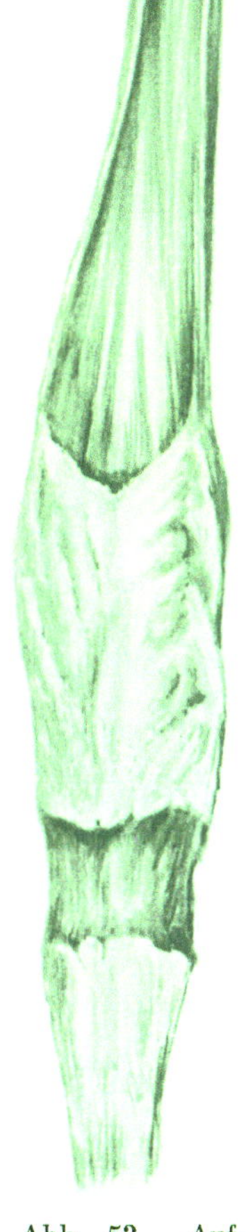

Abb. 53. Aufsteigende Uretertuberkulose.

Als Schlußfolgerung müssen sich in der praktischen Verwendung die Funktionsprüfungen eine größere Einschränkung und Einengung gefallen lassen. Funktionelle Ergebnisse sind kein Maßstab für die anatomische Beschaffenheit der Niere. Sie geben keine tatsächlichen absoluten Werte, weder wenn sie normal, noch wenn sie gestört verlaufen, d. h. weder in positivem, noch in negativem Sinne. Deshalb sind sie nie als absolute Werte einzustellen, weder die normale Funktion für Gesundheit und physiologische Funktionsfähigkeit, noch die herabgesetzte Funktion für anatomische Krankheit und pathologische Funktion. Nie darf der normale Ablauf zum definitiven Ausschluß einer Nierenerkrankung, nie der stark herabgeminderte, gestörte Ablauf für Krankheit, besonders nicht für den Grad derselben und für Insuffizienz und damit zur Verweigerung der Operation verwertet werden.

Es gibt zur Zeit noch keine einzige Methode, die über die Wiederherstellbarkeit oder die wahrhafte Leistungsfähigkeit der Niere Auskunft zu geben imstande ist. Dies ist aber der Kernpunkt im Wert oder Unwert der funktionellen Methoden und einzig und allein ausschlaggebend für ihre praktische Verwertung und objektive Einstellung im Rahmen der Diagnose.

Für die chirurgischen Nierenerkrankungen sind die Funktionsproben im gegenseitigen Vergleich beider Seiten bei großen Differenzen zu gebrauchen; weil wir es meist mit einseitigen Erkrankungen zu tun haben und die kranke Niere mit ziemlich großer Regelmäßigkeit im zeitlichen Ablauf eine schlechtere Funktion zeigt. Wenn auch irreleitende Resultate nicht ausbleiben werden in positiver und negativer Richtung, so ist das positive Resultat beruhigender. Dieses Vergleichsergebnis ist als ein durch vielfältigste Erfahrung brauchbar erprobtes Symptom und im Rahmen der übrigen klinischen Merkmale verwertbarer Anhaltspunkt zur Ergänzung des Gesamturteils in Rechnung zu stellen.

Das Röntgenverfahren.

Das Röntgenverfahren ist ein sehr wertvolles technisches Mittel zur Verbesserung und Ergänzung unserer klinischen Ergebnisse und ist zur Vervollständigung unserer Diagnose unentbehrlich geworden. Vorbedingung für eine brauchbare Röntgenaufnahme der Niere ist die sorgfältige Vorbereitung des Kranken durch eine gründliche Darmentleerung; selbst geringe Reste festen oder flüssigen Stuhls im Darm verschleiern das Bild oder machen die Aufnahme unmöglich. Am Tage vor der Aufnahme verabreicht man ein Abführmittel und möglichst geringe flüssige Diät; am Tage der Untersuchung selbst nimmt der Kranke in der Frühe nochmals ein Abführmittel und bleibt in nüchternem Zustande.

Bei der Aufnahme liegt der Kranke auf dem Röntgenuntersuchungstisch in Rückenlage mit etwas erhöhtem Kopf, Knie und Hüften leicht gebeugt, um die Wirbelsäulenkrümmung auszugleichen und die Lendengegend der Platte möglichst zu nähern. Eine Beckenhochlagerung ist nicht zu empfehlen, da hierbei die Nierengegend von vorgelagerten Därmen nicht frei zu bekommen ist. Zuerst machen wir, nach dem Abschluß oder ganz am Ende der klinischen Untersuchung, eine Übersichtsaufnahme (Plattenformat 30×40 oder 40×50) der Nieren- und Harnleitergegend. Ist das Übersichtsbild übereinstimmend mit der klinischen Untersuchung ausgefallen, so können wir uns damit begnügen oder aber wir lassen zur deutlichen Sichtbarmachung des positiven Ergebnisses noch eine Blendenaufnahme der entsprechenden Gegend anfertigen. Ist der Röntgenbefund negativ, haben wir aber doch auf Grund der klinischen Untersuchung einen bestimmten Verdacht, so müssen wir uns zu einer vollständigen röntgenologischen Untersuchung der Nieren und der Harnleiter entschließen. Hierbei werden beide Körperhälften untersucht und es sind 5 verschiedene Aufnahmen notwendig: nämlich jede Niere, jeder Harnleiter und die Blase mit den beiden untersten Harnleiterabschnitten müssen radiographiert werden. (Aus Gründen der Sparsamkeit kann man sich schließlich auch mit einer Aufnahme beider Nieren oder nur der als krank erwiesenen Niere begnügen; beim Steinverdacht ist diese Einschränkung nicht erlaubt.) In der Klinik verwenden wir die Kompressionsblende (von Albers-Schönberg) und den (Strätersehen) Luffaschwamm; die Strahlendurchlässigkeit der Bauchwand wird gesteigert, die Platte der Niere möglichst genähert, die Gedärme verdrängt und die Niere so festgehalten, daß sie die Zwerchfellbewegungen nicht oder nicht ausgiebig mitmachen kann.

Bei der Einstellung der Kompressionsblende für Nierenaufnahmen berührt der obere Rand des Blendenrohres den Rippenbogen, der mittlere Rand die Körpermitte; aus Rücksicht auf die anatomische Lage der Niere muß seine Achse der Thoraxlänge entsprechend in einem mehr oder minder spitzen Winkel zur Tischebene stehen und etwa die 12. Rippe schneiden. Der Blendenrahmen wird an der zu untersuchenden Seite etwas angehoben, um Psoas und Nierenschatten auf der Platte besser auseinander zu bringen. Die Platte muß, unter den Patienten gelegt, genau in ihrer Mitte von der Zylinderachse getroffen werden. Man nimmt zweckmäßig nur ein 30 × 40 oder 40 × 50 Plattenformat — quer unter den Rücken gelegt — zur Aufnahme beider Nieren; die eine Kassettenseite wird bei der Aufnahme der anderen Seite durch ein 2 mm dickes Bleiblech abgedeckt. Der Vorteil liegt darin, daß man beide Nieren- oder Harnleitergegenden auf einer Platte hat und sofort miteinander vergleichen kann (Burchardt). Für die Blasenaufnahme genügt eine 18 × 24 Platte. Bei dem heutigen guten Instrumentarium ist das Doppelplattenverfahren überflüssig.

Wollen wir die Aufnahmezeit noch abkürzen, so nehmen wir den Verstärkungsschirm zu Hilfe. Er bietet den Vorteil, daß die respiratorische Verschwommenheit ausgeschaltet werden kann, da im Atemstillstand aufgenommen wird, hat aber den Nachteil, daß bei dem schlechten Kriegsmaterial Flecken auf dem Schirm Konkremente, Beckenflecke usw. vortäuschen können.

Der Blendenkreis des Radiogramms bei der Nierenaufnahme umfaßt einen Bezirk von der 10. Rippe abwärts bis zum 4. Lendenwirbel.

Wir unterscheiden Zeitaufnahmen und Momentaufnahmen. Die Zeitaufnahme können wir mit und ohne Verstärkungsschirm machen. Es ändern sich dabei natürlich Qualität und Belastung der Röhre sowie Expositionszeit.

1. Zeitaufnahme.

a) ohne Verstärkungsschirm.

Röhrenqualität	mittelweich (7 Wehnelt)
Belastung	30 M.A.
Exposition	12—15 Sekunden.

b) mit Verstärkungsschirm.

Röhrenqualität	weich (6 Wehnelt)
Belastung	25 M.A.
Exposition	12—15 Sekunden.

2. Momentaufnahme.

mit Verstärkungsschirm.

Röhrenqualität	mittelweich (6—7 Wehnelt)
Belastung	50 M.A.
Exposition	$1^1/_2$ Sekunden.

Bei der Aufnahme der mittleren Harnleitergegend steht bei wagerechten Blendenrahmen der Kompressionszylinder mit seinem unteren Rande zwei Finger oberhalb der Symphyse, mit dem äußeren lateralen dicht an dem vorderen Hüftbeinhöcker. Der Blendenkreis erstreckt sich vom 4. Lenden- bis 4. Kreuzbeinwirbel.

Bei der Aufnahme der Blase mit unterem Ureteranteil steht die Blende mitten über der Mittellinie, am oberen Rand der Symphyse mit etwas nach dem kleinen Becken zu gesenkter Achse.

Da es sich bei den Nieren in der Regel um wenig bewegliche, in sehr großer Tiefe liegende Objekte handelt, kommt nur die Röntgenaufnahme in Betracht; die Schirmbetrachtung ist meist ergebnislos.

Eine gute Nierenaufnahme muß vor allem die Knochenstruktur und ihre Grenzen scharf umrandet erkennen lassen: die Wirbelkörper und ihre Querfortsätze mit den durch die Zwischenwirbelkörper bedingten Aussparungen, die unteren Rippen in ihrem ganzen Verlauf, die knöchernen Teile des Beckens mit deutlicher Zeichnung der scharfen Umrandung des kleinen Beckens, ferner die Weichteilschatten, vor allem den leichten Psoasschatten mit besonderer Deutlichkeit seines Außenrandes; von der Niere selbst den Schattenriß des unteren Nierenpols und die Außen- und Innenkontur mit der dem Nierenbecken entsprechenden Einbuchtung. Zwischen Niere und Psoas muß ein

5 mm breiter heller Streifen deutlich sichtbar sein. Nur zuweilen bekommen wir noch Teile des oberen Nierenpols auf die Platte, für gewöhnlich ist der Nierenschatten oben vom Schatten der Milz und Leber überdeckt.

Der Harnleiter läßt sich auf der Platte nicht darstellen. Man macht ihn sichtbar durch eine mit Metall ausgefüllte Uretersonde oder durch den mit Metallmandrin versehenen Ureterenkatheter, am zweckmäßigsten aber durch die von Göbel angegebenen Wismutkatheter, die einen deutlichen Schatten geben und dabei den Abfluß von Urin gestatten.

Eine schlechte Nierenaufnahme ist verschleiert, kontrastlos, der Psoasschatten ist verloren gegangen.

Diagnostisch wichtig ist das Lesen der Platte. Bei der Beurteilung einer technisch vollendeten Platte handelt es sich um Schattenrisse und Schattenunterschiede. Wir betrachten die Bilder stets im Dunkelzimmer im Lichtkasten, in dem wir durch verschiedene Helligkeitseinstellungen die Schattenumrisse und Dichtigkeitsunterschiede deutlicher hervortreten lassen können. Grundsätzlich wichtig ist, daß wir nie das Röntgenbild allein für sich zur Diagnose verwerten. Stets ist es im Rahmen der übrigen klinischen Untersuchungsergebnisse zu beurteilen, mit denselben zu vergleichen und in Einklang zu bringen.

So bekommen wir durch das Röntgenbild diagnostisch verwertbare Schlüsse über das Vorhandensein der Niere überhaupt, über ihre Lage, Größe und Form und auch über den gesunden oder kranken Bau und die Änderung des Gewebes.

Ist ein deutlicher Nierenschatten vorhanden, so ist dies ein Beweis dafür, daß auch eine Niere vorhanden ist. Diese Feststellung ist manchmal von diagnostischem Wert, namentlich bei dem erworbenen Ureterverschluß, bei dem kein Nierensekret nach unten gelangt, Funktionsprüfung und Palpationsbefund ergebnislos sind. Der Nierenschatten ist aber nur für das Vorhandensein, nicht für die anatomische Beschaffenheit der Niere entscheidend. Fehlt er, so darf dieser negative Befund nur mit ganz großer Vorsicht und nur nach Ausschluß aller anderen Möglichkeiten — besonders einer verlagerten oder formveränderten Solitär- oder Verschmelzungsniere — für das Fehlen einer Niere herangezogen werden. Technische Fehler, starke Körperfülle, ungenügende Vorbereitung können den scheinbaren Mangel jeglicher Nierenkontur verschulden. Dann unterläßt man ohne andere wichtige klinische Beweise am besten überhaupt, das Fehlen des Nierenschattens als gleichbedeutend mit dem Fehlen der Niere zu setzen.

Ein deutlich sichtbarer, normal gelegener Nierenschatten reicht mit seinem unteren Pol meist bis zur Höhe des Querfortsatzes des 3. Lendenwirbels; die Hilusbuchtung liegt dem Psoasaussenrand gegenüber in Höhe des 1. Lendenwirbels, der mediale Rand verläuft parallel dem Psoas und ist durch einen Helligkeitsstreifen von diesem getrennt und der Wirbelsäule genähert, der untere Nierenpol steht rechts etwas tiefer als links. Auch innerhalb physiologischer Grenzen kommen gewisse Abweichungen vor. Die genaue Lagebestimmung des Nierenschattens zur Wirbelsäule ist häufig deshalb nicht möglich, weil die Projektion abhängig ist von der mehr oder minder schrägen Einstellung des Blendenzylinders. Auch die „skelettotopische" Lage des normalen Nierenschattens zur 12. Rippe bietet keinen sicheren diagnostischen Anhaltspunkt, da gerade diese Rippe von sehr wechselnder Form und Lage ist. Der obere Pol des Nierenschattens wird meist durch Leber oder Milz verdeckt.

Findet sich die Niere tiefer als normal, bekommt man die ganze Niere auf die Platte, rückt die Hiluszeichnung bis zu den letzten Lendenwirbeln und noch tiefer herunter, so haben wir wahrscheinlich eine Wanderniere oder eine angeborene verlagerte Niere vor uns.

Zuweilen findet sich ein sowohl in der Länge als auch in der, beim lebenden Organ 6,3—6,8 cm betragenden Breite einseitig vergrößerter Nierenschatten. Bei einer Übersichtsaufnahme, die den Vergleich beider Nierenschatten zuläßt, ist eine einseitige Vergrößerung bei gleichzeitig klinischen Symptomen ein brauchbarer Röntgenbefund und Hinweis auf einseitige Erkrankung. Auch hier sind Täuschungen nicht ausgeschlossen. Die einfach kompensatorisch hypertrophische Niere ist so schon oft als die kranke angesprochen worden. Bei Tumorverdacht ohne klinisch bestimmbare Seitenangabe ist ein großer Nierenschatten meist für die Seite des Tumorsitzes beweisend.

Der vergrößerte Nierenschatten läßt keinen Schluß auf eine etwaige geschweige denn auf eine bestimmte Krankheit der Niere zu. Es ist immer möglich, daß gerade die größere Niere die bessere ist und den größeren Schatten gibt.

Reichen die Schatten des unteren Nierenpols sehr dicht an die Wirbelsäule heran, laufen sie mehr horizontal, mehr nach der Wirbelsäule zu und fließen in der Mitte zusammen, so haben wir es mit einer Verschmelzungsniere — der sog. Hufeisenniere — zu tun.

Ein abnorm großer, deformierter Nierenschatten auf einer Seite läßt an eine Langniere denken, während doppelseitig vergrößerte Nierenschatten eventuell im Verein mit den klinischen Merkmalen für die Zystenniere beweisend sind.

Sitzt dem Nierenschatten ein zweiter, kreisrunder, mit scharfen Rändern und gleichmäßiger Dichte auf, so kann es sich um einen Nierentumor handeln. Eine Zyste wird im ebenfalls scharf umgrenzten Schatten eine gewisse Helligkeit erkennen lassen.

Verkleinerte, verschmälerte Nierenschatten sind, wenn klinische Hinweise auf einen Entzündungsprozeß dieser Seite vorhanden sind, für die chronische Schrumpfung oder eventuell für die abnorme Kleinheit einer Niere beweisend. Immerhin muß man differentialdiagnostisch die Möglichkeit ausschließen, daß es sich um das Bild einer um ihre Längsachse gedrehten, gekanteten Niere handelt. Dies ist besonders bei seitlicher Wirbelsäulenverbiegung der Fall.

Was nun endlich die Schattenunterschiede anbelangt, so erlauben sie auch gewisse diagnostische Schlüsse auf den anatomischen Zustand der Niere. Man darf aber nie vergessen, daß auch schwer veränderte Nieren einen ganz homogenen Nierenschatten geben können. Die Wiedergabe und das Festhalten anatomischer Strukturveränderungen auf der photographischen Platte ist wegen der großen Objekttiefe und des gleichen Baues der durchleuchteten Gewebe sehr schwer, auch sind die Dichtigkeitsunterschiede des gesunden und des krankhaft veränderten Parenchyms meist sehr geringe. Negative Plattenbefunde sind daher nicht beweisend.

Finden sich rundliche, unscharf begrenzte, im sonst dunklen, gleichmäßigen Nierenschatten hervortretende Aufhellungen im Parenchym, der Peripherie genähert, so sind dies in der Regel Substanzdefekte, die leer oder ausgefüllt sein können; es handelt sich dann um eitergefüllte oder leere Kavernen.

Ein andermal sieht man Einsenkungen oder Vorbuckelungen, besonders an der äußeren bogenförmigen Kontur der Niere. Die Einsenkungen lassen Schrumpfungsprozesse und Vernarbungsvorgänge vermuten, während halbkugelige, über das Nierenniveau vorspringende Parenchymvorbuckelungen an zystische Degeneration oder an kavernöse Prozesse denken lassen.

Der röntgenologisch wichtigste Befund sind die im Bereiche oder der Nähe des Nierenschattens liegenden distinkten, scharf konturierten und sich deutlich hervorhebenden Schatten der Konkrementbildung — sowohl der primären wie der sekundären Steine.

Die Pyelographie.

Das Röntgenverfahren hat noch eine praktisch wichtige Ergänzung und Bereicherung erfahren durch die Pyelographie von Völker und Lichtenberg, ein Verfahren, bei welchem Nierenbecken und Harnleiter nach Einführung eines Ureterenkatheters mit einer schattengebenden Flüssigkeit angefüllt und so auf der photographischen Platte zur Darstellung gebracht werden können.

Der wie zu einer Röntgenaufnahme vorbereitete Kranke wird im Röntgenzimmer in Rückenlage auf den Untersuchungstisch gelegt und alles zur Plattenaufnahme fertig gemacht. Ein Goebelscher Wismut-Ureterenkatheter Größe 4 oder 5 wird nun in das Nierenbecken eingeführt. Als Kontrastmittel nimmt man 10%iges Kollargol (Heyden) oder 10%iges Pyelon (Riedel), das körperwarm aus einer Metallspritze, deren Kanülenansatz genau in den mit Metalleinsatz armierten Pavillon des Ureterenkatheters passen muß, oder mittels einer langen dünnen Kanüle langsam unter mäßigem Druck eingespritzt wird. Auch Jod- und Bromnatrium sind als gute Kontrastmittel empfohlen. Oder man benutzt hierzu graduierte Glasbüretten mit Ablaufschlauch und Flügelhahn, deren Einlaufsdruck (30 mm Hg) durch ein Quecksilbermanometer oder verstellbares Stativ reguliert wird. Ich lege besonderen Wert darauf, daß der Ureterenkatheter im Nierenbecken liegt, daß die Flüssigkeit unter steter Kontrolle des Auges eingespritzt wird, und daß die Röntgenaufnahme in dem Augenblick gemacht wird, wo die rückläufige Silberlösung am Uretereneingang in der Blase erscheint. Die Technik der Aufnahme ist genau dieselbe, wie bei der einfachen Nierenaufnahme. Wir machen stets Momentaufnahmen bei Atemstillstand und Exspirationsstellung, ohne Blendenkompression, damit die Lösung nicht durch Druck ausfließen kann oder in die Nierensubstanz gepreßt wird. Der Kranke wird aufgefordert, das leiseste Schmerzgefühl in der Seite zu melden. Gewöhnlich füllen wir unter solchen Vorsichtsmaßregeln das Nierenbecken ganz allmählich und schmerzlos, ohne eine Überdehnung befürchten zu müssen, das zuviel einströmende Kollargol läuft am Katheter vorbei in die Blase. Ist das Nierenbecken voll, so gibt der Kranke meist ein Gefühl von Spannung und Schmerz an. Nach vollendeter Aufnahme saugen wir die Silberlösung mit der Spritze aus dem Nierenbecken ab und spülen, um jede Fremdkörperreizung zu vermeiden, so lange nach, bis aus Ureter und Blase wieder klares Abwasser abläuft.

Es haben sich auch einige Stimmen gegen die diagnostische Kollargolfüllung der Harnwege erhoben; man hat schwere Schädigungen beobachtet. Abgesehen von Verätzungen des Nierenbeckens und infarktähnlicher Imbibierung der Nierensubstanz mit Nekrosen sind Todesfälle durch Perforation des Nierenbeckens mit Peritonitis und durch Argyrose beschrieben. An der Bierschen Klinik haben Rumpel und ich das Verfahren bereits im Jahre 1911 geübt. Außer gelegentlichen Koliken, Fiebersteigerungen für 1 bis 2 Tage, auch einem vereinzelten Kollaps habe ich allerdings ernste Schädigungen nie feststellen können. Die Mitteilungen anderer erscheinen mir aber wichtig genug, um eine endgültige Stellungnahme zu verlangen; sie sind mit dem Vorwurf „Fehler der Technik" allein nicht abzutun. Es scheint festzustehen, daß nicht die reizlose, an sich ungefährliche Silberlösung, sondern daß die mechanische Ausdehnung des Nierenbeckens überhaupt Schädigungen bringen kann. Das Nierengewebe, besonders das kranke, ist außerordentlich empfindlich und leicht verletzlich. Auch Schockwirkungen scheinen reflektorisch vom Nierenplexus auszugehen. Jedenfalls sehen wir uns veranlaßt, das Anzeigegebiet der Pyelographie enger zu begrenzen.

Ein normales gesundes Nierenbecken soll nicht mit Kollargol ausgefüllt werden. Ich kann deshalb auch die Übersichtsaufnahmen (Zysto-, Uretero- und Pyelographie) zur Gewinnung eines besseren Überblickes nicht empfehlen. Bei pathologischen Zuständen der Niere ist die Pyelographie auf das notwendige Maß zu beschränken. Überall, wo wir diagnostische Resultate mit weniger eingreifenden Maßnahmen erreichen können, ist diesen der Vorzug zu geben. Ist aber die Pyelographie für das Wohl des Kranken notwendig, können wir von dem Verfahren wertvolle Aufschlüsse zur Erkennung des Leidens erwarten, so müssen auch die Bedenken gegen die schmerzhafte Prozedur und gegen gelegentliche Schädigungen fortfallen, um so mehr, da man sie zweifellos durch peinchste Technik bis auf ein weniges ausschalten kann. Augenkontrolle des uflusses und Sicherstellung des freien Abflusses durch dünne Katheter sind otwendig; gegen Hemmungen und Widerstände bei der Injektion soll man icht ankämpfen und bei geringster Blutung von der Pyelographie ganz Abtand nehmen. Lokalanästhesie soll nicht angewandt werden, um die subektiven Angaben des Kranken mitverwerten zu können, und die Untersuchung oll nicht ambulant, sondern bei 1—2tägiger Krankenhausaufnahme unter teter ärztlicher Kontrolle durchgeführt werden.

Die Pyelographie ermöglicht uns vor allem eine Vorstellung von der ana- omischen Gestaltung der erkrankten Niere und des Harnleiters. Sie ist dia- gnostisch brauchbar: bei den angeborenen Bildungsfehlern, bei den Lageverinderungen, bei Dilatationszuständen der Niere, bei entzündlichen Erkrankungen der Niere, bei Stein, bei Tumoren und differentialdiagnostisch zur Abgrenzung gegen Abdominaltumoren. Über ihre vielseitige Nutzanwendung werden wir in den einzelnen Abschnitten hören.

Rautenbergs Pneumoperitoneum.

In den letzten Jahren hat man durch eine von Rautenberg angegebene, in der Schmiedenschen Klinik fleißig ausgearbeitete Methode des Pneumoperitoneums gute Übersichtsbilder von Nieren bekommen (Abb. 54).

Die Technik Rautenbergs ist sehr einfach. Eine gewöhnliche Kanüle wird links und etwas unterhalb des Nabels durch die Bauchdecken eingestochen und dann werden mit einem Doppelgebläse ca. 2000 ccm atmosphärische Luft im Bauchraum eingeblasen.

Auch wir haben das Verfahren geübt, immerhin stehen ihm doch gewisse Bedenken entgegen. Ein abschließendes Urteil über den Wert des diagnostischen Verfahrens bei den Nierenerkrankungen ist noch nicht möglich.

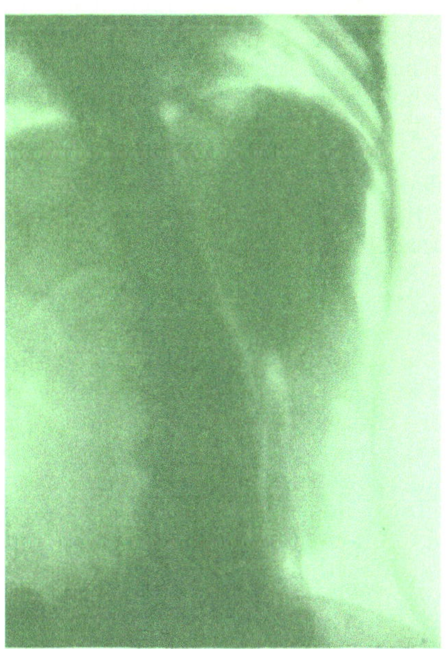

Abb. 54. Pneumoperitoneum. Leber und Wanderniere.

Probefreilegung und Probepunktion.

Trotz Zuhilfenahme aller der bis jetzt erwähnten Untersuchungsmethoden ist die sichere Diagnose einer Nierenerkrankung hin und wieder in besonders schwierigen Fällen nicht möglich. Dann bleibt uns als letztes Mittel die operative Freilegung der verdächtigen oder beider Nieren. Die freigelegte, nach außen luxierte Niere gestattet uns meistens eine eingehende Betrachtung und Betastung, und damit auch die Feststellung ihrer Form, Größe und Konsistenz. Eventuell bieten exzidierte kleine Gewebsstückchen mit mikroskopischer Untersuchung weitere diagnostische Anhaltspunkte. Beim Verdacht eines Steins im Parenchym verrät die Nadelpunktion hie und da den Sitz. Die Explorativpunktion durch Einstechen einer Nadel von der Lendengegend aus in die Nierengegend mit Aspiration zur Feststellung, ob eine vorhandene Geschwulst überhaupt der Niere angehört, ob Flüssigkeit oder solider Tumor, ob eine paranephritische Erkrankung vorliegt oder ein Echinococcussack, ist mehr und mehr verlassen worden, weil sie nicht ungefährlich ist. Sie hat wohl dann und wann brauchbare Anhaltspunkte geliefert, doch sollte man sie wegen der Gefahr der Infektion, der Blutung, des Entstehens von Harnfisteln und des Ausflusses von Flüssigkeit in die Umgebung nur nach der breiten Inzision oder an der operativ freigelegten Niere ausführen, um so mehr, als auch die Ergebnisse der Untersuchung der Punktionsflüssigkeit — Gehalt an Harnstoff, Harnsäure, Beimischung von Eiweiß, Plattenepithelien und Zylinder — nach vollem Untergang der Niere gänzlich negativ sein können.

Ist das Ergebnis auch an der freigelegten Niere nicht eindeutig, können wir uns nicht von der Gesundheit oder Krankheit überzeugen, so bietet die angeschlossene Nierenspaltung ein weiteres gutes Orientierungsmittel, da wir dann durch Fingerbetastung und mit dem Auge Parenchym, das Becken der Niere und den Ureter, eventuell durch Sondierung, aufs genaueste absuchen können.

Die probeweise Freilegung der Niere hat allerdings ihre großen Fehlerquellen und auch ihre ernsten Bedenken. Erkrankungen im Frühstadium, kleine Neoplasmen, tuberkulöse Herde oder Parenchymsteine entgehen leicht der oberflächlichen Betrachtung, selbst auf dem Sektionsschnitt; auch der geschulte pathologische Anatom kann selbst bei der mikroskopischen Untersuchung am exstirpierten Organ zuweilen keine maßgeblichen Schlüsse ziehen. Jedenfalls bekommt man mitunter kein verläßliches Bild von der anatomischen Beschaffenheit der Niere. Andererseits ist die probeweise Spaltung kein gleichgültiger Eingriff, da schwere Schädigungen der Niere und tödliche Blutungen danach beobachtet wurden. In einzelnen Fällen hat uns auch das Verfahren nach Kocher mittels der durch die Peritonealhöhle geführten Hand von dem äußerlich guten Zustand der Nieren sich zu vergewissern, ausreichende Dienste geleistet. In der Diagnose der Nierenkrankheiten sollte man sich von dem Gedanken an eine immer noch übrigbleibende Freilegung der Niere möglichst freimachen, da bei negativem Befund die Probefreilegung keine Verbesserung der Diagnose bringt, eher eine Verschlechterung. Daß man von diesem Verfahren nur im äußersten Notfalle Gebrauch macht, wenn alle anderen Hilfsmittel erschöpft sind, bedarf keiner Begründung und versteht sich von selbst. Die weitere Vervollkommnung unserer diagnostischen Hilfsmittel läßt uns hoffen, daß wir noch größere Sicherheit für die Diagnose und für unser Handeln erhalten werden und in der Folgezeit mehr und mehr auf dieses drastische Hilfsmittel verzichten dürfen.

Spezielle Diagnostik.

Die Erkrankungen der Niere.

Die angeborenen Bildungsfehler der Niere.

Die angeborenen Mißbildungen der Niere haben nicht bloß wissenschaft-che, sondern auch praktische Bedeutung. Jeder Chirurg hat gelegentlich nit ihnen zu tun; dann stellen sie ihn in der Regel vor schwere diagnostische ufgaben und es unterlaufen Irrtümer und Fehldiagnosen, weil die Mißbil-ungen oft den Eindruck völlig andersartiger Erkrankungen machen. Manch-nal ist die Diagnose erst auf dem Operationstisch gemacht, zu einer Zeit, wo ereits nicht mehr wieder gut zu machende Fehler begangen waren.

Das angeborene Fehlen einer Niere.

Die Diagnose des vollkommenen Fehlens einer Niere ist deshalb von großer raktischer Wichtigkeit, weil dieser Bildungsfehler, nicht vorzeitig erkannt und estgestellt, den Tod des Trägers bedingen kann, sofern man gegen die un-rkannte Einzelniere operativ vorgeht. Die unpaarige Niere ist einige Male perativ entfernt worden. Dieses Unglück sollte in der jetzigen Zeit nicht nehr vorkommen und ist auch ganz unmöglich, solange man die grundsätz-iche Forderung erfüllt, keine eingreifende Nierenoperation vorzunehmen, ehe nan sich von dem wirklichen Vorhandensein und der ausreichenden Funktion les Schwesterorgans überzeugt hat, mag die Anzeige zu einem operativen Ein-riff noch so dringlich sein.

Das zystoskopisch festgestellte, einseitige Fehlen der Uretermün-lung ist wohl in der Regel dafür beweisend, daß auch die zugehörige Niere ehlt, besonders dann, wenn die anatomische Gestaltung der Umgebung dieses Jreters in der Blase die hierfür charakteristischen Merkmale aufweist. Man ieht im zystoskopischen Bilde beim Ableuchten des Lig. interuretericum, wie lasselbe sich über die Mittellinie hinaus allmählich verliert und in die an-renzende Blasenschleimhaut sanft übergeht, ohne sich wieder zu einem Ureter-vulst oder einer Uretermundung zu formen; an deren Stelle findet man glatte, altenlose Blasenschleimhaut, auch die begleitenden Gefäßverästelungen fehlen. Diese sogenannte halbseitige „Asymmetrie des Trigonum" ist angeboren und äßt mit großer Sicherheit auch auf einen angeborenen Nierenmangel der zu-gehörigen Seite schließen. Solche klaren und eindeutigen anatomischen Be-unde in der Blase finden sich aber sehr selten; ich selbst habe sie meines Er-nnerns nur einmal gesehen. Finden sich bei der ersten zystoskopischen Unter-uchung scheinbare Anzeichen für ein Fehlen der Uretermündung, so gibt lieser erste Befund Anlaß zu den verschiedensten diagnostischen Erwägungen ınd Erhebungen, ehe man die Sicherheit gewonnen hat, daß ein Fehlen auch virklich vorliegt. Gewöhnlich ist die Feststellung, daß eine Ureteröffnung uch wirklich fehlt, nicht so einfach. Ganz abgesehen davon, daß auch bei ıormaler Lagerung gelegentlich eine Uretermündung wegen abnormer Kleinheit übersehen werden kann und das sehr eingeengte Lumen erst nach Farbstoffeinspritzung sichtbar zu machen ist, bilden öfters anatomische Veränderungen der Blase, wie Furchen, Falten, Divertikelbildungen und schwere Entzündungserscheinungen die Ursache für ein Nichtfinden oder Nichterkennen der Uretermündung.

Abgesehen von diesen Irrtümern kann das Fehlen der Uretermündung auch erworben sein. Der erworbene Verschluß des Harnleiterblasenendes kommt durch akut und chronisch entzündliche Nieren- und Harnleitererkrankungen zustande; auch mechanische Ursachen können ihn veranlassen. Die Anatomie der Uretergegend kann hierbei so umgestaltet werden, daß im zystoskopischen Bilde es unmöglich ist, eine Ureteröffnung zu erkennen; das, was an ihre Stelle getreten ist, erfährt dann auch die verschiedenste Deutung. Man denkt um so weniger an einen erworbenen Verschluß, weil

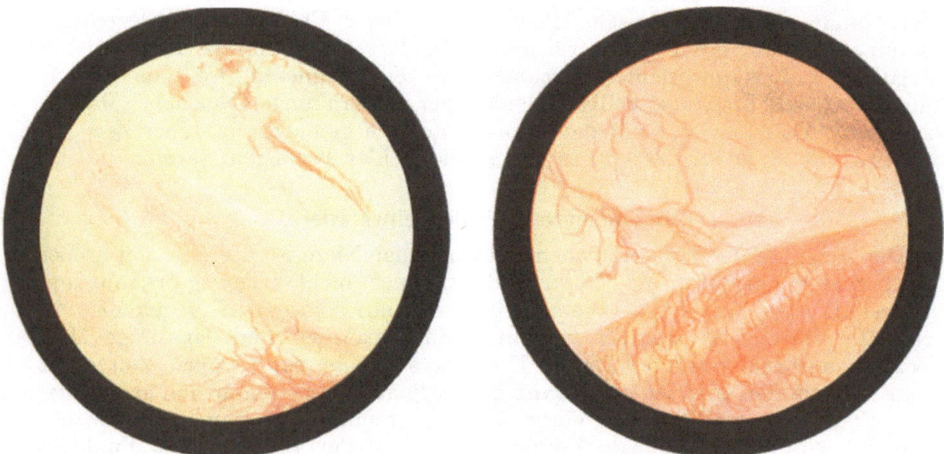

Abb. 55 u. 56. Erworbener Ureterverschluß rechts, Ureterwulst, Mündung und Gefäße fehlen. Linker Ureter normal.

das Leiden, das zur Verengung und Verlötung geführt hat, völlig schleichend nnd symptomlos vor sich gehen kann.

Will man sich eine Vorstellung machen, wie ein erworbener Verschluß des Ureters aussehen kann, so braucht man nur die Harnleitermündungen von vor Jahresfrist Nephrektomierten anzusehen. Die Verheilung ist manchmal eine ganz auffallende, so daß man nur die Andeutung eines Schlitzes findet inmitten einer glatten, faltenlosen und gefäßarmen Schleimhaut (Abb. 55 u. 56). So kommt es auch bei Kennern immer wieder vor, daß der erworbene Verschluß einer Ureter-Blasenmündung voreilig und fälschlicherweise für einen Entwicklungsfehler gehalten wird und die Veranlassung zu der Annahme einer Solitärniere gibt. Ich habe gerade in den letzten Jahren einige erworbene Verschlüsse diagnostizieren können, nachdem sie anderen fachärztlich geschulten Ärzten Täuschungen und Irrtümer gebracht hatten.

Im Juli 1919 untersuchte ich eine Frau, der ein namhafter Urologe nach zystoskopischer und funktioneller Untersuchung erklärt hatte, daß sie kongenital einnierig sei. Zystoskopisch fand ich etwas weiter nach hinten von der Stelle der normalerweise vermuteten rechten Ureterenmündung eine flache, sichelförmige, reizlos aussehende, faltenartige Einstülpung (Abb. 151 s. S. 202). Die Falte war unbewegt; es herrschte vollkommenste Ruhe in ihrer Umgebung. Die Faltentiefe war verschlossen, ein Versuch sie zu katheterisieren, war, wie vorher erwartet, unmöglich. In der Blase bestanden außerdem Zeichen eines nur geringen chronischen Katarrhs, einige Eiter- und Fibringerinnsel befanden sich in der Nähe des gegenüberliegenden Ureters, der auch geringes Ödem und Schwellung zeigte, was den Voruntersucher veranlaßt hatte, die Erkrankung hier zu suchen. Das zystoskopische Bild brachte mich sofort auf den bestimmten Verdacht, daß es sich um einen erworbenen Verschluß des einen Ureters handelte. Diese Annahme wurde durch die Operation bestätigt.

Diese erworbenen Ureterverschlüsse sind keine so seltenen Erscheinungen. Wir werden bei der geschlossenen Pyonephrose und Tuberkulose noch näheres hierüber hören und dort ihre Diagnose eingehend besprechen.

Weitere Fehldiagnosen sind auch schon dadurch bedingt gewesen, daß die Harnleitermündung an normaler Stelle fehlt und der Harnleiter an ungewohnter Stelle in oder außerhalb der Blase einmündet; endlich auch dadurch, daß die eine Niere den ihr zugehörigen Harnleiter nach der gegenüberliegenden Seite und erst nach gemeinsamer Gabelung mit dem der zweiten zur Blase sendet, so daß trotz Vorhandenseins zweier Nieren nur eine Ureteröffnung in der Blase vorhanden ist Über diese seltenen Mißbildungen erfahren wir später noch weiteres.

Mit der Diagnose ,,Fehlen der Uretermündung" und der naheliegenden Folgerung aus diesem Befund ,,Fehlen der zugehörigen Niere" ist nach diesen Ausführungen stets Vorsicht am Platze. Dem Unerfahrenen scheint die Feststellung des Fehlens einer Mündung am wenigsten Schwierigkeiten zu bereiten; da er bei mangelnder Technik und Übung die Uretermündung häufig nicht findet, ist er auch geneigt, die Nichtsichtbarmachung als gleichbedeutend mit dem Fehlen zu erachten. Deshalb ist der Anfänger mit dieser Diagnose oft bei der Hand, während der geübte und fortgeschrittene Untersucher sie nur selten stellen wird — und mit Recht, denn es ist ein sehr seltenes Vorkommnis.

Nun gibt es auch noch einen Nierenmangel, bei dem sich zwei normal einmündende Ureteröffnungen in der Blase vorfinden, aber der eine Ureter oberhalb seines Blaseneintrittes blind endigt oder zu dem verkümmerten Rest einer Niere führt Bei der Zystoskopie wird man, wenn keine Ureterbewegung zu sehen ist und auch der Harnspritzer fehlt, die Sondierung des Ureters vornehmen. Der Harnleiter ist dann für die Sonde nur auf kurze Strecken durchgängig. In einem solch seltenen Fall wird man allerdings nicht an einen Nierenmangel oder an eine verkümmerte Niere denken, sondern erst auf den Verdacht einer erworbenen Stenose des Harnleiters kommen, und eine Diagnose wird erst durch die operative Freilegung und Besichtigung möglich sein.

Weitere diagnostische Anhaltspunkte für die Einzelniere hat man nicht; ergebnisloses Tasten und auch das Röntgenbild sind nicht beweisend. Fällt ein Fehlen des Nierenschattens zusammen mit der Unsichtbarkeit der Harnleiteröffnung, so bekräftigt dies den Verdacht einer Hemmungsbildung. Aber der Mangel eines Nierenschattens auf einer technisch guten Platte ist noch kein sicherer Beweis für einen Nierenmangel. Auch der Palpationsbefund ist nur insofern zu verwerten, als der Befund einer übergroßen Niere der einen Seite stets den Gedanken an eine hypertrophische Solitärniere wachrufen muß. Stößt man bei der operativen Freilegung auf eine ungewöhnlich große Niere, muß man stets daran denken, daß es sich um eine Solitärniere handeln kann und unter allen Umständen einen radikalen Eingriff unterlassen.

Ist man schließlich nach Erschöpfung aller anderen Möglichkeiten doch genötigt, die Diagnose auf Fehlen einer Niere zu stellen, so ist man meist unbefriedigt und eine gewisse Zurückhaltung ist immer berechtigt. Beschwerden, die den Patienten zum Arzt führten, bleiben ungeklärt. Eine doppelseitige Freilegung beider Nierengegenden wird eine endgültige diagnostische Stellungnahme ermöglichen, wobei aber ein verlagertes und verkümmertes Organ auch noch übersehen werden kann.

Eine 44jährige Frau hatte in ihrem 19. Lebensjahre eine schwere eitrige Zystitis, die kurz nach der Geburt eines Kindes einsetzte und über $^1/_2$ Jahr andauerte. Die Erscheinungen wurden zwar besser, aber sie erholte sich nie wieder so recht, kränkelte vielmehr immer.

Im Jahre 1912 trat ganz unvermutet eine Hämaturie auf, die mit Bettruhe behandelt 3 Tage dauerte.

1. Juli 1920 erfolgte die zweite Harnblutung, 8 Tage anhaltend, der 7 Tage später, am 15. Juli 1920, die 3. schwerste Hämaturie folgte.

Ich sah die Patientin zum ersten Male kurz nach der 2. Blutung. Sie war auffallend blaß, war stark abgemagert, äußerst schwach mit hektischen Wangen; auf den ersten Blick glaubte ich eine tuberkulöse Kranke vor mir zu haben.

Die rechte Niere war fast auf das doppelte ihres normalen Umfangs vergrößert, und da sie herabgesunken, deutlich und gut tastbar. Im Urin fanden sich neben zahlreichen weißen vereinzelte rote Blutkörperchen. Zylinder fehlten; er war sauer und ohne färbbare Mikroben, Tuberkelbazillen waren nicht zu finden. Zystoskopisch bestand eine schwere Zystitis, die besonders am Trigonum ausgesprochen war.

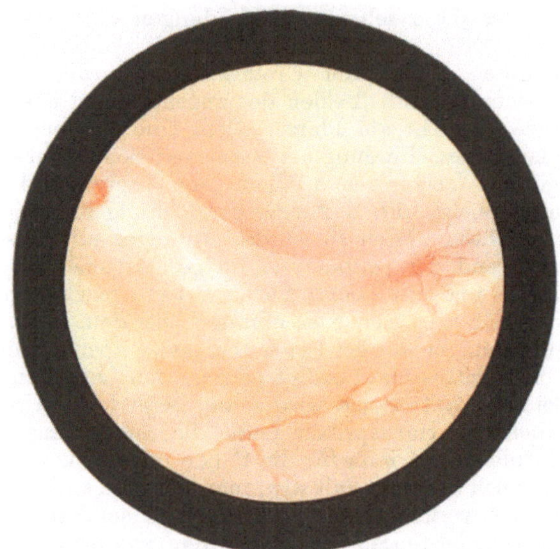

Abb. 57. Fehlen der linken Ureteröffnung bei rechtsseitiger Einzelniere.

Der rechte Ureter saß auf einem gut ausgeprägten Wulst, klaffte etwas und arbeitete deutlich, etwas getrübten Harn ausscheidend. Der linke Ureter war an seinem Platz nicht zu finden. Das Ligamentum interuretericum wurde nach links flacher und verlor sich im Niveau der übrigen Schleimhaut, ein Ureterwulst war nicht vorhanden, auch eine Öffnung war nicht zu sehen, nur von links außen zogen einige dünne Gefäßästchen an eine etwas eingesunkene Stelle (Abb. 57). Die Blauprobe ergab weder rechts noch links Blaufunktion; der Harn war erst zu Hause beim Wasserlassen ca. 1 Stunde nach der Injektion tiefblau.

Aller Wahrscheinlichkeit nach handelte es sich um eine Einzelniere mit eitriger, vielleicht tuberkulöser Infektion. Doch konnte es sich auch um einen erworbenen Verschluß der linken Niere handeln, um eine tuberkulöse Atrophie derselben mit sekundärer pyelonephritischer oder spezifischer Erkrankung der rechten hypertrophischen Niere.

Die Röntgenaufnahme ergab links einen kleinen Schatten, der als Nierenschatten anzusprechen erlaubt war.

5 Tage später kam die Kranke während der 3. schweren Blutung wieder zur Zystoskopie. Hierbei war sofort klar, daß die rechte Niere blutete, dicke blutige Schwaden entleerten sich aus der Mündung. Nunmehr war ich der festen Meinung, daß es sich um eine schwer veränderte Einzelniere handelte und schlug, um eine sichere Aufklärung zu schaffen, die doppelseitige operative Freilegung und Besichtigung beider Nierengegenden vor. Die sehr eingehende Absuchung der linken Nierengegend ergab nun einwandfrei, daß die linke Niere fehlte.

auch tief unten im kleinen Becken, auf dem Promontorium auf der Beckenschaufel und noch oben im Zwerchfellkuppelraum war nichts zu finden, das als Nierenrest zu deuten gewesen wäre. Auch ein Ureter war nicht zu finden.

Die rechte Niere war in eine entzündlich schwielige Kapsel eingebettet, sehr vergrößert und zeigte eine weitgehende Pyonephrose; spezifische Erscheinungen waren nicht nachzuweisen. Es handelte sich also um eine rechtsseitige Einzelniere.

Die angeboren verlagerte Niere.

Die angeboren verlagerte Niere, die sich von der erworbenen, einfach herabgesunkenen durch ihre Form, die Kürze des Uretersund durch den abnorm tiefen Ursprung ihrer Gefäße unterscheidet, ist häufiger die Ursache für verhängnisvolle diagnostische Irrtümer gewesen. Die Lageveränderung bleibt während des Lebens oft unerkannt, weil der Träger keine auffälligen Beschwerden hat. Der Diagnostiker hat es meist mit erkrankten verlagerten Nieren zu tun, weil sie durch ihre abnorme Lage zu Krankheiten aller Art neigen: Hydro- und Pyonephrosen, Stein, Tuberkulosen, Tumoren usw. Klinisch finden sich dann die verschiedensten subjektiven und objektiven Krankheitsäußerungen, einmal entsprechend der Verschiedenheit des in ihnen vorhandenen pathologisch-anatomischen Prozesses und zum anderen durch die infolge der abnormen Lage der Nieren bedingten Wirkungen auf die Nachbarschaftsorgane. Schmerzen, Geschwulstbildungen und Harnveränderungen können den Ausgangspunkt der Diagnose bilden.

Die Beschwerden, über die die Kranken mit verlagerten Nieren klagen, sind nach Art und Charakter verschieden. Die Verschiedenheit ist bedingt durch die verschiedene Lage der Niere, bald weiter oben, mehr dem normalen Platze genähert, bald weiter unten tief im kleinen Becken, und durch die mechanisch und reflektorisch bedingten Störungen, die an den Nachbarschaftsorganen ausgelöst werden.

Einmal bestehen Schmerzempfindungen in der Lende oder im Rücken, dann wieder chronische Verdauungsstörungen mit hartnäckiger Obstipation durch Druck und Verdrängung des Darms, ein andermal sind es dysmenorrhoische und auf das innere Genitale hinweisende Beschwerden oder Blasen- und Urinbeschwerden, wenn sich der von der verlagerten Niere ausgehende Druck mehr im kleinen Becken geltend macht. Auch Störungen psychischer Art, heftige nervöse und neuralgiforme Schmerzen haben sich schon vorgefunden, die durch Druck auf die großen Plexus des Sympathikus des Bauches hervorgerufen sind. Diese Beschwerden können nun Veranlassung zu einer genauen Untersuchung und Abtastung aller Bauchorgane geben. Und wenn man hierbei „unklare Bauchschmerzen" unbestimmten Charakters nach Art und Lagerung nicht auf ein bestimmtes Organ zu beziehen vermag, muß man an ein dystopes Organ denken; das häufigste dystope Bauchorgan ist aber die Niere und ihr Vorkommen gar nicht so selten.

In einer Reihe von Fällen ist eine fühlbare Geschwulst der Ausgangspunkt für die diagnostischen Überlegungen. Die verlagerten Nieren liegen öfters in der Mitte der Kreuzbeinhöhlung oder auf dem Promontorium oder mehr rechts und links davon über der Articulatio sacro-iliaca, man spricht dann von einer Beckenniere.

Der Nachweis der Beckenniere ist leicht, sobald man an ihre Möglichkeit denkt und die Untersuchung auf ihr Vorhandensein macht. Der eingeführte Wismuthkatheter geht nicht den gewöhnlichen Weg nach dem Rippenbogen hinauf, sondern nach dem Becken zu und endigt dort; sein Verlauf ist gewunden und verkürzt. An der falschen Stelle läßt sich seine Zusammengehörigkeit mit einer fraglichen Geschwulst nachweisen, die zuweilen auch per rectum et vaginam als nierenähnliches Organ zu tasten ist und bei der Darmaufschwemmung eine eigentümliche Verdrängung des Rektums macht. Füllt man mit Kollargol auf, so bekommt man eine noch sicherere Vorstellung durch den Abguß eines Nierenbeckens, das viel tiefer als normal liegt. Ein Beispiel:

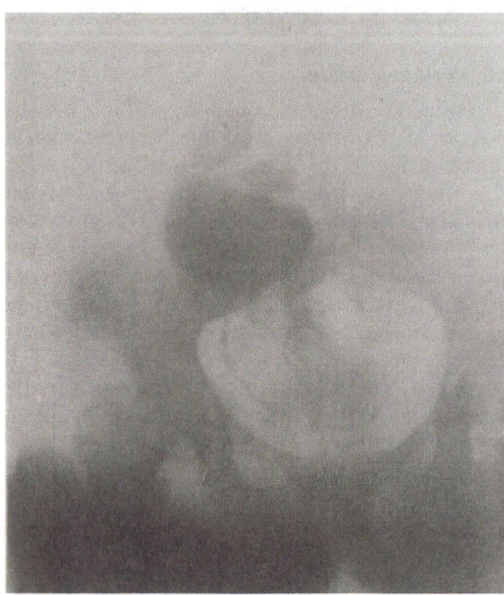

Abb. 58. Hydronephrose einer Beckenniere.

Bei einer 45 Jahre alten Frau, die früher stets gesund war, traten 1915 Blasenbeschwerden mit häufigem Wasserlassen auf. 1917 bekam sie plötzlich bei der Arbeit kolikartige Anfälle mit Frostgefühl und mit Auftreten einer faustgroßen Geschwulst unterhalb des Nabels. Die beiden letzten Anfälle waren besonders heftige, so stark, daß Patientin ohnmächtig wurde, und gingen mit Erbrechen und heftigen, ins Kreuz ausstrahlenden Schmerzen einher.

Am 23. VI. heftigster Anfall in der Nacht. Wühlender Leibschmerz und Blasenschmerzen; die ganze linke Seite war angeschwollen und druckschmerzhaft. Der Urin war nie blutig, doch waren Schwankungen der Harnmenge beobachtet worden. Am 26. VI. Kolikanfall in der Klinik mit deutlich wahrnehmbarem, prall elastischem, derbem, kopfgroßem unverschieblichem Tumor in der linken Beckengegend, mit starker Spannung der Bauchdecken und starker Druckempfindlichkeit. Zystoskopie: rechts normal, links Leergehen. Mittels Ureterenkatheters werden links ca. 45 ccm ziemlich klaren, kontinuierlich abtropfenden Urins entleert, der Albumen und Leukozyten enthält. Spezifisches Gewicht 1004. Pyelographie: 96 ccm Kollargol fließen ein; es zeigt sich ein großer, hydronephrotischer Sack mit stark erweiterten Kelchen, der zum größten Teil über der Articulatio sacro-iliaca seinen Sitz hat (Abb. 58). Die Diagnose war: Hydronephrose einer distopen Niere. Operation: die Niere ist durch strang- und

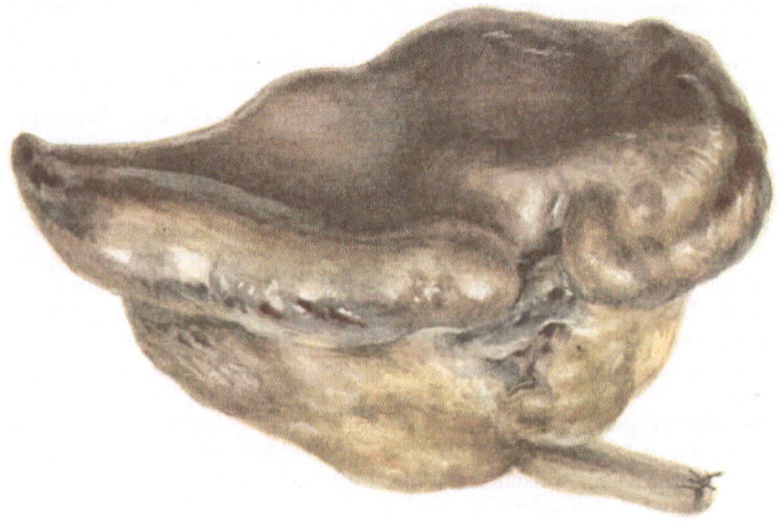

Abb. 59. Beckenniere und Hydronephrose.

bandförmige Verwachsungen mit ihrer Umgebung fixiert. Der untere Pol sitzt auf dem Promontorium, die einzelnen Teile des Nierenstils treten nicht gemeinsam in den Hilus ein. Der Ureter schlägt sich um die Hinterseite der Niere herum und macht eine rechtwinklige Achsendrehung. Arterie und Vene laufen von ganz verschiedenen Seiten an die Niere heran. Die kongenital verlagerte Niere ist verbildet; am Außenrande ist sie napfförmig eingedellt (Abb. 59).

Trotz der Einfachheit ihres Nachweises werden die Beckennieren am Krankenbett meist verkannt, weil man gar nicht auf den Verdacht einer solchen kommt und die Methoden, die ihren Nachweis leicht ermöglichen, gar nicht in Anwendung bringt. Und in der Regel wird sie mit anderen Geschwülsten und

Abb. 60. Tuberkulöse Beckenniere.

krankhaften Prozessen des Unterbauches und des Beckens verwechselt. So ist sie als Appendizitis, als Darmerkrankung, vor allem aber bei ihrer Lage im kleinen Becken als Erkrankung der weiblichen Geschlechtsorgane, des knöchernen Beckens, des Sigmoideums und des Rektums gedeutet worden.

Bei einem 26jährigen Russen, der im Alter von 10 Jahren ein ganzes Jahr hindurch Verdauungsbeschwerden, abwechselnd Diarrhöe und Obstipation mit geringem Fieber und subjektivem Unbehagen, aber ohne Erbrechen und Schüttelfröste hatte und im Alter von 25 Jahren wieder 10 Monate lang hartnäckige Obstipation, stellte der Arzt eine Geschwulst der Ileocökalgegend fest und überwies ihn uns zur Appendektomie. Wir fanden in der Ileocökalgegend am Mac Burneyschen Punkt eine hühnereigroße, zirkumskripte Geschwulst, die bei der Atmung etwas verschieblich war und hielten sie für eine Ileocökaltuberkulose. Erst in der Operation durch Pararektalschnitt fand sich nach Eröffnung des Bauches ein retroperitonealer Tumor, der sich nach Durchtrennung des hinteren Peritonealblattes als Beckenniere erwies.

Will man eine allgemeingültige diagnostische Regel geben, so dürfte meines Erachtens eine Fehldiagnose sich dann am ehesten vermeiden lassen, wenn man sich die klinische Erfahrungstatsache zu eigen macht und sich stets vor Augen hält, daß „unklare Beckengeschwülste" oft verlagerte Nieren sind, und wenn man es sich hierbei zum Grundsatz macht, in jedem Falle Ureterenkatheterismus und Röntgenbild zum sicheren Ausschluß oder zur Annahme einer Beckenniere durchzuführen. Welche merkwürdigen Irrungen trotz genauer Befolgung dieser Vorschriften bei der Diagnose der Beckenniere unterlaufen können, soll eine meiner Beobachtungen zeigen.

Ein 22jähriger Arbeiter litt seit 1902 an Drüsenschwellung der Leiste mit Eiterung und Fisteln, seit Dezember 1908 an Blasenkatarrh mit trübem Urin, mit schmerzhafter, $^1/_2$stündlicher Harnentleerung, mit Blutbeimischung. Innerlich behandelt und zeitweise gebessert traten Oktober die alten Beschwerden wieder auf. Bei der Untersuchung fanden sich neben einer Hüftgelenksversteifung Fisteln am Oberschenkel; die rechte Niere deutlich palpabel, die linke war nicht zu fühlen. Im Urin: Albumen Esbach $^1/_2$ pro mille. Leukozyten und rote Blutkörperchen sehr zahlreich. Tuberkelbazillen positiv. Zystoskopie: Katheterurin erbsenbrühartig, mit Blut- und Eiterbröckeln vermischt. Blasenfassung: 40 ccm. Diffuse Zystitis, Ödem, Schwellung, viel flottierendes Sekret. Rechter Ureter weit klaffend. Linke Uretermündung durch Eitergerinnsel verdeckt. Die 5 Tage später wiederholte Zystoskopie zeigt, daß die linke Ureteröffnung ein großes, kraterförmiges Loch mit ulzerierten Rändern darstellt, ein Eitergerinnsel wird ausgepreßt. Ureterkatheterismus der rechten Niere: goldgelber Harn mit Spuren von Albumen. Im Sediment vereinzelte rote und weiße Blutkörperchen. Keine Tuberkulose. Diagnose Tuberkulose der linken Niere. Operation: v. Bergmannscher Schrägschnitt; die Niere ist an ihrem gewöhnlichen Platze nicht zu finden, nach oben zum Zwerchfell und nach unten zum Becken hin auch nicht zu tasten. Dagegen fühlt man auf dem Promontorium einen hühnereigroßen, schlaffen Sack. Das später aufgenommene Röntgenbild zeigt einen birnenförmigen Schatten im Becken unterhalb des Promontoriums (s. Abb. 60).

Liegt die verlagerte Niere mehr ihrem normalen Sitz genähert, so ist ihre Erkennung und Deutung, falls sie tastbar ist, wesentlich erleichtert, schon weil man dann eher an die Niere denkt. Auch läßt sie sich meist in solchem Falle durch ihre Form, Größe, parenchymatöse Konsistenz, durch ihren Druckschmerz und eine Einkerbung mit pulsierendem Gefäß an der Vorderseite leichter feststellen. Der sicherste Beweis ist aber der gelungene Nachweis, daß die gleichseitige Nierennische leer ist.

Immerhin hat die verlagerte Niere oft ihre Gestalt wesentlich verändert; sie ist kleiner, gelappt, zusammengedrückt in den verschiedensten Richtungen infolge der Einwirkungen verschiedener benachbarter Organe, auch hat sie meist ihre respiratorische und manuelle Verschieblichkeit eingebüßt; auch können pathologisch-anatomische Veränderungen eine einschneidende Mißgestaltung bedingen, so daß sie alle Formanklänge an eine Niere verliert.

Ein drittes Mal sind es Harnveränderungen, abnorme Beimengungen — Eiter, Blut, Tuberkelbazillen und spontan abgegangene Konkremente usw. —, die im Verein mit Schmerzen und Koliken infolge von Retention eine Untersuchung veranlassen. Zystoskopisch finden sich hierbei die mannigfaltigsten Veränderungen anatomischer und funktioneller Art. Am Ureter und seiner Umgebung Zeichen eines deszendierenden Eiterprozesses; die Ausscheidung krankhaft veränderten Harns, Funktionsstörungen der Niere und des Harnleiters. Man stellt ohne viel Mühe die Diagnose des pathologisch-anatomischen Prozesses, hat aber keinerlei Verdacht, daß diese Veränderungen sich an einer verlagerten Niere festgesetzt haben.

Die angeboren formveränderte Niere.

Verschmolzene Nieren.

Unter den verschmolzenen Nieren hat die Hufeisenniere die größte praktische Bedeutung. Auch sie kann, ohne je klinische Erscheinungen bei ihren Trägern zu machen, während des ganzen Lebens bestehen. Sie wird aber auch öfters Gegenstand chirurgischer Eingriffe, wenn sie krank ist oder zwar gesund durch Raumbeengung Beschwerden verursacht.

Auch bei der Hufeisenniere wird man häufig erst durch die operative Besichtigung vollen diagnostischen Aufschluß über alle Besonderheiten erhalten. Nur wer durch irgend ein Merkmal aufmerksam geworden, an die Möglichkeit einer Hufeisenniere denkt, wird die richtige Diagnose treffen können.

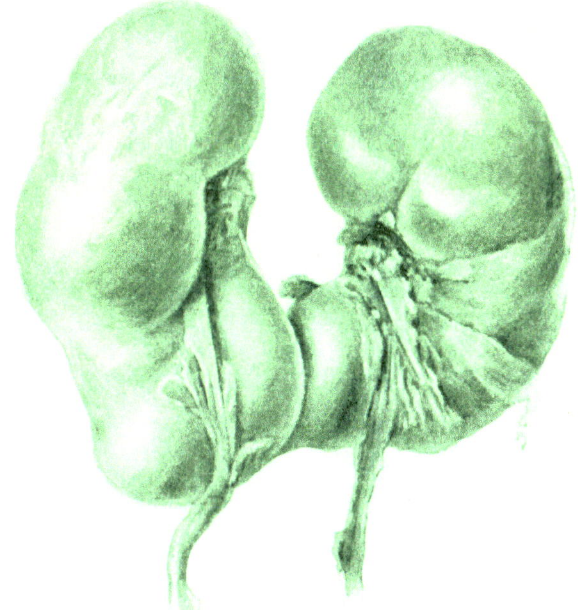

Abb. 61. Hufeisenniere.

Die Hufeisennieren geben Anlaß zu besonderen Schmerzen. Das Auffällige und Charakteristische dieser Schmerzen ist die Seßhaftigkeit in der Mittellinie, quer über den Bauch nach beiden Nieren- und Lendengegenden ausstrahlend; bald sind sie mehr oberhalb im unteren Teil des Oberbauches gelagert, bald mehr um den Nabel herum, bald mehr unterhalb des Nabels oder mehr hinten im Kreuz. Der spannende, drückende Schmerz zeigt eine Abhängigkeit von bestimmten Körperbewegungen. In Ruhelage pflegen die Schmerzen zu verschwinden, beim Bücken und Wiederaufrichten wieder zu erscheinen, beim Rückwärtsüberstrecken aber sich zu erheblicher Höhe zu steigern. Allem Anschein nach sind diese Schmerzen eine Folge des Anpressens der Doppelniere gegen das harte Lager der Wirbelsäulen-Vorderseite, Die Schmerzart, seine Lagerung in der Mitte des Bauches oder des Kreuzes, der sich steigernde Einfluß beim Überstrecken ist so regelmäßig, daß er für pathognomonisch gilt (Rovsing). Jedenfalls dürfte ein streng median gelagerter, quer nach beiden Seiten ausstrahlender Schmerz auf die Möglichkeit des Vorhandenseins einer mißgestalteten Niere hinweisen.

Daneben ist die Hufeisenniere auch die auslösende Ursache anderer Störungen: Verdauungsstörungen, besonders chronische Obstipation, nervöse Symptome aller Art und neuralgiforme Schmerzanfälle finden sich in ihrer Begleitung, als Folgen des Druckes des mißgestalteten Organes auf die Nachbarorgane, besonders auf Nerven und Gefäße. Durch die nahen räumlichen Beziehungen zum Plexus coeliacus, dem Bauchgeflechte des Sympathikus, sollen auch psychische Störungen ausgelöst werden.

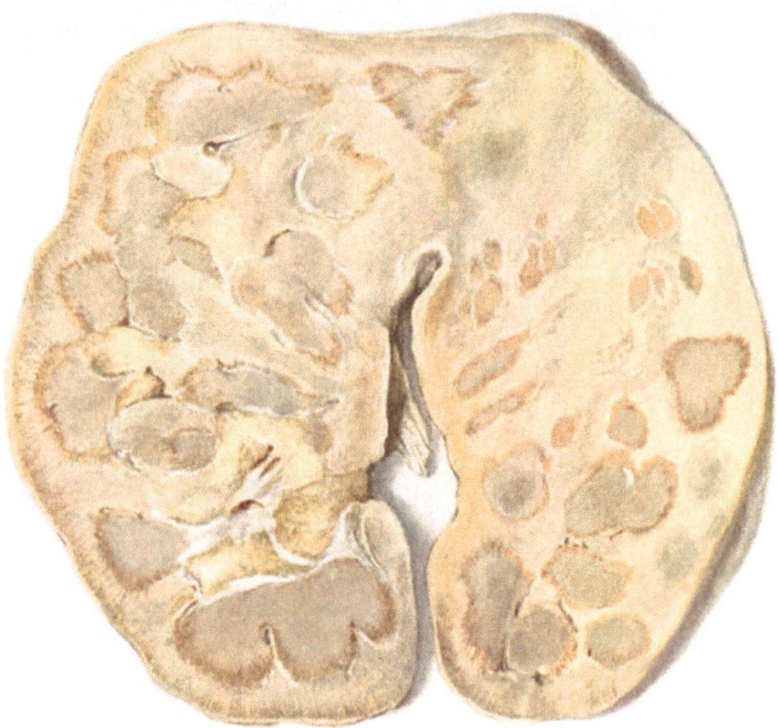

Abb. 62. Kuchenniere.

Hat sich irgend eine Krankheit an der Hufeisenniere festgesetzt — die häufigsten sind Steine, Hydronephrosen und chronische Entzündungen — so veranlassen die Sondermerkmale dieser Erkrankung, besonders die Harnveränderungen oder die Geschwulstbildung, zu einer Untersuchung.

In der Regel findet man dann einen median gelegenen Bauchtumor unbestimmten Charakters. Diese auffällige mediale Lage in der Nabelgegend muß den Verdacht einer Hufeisenniere erwecken. Versucht man, die Zugehörigkeit zu einem Bauchorgan zu ergründen und hat man Schwierigkeiten, diese medial gelegene Geschwulst unterzubringen und zu einem Organ in Beziehung zu bringen, so werden die Verdachtsmomente noch verstärkt.

Man kann in der Regel nur Teile der Niere genau abtasten, und der abdominale Tumor unbestimmter Art ist nach Form, Umfang, Sitz und Beweglichkeit nur bedingterweise der Niere zuzuschreiben. Hat man aber einmal der Überegung Raum gegeben, daß es sich um eine Niere handeln könnte, so muß der Nachweis des Fehlens der normal gelagerten und geformten Niere uns veranlassen, sie tiefer und mehr medial an die Wirbelsäule herangerückt zu tasten.

Fällt die mediale Annäherung des unteren Poles auf, so gelingt auch zuweilen der *Nachweis der Verschmelzung*. Der untere Pol der rechten oder linken Niere geht in einen walzenförmigen, oben konkav, unten konvexen Fortsatz über, der sich, gegen die Unterlage verschieblich, quer über die Wirbelsäule in die andere Körperseite erstreckt und der hinteren Bauchwand breit aufsitzt. Auch der Versuch, den unteren Pol an seine normale Stelle zu bringen, muß stets erfolglos sein, sonst könnte es sich noch um eine medial gelegene Wanderniere handeln; ebenso fehlt auch die respiratorische Verschieblichkeit.

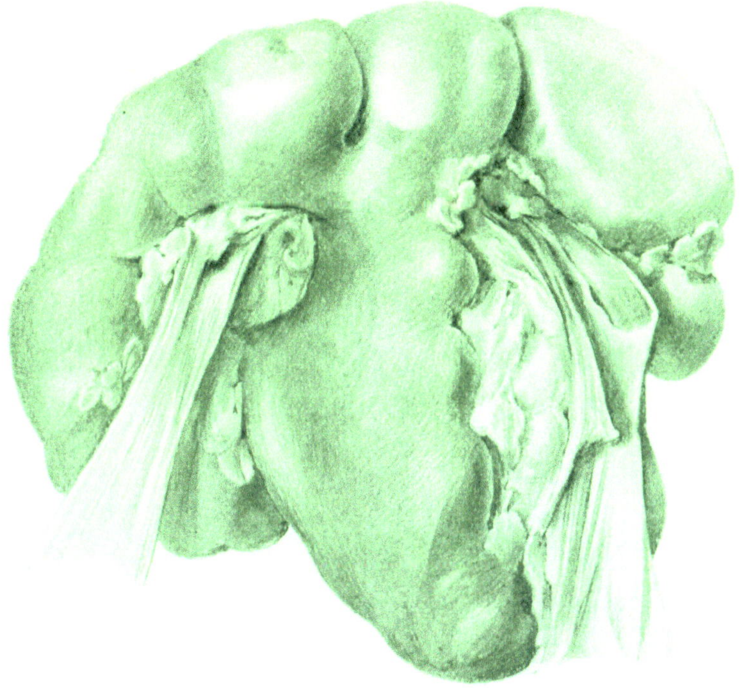

Abb. 63. Klumpenniere.

In manchen Fällen ist kein Mittelstück zu tasten und nur die seitlichen Teile der Mißbildung sind zu umgreifen; dann müssen die Lage — medialer und tiefer als sonst —, die Verlaufsrichtung der Achse dieser Teile, die sich mehr und mehr der Geraden nähert, sowie die Unmöglichkeit ihrer Reposition den Verdacht resp. den Wahrscheinlichkeitsbeweis erbringen. Nur bei ganz günstig gelagerten Fällen, besonders bei mageren Leuten, wird man in der Lage sein, das ganze Organ abtasten zu können.

Israel ist über die Sondermerkmale einer Hydronephrose auf den Verdacht und damit zur Gewißheit einer Hufeisenniere gekommen. Er fand periodisch wiederkehrende, in ziemlich regelmäßigen Intervallen einsetzende Koliken in der Oberbauchgegend mit jedesmaliger Schwellung eines tastbaren Tumors, der ein bis zwei Tage nach Ablauf der Kolik wieder unfühlbar wurde. Die klinischen Erscheinungen der Geschwulst ließen eine durch intermittierende

Retention bedingte Hydronephrose annehmen. Da aber die Geschwulst nicht am gewohnten Platze, sondern abnorm medial lag und eine Niere an normaler Stelle nicht zu tasten war, so lag der Schluß auf eine Hydronephrose einer dislozierten Niere nicht fern, die schließlich als Hufeisenniere gedeutet wurde, da rein mediane Dislokationen ohne Tiefstand bei einfach verlagerter Niere nicht vorkommen.

Rumpel endlich kam über das Ergebnis eines Röntgenbildes, allerdings epikritisch, zu dem bestimmten Verdacht einer Hufeisenniere. Er fand in dem Röntgenbilde den deutlichen Schatten eines Nierensteines hart an den Querfortsätzen der Wirbelsäule im Niveau des 2. und 3. Lendenwirbels, anstatt einige Zentimeter davon entfernt.

Die Zystoskopie hat noch nie einen Anhaltspunkt für die Erkennung der Verschmelzungsniere gegeben. Gewöhnlich finden sich zwei normal ge-

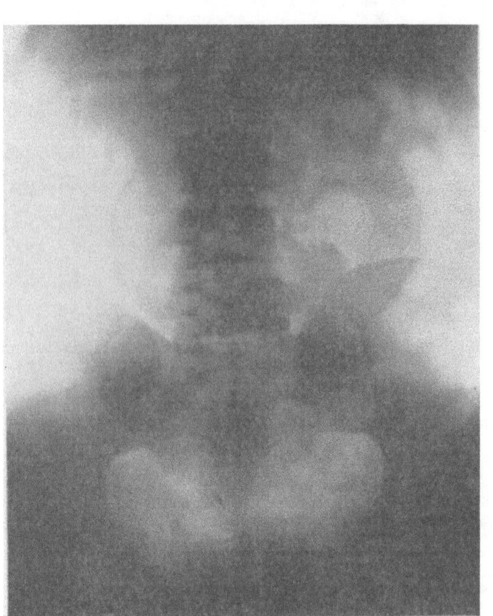

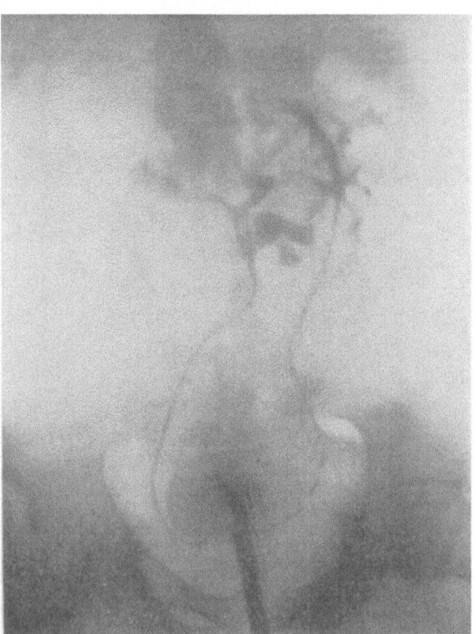

Abb. 64 und 65. Hufeisenniere.

legene, normal funktionierende Ureteröffnungen. Zystoskopisch kommt man dann erst gar nicht auf den Verdacht einer Verschmelzungsniere; man denkt gar nicht an eine Ureterkreuzung, und auch der unverdächtig unternommene Ureterenkatheterismus schützt nicht vor Irrtümern, da die Uretersonde sich dem abnormen Verlauf des kreuzenden Ureters ganz unauffällig anpaßt; und wenn aus den Mündungen klarer Harn abfließt oder eingespritzter Blaustoff, oder, bei kranken Verhältnissen ungleicher Harn abfließt, so sieht man den beiden Urinen zwar an, daß sie von zwei verschiedenen Becken kommen, aber nicht, daß sie derselben Seite und einer Niere entstammen.

Erst die vereinte Untersuchung mit schattengebender Uretersonde und Röntgenlicht und die Pyelographie kann den sicheren Beweis liefern, daß es sich um eine verschmolzene Niere handelt. Ich selbst habe drei Hufeisennieren zu beobachten Gelegenheit gehabt: eine im Feld, die durch Granatsplitter zerschmettert war; die zweite gemeinsam mit Rumpel, wo es sich um eine hydronephrotische Entartung der einen Hälfte handelte; die dritte schließlich ist eine Beobachtung aus dem Jahre 1919. Das diagnostisch wichtige aus dieser Krankengeschichte will ich hier mitteilen:

Es handelte sich um einen 20jährigen Mann, der im 8. Lebensjahr die ersten Krankheitserscheinungen hatte mit anfallsweisen Koliken von mehrstündiger Dauer der rechten Lendengegend mit Schweißausbruch, Erbrechen. Halbjährliche Wiederholung der Anfälle bis zum 15. Lebensjahr. In den letzten 5 Jahren Häufung der Schmerzanfälle, fast täglich. März 1917 wegen „Appendizitis" operiert. Wurde in die Klinik im Steinanfall eingeliefert und da das Röntgenbild positiv und die Funktion der anderen Seite gut war, sofort operiert ohne weitergehende Untersuchung. Bei der Luxierung der Niere konnte festgestellt werden, daß der untere Pol weiter median an die Wirbelsäule sich anschmiegte und daß ein fester parenchymatöser Fortsatz zur anderen Körperhälfte verlief. Nach der Heilung genaue Untersuchung. Die Hufeisenniere war in all ihren Teilen deutlich abtastbar. Die Zystoskopie ergab normale Blasenverhältnisse; nur auf der Mitte des Lig. interuret. saß ein erbsengroßes, gestieltes Knötchen, von normaler Schleimhaut bedeckt, auf der Spitze eine kleine Eindellung. Auf den Röntgenbildern (s. Abb. 64 u. 65) sieht man deutlich die Grenzen des verschmolzenen Organs, die rechte Hälfte findet sich in der rechten Körperhälfte 4 Querfinger von der Wirbelsäule entfernt, der untere Pol zieht zur Wirbelsäule, anfangs gleich gerichtet, wird er mehr und mehr horizontal, die linke Nierenhälfte liegt der Wirbelsäule eng an. Das untere konkave Mittelstück sitzt unterhalb des Nabels in Höhe des 5. Lendenwirbels vor der Wirbelsäule. Das Nierenbecken ist an der Konkavität, es ist deutlich erweitert. Bei der pyelographischen Auffüllung sieht man beide Ureteren; sie befinden sich in derselben Körperhälfte, entspringen an der Vorderfläche und ziehen über diese hinweg an ihre normale Stelle in der Blase, der eine, nachdem er die Wirbelsäule gekreuzt hat. Nierenbecken und -kelche der linken unteren Nierenhälfte, wo der Stein saß, sind erweitert.

Die Langniere.

Eine andere Abart der Verschmelzungsniere ist die einseitige Langniere; sie ist nur einige wenige Male am Lebenden beobachtet. Es handelt sich um ein Organ, bei dem beide Nieren in derselben Körperhälfte untereinander liegen und an den sich berührenden Polen miteinander verschmolzen sind. Die beiden Nierenbecken sind nach der Wirbelsäule zu gerichtet und die Ureteren gehen beide an der medialen Seite in derselben Körperhälfte ab und der untere derselben mündet in der entgegengesetzten Blasenhälfte am normalen Platze. Brösike hat eine Langniere bei der Sektion gefunden, bei der ein Ureter lateral, einer medial abging; er nannte sie „Sigmaniere". Die Beobachtung, die ich machen konnte, betraf einen 54 Jahre alten Mann. Eine ohne ersichtlichen Grund einsetzende sehr starke Abmagerung — er hatte in den Jahren 1914 bis 1917 eine Gewichtsabnahme von 52 Pfund — veranlaßte ihn, ärztlichen Rat zu suchen. Zufällig hatte er eine Geschwulst der rechten Bauchseite bemerkt. Irgend welche weiteren Krankheitserscheinungen waren nicht vorausgegangen, nur zeitweise wurde er von Blähungen und Obstipation belästigt, und hier und da von einem drückenden Schmerz auf der linken Seite beim Liegen. Im Mai 1917 kam er in die Klinik und wurde, da man eine kleinapfelgroße, derbe Geschwulst in der Ileocökalgrube fühlte, die mit der Atmung deutlich auf- und abging, von der Leber gut abgrenzbar und durch Darmschlingen von ihr getrennt war, und da eine zystoskopische Untersuchung normale Blasen- und Funktionsverhältnisse zeigte, wegen Verdachtes auf Darmkarzinom operiert. Die vermeintliche Darmgeschwulst wurde nicht gefunden, dagegen eine, anscheinend nicht durch Tumorbildung, vergrößerte Niere. Die linke Niere ließ sich trotz sorgfältigen Palpierens nicht feststellen. Bei einer Nachuntersuchung im Oktober 1919 konnte ich eine große Geschwulst feststellen, die vorwiegend die rechte Bauchseite einnahm, nach oben die Nabellinie, nach außen die Mammillarlinie etwas überragte, nach der Mitte zu fast bis zur weißen Linie und nach unten bis zur Darmbeinhöckerlinie reichte. Begab sich der Patient in Seitenlage, so überragte die Geschwulst die Mittellinie und erreichte das Poupartsche Band. Man fühlte die Konsistenz eines parenchymatöser Organs mit festem Rand, nicht rund und abgestumpft, sondern eher kantig. Eine Einkerbung oder ein Spalt, der eine parenchymatöse Zusammensetzung oder eine häutige Brücke vermuten ließe, ließ sich nicht feststellen. Das Organ ging mit der Atmung in mäßigen Grenzen auf und ab; der Versuch, es in die rechte Nierennische zurückzudrängen, mißlang. Zysto-

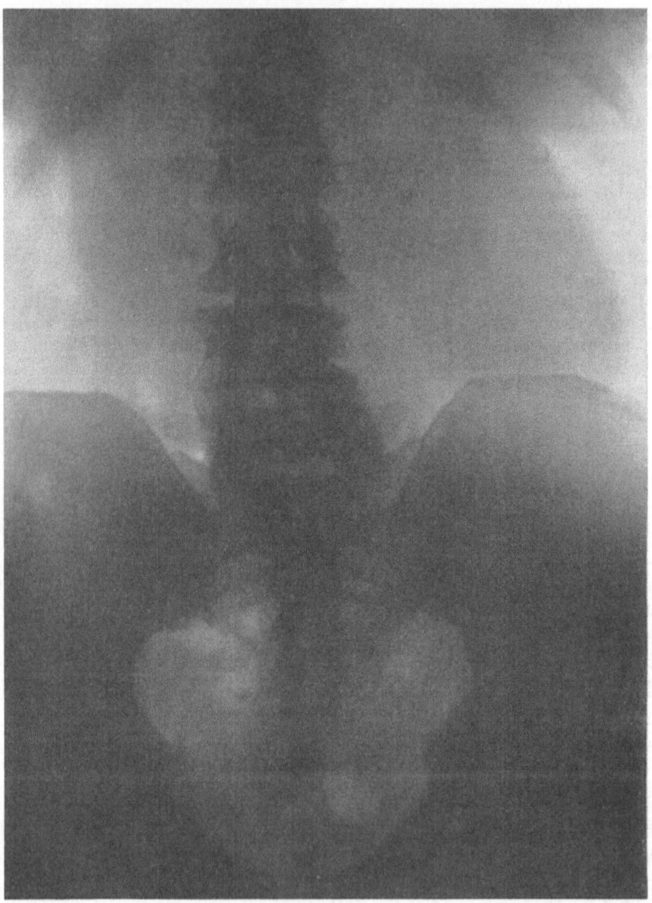

Abb. 66. Langniere. Gekreuzte Verlagerung der linken Niere.

skopisch fanden sich normal gelegene, normal, aber ungleichzeitig arbeitende Ureteröffnungen. Das Röntgenbild zeigte einen großen Nierenschatten mit sichtbaren Grenzen. Eine einwandfreie Diagnose wurde durch die Pyelographie (s. Abb. 67) geliefert: Man sieht deutlich mit der Schärfe eines anatomischen Präparates die Lage- und Gestaltveränderungen der Niere: die besondere Anordnung der beiden Nierenbecken und der Kelche, den Abgang der Harnleiter an der medialen Seite und die Kreuzung des unteren Ureters über der Wirbelsäule nach der anderen Seite der Blase hinziehend. Der untere Pol der oberen Niere geht in eine zweite Niere über, welche von oben außen nach unten innen erläuft. Die Längsachse der unteren Niere läuft in fast querer Richtung zu ırer oberen, so daß beide Nieren einen medialwärts offenen Winkel bilden.

Bei der Schwierigkeit der Diagnose ist es erklärlich, daß alle möglichen Krankheiten anderer Organe mit der Hufeisenniere verwechselt wurden. Wegen

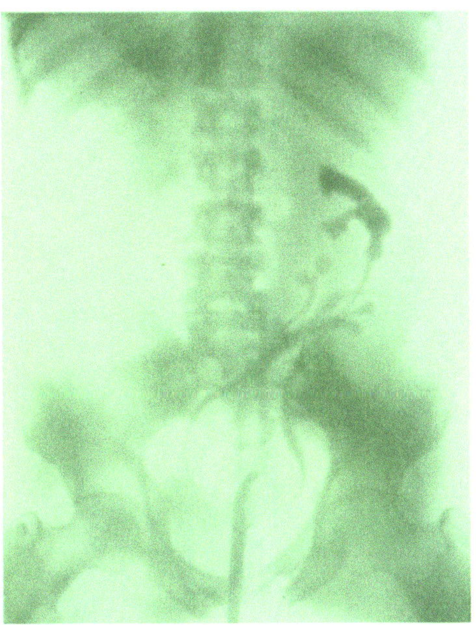

Abb. 67. Langniere. Gekreuzte Verlagerung der linken Niere.

ihrer Lage in der Mitte des Bauches waren es hauptsächlich prävertebral gelegene Tumoren — Pankreas-, Mesenterial- und Wirbelsäulengeschwülste, auch Aneurysmen der Bauchaorta. Allen diesen Krankheiten gegenüber sei festgestellt, daß es wenige, quer verlaufende, retroperitoneal vor der Wirbelsäule gelegene Geschwülste des oberen Bauchraumes gibt und daß man vor allem anderen an die Hufeisenniere zu denken hat.

Die zweigeteilte Niere.

Die öfters durch eine bindegewebige Wand getrennte zweigeteilte Niere enthält zwei Nierenbecken, zwei getrennte Kelchsysteme und zwei Ureteren, die, getrennt verlaufend, jeder mit eigener Mündung auf einer Seite in die Blase münden oder sich oberhalb der Blase gabeln und eine gemeinsame Mündung haben (Abb. 68).

Die Diagnose der zweigeteilten Niere ist leicht, wenn man bei einer Zystoskopie zwei Ureteröffnungen auf einer Seite vorfindet (Abb. 69). Arbeiten diese zwar regelmäßig, aber zu ungleicher Zeit oder entleeren sie ungleichen Harn, so ist dies ein untrüglicher Beweis, daß sie auch zu zwei getrennten Becken und Kelchsystemen führen und daß die zugehörigen Nierenanteile sich in verschiedenem anatomischem Zustand befinden. Erfahrungsgemäß erkrankt eine derartig mißgestaltete, mit zwei Becken versehene Niere oft, und zwar meist ihr oberer Teil, infolge der besonderen Anordnung der Gefäße. Zum oberen Teil gehört der medial gelegene und medial verlaufende Ureter, der nach Kreuzung mit dem lateralen blasenaufwärts seine Mündung mitten und unten oder neben dem anderen in die Blase schickt. Führt man eine Uretersonde in beide Öffnungen ein, so sieht man sie getrennt verlaufend an verschieden hoher Stelle medial an den Nierenschatten herantreten. Füllt man mit Kollargol auf, so

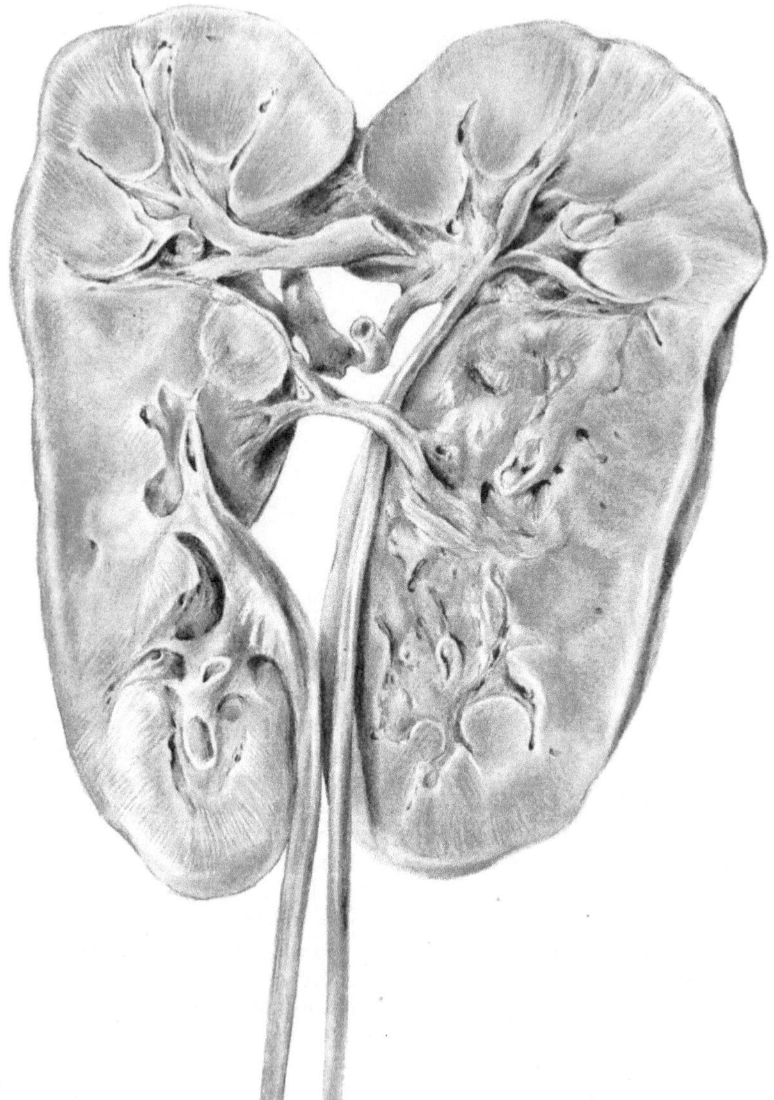

Abb. 68. Zweigeteilte Niere.

sieht man den Ausguß beider übereinander liegender Nierenbecken und der dazu gehörigen Kelche, den getrennten Verlauf der beiden Ureteren und ihre Kreuzung oberhalb der Blase (Abb. 70). Ist der obere Anteil erkrankt — die hauptsächlichsten Erkrankungen sind auch hier wieder Steine, Hydro- und

Pyonephrosen und Tuberkulosen —, so gibt der makroskopisch und mikroskopisch veränderte Harn der unteren Uretermündung die Sondermerkmale

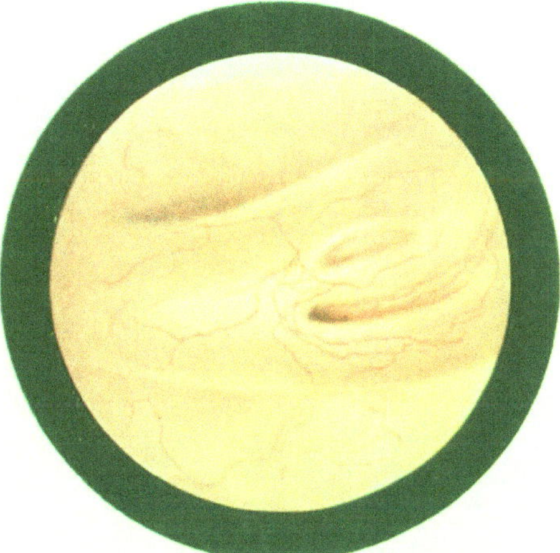

Abb. 69. Doppelte Ureteröffnung.

der Erkrankung, und das Pyelogramm des pathologisch veränderten Nierenbeckens läßt noch eine genauere anatomische Diagnose stellen (Abb. 71).

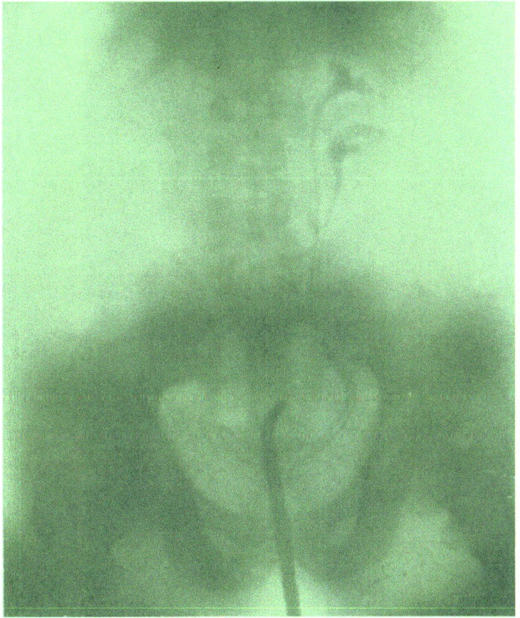

Abb. 70. Zweigeteilte Niere.

Da aber die von einer zweigeteilten Niere kommenden Harnleiter sich öfters unterhalb ihres Abganges vom Nierenbecken an irgend einer Stelle gabeln und in einem gemeinsamen Rohr mit einer normal gelegenen Öffnung münden, so kommt man verständlicherweise bei einer unverdächtigen Zystoskopie nicht auf den Gedanken, daß eine zweigeteilte Niere dahinter steckt. Es ist zwar

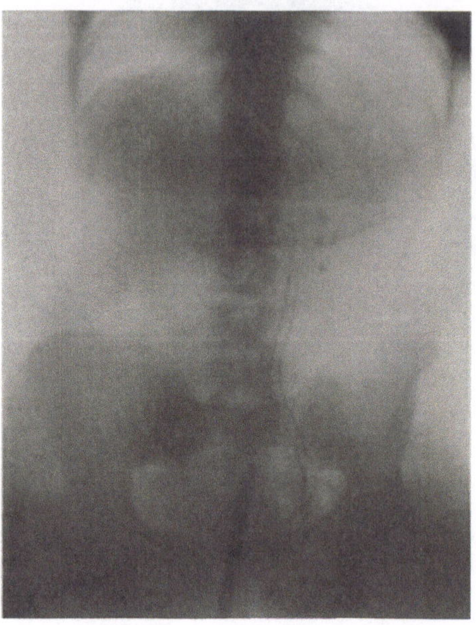

Abb. 71. Zweigeteilte Niere. Obere Hälfte hydronephrotisch. Kreuzung der Ureter.

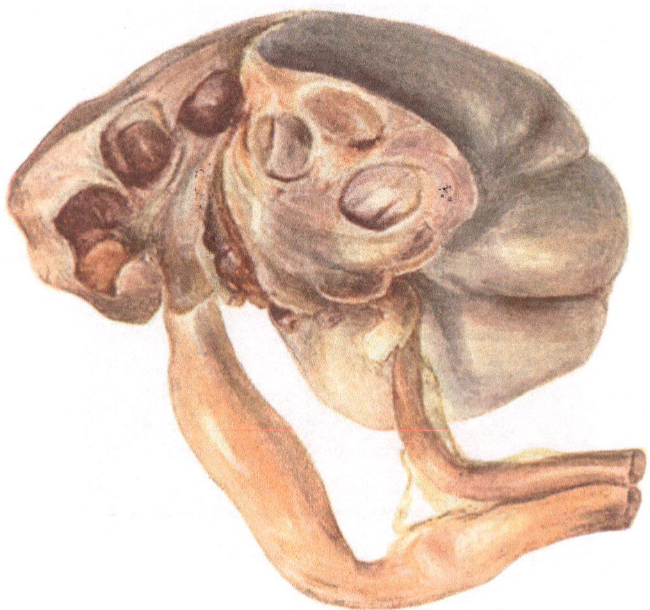

Abb. 72. Zweigeteilte Niere. Obere Hälfte hydronephrotisch.

schon vorgekommen, daß man zufällig einen Wechsel des Urins bemerkt hat, der einmal klar, einmal schmutzig verändert herauskam; oder man ist bei zweimal unternommenem Ureterkatheterismus an der Kreuzungsstelle vorbei das erste Mal in den gesunden, das zweite Mal in den kranken Ureter geraten. Im allgemeinen wird man aber bei nur einer Ureteröffnung die Diagnose stets einer Zufälligkeit zu verdanken haben.

Die diagnostischen Verhältnisse können sich noch schwieriger gestalten, wenn die y-förmig gegabelten Ureteren geschlossen sind. Eine 42jährige Frau, die schon in ihren Mädchenjahren erhebliche Beschwerden hatte, erkrankte im Alter von 28 Jahren an Blasenkatarrh mit Harndrang und trübem Urin; zwei Jahre später waren die Beschwerden wieder geschwunden. Im Februar 1919 traten Schmerzen in der rechten Leibseite auf, zeitweise kolikartig, von zwei Stunden Dauer mit Blähungskolik. Im März 1919 Häufung der Koliken,

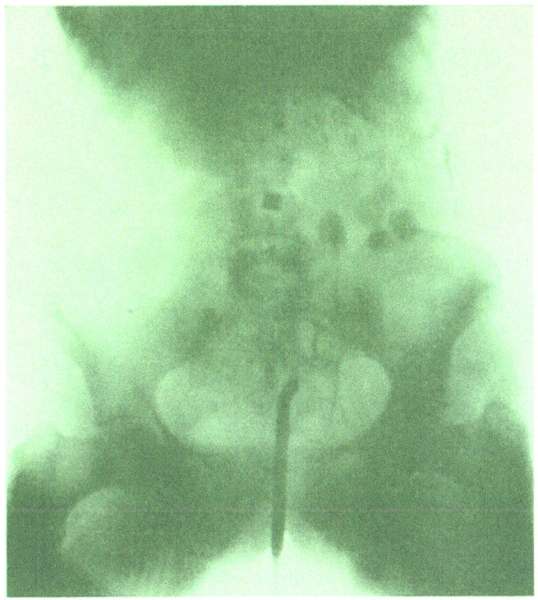

Abb. 73. Verlagerte zweigeteilte Niere mit geschlossener Hydro- und tuberkulöser Pyonephrose.

fast alle zwei Tage. Starke Abmagerung. Menopause mit 40 Jahren. Bei der Untersuchung im August 1919 fand sich rechts vom Nabel ein deutlich fühlbarer derber, glatter, ca. faustgroßer Tumor im ganzen von Nierenform, nach oben von der Leber gut abgrenzbar. Der Tumor ist leicht druckempfindlich; respiratorisch nicht verschieblich, passiv in mäßigen Grenzen, kann aber nicht nach der Nierennische gebracht werden. Bei der Zystoskopie keine Zystitis; gute Funktion links, rechts trockene Zusammenziehungen. Urin klar, sauer, im Sediment einzelne Leukozyten. Beim Einführen des Ureterenkatheters kam man plötzlich auf ein Hindernis in Höhe der Linea innominata. Nach mehrmaligen vergeblichen Versuchen, vorbei zu gelangen, gelingt dies unter einem Aufschrei der Kranken; der Katheter dringt weiter nach oben und in ununterbrochener Tropfenfolge entleert sich wässeriger, klarer Harn. Die Auffüllung mit Kollargol ergibt auf der Platte ein großes Becken mit vier zehnpfennigstückgroßen, kreisrunden Schatten in Höhe des 3. und 4. Lendenwirbels (s. Abb. 73). Eine Darmaufschwemmung zeigt eine tief herabgedrängte Flexura hepatica; das Querkolon weist eine charakteristische Eindellung auf und verläuft in einem nach unten konvexen Bogen. Die Diagnose war also soweit gediehen, daß es sich um eine verlagerte fix.erte Niere handelte, die durch entzündliche oder mechanische Kompression des Ureters hydronephrotisch entartet war, wodurch die Kompression, die ich in der Untersuchung gesprengt hatte, ausgeübt wurde, war nicht erkennbar. Die durch Operation gewonnene Niere (s. Abb. 74) war eine durch eine bindegewebige Wand getrennte, zweigeteilte

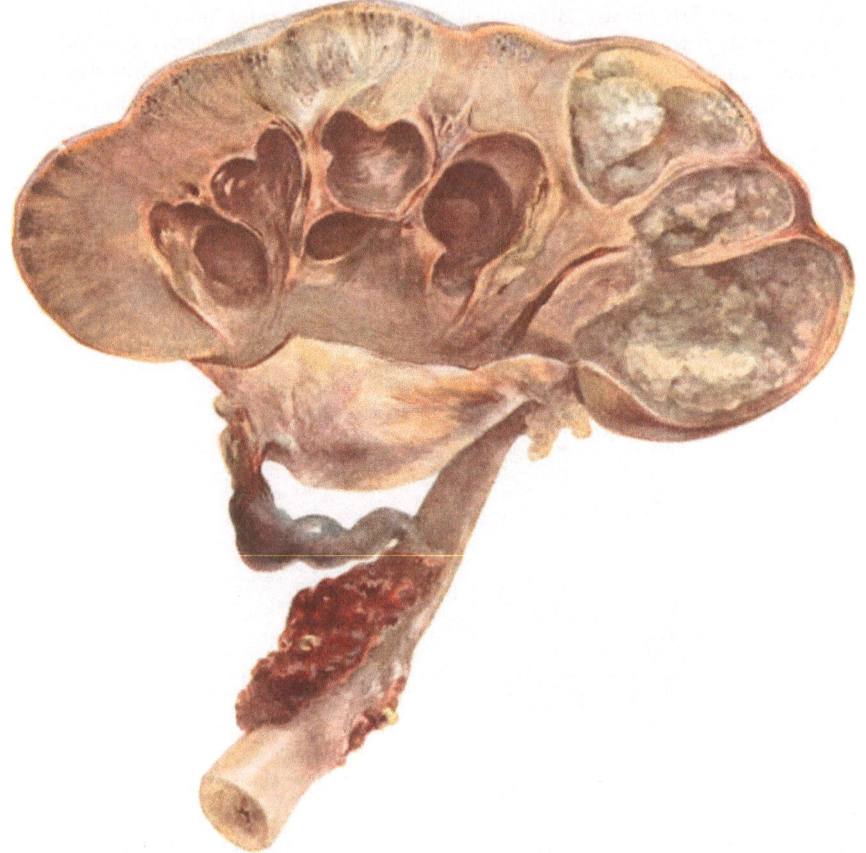

Abb. 74. Zweigeteilte Niere. Oberer Nierenteil mit tuberkulösen Kavernen, unterer hydronephrotisch entartet. Doppelter gegabelter Ureter.

Niere mit zwei ausgebildeten, vollkommen voneinander getrennten Nierenbecken, zwei selbständigen, nicht miteinander kommunizierenden Kelchsystemen und getrennt austretenden Ureteren, die sich Y-förmig gabeln und in einer gemeinsamen, bindegewebigen Hülle getrennt verlaufen, und mit einer Öffnung in der Blase münden. Beide Nierenhälften und beide Harnleiter waren verschieden erkrankt: Der obere Nierenteil samt Becken ist durch eine käsig-kavernöse Phthise zerstört. Der zugehörige, fingerdicke Ureter ist auf fast die Hälfte verkürzt, tuberkulös verändert, ist kurz über der Kreuzungsstelle mit den Iliacal-Gefäßen durchgebrochen und durch ein tuberkulöses Granulationsgeschwür von Talergröße und periureteritische Schwarten auf dem Ileopsoas fest verwachsen. Der untere Nierenteil — dieser Teil der Diagnose war gestellt — ist in eine Hydronephrose mit vier pflaumengroßen Kavernen aufgegangen, die dadurch zustande kamen, daß das Lumen des zugehörigen Ureters an der Geschwürsstelle mechanisch verlegt war. Die Niere war verlagert; die Verlagerung hat als eine „erworbene" zu gelten, denn die Nierengefäße stammten aus normaler Stelle und mündeten unter einem spitzen Winkel scharf angezogen im Nierenstiel ein. Die nachträgliche Beobachtung des Röntgenbildes im Lichtkasten läßt auch den oberen Teil der Niere und seine tuberkulöse Zerstörung erkennen; man sieht nämlich über den fünf kreisrunden Flecken noch innerhalb des Nierenschattens verschiedene rundliche Aufhellungen, die als Kavernen zu deuten sind (s. Abb. 73).

Die angeboren kleine Niere.

Die Diagnose der angeborenen Kleinheit der Niere ist in Wirklichkeit wohl kaum möglich. Die Möglichkeit des Nachweises derselben auf Grund schlechterer Funktionsleistung ist nur eine theoretische. Ein verkleinerter Nierenschatten im Röntgenbild und der durch Ureterenkatheterismus gelungene Nachweis einer abnormen Kleinheit und Kürze des Harnleiters und eine abnorm kleine Mündung in der Blase könnte die angeborene Hemmungsbildung vermuten lassen, wenn eine erworbene Atrophie der Niere auszuschließen ist. Ich habe in der Klinik zwei Beobachtungen gemacht, von denen ich eine Krankengeschichte hier kurz anführen möchte. Eine Diagnose wurde vorher nicht gestellt! Es handelte sich um einen 27 Jahre alten Mann. August 1907 hatte er im Anschluß an heftige Körpererschütterung Schmerzen der rechten Lende; zwei Wochen später starke Blutung mit Entleerung von $^1/_2$ Liter reinen Blutes; der Urin blieb einige Tage bluthaltig. Später traten gelegentliche Trübungen des Harnes auf mit Harnzwang. Oktober 1908 Kolik mit Blasenkrämpfen und Blutung. Bei der Aufnahme war der Katheterharn noch reichlich mit Blut versetzt und die Funktion herabgesetzt gegenüber der gesunden Seite. Eine Nephrektomie wurde wegen Verdachts auf Tuberkulose gemacht. Das operativ gewonnene Präparat stellt eine kleine Niere dar von fötaler Größe und Lappung mit Zystchen versehen (Abb. 75).

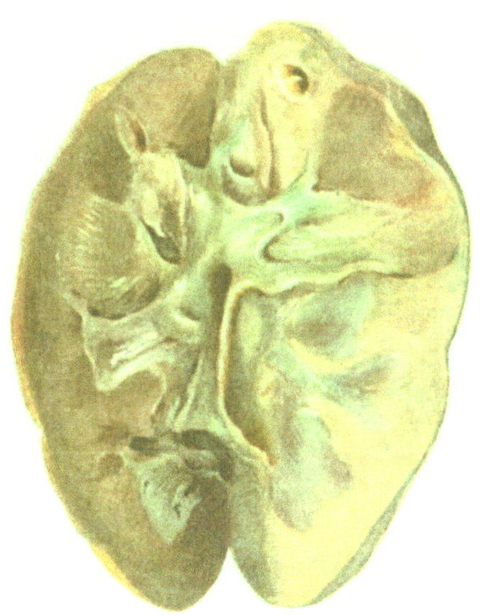

Abb. 75. Angeboren kleine Niere.

Die Verletzungen der Niere.

Die Verletzungen der Niere und des Harnleiters haben durch die moderne Kriegsführung erhöhte Bedeutung gewonnen. Durch die Vielgestaltigkeit und starke Durchschlagskraft der Schußwaffen, insbesondere durch den Massengebrauch artilleristischer Geschosse haben die offenen Verletzungen von Nieren und Harnleiter eine sehr beträchtliche Vermehrung erfahren. Die neue Art des Grabenkampfes mit seinen Verschüttungen durch die nachrollenden Stein- und Erdmassen, die Verwendung von Explosivgeschossen, die einen starken Gasdruck entwickeln, der gesteigerte Reit-, Fahr- und Flugdienst mit Hufschlägen, Überfahren und Abstürzen führten vermehrte Gelegenheiten zu stumpfen Bauchverletzungen herbei, und damit traten auch die subkutanen Verletzungen der Niere und Harnleiter wesentlich häufiger auf. Im Frieden gehören ja diese Verletzungen dank der geschützten Lage der Nieren hinter dicker Muskelpolsterung und ihrer Fetteinhüllung zu den seltenen Erscheinungen.

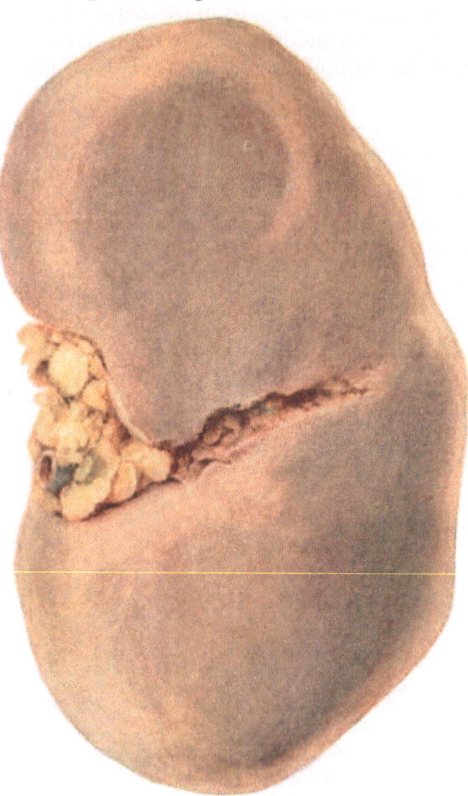

Abb. 76. Subkutane Nierenzerreißung nach Überfahrung.

Die Nierenverletzungen zeigen durch ihren pathologisch-anatomischen Sitz und ihre Ausdehnung, durch ihren klinischen Verlauf und die häufige Mitverletzung anderer Bauchorgane eine bunte Mannigfaltigkeit.

Die Diagnose hat nach Symptomen zu suchen, die eine Verletzung der Niere sicher anzeigen und eine baldige Frühdiagnose ermöglichen, denn es gilt in solchen Fällen, schnell und klar zu entscheiden, ob sofortige chirurgische Hilfe notwendig oder ob abwartende Behandlung gestattet ist, ferner ob Mitverletzungen anderer Organe vorliegen und ob diesen oder den Nierenverletzungen die größere Bedeutung und Dringlichkeit zukommt. Ein andermal haben wir es nur mit der Feststellung von Spät- und Endfolgen einer Nierenverletzung zu tun und ihre traumatische Ursache zu ergründen. So entstehen der Diagnose die verschiedensten Aufgaben, je nachdem wir eine Nierenverletzung im Anfang oder im späteren Verlauf zu beurteilen haben.

Die diagnostisch wichtigste Begleiterscheinung der frischen subkutanen und offenen Nierenverletzung ist das Blutharnen. In der Regel gleich nach der Verletzung auftretend, hält es verschieden lange an: In leichten Fällen nur für einige Miktionen, bei schweren Fällen aber Tage und Wochen. Es hält sich meist in mäßigen Grenzen, wird selten abundant und lebensbedrohend und klingt schließlich ganz allmählich mit Übergang der Färbung ab, wobei die Harnproben von Tag zu Tag klarer werden. In seltenen Fällen kann die Blutung über Wochen und Monate anhalten und durch den an sich zwar geringen, aber anhaltenden Blutverlust zu einer erheblichen Anämie führen. Das Blut entstammt dem Parenchym, ergießt sich in das Nierenbecken und gelangt über den Ureter in die Harnwege. Bald ist der Harn nur wenig mit Blut vermengt, bald enthält er Blut in Form von beigemengten Gerinnseln, bald wird fast reines Blut in großen Mengen ausgeschieden, in anderen Fällen wieder ist das Blut nur chemisch und mikroskopisch nachzuweisen. In den weitaus meisten Fällen wird kurz nach dem Unfall eine Hämaturie vorhanden sein, und da meist schon die erste Entleerung blutig verfärbt, kurz nach der Verletzung unter Brennen und Stechen vor sich geht, so wird sowohl der Befallene wie der Arzt frühzeitig auf dieses sehr wichtige Merkmal gestoßen. Kommt der Patient gleich im Anschlusse an den Unfall in die Hand des Arztes, so gilt die erste Frage, vollends wenn er unter der Wirkung einer stumpfen Bauchverletzung steht, grundsätzlich den Urinverhältnissen. Noch auf dem

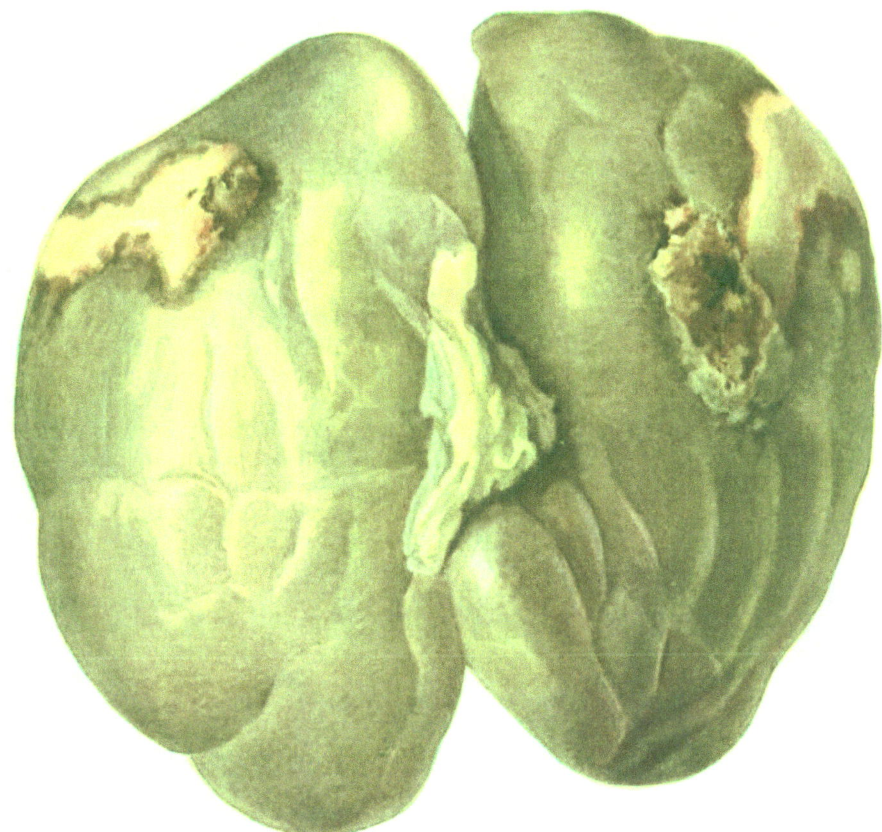

Abb. 77. Schußverletzung mit Brückensequester.

Untersuchungstisch wird, falls der Kranke nicht spontan Urin läßt oder eine normale Urinentleerung einwandfrei vorangegangen ist, katheterisiert, um die Möglichkeit einer Verletzung der Harnwege resp. der Niere anzunehmen oder auszuschließen. Eine Nierenverletzung ist allerdings auch dann nicht ganz auszuschließen, wenn die Hämaturie fehlt. Es kommen Verletzungen der Niere vor, bei denen das Blut nicht in die unteren Harnwege gelangen kann. Geringe Parenchymverletzungen bluten nur nach unten, sofern sie mit dem Nierenbecken und den Kelchen in Verbindung stehen; ein andermal ist der Ureter durch Gerinnsel verstopft oder durch Verziehung und Knickung unwegsam geworden, ein drittes Mal ist der Nierenstiel abgerissen, mit der Niere sind die Gefäße zermalmt und zerquetscht, so daß der Hauptanteil des Blutes nach innen abfließt oder es gar nicht zu einer nennenswerten Blutung kommt. Also gerade die leichtesten und die schwersten Fälle lassen das wichtige Zeichen der makroskopischen Hämaturie hier und da vermissen. Deshalb darf man bei fehlender Hämaturie einen aufgekommenen Verdacht nicht so leicht fallen lassen, sondern muß bei jedem Fall einer stumpfen Bauchverletzung alle Bauchorgane untersuchen und eine Verletzung der Niere stets in den Kreis der Möglichkeiten ziehen.

Lediglich aus den allgemeinen Erscheinungen einer stumpfen Bauchverletzung (heftiger diffuser Bauchschmerz, Blässe und Kühle, Schwindel, Erbrechen, Ohnmacht, Kleinheit und Beschleunigung des Pulses, gesteigerte Atmung, Unruhe, Teilnahmslosigkeit, nicht abgrenzbare Bauchdeckenspannung, aufgetriebener Leib mit Meteorismus und Tympanie) die Diagnose der Nierenruptur abzuleiten, ist stets schwer oder unmöglich; man weiß nicht, wieviel auf Rechnung der geborstenen Niere, auf die eintretende Anämie infolge innerer Blutung, die Mitverletzung anderer Organe oder schließlich auf die Wirkung des Schocks allein zu setzen ist.

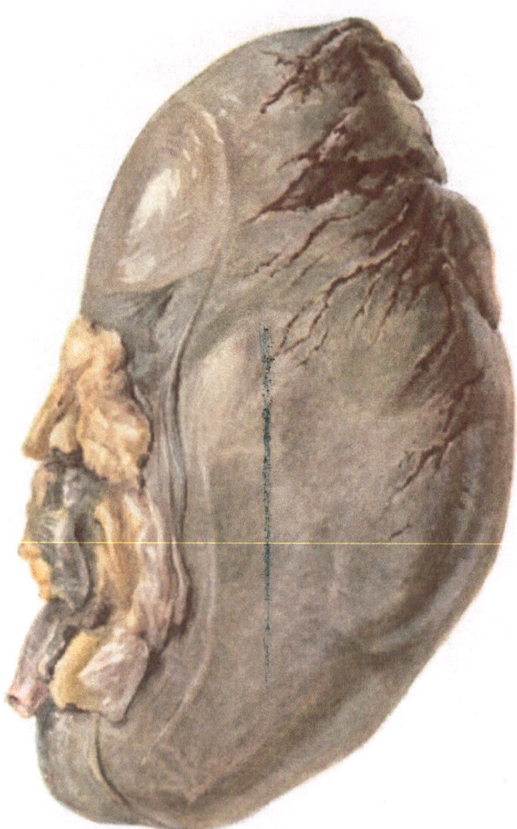

Abb. 78. Schußverletzung der Niere mit Kapselsprengungen.

Ganz einfache Bauchquetschungen können ohne Verletzung eines inneren Organes schwere Allgemeinerscheinungen hervorrufen, und diese sind wiederum für die verschiedenen Organe, wenigstens für die ersten Stunden nach der Verletzung, die gleichen. Meist werden wir bestenfalls die Diagnose „Organruptur“ stellen können.

Allerdings pflegen sich die einfachen Schockerscheinungen bald zurückzubilden, und wenn man sich eine mehrstündige klinische Beobachtung zur Pflicht macht, so folgt bald den ursprünglichen, anscheinend bedrohlichen Symptomen eine Zeit der Ruhe und des Besserbefindens, während sie sich umgekehrt, wenn ernstere Verletzungen vorliegen, von Stunde zu Stunde steigern.

Wohl weist in einer Reihe von Fällen ein akut einsetzender Schmerz in der Nierengegend auf die Verletzung der Niere hin, doch hat dies subjektive Merkmal nicht allzu großen Wert. Begleitende Verletzungen der Weichteile, der Knochen und anderer innerer Organe lassen den Schmerz oft nicht erkennen und andererseits ist er zuweilen diffus im Bauche vorhanden.

Auch die Wucht und Masse der einwirkenden Gewalt sowie der Angriffsort und der durch Anamnese und äußere Verletzungsspuren ermittelte Herıng beim Unfall sind meist ohne Beweiskraft: relativ geringe örtliche Quet-:hungen können Nierenverletzungen mit schwersten Allgemeinerscheinungen her-orrufen und umgekehrt große Gewalteinwirkungen ohne Schädigung vorüber-ehen. Wenn sich auch gelegentlich in der Lende oder Flanke äußere Zeichen er auftreffenden Gewalt — Hautabschürfungen, Blutunterlaufungen — vor-nden, so ist man nie sicher, ob die auftreffende Gewalt sich in ihren Virkungen an den äußeren Decken erschöpft oder doch in der Tiefe die

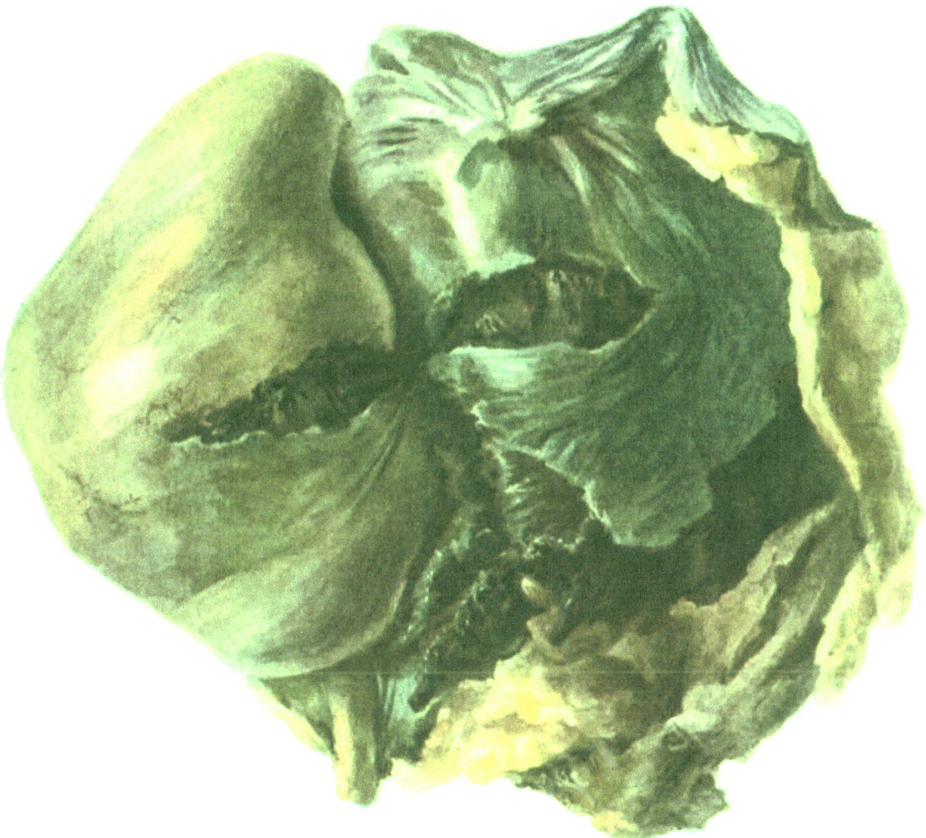

Abb. 79. Kontusionsverletzung der Niere. (Ruptur der Niere durch Fernwirkung nach Schuß.)

Niere getroffen hat. Alle diese letzterwähnten Schwierigkeiten der Diagnose kommen besonders dann in Betracht, wenn das sehr wichtige Zeichen der Hämaturie fehlt.

Um so einfacher liegen die Verhältnisse bei den offenen Verletzungen der Niere. Hier weist schon die eng umgrenzte Stelle der Verletzung, bei der Stich- und Schnittverletzungen enge klaffende, in die Tiefe führende stark blutende Wunden, bei der Schußwunde die Richtung und die Projektion des Schußkanales, ohne weiteres auf die Möglichkeit einer Nierenverletzung hin. Nach außen fließender blutiger Urin, durch den Geruch oder chemisch nachzuweisen, macht die Verletzung der Niere und des Nierenbeckens sicher.

Bezüglich der Rekonstruktion des Schußkanales darf man nicht vergessen, daß die Geschosse oft erst weite Strecken im Körper zurücklegen, ehe sie zur Niere gelangen. Und daß die Niere auch verletzt sein kann, ohne vom Geschoß selbst getroffen zu sein, lehrte uns aufs neue wieder der Krieg. Die Niere ist bekanntlich, infolge ihrer physikalischen Eigenschaften und ihres morphologischen Aufbaues, ein besonders verletzbares Organ. Durch fortgeleitete

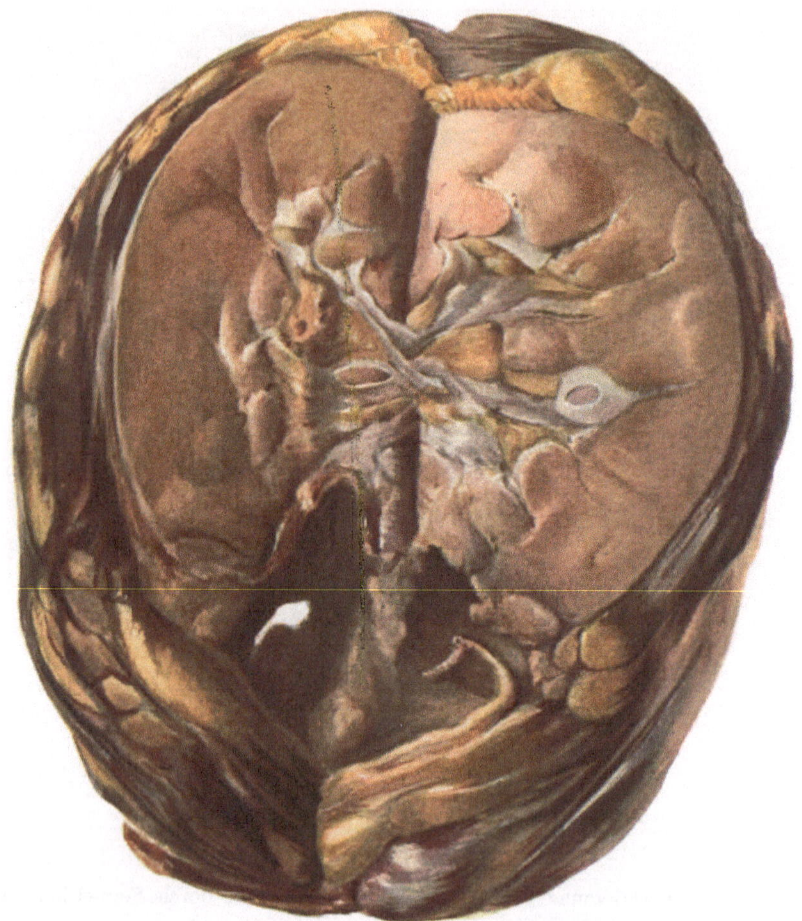

Abb. 80. Schußniere mit perirenalem Hämatom.

Erschütterung können Sprengwirkungen der Kapsel, Substanzrisse und Blutungen eintreten (sog. Kontusionsverletzungen) (Abb. 78 u. 79).

Häufig hat man neben der Hämaturie noch andere Zeichen, die eine Nierenverletzung sicher annehmen lassen. Es sind die Hämatome, über denen die Muskeln reflektorisch bretthart gespannt sein können und welche den Patienten oft zu einer pathologischen Körperhaltung zwingen. Die Hämatome im Nierenlager (Abb. 80), die sich auch bei der „offenen“ Verletzung der Niere durch Verklebung des Wundkanals oder kulissenförmige Verschiebung der durchtrennten Gewebe bilden können, breiten sich im extraperitonealen Bindegewebe aus und önnen die ganze Flanke einnehmen, ziehen entlang den Gefäßen nach der Blase nd in die Leiste, können im Skrotum und in den Labien erscheinen, wachsen ach oben in den Zwerchfellkuppelraum hinein, heben ihn empor und füllen, nach er Mittellinie zu sich ausbreitend, das ganze Mesogastrium aus. Je größer ie Blutung ist und je mehr Urin einfließt, um so deutlicher sind die Palpations- rgebnisse bei der bimanuellen Untersuchung, besonders wenn die Abflußwege urch Gerinnsel verstopft sind. Bei der Ausbreitung innerhalb der Gerota- aszie findet man glatte, rundliche, prall elastische, scharf umschriebene, auf ie Nierengegend beschränkte Tumoren, die sich nur schwer von einer intra- enalen Stauung einer echten Hydronephrose trennen lassen. Sonst findet

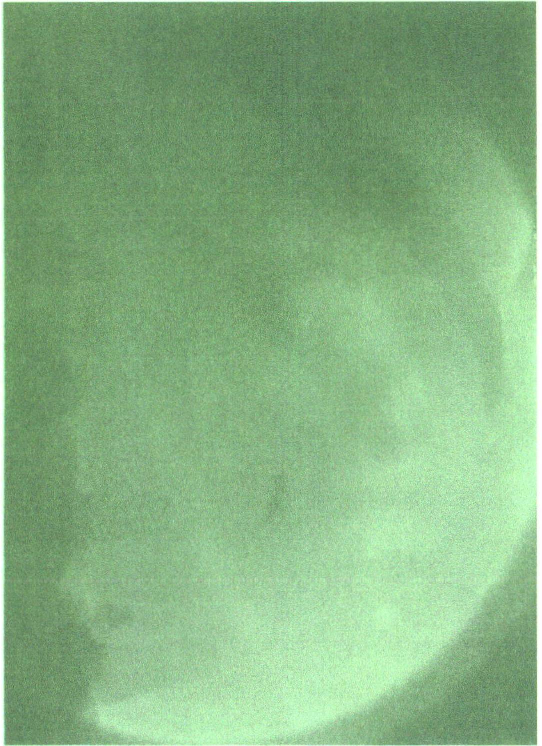

Abb. 81. J. G. Splittersteckschuß der Niere.

man auf der Seite der Verletzung sicht- und fühlbare Blutinfiltrate und wachsende schmerzhafte Anschwellungen, ausgesprochen schwappend, mit absoluter Dämpfung, die Pulsation zeigen können und die sich bei Lagewechsel entsprechend ändern; daneben treten blauschwarze Ödeme am Skrotum und an den Labien auf, Hand in Hand mit rasch oder allmählich sich steigernden Symptomen einer alarmierend wirkenden akuten Anämie; zunehmende Blässe, Zyanose, Kälte der Glieder, kleiner Puls, beschleunigte Atmung, Unruhe, Ohnmacht und Kräfteverfall, alle diese Symptome sprechen für das Einfließen von Blut nach innen; fehlen die Zeichen der Anämie trotz Entstehens und Wachsens einer Geschwulst, so darf man annehmen, daß sich Urin in die Gewebe ergossen hat: es handelt sich dann um echte oder unechte Hämato-Hydronephrosen.

Erfolgt eine Berstung einer schon vorher erkrankten Niere, so haben wir ganz die gleichen Erscheinungen; eine Differentialdiagnose werden wir demnach nur dann stellen können, wenn das Nierenleiden schon vorher bekannt oder wenn eine eingehende Anamnese auf die Möglichkeit hinweist.

Kommt es bei den retroperitonealen Blut- und Urinergüssen zu schweren Nachblutungen durch Lösung von Thromben, zur Vereiterung und faulig-

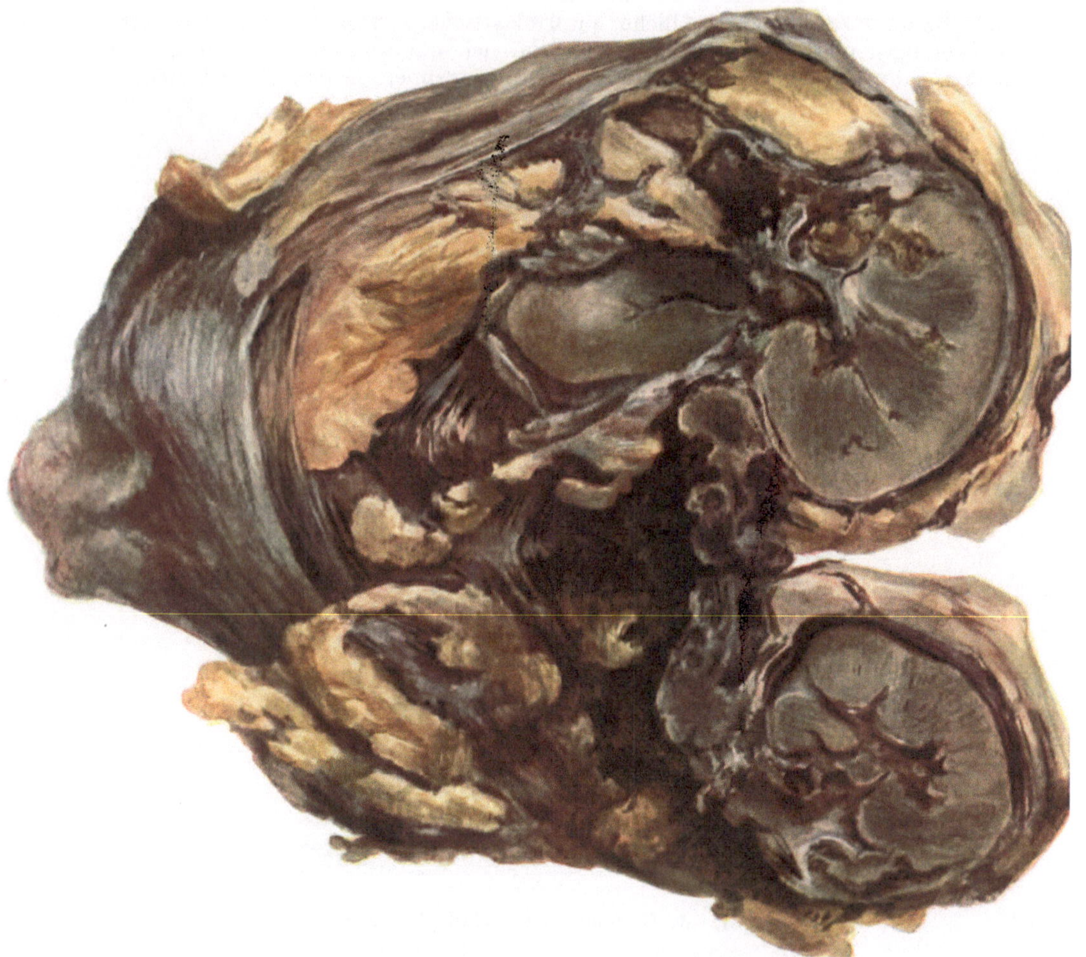

Abb. 82. Schußniere mit weitgehender Zertrümmerung.

jauchigen Zersetzung mit paranephritischen Abszessen und totaler Sequestrierung der Niere, kurz zu einer Einwanderung von Eiter und Fäulnisbakterien, so läßt sich die Nachblutung durch verstärkte Zeichen innerer Blutung, durch Veränderung der Dämpfungszone mit Vorrücken in den verschiedensten Richtungen, besonders nach unten und der Mitte, nachweisen. Kommt es zur Vereiterung, so setzt ein stürmisches Krankheitsbild ein: Schüttelfröste, Temperaturanstieg, Eiterfieber, Verschlechterung des Allgemeinbefindens, heftige Schmerzen eventuell mit den Zeichen entzündlich-phlegmonöser Harninfiltration der über der Niere liegenden Weichteile, mit Durchbruch und gelegentlicher Entwicklung einer eitrig-urinösen Fistel.

Ist nun einerseits die Erkennung der traumatischen perirenalen Hämatome leicht, so können sie andererseits irreführend wirken, indem sie eine Perforationsperitonitis vortäuschen. Die Zeichen der peritonealen Reizung — Erbrechen, brettharte Bauchdecken- und Lendenmuskelspannung, spontaner, diffuser Bauchschmerz, der auf Druck sich steigert, Puls- und Temperatursteigerungen, meteoristische Auftreibungen des Leibes, Darmunwegsamkeit und Zwerchfellruhigstellung können einzig und allein durch eine diffuse, retroperitoneale, blutige Infiltration im Anschluß an eine extraperitoneale Nierenruptur hervorgerufen werden. Das Hämatom kann ohne jede Infektion, durch Druck, das Scheinbild der Peritonitis hervorrufen, was nach de Quervain wahrscheinlich auf einer Schädigung der Zirkulation im Bereiche der Flex. coli mit nachfolgender Funktionsbeeinträchtigung beruht. Wir wissen ja auch schon von der operativen Inangriffnahme der Niere her, daß im Anschluß an eine Nierenoperation bei voller Unverletztheit des Peritoneums und aseptischen Verhältnissen peritoneale Reizsymptome allerschwerster Art, wahrscheinlich auf reflektorischem Weg über dem Splanchnikus, auftreten können.

Die Lösung der Frage, ob eine extraperitoneale oder intraperitoneale Nierenverletzung vorliegt, ist dann außerordentlich erschwert. Ganz abgesehen davon, daß peritonitische Reize jede deutliche Palpation unmöglich machen, kann ein intraperitonealer Flüssigkeitstumor aus einem anderen mitverletzten inneren Organ herrühren und zuweilen tritt noch eine seröse Transsudation hinzu. Die Flüssigkeitsansammlung im Bauche besteht bei reinen Parenchymverletzungen der Niere lediglich aus Blut, bei reinen Nierenbeckenwunden aus Urin, während er bei durchgehenden Becken- und Parenchymverletzungen aus einer Mischung beider sich zusammensetzt. Nur wenn der Erguß auf der Seite beginnt, wo man die Nierenverletzung annimmt, kann man ein anderes Organ ziemlich sicher ausschließen (de Quervain). Auffallende Anämie ohne seitliche Hämatombildung spricht für intraperitoneales Einfließen von Blut, andererseits gibt die Möglichkeit des Nachweises der Flüssigkeit in der freien Bauchhöhle die große Wahrscheinlichkeit, daß das Peritoneum verletzt ist.

Außer den bisher genannten Zeichen hat man nicht viel mehr Merkmale, mit denen für die Diagnose Nierenberstung etwas anzufangen ist. Nur die gelegentlich beobachtete Oligurie und namentlich die Anurie gibt zuweilen ein sehr wichtiges Verdachtsmoment ab, wenn sie sich unmittelbar einem Trauma anschließt.

Die Herabminderung der Harnmenge bis auf die Hälfte des normalen ist, sofern sie nicht durch mechanisches Fernhalten des Einfließens oder allzu reiches Aus- und Einfließen in falsche Wege nach außen und innen bedingt ist, reflektorisch verursacht. Ist eine totale Anurie vorhanden, so kann es sich nur um die Verletzung beider Nieren oder beider Harnleiter handeln oder das Trauma hat eine Einzelniere getroffen oder die nicht durch das Trauma betroffene Niere hat reflektorisch ihre Funktion eingestellt. Auch in einem solchen Fall ist es von allergrößter Wichtigkeit, schnell mit der Diagnose ins klare zu kommeu, denn die Zweckmäßigkeit der operativen Maßnahmen und der Prognose hängen ganz von der richtigen Diagnosenstellung ab. Zystoskopie, Ureterenkatheterismus und die Funktionsprüfungen haben hier helfend einzuspringen; sie sind auch dann anzuwenden, wenn ein weniger begründeter Verdacht vorliegt.

Finden wir bei der endoskopischen Betrachtung, daß der Ureter leer geht oder liegt er in starrer Ruhe, entleert er weder Blut noch Urin, so besteht bei vorausgegangenem Trauma die größte Wahrscheinlichkeit, daß eine Nieren-

oder Ureterverletzung vorliegt oder man kann auch an ein perirenales Hämatom denken, das das Nierenbecken und den Ureter komprimiert.

Stößt der eingeführte Ureterenkatheter auf ein Hindernis, so kann dies ein das Ureterlumen verstopfendes Gerinsel oder auch eine Ureterverletzung sein. Gelingt es, das Hindernis zu überwinden, gelangt man in das Nierenbecken, so ist es, wenn sich angestauter Urin oder blutig gefärbte Flüssigkeit entleert, wahrscheinlich unverletzt. Hierbei kann das Hindernis, das zur Retention führte, ein Gerinsel oder das von außen auf Ureter und Nierenbecken drückende Hämatom gewesen sein. Entleert sich aus dem Nierenbecken kein Urin, sondern nur Blut, so liegt eine Zerreißung des Nierenbeckens vor und der Urin fließt nach der Nachbarschaft ab oder aber eine Zermalmung der Niere mit völliger Sekretionsunterdrückung kann vorhanden sein.

Zystoskopieren wir bei bestehender Hämaturie, so gibt uns die Zystoskopie nach Ausschluß der Blase rasch Klarheit, welche Niere betroffen ist. Wir sehen hier auf der verletzten Seite den blutig gefärbten Harnstrahl oder bräunlich-rote Urinwolken hervortreten, wobei wir auch den Gehalt an Urin feststellen können. Ist es zur Gerinnung gekommen, so kommen geronnene, wurstförmige, pech- oder geleeartige Blutmassen aus der Uretermündung heraus. Einmal sah ich im Anschluß an ein Trauma der Niere eine Uretervortreibung, infolge Verlegung durch ein Gerinsel. Die Ureterwand wölbte sich zitzenartig vor. Auf der Höhe der Geschwulst öffnete sich der kleine, fischmaulartige Mund und ein schwarzes Blutgerinsel trat vor, das sich aber wieder zurückzog. Die blutende Uretermündung läßt den Schluß zu, daß der Ureter und das Nierenbecken unverletzt sind und daß die Wege zur Blase frei sind.

Wie schwer und wie weitgehend eine Niere verletzt ist, können wir aber nicht ermessen. Auch weder die Wucht des Traumas, und die Mächtigkeit der Blutung, noch die Schwere der übrigen Begleiterscheinungen und klinischen Symptome geben Anhaltspunkte für die anatomische Beschaffenheit der verletzten Niere. Und doch wäre die diagnostische Lösung gerade dieser Frage in therapeutischer Hinsicht sehr wünschenswert wegen der Anzeige zur operativen Hilfe.

So stellt sich denn Kümmell auf den Standpunkt der diagnostischen Freilegung in jedem Falle. Nach ausgiebiger Freilegung und Luxierung der Niere ist der Grad der Verletzung ohne weiteres festzustellen und die operative Hilfe je nach dem objektiven Besichtigungsbefund gegeben. Dieser Standpunkt der diagnostischen Revision der Verletzung in jedem Fall ist für die Friedenspraxis und in geordnetem Betriebe ohne weiteres annehmbar, nur muß man sicher sein, auch die richtige Seite in Angriff zu nehmen. Diese festzustellen ist nicht immer so ganz einfach. Es kommen immer wieder Fälle vor, wo eine sichere Anamnese fehlt, wenn das ursächliche Moment der Gewalteinwirkung auf eine Niere nicht hinreichend begründet erscheint. Sich eine Vorstellung zu schaffen über den „Rupturmechanismus“, ist nicht Sache der Diagnose; immerhin aber muß man sich doch gelegentlich die Frage vorlegen, ob eine bestimmte Gewalteinwirkung überhaupt imstande ist, eine Berstung der Niere zu verursachen. Der Patient ist stets geneigt, plötzlich auftretende Blutungen mit äußerer Gewalteinwirkung in Zusammenhang zu bringen, und auch für den Arzt besteht die Gefahr, diesen Angaben allzu leicht Glauben zu schenken und ein Trauma anzuschuldigen, wenn eine andere Erklärung ihm Schwierigkeiten bereitet. Für die Mehrzahl der Fälle wird man mit Krogius mit der Erklärung einer Biegungs- oder Kompressionsruptur der Niere einverstanden sein können; doch kommt man mit diesen Vorstellungen diagnostisch auch nicht weiter bei Fällen, wo die Gewalteinwirkung eine sehr geringe ist; hier muß die Angriffsart eine andere sein. So bei der Verletzung durch Aufheben einer schweren Last, durch geringe Stöße gegen die Vorderseite des Bauches, durch Fall auf die Füße u. a. Von all diesen Verletzungsarten habe ich Beispiele beobachten können; unter anderem einen Offizier, der beim Felddienst in ein Karnickelloch trat, einen Jungen, der von seinem Spielkameraden einen Stoß mit dem Stiefelabsatz gegen den Unterbauch bekam, einen Eisenbahnarbeiter, der eine 2 Zentner schwere Last anhob und schließlich ein Dienstmädchen, das in der Küche vom Stuhl rückwärts fiel, ohne aufzuschlagen. Alle erwähnten Kranken hatten im Anschluß an ihren ,,Unfall" Hämaturie und eine Ruptur der Niere. Die Krankengeschichten will ich kurz erwähnen; allerdings nur bei zweien (Fall 1 und 4) ist die Diagnose durch die operative Freilegung erhärtet.

Der 26jährige Offizier trat am 8. August 1908 bei einer Felddienstübung in ein Karnickelloch und um den Fall rücklings abzuschwächen oder zu vermeiden richtete er sich straff auf. Er verspürte im Anschluß daran heftige Schmerzen in der rechten Seite; bald entleerte er blutigen Urin und es trat eine zunehmende rechtsseitige Lendenanschwellung hinzu. Am 13. August Freilegung wegen Infektion. Es zeigte sich ein Querriß, der bis in das Nierenbecken reichte, wohl eine Folge durch Übertragung der Gewalt durch die Nierenbänder. Einnähung der Niere in die Wunde. Drainage. (Im Januar 1909 heftige anfallsweise Schmerzen mit Urinverhaltung, Schüttelfrösten und hohen Temperaturen bis 39,5°. Spaltung eines paranephritischen Abszesses. Im März 1909 Nephrektomie. Die Niere ist in derbe, schwielige Massen eingebettet; die wenigen Reste des Parenchyms müssen stückweise entfernt werden.)

Der 12jährige Bube erhielt am 17. IV. 1916 von seinem Mitschüler einen Fußtritt gegen den Unterbauch. Einige Stunden nachher trat Blutharnen auf. 19. IV.: große Schmerzen im Bauch; er wirft sich unruhig hin und her. Starker Palpationsschmerz der linken Nierengegend, vorn unter dem Rippenbogen und hinten in der Lende unterhalb der 12. Rippe deutliche Resistenz.

Bei dem 34 Jahre alten Eisenbahnarbeiter war die Beurteilung schwieriger. Hier kam eine hämophile Blutung in Frage. Er stammte aus 14köpfiger Familie, darunter 2 Mädchen. Die vorhandenen 8 Enkelkinder alle gesund. Der Patient selbst hatte in seiner Kindheit viel „Blutbeulen". 1912 nach Zahnextraktion 10 Tage geblutet, 1915 dasselbe. Der Arzt machte ihn darauf aufmerksam. In der Nacht vom 3./4. August 1917 hob Patient einen 1 Doppelzentner schweren Sack scharf auf, verspürte dabei einen heftigen Schmerz, sagte es seiner Umgebung, fühlte nach 20 Minuten Frostgefühl und merkte, da er unter der Laterne Wasser ließ, daß der Urin blutig war. Unterwegs nach Hause wurde er ohnmächtig. Am 4. August 1917 morgens ließ er das Wasser in den Topf und bemerkte fingerdicke Blutstücke. Der Arzt stellte Blutharnen fest, und da sich Schmerzen in der rechten Flanke einstellten, nahm er Nierenstein an. Die Blutung hielt 4 Wochen an; Fieber bestand wohl kaum. Dann ließen die Schmerzen nach und er fühlte sich gesund, nur gelegentliches Fehltreten tat weh. Am 19. September 1917 Aufnahme in die Klinik. Urin klar, kein Albumen. Im Sediment Leukozyten und Erythrozyten. Am 20. IX. Spuren von Albumen. Zystoskopie: Blase o. B. Links nach 5, rechts nach 9 Minuten prompte Funktion. Ureterenkatheterismus: Urin sauer, beiderseits steril, Leukozyten und Epithelien enthaltend.

Rechts	$\Delta = -0{,}41$	links	$\Delta = -0{,}6$
Spezif. Gewicht rechts . . .	$= 1000$	spezif. Gewicht links . . .	$= 1010$

Zucker beiderseits positiv.

Eine Probefreilegung hat der Patient abgelehnt.

Zuweilen verraten sich solche Nierenrupturen ohne sichere Anamnese durch Nach- und Spätblutungen. Nach dem Aufhören der ersten, nicht beachteten Blutung im Verlaufe weniger, der Verletzung unmittelbar folgender Tage kehrt das Blutharnen nach mehrtätiger oder mehrwöchiger Pause, oft in heftigerer Form, wieder und wiederholt sich in kürzeren Pausen oder aber es tritt ganz spät auf, Wochen und Monate nach der Verletzung, zu einer Zeit, wo das Trauma längst vergessen ist.

Diese sekundären Nach- und Spätblutungen gelten als besonders charakteristisch für Nierenberstungen. Sie sind eine Folge gelöster Thromben aus der frischen Verklebung, wie sie sich bei Störungen des Wundverlaufes, eitriger Infektion, unzweckmäßiger Behandlung, Erschütterungen usw. einstellen können oder sie sind durch eine traumatische Nephritis bedingt.

Die traumatische Nephritis tritt zuweilen im Anschluß an ein nicht beachtetes Trauma auf, mit Schmerzen, Druckempfindlichkeit und Hämaturie, im Urin neben dem Blutgehalt, Albumen, Zylinder und weiße Blutkörperchen, auch mit heftigen, plötzlich einsetzenden Nieren- und Ureterkoliken infolge eines verstopfenden Blutgerinsels oder narbiger Perinephritis. Allerdings ist die traumatische Nephritis noch sehr umstritten; ihr Vorkommen wird verschiedentlich geleugnet. Der vierte vorn erwähnte Fall ist eine traumatische Nephritis, die meines Erachtens der Kritik standhalten dürfte. Es war ein 30jähriges Fräulein, das rücklings vom Küchenstuhl fiel und sofort hinterher Blutharn bemerkte. Das Blutharnen wurde vom praktischen Arzt festgestellt, aber als Folge einer Wanderniere angesprochen. Als aber am 19. VII. 19 erneut eine stärkere Blutung im Urin mit mikroskopisch beigemengten Blutkörperchenzylindern und mit heftigen Schmerzen in der rechten Bauchseite sich zeigte und am 22. VIII. ein dritter Schmerzanfall mit Druckschmerzhaftigkeit der rechten Nierengegend und entlang dem rechten Ureter, dachte der Arzt an einen Nierenstein. Da die Untersuchungen auf Stein, Pyelitis, Tumor, Tuberkulose alle negativ waren, mußte man dem vorangegangenen Unfall größeres Gewicht beilegen. Bei der operativen Freilegung der Niere zeigten sich nun neben narbigen Verwachsungen der Kapsel einwandsfrei deutliche narbige Einziehungen des Parenchyms. Sie wurden exzidiert und die mikroskopische Untersuchung ergab: Narbe, altes Blutpigment, das den bindenden Beweis gäbe, fehlte allerdings. (Prof. Hart).

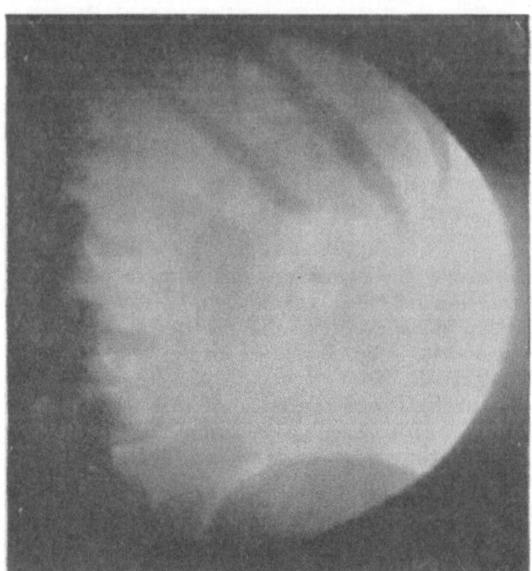

Abb. 83. Schußnarbe der Niere.

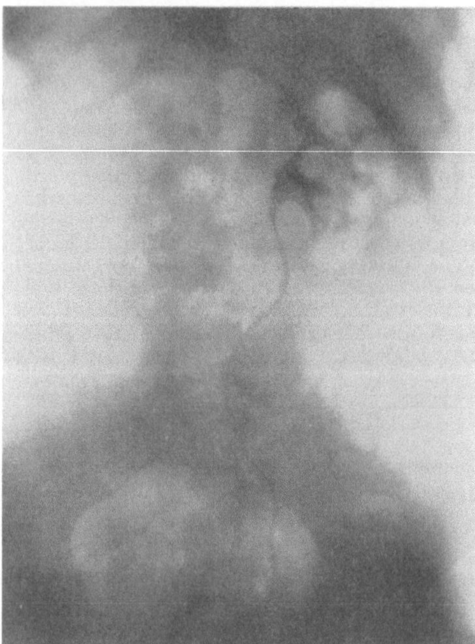

Abb. 84. Pyelogramm dieser Niere.

Anläßlich der Beobachtung ausgedehnter Schußverletzungen der Niere kam ich auf den Gedanken zu versuchen, die Narben der traumatischen Nephritis auf der Röntgenplatte darzustellen. In der Röntgenphotographie (Abb. 83) sieht man eine feinstreifige Zeichnung von vertikal verlaufenden Schattenzügen, die durch Aufhellungen voneinander getrennt sind ıd die den Nierenschatten an der Grenze zwischen oberem und mittlerem rittel quer durchsetzen. Im Pyelogramm ist die Kelchzeichnung an dieser telle verwischt. Daß es sich wirklich um eine Schußnarbe handelt, wurde urch die operative Besichtigung festgestellt.

Bei Steckschüssen der Niere gibt das stereoskopische Röntgenogramm über itz, Größe und Natur des Geschosses sichere Auskunft (Abb. 81).

Differentialdiagnose. Die frische Nierenverletzung wird im allgemeinen :eine Veranlassung zu einer Verwechslung geben, sobald die Ruptur der Blase ınd der Harnleiter durch Zystoskopie und Ureterenkatheterismus sicher ausgeschlossen sind. Eine andere intraabdominelle Organruptur wird durch die Beobachtung des klinischen Verlaufes mit Auftreten von Sondermerkmalen bald aufgedeckt werden können. Nur wenn die die Berstung veranlassende einwirkende Gewalt nach Art und Größe nicht zweifellos feststeht oder das Trauma lange Zeit zurückliegt, können alle möglichen anderen Erkrankungen, die Blutungen, Schmerzen und Koliken und Druckschmerzhaftigkeit der Nierengegend hervorrufen, mit in Erwägung gezogen werden. Vor allem sind der Stein, die Wanderniere und auch mal ein Nierentumor mit der Nierenruptur verwechselt worden. Durch reifliche Überlegung über den Hergang bei der Verletzung wird schließlich die ätiologische Bedeutung der Gewalt richtig abgeschätzt werden können, während weitere klinische Merkmale und das positive Röntgenbild die anderen Erkrankungen der Niere nachweisen lassen.

Die Wanderniere.

Eine ovale, glatte und pralle Geschwulst steigt bei jedem Atemzuge unter dem Rippenbogen hernieder und kehrt bei der Ausatmung wieder an ihren Platz zurück. Die Geschwulst zeigt Größe und Gestalt der Niere, wenn man bei willkürlich erschlafften Bauchdecken den Patienten in Rücken- oder Seitenlage bimanuell untersucht, die eine Hand des an der kranken Seite sitzenden Untersuchers vorn unter dem Rippenbogen, die andere hinten in der Lende vorwärts dringend, beide einander entgegengehend. Atmet der Patient tief, so kann man auf dem Höhepunkt der Einatmung die Niere festhalten und bekommt größere Teile des Organs zu fassen, die sonst dem Gefühl nicht zugänglich sind. Läßt man die Niere los, so entgleitet sie wieder den tastenden Händen, sinkt in ihr Nest zurück und verschwindet rechts unter der Leber, links unter dem Rippenbogen. Bleibt bei tiefem Atemzug die abnorm bewegliche Niere in ihrem Lager, so kann sie mit einigen Kunstgriffen wieder zum Vorschein gebracht werden, wenn die tastenden, in die Tiefe dringenden Hände den einmal gewonnenen Platz behaupten und in einer weiteren Erschlaffungsphase der Bauchdecken immer tiefer einzudringen, die vordere Hand immer höher hinauf unter den Rippenbogen und die Leber zu schieben suchen, sobald die Niere auf der Höhe der Einatmung ihren tiefsten Stand erreicht. Man setzt dieses Manöver solange fort, bis das Organ nach unten heruntergeholt ist. Am Ende läßt sich auch der obere Pol abfangen, die ganze Niere kann mit beiden Händen umfaßt und in den Bauchraum hereingezogen werden. Dieses palpatorische Vorgehen ist besonders auf der rechten Seite und bei Frauen, die viel geboren haben oder eine allgemeine Erschlaffung des Bauches zeigen, erfolgreich.

Das getastete Organ erweist sich als Niere, außer durch Gestalt und Größe, durch die Lage unter dem Rippenbogen unter Mitbeteiligung der Lende und durch das beiden Seiten gemeinsame eigentümliche Organgefühl, das bei stärkerem Druck bis zur Schmerzempfindung sich steigern kann. Zuweilen kann man die Hiluseinkerbung tastend erkennen und die dort eintretende Arterie pulsieren fühlen.

Eine große manuelle Beweglichkeit ist der Wanderniere eigen; schon bei leichtem Betasten ändert sie ihren Platz. Sie läßt sich meist mit Leichtigkeit in der Leibeshöhle verschieben und findet sich bald mehr in einem der Hypochondrien, bald tiefer in Nabelhöhe; in schweren Fällen kann sie in der Fossa iliaca oder schließlich noch tiefer im Becken gefühlt werden.

Läßt man den Patienten verschiedene Körperstellungen einnehmen, so ist das Wandern der Niere besonders ausgeprochen. Im Stehen sinkt die Niere weiter nach innen und unten, die Palpation ist aber etwas erschwert durch die Steifung der Rückenstrecker und Bauchmuskeln. In Knie-Ellenbogenlage fällt sie mehr nach vorn, legt sich der vorderen Bauchwand an und ist dort

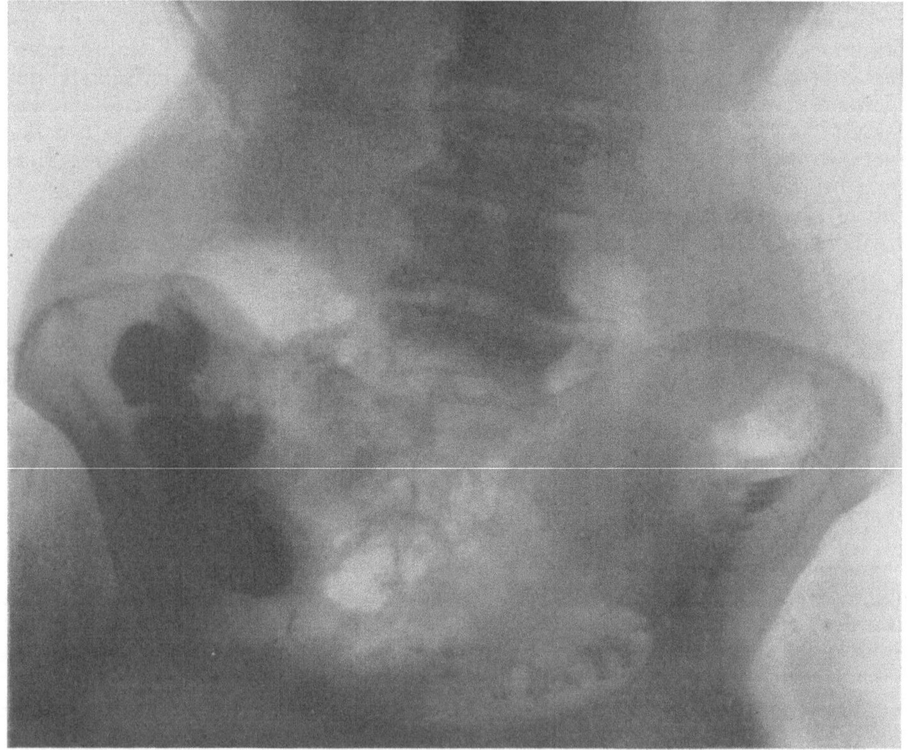

Abb. 85. Doppelseitige Wanderniere.

leicht zu tasten. In Seitenlage kommt sie unter dem Rippenbogen hervor, rutscht entsprechend ihrer Schwere nach der Mitte, wird oberflächlicher und ist, da sich auch die Leber etwas von ihr trennt, viel leichter zu fühlen. In Ruhe- und Rückenlage kehrt sie wieder an ihren Platz in der Lendengrube zurück oder kann jederzeit dorthin zurückgebracht werden, sofern sie nicht verwachsen oder ihr altes Bett verändert ist. Stets muß sie in ihre natürliche Lage zurückgeschoben werden können; dies ist das wichtigste diagnostische Moment, das für sich allein schon für ihren Herkunftsort beweisend ist. Eine zu verschiedenen Zeiten wiederholte Untersuchung ergibt stets ein gleich großes, gleich gelagertes und gleich bewegliches Organ. Von interner Seite wird noch darauf hingewiesen, daß das leere Nierenlager zuweilen hell tympanitischen

Schall gebe. Auf diese perkutorischen Ergebnisse wird man im allgemeinen nicht viel geben dürfen.

Dagegen wird der Tastbefund noch wertvoll ergänzt durch den Nachweis des Ballottements. Die verlagerte Niere hat dieses Zeichen in ausgesprochenster Weise. Man fühlt hierbei nicht nur den unteren Pol, sondern man kann damit den ganzen Anteil, der heruntergetreten ist, also den Grad der Wanderniere feststellen. Außerdem bekommt man noch eine Vorstellung von der Tiefe, in der die Geschwulst liegt, von ihrer Konsistenz, Glätte und Gestaltung. Während die normal gelagerte Niere durch Ballottement nicht festzustellen ist, ist es bei der Wanderniere ein Beweis für die krankhafte Beweglichkeit und Verlagerung.

Während in seltenen Fällen bei ganz abgezehrten Frauen zu sehen ist, wie die Wanderniere sich beim Auf- und Absteigen an den vorderen dünnen Bauch-

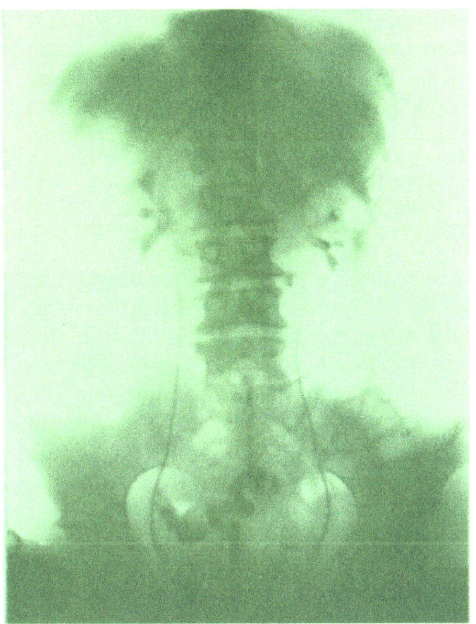

Abb. 86. Pyelogramm einer Wanderniere im Liegen.

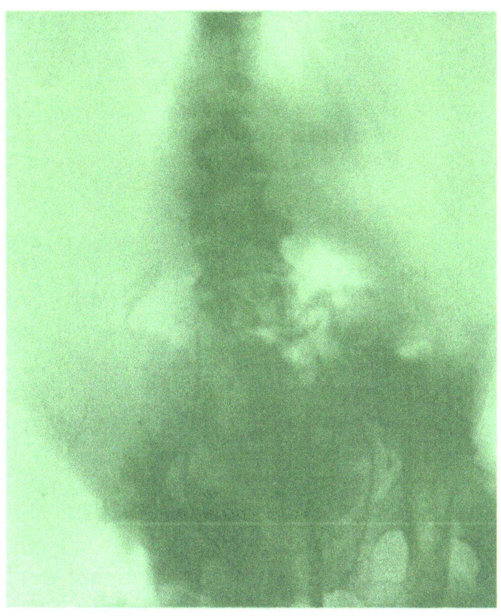

Abb. 87. Dieselbe Wanderniere im Stehen.

decken abzeichnet, ist umgekehrt bei fetten und muskulösen Menschen oft die Palpation ergebnislos.

Dann kann man mit Hilfe des Röntgenbildes, zusammen mit der schattengebenden Ureterensonde oder mit der pyelographischen Auffüllung des Nierenbeckens und der Kelche, die abnorme Beweglichkeit und das Maß der Verschieblichkeit einwandfrei feststellen. Der Nierenschatten verändert seine Lagebeziehung zu den fixen Skeletteilen. Der untere Nierenpol und die Hiluseinbuchtung rücken weit hinunter, oft bis unter der 5. Lendenwirbel Am deutlichsten kommt der Grad der Senkung zum photographischen Ausdruck durch zwei Aufnahmen, eine im Stehen und eine im Liegen oder durch verschiedene Aufnahmen, wobei die Wanderniere durch den Luffaschwamm in den verschiedenen Richtungen vereinigt ihre Lage verändert und so die extremsten Exkursionen im Bilde festgehalten werden können. Die eingeführte Uretersonde und pyelographischen Bilder geben zugleich auch eine

Vorstellung über die Ureter- und Nierenbeckengestaltung, insbesondere sieht man auf der Platte, ob und wie der Ureter an der Senkung der Niere beteiligt ist. Die Senkung der Niere zieht den Ureter in Mitleidenschaft und veranlaßt oft seine Verlagerung, namentlich der Halsteil wird heruntergezerrt. Wir sehen den geschlängelten, gewundenen, verlängerten Verlauf, den scharf spitzwinkligen Knick oder den nach oben konvexen Bogen seines Anfangsteiles. Bei mageren Menschen macht es keine Schwierigkeiten, die Umrisse des unteren Nierenpols und des Nierenbeckens auf die Platte zu bringen. Der untere Pol steht tiefer als normal, was besonders beim Vergleiche beider Seiten auffällt. Zuweilen sieht man die ganze Niere in toto heruntergerückt. Die Palpationsbefunde und das positive Röntgenbild bilden die feste Grundlage, auf welcher einzig und allein die krankhaft gesteigerte Beweglichkeit der Niere sicher erkannt werden kann.

Die übrigen klinischen Merkmale, die sich daneben noch im Bilde der Wanderniere zeigen, sind diagnostisch nur wenig brauchbar. Die Wanderniere kann erhebliche Beschwerden machen; nur selten ist der Träger einer solchen ganz beschwerdefrei. Ausgesprochen nervöse Erscheinungen, auch psychische hypochondrische Störungen werden hier und da bei der Wanderniere beobachtet.

Im Jahre 1919 hatte ich eine Kranke in Behandlung, die die allerschwersten psychischen Symptome zeigte. Die ausgesprochene Vermutung des Arztes, daß es sich wahrscheinlich um eine bösartige Geschwulst oder um eine Darmtuberkulose handle, hatten alle Erscheinungen auf das Hochgradigste gesteigert. Meine Aufklärung, daß nur eine Wanderniere vorliege, ließ sie sich nicht gefallen, sie wurde grob und verfolgte uns mit schwersten brieflichen Beleidigungen.

Solche psychischen Störungen können aber auch ohne jede Beziehung zur Wanderniere und auf andere, diese begleitende Momente zurückzuführen sein. Jedenfalls ist es schwer, das Maß von Schuld zu verteilen und den Anteil, der der wandernden Niere zukommt, festzustellen. Diese Erscheinungen können also höchstens zu einem Zufallsbefund der Wanderniere führen, wenn sie die Veranlassung zu einer genauen Organuntersuchung abgeben und erst nach einer operativen Fixierung der Nieren läßt sich ex eventu feststellen, ob die Nephroptose die alleinige oder doch wesentliche Ursache der Beschwerden war. In einer Reihe von Fällen wechseln dumpfe Schmerzempfindungen, Gefühle von Schwere und Druck, auf die Nierengegend beschränkt oder mit Ausstrahlungen ab mit heftigeren Beschwerden, die sich bei körperlicher Arbeit, beim Gehen und Stehen zeigen und in horizontaler Ruhelage bezeichnenderweise verschwinden — wenn die heruntergesunkene Niere wieder an ihren Platz zurückkehrt. Bei Frauen, die ja das größte Kontingent der Wanderniere stellen, ist die Menstruation öfters das schmerzauslösende Moment, was durch vasomotorische Beziehungen zwischen Niere und Genitale verständlich wird.

Aber auch echte Nierenkoliken mit allen ihnen sonst zukommenden Zeichen: Frost, Übelkeit, Erbrechen, Ausstrahlungen entlang dem Ureter und Harnveränderungen, besonders Wechsel der Harnmenge — während des Anfalls Verminderung, nachher Vermehrung — kommen bei der Wanderniere vor. In vereinzelten Fällen werden diese Koliken anscheinend ursachlos ausgelöst; bei Frauen schließen sie sich oft der Menstruation an. Sie sind meist Folgen einer Harnstauung mit Verlagerung des Ureters durch Verziehung, Knickung und Achsendrehung oder auch Folgen einer gleichzeitigen Drehung und Zerrung der Nierengefäße und Nerven. Letztere ruft besonders heftige, akut einsetzende Anfälle hervor, heftigste kolikartige Schmerzen mit Kollaps, Erbrechen, Schüttelfrösten, Meteorismus, Angstzustände mit ileusartigen Folgeerscheinungen mit Fehlen von Stuhl und Winden.

Sie sind unter dem Namen der akuten Niereneinklemmung beschrieben. Ihre Erkennung wird durch die anfallsweise intensivste Schmerzempfindung, durch den palpatorisch nachweisbaren, ödematösen Schwellungszustand der herabgesunkenen Niere, durch die im Anfall auftretenden Funktionsstörungen und Harnveränderungen und unter Berücksichtigung der Vorgeschichte zu ermitteln sein. Hört der Schmerz bald auf und schwindet die akute Nierenschwellung, wenn der Patient in Ruhelage kommt und die Niere selbständig oder palpatorisch ihren Platz wieder eingenommen hat, wird die Funktionsprüfung wieder normal, so darf man an eine Niereneinklemmung denken, vollends wenn die leichte Ureterknickung durch den Ureterenkatheterismus überwunden werden kann. Die Niere sinkt durch die Einführung des Ureterenkatheters unter bestimmter Lagerung des Patienten — Rückenlage oder Beckenhochlagerung — wieder an ihren Platz zurück, der Ureter wird gestreckt und das Hindernis überwunden. Aber erst die genaue Beobachtung des weiteren Verlaufes der Krankheit macht die Diagnose der stielgedrehten Wanderniere sicher. Die Niere muß in der Folgezeit ihre Form und Größe beibehalten und die Funktionsprüfungen müssen stets normale Werte ergeben. Der Wert der letzteren ist beschränkt, da sicher gesunde Wandernieren zuweilen eine herabgesetzte Funktion zeigen; offenbar übt hier die abnorme Lage oder der Druck von Nachbarorganen die funktionshemmende Wirkung aus.

Sicherere Ergebnisse verdanken wir der genauen Untersuchung des Harns; sein Verhalten in der Folgezeit spricht das entscheidende Wort. Der Einfluß einer Wanderniere auf das Sekret der Niere kann ein sehr erheblicher sein; besonders im Anfall, wenn das Lageverhältnis zwischen Ureter und Nierenbecken geändert oder der Gefäßstiel gedreht ist, kommt es zu erheblichen Veränderungen des Urins in Menge und Zusammensetzung. Es kann zu einer erheblichen Oligurie oder gar zu einer vollständigen, mechanisch oder reflektorisch bedingten Einstellung der Harnsekretion kommen. Der spärlich ausgeschiedene Harn ist hochgestellt, dunkel gefärbt, sedimentreich; meist enthält er auch geringe Beimengung von Blut, Leukozyten, Albumen und Zylinder.

Die vollständige Harnunterdrückung stellt uns vor die besondere Aufgabe, Rat zu schaffen, ob es sich um eine anurisch verlagerte Einzelniere handelt oder ob die zweite, nicht bewegliche und verlagerte Niere reflektorisch ihre Funktion eingestellt hat.

Von den qualitativen Veränderungen des Harns ist die Hämaturie, ein Produkt einer kongestiven Diapedese, diagnostisch besonders zu berücksichtigen. Alle diese Harnstörungen müssen nun in kurzer Zeit, nach vorübergehender auffälliger Harnflut, fortfallen, restlos verschwinden und fortbleiben, sobald die Harnsperre und die Kreislaufstörungen wieder behoben sind, wenn man berechtigt sein will, sie auf eine Wanderniere zu beziehen. Behält der Harn auch in der Folgezeit pathologische Bestandteile bei, so muß unter allen Umständen eine organische Erkrankung der beweglichen und heruntergesunkenen Niere angenommen und gefunden werden.

Hydronephrosen, Steine und Tumoren, Pyelitis, Pyelonephritis und akute eitrige Infektion können sich in der Wanderniere entwickeln; andererseits geht sie leicht Verwachsungen mit der Nachbarschaft ein; die sekundären Entzündungen führen zu Verwachsungen des Nierenbeckens und Ureters, zwischen Niere, Nierenkapsel und den Nachbarorganen, besonders Darm, Leber, Gallenblase und Milz.

Die erworbene fixierte Wanderniere kommt neben der angeborenen fixierten, meist dazu formveränderten dystopen Niere vor, von der wir im vorigen Kapitel schon gehört haben. Sie hat ihre Beweglichkeit und normalen Umrisse mehr oder minder eingebüßt, liegt dementsprechend verschieden fest verankert in ihrer neu erworbenen Lage und bleibt daselbst, namentlich wenn die Verwachsungen sehr intime sind, an dem neu gewonnenen Platz liegen. Sie verliert alle sie als Wanderniere charakterisierenden Eigenschaften und ihre Erkennung als erworbene fixierte Wanderniere ist sehr erschwert.

An einen Tumor der Wanderniere wird man denken müssen, wenn ohne Einklemmungserscheinungen makroskopische Blutungen einsetzen. Hat ein kleiner, dem oberen Pol aufsitzender Tumor die Niere heruntergedrängt, so wird die Diagnose ohne operative Besichtigung selten gelingen. Anderseits ist aber die herabgesunkene Niere öfters fälschlicherweise für eine Nieren-

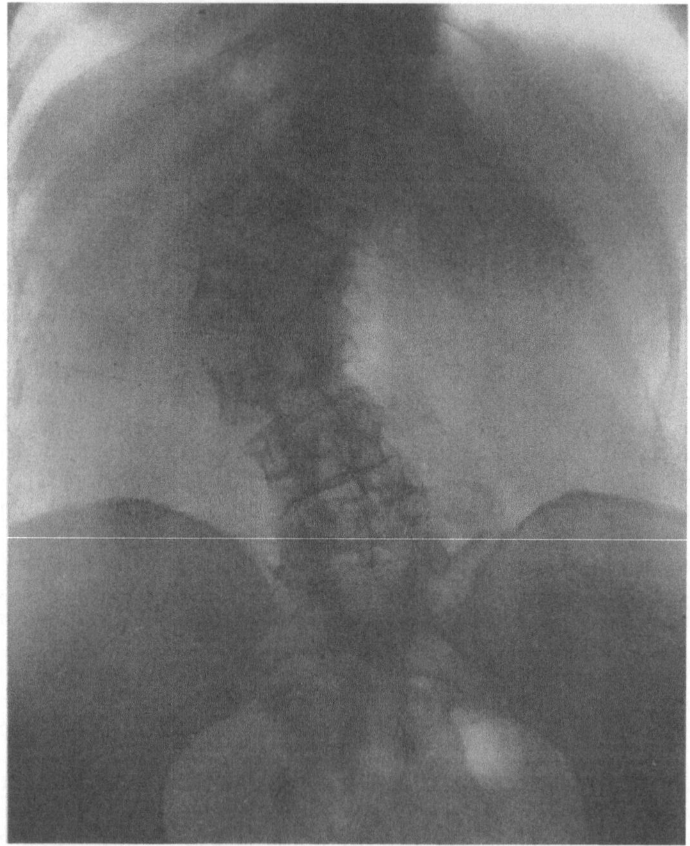

Abb. 88. Doppelseitige Wanderniere bei Lumbalskoliose.

geschwulst gehalten worden. Dieser Irrtum liegt um so näher, da die Wanderniere im Schwellungszustand eine erhebliche Vergrößerung darbieten und durch ihr Heruntersinken und Sichnähern an die vordere Bauchwand den Eindruck der Vergrößerung noch verstärken kann.

So erinnere ich mich eines Patienten Rumpels, der, von außerhalb zur Operation wegen Nierentumors überwiesen, nur eine pyelitisch geschwollene, durch eine erhebliche Lumbalskoliose nach vorne gedrängte Wanderniere aufwies.

Eine Hydronephrose ist dann wahrscheinlich, wenn Schwankungen der Harnmenge, eine Pyelitis, wenn eitriger Harn und ein Stein, wenn Koliken und konstanter mikroskopischer Blutbefund die Wanderniere begleiten.

Die eben genannten Leiden — ihre Diagnose wird in den einzelnen Kapiteln eingehend erörtert werden — müssen erst ausgeschlossen werden, soll die Diagnose Wanderniere berechtigt sein. Sie interessieren uns hier aber weniger in differential-diagnostischer Hinsicht als vielmehr in ihrem ätiologischen und pathogenetischen Zusammenhang mit der Wanderniere. Die Berücksichtigung des ätiologischen Momentes gibt uns nämlich auch gelegentlich diagnostische Gesichtspunkte für die Wanderniere an die Hand.

Ein Tumor des oberen Pols oder ein Stein des Nierenbeckens kann infolge der Einwirkung der Schwere, durch die Gewichtszunahme, die Niere abnorm beweglich machen und senken; und der Stein und die Hydronephrose stehen in einem steten Kausalverhältnis zur Wanderniere. Sie können sowohl Folgen als Ursachen der Wanderniere sein; die Hydronephrose ist ja die gemeinste Folgeerscheinung der Wanderniere.

Sonst verläßt die Niere ihr Lager, wenn ihre Befestigungsbänder gedehnt, gelockert und schlaff geworden sind oder wenn die Fettkapsel durch Fettschwund weit ausgedehnt ist. Dies ist besonders bei der allgemeinen Enteroptose mit erschlafften Bauchwandungen und Beckenboden der Fall; mit den übrigen sich senkenden Bauchorganen senkt sich auch die Niere in den Abdominalraum herunter. In vereinzelten Fällen bereitet die skoliotische Verbiegung der Wirbelsäule, besonders die linkskonvexe Lumbalskoliose, den Boden vor für die Entwicklung der Wanderniere, weil sie das Nierenlager verkleinert und einengt, so daß die Niere keinen Platz mehr findet (Abb. 88), und schließlich sind wohl auch hereditäre und traumatische Einflüsse verantwortlich zu machen.

Unter den ätiologischen Faktoren wird also insbesondere das Vorhandensein allgemeiner Enteroptose, in zweiter Linie die Verbiegung der Wirbelsäule uns die Annahme einer Wanderniere erleichtern; vor allem aber legen uns diese ätiologischen Betrachtungen die Pflicht auf, stets bei der Wanderniere auch an eine diese begleitende, anderweitige Organerkrankung zu denken und sie auszuschließen. Erst dann ist die Diagnose der Wanderniere eine vollständige.

Die Differentialdiagnose hat sich aber auch noch mit anderen pathologischen Zuständen im Bauch zu beschäftigen; vor allem ist öfters eine Verwechslung mit anderen Wanderorganen vorgekommen.

Die Wanderorgane, bewegliche Geschwülste des Bauches, haben viel gemeinsame subjektive und objektive Züge und werden oft gegenseitig verwechselt. So wird besonders mit der Wanderniere der durch Stauung dick und voluminös gewordene, nach unten abgerundete, durch tiefe Einkerbung vom übrigen Organ getrennte Leberschnürlappen verwechselt. Mit Leichtigkeit wird der mit großer Beweglichkeit ausgestattete, zungenförmige Lappen durch kurze Stöße von hinten nach vorn geschleudert, wobei manchmal die Stöße durch die dahinter liegende Niere übertragen werden. Diese Fehldiagnosen zwischen Wanderleber und Wanderniere kommen immer vor, trotz peinlichster Untersuchung unter Zuhilfenahme aller Hilfsmittel. Wir Chirurgen haben öfter Gelegenheit, uns bei der Operation hiervon zu überzeugen.

Seltener ist die Verwechslung der linksseitigen Wanderniere mit der Wandermilz. Sie hat auch geringere Bedeutung, da beide Leiden weniger häufig, insbesondere aber die Wandermilz sehr selten auftritt. Die Gestaltung beider Organe — hier die typische Nierenform, dort der scharfe Rand der Milz — die verschieden tiefe Lage —, die der Milz stets dicht unter den Bauchdecken, bei der Niere die Möglichkeit ihrer Reponierbarkeit in die Lende, werden eine Unterscheidung meist möglich machen.

Die Wanderniere wurde schon oft irrtümlicherweise für die krankhaft vergrößerte Gallenblase gehalten, besonders wenn die verlagerte Niere durch vorübergehende Kompression des Duodenums und der Gallengänge zu Ikterus geführt und der Druck auf den Magen und Verwachsungen der Niere mit den benachbarten Gedärmen durch Verdrängung, Verziehung und Knickung Magendarmstörungen hervorgerufen hatte, die an ein Gallenleiden denken lassen. Die Verwechslung liegt um so näher, weil bei beiden Leiden eine Oligurie und eine durch Ureterenkatheterimsus und durch die funktionelle Prüfung nachzuweisende Funktionsschwäche der rechten Niere bestehen kann und die subjektiven Beschwerden, besonders die nach der Leberpforte oder in die rechte Schulter ausstrahlenden Nierenkoliken ihren Ausgangspunkt nicht sicher erkennen lassen. Die Geschwulst der Gallenblase sitzt in der Regel viel oberflächlicher; man sieht sie häufig unter der Haut. Sie geht in die Leberoberfläche über und ist nach oben nicht umgreifbar oder wenigstens nicht gegen die Leber abgrenzbar. Ihre Beweglichkeit nimmt eine ganz andere Richtung, da sich die Gallenblase von links nach rechts, nach Art eines Perpendikels, die Niere dagegen von oben nach unten um ihren Stiel dreht. Die Schmerzen der entzündeten Gallenblase liegen mehr oberflächlich und die Druckschmerzhaftigkeit wird in die Gallenblasengegend vorn unter den Rippenbogen an der äußeren Rektuslinie verlegt. Die Anfälle bei Cholezystitis treten auch in der Nacht auf und halten in Ruhe an, während die der Wanderniere das entgegengesetzte Verhalten zeigen: sie treten fast nie in der Nacht auf und pflegen in Ruhe zu schwinden. Schließlich muß es gelingen, namentlich in der anfallsfreien Zeit, beide Organe nebeneinander zu tasten, besonders bei seitlicher Lagerung. Treten beide Leiden, Wanderniere und Cholelithiasis, kombiniert auf, dann wird die klinische Beobachtung des weiteren Verlaufs der Erkrankung die Aufklärung bringen.

Auch Verwechslungen der Wanderniere mit anderen Tumoren der Bauchhöhle — Pylorustumoren, Tumoren des Darmes, Mesenterial- und Ovarialzysten, Uterusmyome und Adnextumoren — sind schon vorgekommen. Alle diese Fehldiagnosen sind nur verständlich, wenn die genannten Geschwülste eine außerordentlich große Verschieblichkeit haben, so daß man sie nach allen Richtungen hin im Bauch verschieben kann. Hier gilt der diagnostische Leitsatz, daß von allen beweglichen Organen der Unterleibshöhle in erster Linie die Niere in Frage kommt. Man wird demnach bei der Diagnosenstellung an der Forderung festhalten, in erster Linie die Form der fraglichen Geschwulst zu berücksichtigen, ferner die Richtung ihrer Beweglichkeit und ihre Reponierbarkeit in die Nierennische. Sind trotzdem noch Zweifel vorhanden und kann man mit den vorgenannten Untersuchungsmitteln das Organ nicht einwandsfrei erkennen, so wird man noch die für die einzelnen Erkrankungen charakteristischen Sondermerkmale durchgehen — insbesondere aber die Röntgenaufnahme des Magen-Darmkanals und die Pyelographie in Anspruch nehmen —, um zur Differentialdiagnose zu gelangen.

Die Hydronephrose.

Wenn in den harnableitenden Wegen vom Nierenkelch bis zur äußeren Harnröhrenmündung ein Hindernis für den Harnabfluß besteht, dann kommt es zu einer Sekretansammlung oberhalb der Sperre. Der angestaute Harn und andere pathologische Sekrete üben auf die Gewebe einen atrophierenden Druck aus. Je nachdem das Weghindernis teilweise oder vollständig ist, hoch oben im Nierenbecken oder in den unteren Harnwegen eingeschaltet ist, akut einsetzt oder sich erst allmählich entwickelt, nur vorübergehend und öfters wiederkehrend oder dauernd besteht, sind die Wirkungen der dadurch bedingten Harnretention verschiedene. Es entstehen in der Regel Erweiterungen am Harnleiter und am Nierenbecken; an der Niere wird das Parenchym langsam zum Schwunde gebracht. Das Endstadium der fortschreitenden Harnstauung ist der einheitliche wassergefüllte Sack.

Die gewöhnlichsten Hindernisse, die ursächlich eine Rolle spielen, sind teils angeboren, teils erworben; ihr Sitz ist in der Niere selbst, dem Nierenbecken, dem Harnleiter, der Blase und schließlich in der Harnröhre gelegen.

An der Niere ist ihre abnorme Beweglichkeit und Lage die häufigste Ursache. Am Nierenbecken wirken Steine, Tumoren und Blutgerinnsel als Hindernisse. Am Ureter wird die Wegsamkeit des Lumens an den verschiedensten Stellen seines Verlaufes durch mancherlei Prozesse beeinträchtigt, die sich als Verengerungen, Verlötungen, Verstopfungen und Verlagerungen von außen und innen darstellen. Angeborene Mißbildungen der Harnleiter mit Verschluß am vesikalen Ende und abnorme Ausmündung, Klappen- und Faltenbildung, traumatische und operativ gesetzte Verletzungen, Knickungen und Torsionen, Verlegung durch Steine, Kompression durch Gefäße und Tumoren verschiedenen Ausgangs, besonders vom Genitale, Entzündungen, auch solche, die aus der Nachbarschaft fortgeleitet sind, können in Wirkung treten.

An der Blase ist es hauptsächlich die Harnleiterverlegung durch Geschwülste und Rezessus, an der Harnröhre ihre Verlegung durch die Prostatahypertrophie, Strikturen, Steine und sehr enge Phimosen. Pathologisch-anatomische Entwicklung und Pathogenese des Leidens zeigen demnach die größte Mannigfaltigkeit und den buntesten Wechsel. Dementsprechend ist auch das klinische Bild ein sehr verschiedenes.

Klinisch unterscheidet man je nach der Stärke der Abflußbehinderung offene und geschlossene Formen:

die intermittierende Hydronephrose, bei der die im Nierenbecken angesammelte Flüssigkeit sich in gewissen Zeitperioden auf natürlichem Wege entleert, wodurch die Niere wieder zu ihrem normalen Umfang zurückkehrt;

die remittierende, wobei eine Rückkehr zur Norm nicht mehr eintritt, vielmehr wegen Schädigung der Elastizität des Nierenbeckens ein Restharn in diesem zurück und damit eine Erweiterung fortdauernd erhalten bleibt;

die chronische Hydronephrose, bei der durch dauernde Verlegung des Abflusses eine periodische Entleerung unmöglich ist.

Die Diagnose gliedert sich demnach in mehrfache Aufgaben: die verschiedenen klinischen Formen der Hydronephrose im einzelnen festzuhalten und voneinander zu trennen; die Frühdiagnose zu ermöglichen; das Leiden soll erkannt werden, ehe lange bestehender oder dauernder Verschluß bereits seine verhängnisvolle Wirkung vollendet hat. Ferner müssen wir uns eine möglichst genaue Vorstellung über die anatomische Gestaltung der befallenen Niere verschaffen und die schuldige Ursache der Hydronephrose — Ort und Art des mechanischen Hindernisses — ergründen.

Bei der Diagnose der Hydronephrose beherrscht die physikalische Untersuchung das Feld, da sich durch die Urinstauung fast regelmäßig Form, Gestalt und Größe der befallenen Niere verändern. Bestehen Harnstauungszustände verschiedenen Grades im Nierenbecken, wobei der angestaute Harn sich in Pausen auf natürlichem Wege wieder entleert, so haben wir in der Regel deutlich wahrnehmbare Veränderungen des Nierenvolumens in gewissen Grenzen; in der Zeit der Harnsperre eine Größenzunahme, im Falle der Entleerung eine Rückbildung zur richtigen Größe. Hier fühlt man bimanuell, besonders bei rascher Entstehung, harte, oft steinharte, zum mindesten aber prall elastische, druckempfindliche Anschwellungen von verschiedener Größe, die die Merkmale einer Nierengeschwulst haben. Bei der Rückbildung ist ein Kleinerwerden oder ein allmähliches Abschwellen nachzuweisen oder die Niere erscheint wieder in normaler Größe. Der sicher nachgewiesene Wechsel in der Nierengröße ist charakteristisch für Retentionszustände der Niere und ein sicheres Merkmal für vorübergehende unvollständige Verschlüsse in den harnabführenden Wegen mit öfterem Wechsel zwischen Verlegen und Durchgängigkeit, wie es für den Beginn der Entwicklung einer intermittierenden Hydronephrose charakteristisch ist. Mancher Kranke hat dieses Entstehen und Vergehen einer Geschwulst im Leibe oft selbst bemerkt und kommt mit ganz bestimmten Angaben zum Arzt; oder er kennt das Spiel der Sperre und des Wiederoffenseins so genau, daß

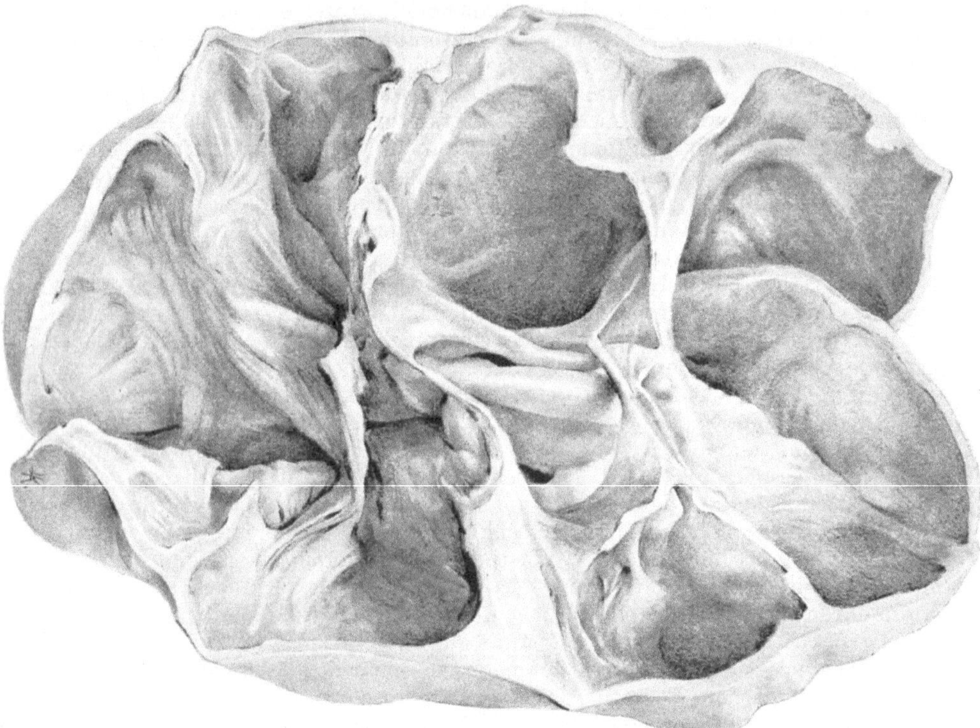

Abb. 89. Hydronephrose. Das sezernierende Parenchym ist vollständig zugrunde gegangen. Die Innenfläche ist ein System von Hohlräumen, getrennt durch bindegewebige Septen.

er zur Selbsthilfe gegriffen und die im Kolikanfall entstandene Geschwulst durch Pressen, Drücken, Verschieben und Zurechtrücken in die richtige Lage wieder zur Entleerung gebracht hat. Für den untersuchenden Arzt sind die Palpationsergebnisse ganz besonders klar und hervorstechend, wenn der eben geschilderte Vorgang an einer beweglichen, verlagerten Niere Platz greift; dies ist nicht selten, da ja die Wanderniere die häufigste Ursache für die Entstehung der intermittierenden Hydronephrose ist, weil der Ureter hierbei den ausgiebigen Bewegungen der Niere nicht folgt und dadurch in eine abnorme Winkelstellung zum Nierenbecken kommt. Da der Größenwechsel öfter und periodisch auftritt, hat man auch einmal das Glück, gerade im Wechsel zu untersuchen. Allerdings erlaubt häufig die den Anfall begleitende starke Druckempfindlichkeit der Lenden-Flankengegend und die reflektorische Muskelstarre nicht, ein kleines, nur wenig gedehntes Nierenbecken von einer einfach geschwollenen Niere zu unterscheiden. Nur in seltenen Fällen wird sich das kleine, pralle Nierenbecken, das sich medial nach der Wirbelsäule zu der Niere anschmiegt, als solches feststellen lassen, nur weil eben die Niere noch ihre charakteristische Form behalten hat.

Bleibt die Niere dauernd vergrößert, fließt nur ein geringer Teil des gestauten Harns ab, während der Rest zurückbleibt, so ist ihre palpatorische Erkennung wesentlich leichter, doch werden diese konstanten Volumenzunahmen durch Stagnation und Blindsackbildung außerordentlich leicht verkannt, weil die Geschwulst, je mehr sie wächst, auch ihre ursprünglich charakteristische Nierenform verliert. Auch entgehen sie dann und wann überhaupt der Feststellung, wenn sie sich intrarenal entwickelt haben und weil die Säcke, da sie sich allmählich an den Füllungszustand gewöhnt haben, wenig druckempfindlich und schmerzhaft sind, und die lange Dauer des Leidens sie schlaff und ihre Wände dünn gemacht hat.

Wächst das Hindernis langsam bei erschwertem, aber noch möglichem Harnabfluß, so entstehen in der Regel große Geschwülste, die schon äußerlich auffallen. Der ganze Bauch hat seine Gestalt verändert und ist kugelig vorgetrieben. Die Vorwölbung betrifft hauptsächlich den Rippenbogen und das entsprechende Hypochondrium. Größere Teile des seitlichen und mittleren Bauchraumes, auch die Ileozökalgegend, sind beteiligt, und schließlich reicht die Geschwulstbildung herunter bis zum Beckeneingang. Bei ganz beträchtlicher Entwicklung — es sind Vorstufen der geschlossenen Hydronephrose — können auch diese Grenzen überschritten sein: nach oben dehnt sich die Hydronephrose über mehrere Zwischenrippenräume aus, nach unten reicht sie ins kleine Becken, wo die Gedärme eingezwängt liegen, und im Bauch überschreitet sie die Mittellinie noch um ein Bedeutendes. Bei doppelseitiger Hydronephrose finden sich diese Ausdehnungen auf beiden Seiten.

Bei solchen Geschwülsten handelt es sich vor allem andern um den Nachweis der Zugehörigkeit zur Niere. Entsprechend ihrer Entstehung und Entwicklung in und aus der Lendengrube heraus, dehnt sich die Geschwulst von hinten oben nach unten innen aus und treibt die Därme vor sich her. Rechts ist sie nach oben von der Leber, links von der Milz, beiderseits vom Rippenbogen und hinten von dem Widerstande der straffen Lendenmuskulatur und Faszie in ihrer Wachstumsrichtung behindert, während sie nach dem mittleren Bauchraum zu nach oben in den Zwerchfellkuppelraum, nach unten in das kleine Becken freie Bahn hat. Diese Wachstumsmöglichkeiten geben der Geschwulst gewisse Eigentümlichkeiten, die ihren Entstehungsort vermuten lassen oder wahrscheinlich machen. Die Geschwulst legt sich fast regelmäßig der Lendengegend an, welche sie ausfüllt. Öfters ist hier eine Hervorwölbung gegenüber der freien gesunden Seite sichtbar. Die Vorwölbung nach vorn betrifft hauptsächlich den Rippenbogen und das Hypochondrium; das letztere erscheint breiter und tiefer und tritt durch eine merkbare Einsenkung gegen die wahren Rippen noch besonders deutlich hervor. Beim Stehen senkt sich die Geschwulst durch ihre Schwere, tritt noch deutlicher unter dem Rippenbogen hervor und wölbt die kranke Bauchseite mit nach unten und innen konvexer, abgerundeter Kontur hervor. Beim Liegen auf dem Rücken schlüpft sie unter den Rippenbogen und kehrt in ihre Ausgangslage zurück.

Wie die Niere schon physiologischerweise einen gewissen Grad respiratorischer Verschieblichkeit hat, so kommt diese auch den zystischen Geschwülsten zu. Man sieht bei der Atmung in ganz mäßigen Grenzen die abgerundete Kontur auf- und abwärts steigen; bei gewaltigen Sacknieren oder bei Verwachsungen geht allerdings die Beweglichkeit verloren.

Geht man an die Palpation der sichtbaren Vorwölbung, so vertieft sich der Eindruck, daß die Geschwulst der Niere angehört, wenn man feststellt, daß die Geschwulst, die sich deutlich durch ihre gleichmäßige elastische Konsistenz von den übrigen Baucheingeweiden abgrenzen läßt, die Rückenwand in der Lende berührt und dort eine deutliche elastische Vorwölbung oder wenigstens ein vermehrtes Resistenzgefühl hervorruft. Hier ausgeübter, stoßweiser Druck wird von der der vorderen Bauchwand unter dem Rippenbogen aufgelegten Hand deutlich wahrgenommen.

Auch die Lagebeziehung der Geschwulst zum Darm, dem Colon ascendens und descendens trägt manchmal zur Klärung bei. Gewöhnlich haben die hydronephrotischen Geschwülste das Kolon vor sich her geschoben, rechts mehr von unten außen nach innen oben, links von oben außen nach unten innen. Das Kolon ist gewöhnlich durch einen tympanitischen Streifen eventuell mit Gurren, über der sonst satten Geschwulst zu fühlen, zwischen der Leber rechts und der Milz und dem Dämpfungsbezirk links. Ist der Darm leer, so bildet er einen von oben nach unten laufenden, wenig oder gar nicht beweglichen Strang. Ist er voll Gas oder Kot, so kann er als längliche Vorwölbung erscheinen, die ihre Gestalt durch kurzes Anschlagen verändert und deutlich wahrnehmbare Steifungen zeigt. Hat der Darm sich zwischen Leber bzw. Milz und der Geschwulst eingeschoben, dann besteht kein Zusammenhang dieser Organe mit der Hydronephrose, sondern sie sind getrennt durch einen lufthaltigen Darmstreifen. Bei zunehmendem Wachstum verschiebt sich dieser tympanitische Raum. Durch künstliche Aufblähung des Darms vom Rektum her kann die Lagebeziehung des Darms plastisch zur Ansicht gebracht werden, während das durch Luft gefüllte Darmstück sich durch charakteristische Darmreliefs von der vorderen Bauchwand abzeichnet, verschiebt sich die Nierengeschwulst mehr nach der Lende und die verdächtige Geschwulst wird palpatorisch undeutlicher. Ist dieser Nachweis auch wertvoll, so gelingt er häufig nicht, wenn die Geschwulst den Darm nach der Seite zu verdrängt hat. Auch ist manchmal die künstliche Ausdehnung des Kolons unmöglich, es ist platt gedrückt und an den Wänden der Geschwulst fixiert.

Öfters hilft auch der Nachweis der zystischen Natur einer vorhandenen Geschwulst zur Erkennung der Niere als Ausgangspunkt. Denn von allen wasserhaltigen Geschwülsten des Bauches ist neben der Ovarialzyste die Hydronephrose die häufigste. Die hydronephrotische Geschwulst ist meist prall elastisch, wobei allerdings Stellen größerer oder geringerer Nachgiebigkeit miteinander abwechseln können. Manchmal aber läßt sich im ganzen Gebiet — und das ist besonders eindeutig bei schlaffen, dünnen Bauchdecken — Fluktuation nachweisen, und damit kann man mit geringen Ausnahmen die solide Geschwulst der Niere ausschließen. Sind die Wände dick oder ist der Inhaltsdruck ein bedeutender, so geht die für flüssigen Inhalt sprechende Fluktuation verloren. Ja, öfters fühlt sich die Geschwulstoberfläche direkt hart an, zeigt größere oder kleinere Vorbuckelungen, manchmal findet man deutliche Höckerungen mit mehr oder minder weichen oder harten, kugeligen Partien, so daß man den Eindruck solider Geschwülste bekommt.

Eine weitere gute Orientierung über die Größe und zugleich damit auch über die Grenzen der Geschwulst gewinnt man durch die Perkussion. Entsprechend dem flüssigen Inhalt besteht eine absolute Dämpfung über der ganzen Geschwulst, sowohl hinten in der Lende wie in der Flanke oder über der seitlichen und vorderen Bauchwand. Rechts geht sie nach oben gewöhnlich in die Dämpfung der Leber, links in die der Milz über und ist nur in einzelnen Fällen gegen diese abzugrenzen. Der Perkussionsschall ändert sich bei Lagewechsel, zum Unterschied von Aszites, nur ganz wenig, entsprechend der geringen Bewegungsnöglichkeit der eingeschlossenen Flüssigkeit. Die Dämpfung bleibt an Ort und Stelle, während sie beim Aszites außerordentlich stark wechselt. Die Abgrenzung nach vorn, unten und nach der Mitte geht in einen runden, nach unten konvexen Bogen über, der gegen die Mittellinie ansteigt und ein außerordentlich wertvolles Merkmal dafür darstellt, daß es sich um eine abgesackte Flüssigkeit handelt.

Oft genügen die perkutorischen und palpatorischen Maßnahmen zum Nachweis und zur Diagnose der Hydronephrose aller Grade. Zuweilen finden sich aber doch solche Fälle, wo eine physikalische Erkennung ausgeschlossen ist; so bei in der Entwicklung stehenden kleinen Blindsackbildungen an normal gelegener Niere, die sich unter dem Rippenbogen aufhalten; auch bei größeren Wassersackgeschwülsten, wenn sie sich, wie es besonders links der Fall ist, in die Aushöhlung des Zwerchfellkuppelraums hineinentwickeln. Bei einer kleinen Gruppe kommt es überhaupt nicht zur Geschwulstentwicklung. Der frühzeitige Verschluß führt hier zu einem Versiegen der Harnsekretion und es kommt zu einer atrophischen Verödung der Niere (hydronephrotische Atrophie). Sind die Verhältnisse so gelagert, läßt sich auf dem Wege der Palpation nichts feststellen. Dann ist man auf die Anamnese angewiesen, die allerdings bei der Hydronephrose — im allgemeinen — sehr wertvoll ist. Denn wir haben es bei der Hydronephrose mit einem chronischen Leiden zu tun, das sich dem kranken Menschen oft auf sehr eindringliche und fühlbare Weise kundgibt. Die Kranken haben in der Regel, wenn sie zum Arzt kommen, eine sehr lange Leidenszeit hinter sich, ihre Angaben sind meist sehr bestimmt; sie hatten heftige Schmerzanfälle oft mit Auftreten einer fühlbaren Geschwulst und schwankenden Harnmengen. Der Schmerzanfall ist bei der Hydronephrose ein ziemlich konstantes und häufig früh auftretendes Symptom. Die Anfälle wiederholen sich oft in kurzen Zwischenräumen, in anderen Fällen kehren sie erst nach langer Pause wieder. Die Kolik zeigt sich meistens gerade in den ersten Anfängen des Leidens, wenn die mehr oder minder rasch anwachsende Menge des angestauten Harns eine gesunde Kapsel und ein gesundes Nierenbecken trifft. Die Kongestion der Niere, der oft akut einsetzende intrarenale Druck und Spannung, die Überdehnung des Nierenbeckens und der Kapsel, dies alles ruft die heftigste Kolik von mehreren Stunden Dauer hervor, bald inmitten völliger Gesundheit, bald, nachdem als gewisse Vorboten dumpfe Schmerzen vorangegangen sind. Diese Koliken sind vergesellschaftet mit den allerschwersten Allgemeinerscheinungen: Erbrechen, Aufstoßen, Kollaps, Puls- und Atembeschleunigung, kalter Schweiß und Meteorismus, gleichzeitig ausgesprochene Lendenmuskel- und seitliche Bauchwandstarre; sie steigern sich oft bis zur Unerträglichkeit. Der Schmerzanfall ist für die Beurteilung wertvoll, weil er, wie schon erwähnt, sehr frühzeitig, gerade auch im Beginn des Leidens auftritt und manchmal das erste Zeichen ist, mit dem eine beginnende Hydronephrose in Erscheinung tritt. Man muß seine Ursache zu ergründen suchen; zuweilen gelingt der Nachweis einer vergrößerten Niere im Anfall und einer Verkleinerung nach demselben, aber meist ist die Volumenvermehrung bereits abgeklungen, wenn der Kranke nach dem Anfall zu uns kommt. Die Kolik zeigt gewisse Eigentümlichkeiten, die nur der Hydronephrose zugute kommen dürften: sie kehrt in Perioden wieder, entsprechend der periodisch einsetzenden Harnsperre; auch folgen sich die Koliken, eine immer schwerer als die andere, weil die Menge des angestauten Harns größer zu werden pflegt und die wachsenden Widerstände das mit feinen Nerven ausgestattete, noch mit voller Austreibungskraft versehene Nierenbecken immer heftiger reizen. Der Anfall wird meist ausgelöst durch irgend einen körperlichen Einfluß. Die Frauen stellen ein großes Kontingent der intermittierenden Hydronephrose, wobei oft und viel aber gynäkologische Beschwerden im Vordergrund stehen. Der Hydronephroseanfall tritt oft zur Zeit der Menses, durch den Einfluß der Menstruation auf die allgemeine Hyperämie der Beckenorgane, auf. Menstruelle Blutstauung führt zu Ureterverschwellung und damit zur Verlegung des Harnleiterlumens und zeitweisen Unmöglichkeit des Urinabflusses. Die Verhältnisse werden vielfach nicht entsprechend gewürdigt; die Gynäkologen ermahnen deshalb grundsätzlich zur größeren Beachtung der Harnwege, wenn geklagte Beschwerden im Genitalsystem nicht ihre völlige Klärung finden. Ein andermal folgt die Kolik einem Lagewechsel — Übergang vom Liegen zu aufrechter Stellung — besonders bei Wandernieren; ein drittes Mal verdankt sie ihr Entstehen einer Steinwanderung. Allerdings tritt ein Schmerzanfall auch ohne erkennbare Ursache auf. Die Pausen zwischen den Anfällen sind verschieden, manchmal wiederholen sie sich in 14tägigen Zwischenräumen, manchmal verstreicht auch eine längere Zeit. Die Periodizität und die Steigerung der Höhe der einander folgenden Koliken ist jedenfalls ein diagnostisch brauchbares Moment in der Symptomatologie der intermittierenden Hydronephrose. Wird die Harnpassage wieder frei, so löst sich der Anfall, die Schmerzen lassen nach, hören in der Regel ganz auf und der Kranke erfreut sich bester Gesundheit; nur hier und da bleibt ein leises Weh in der Lende zurück.

Haben sich im Laufe der Jahre die Anfälle öfters wiederholt, so gewöhnt sich das Nierenbecken allmählich an seinen Füllungszustand, es reagiert nicht mehr so stark, die Schmerzhaftigkeit verliert sich, die Schmerzanfälle werden milder; ja, der Schmerz kann sich bei der remittierenden und chronischen Form ganz verlieren. Nur wenn sich eine Infektion hinzugesellt, sei es auf dem Blutwege oder von unten herauf, so ist der Verschlußanfall außerordentlich heftig, weil der Entzündungsreiz sich hinzugesellt.

Im Anfall wird, sofern die Stauungszustände in der Niere einen gewissen Grad erreicht haben, der Nachweis der Hydronephrose durch positive Palpation nicht schwer sein; ist die Palpation ergebnislos wegen Kleinheit der Geschwulst oder wegen reflektorischer Muskelspannung, so geben die Harnveränderungen häufig den richtigen Fingerzeig.

Die Harnmenge wechselt nämlich entsprechend der Verlegung und Durchgängigkeit des Harnleiters. Der Verschlußanfall fällt in der Regel mit einer beträchtlichen Urinabnahme zusammen; nach demselben kommt es regelmäßig zur vorübergehenden Harnflut. Da im Anfall die eine Niere verlegt ist, so erhalten wir nur das Produkt der gesunden Niere. Je nach der Plötzlichkeit des Verschlusses ist die Verminderung des Harnes eine beträchtliche; oft ist die Menge bis unter die Hälfte des normalen und noch weiter gesunken, ja, auch die gesunde Niere kann bis zum totalen Versagen reflektorisch alteriert sein. Die Anurie ist aber bei gesunder zweiter Niere nur eine vorübergehende, sie schlägt nach kurzer Zeit in eine Polyurie über. Wird die Harnpassage wieder frei, so setzt eine ganz erhebliche Harnflut ein, die allerdings nur einige Tage anhält. Bedingt ist sie fast ausschließlich durch die Mehrarbeit der gesunden Niere, nicht durch vermehrte Arbeit der abgesperrten; also nur ein kleiner Anteil der Harnflut ist auf Rechnung der hydronephrotisch angestauten Flüssigkeit zu setzen. Nur in seltenen Fällen hält die starke Polyurie, die die Menge der gesunden Tage weit übersteigt, längere Zeit an.

Treffen die Schwankungen der Harnmenge mit den Zeichen einer wahrnehmbar wachsenden und wieder abnehmenden Geschwulst und Steigerung, bzw. Linderung einseitiger, kolikartiger Schmerzen zusammen, so ist dies ein untrüglicher Beweis für Stauungszustände in der Niere.

Da mit dem Einsetzen der Harnflut auch Stauurin zufließt, so tritt zu dem hellen, spezifisch leichten, an Harnstoffen und Salzen armen Harn noch der veränderte Urin der kranken Niere. Er führt gelegentlich abnorme Beimengungen: Eiter, Blut, Zylinder und Epithelien, er wird trübe, alkalisch, riechend, enthält Eiweiß, rote und weiße Blutkörperchen und Bakterien. Erst wenn der ganze Residualharn entleert ist, können sich die abnormen Beimengungen verlieren und der anfangs dünne trübe Harn wird dem von der anderen Seite zuströmenden immer ähnlicher. Die Trübungen verlieren sich nun regelmäßig, wenn es sich um eine aseptische Hydronephrose handelt. Die Wiederherstellung eines reinen Harns bald nach der Kolik ist wichtig für die Diagnose und besonders auch zur Abtrennung anderer Nierenerkrankungen von Wert, vor allem gegenüber dem Stein und der Tuberkulose, denen dieses Merkmal fehlt. Hat eine Infektion Platz gegriffen, dann gehen allerdings Harnretention und Infektion nebeneinander her und die Eiterbeimengungen werden dauernde sein.

Die Infektion kann sich unmerklich oder akut hämatogen metastasierend unter stürmischen Allgemeinerscheinungen festsetzen. Bei der geschlossenen Hydronephrose bildet sich ein Eitersack; bei der intermittierenden und remittierenden Form haben wir, entsprechend der zeitweisen Verlegung des Abflußweges durch Eitergerinnsel, vorübergehende Schwellungszustände und heftige Koliken mit intermittierendem Eiterharn. Der Wechsel des Harns, bald eitrig, bald klar, läßt im Verein mit einer palpablen Nierengeschwulst den Schluß auf die intermittierende infizierte Hydronephrose, Hydropyonephrose und Hydropyoureter mit bestimmtester Sicherheit zu; eine Zystitis und sekundäre Infektion der zweiten Niere kann sich hinzugesellen. Dann haben wir die Verhältnisse, deren Diagnose wir bei den eitrigen Erkrankungen der Niere noch näher auseinandersetzen werden.

Auch die Blutbeimengung zum Stauurin erfordert noch einige Worte: von allen chirurgischen Nierenerkrankungen blutet die Hydronephrose am seltensten. Das Auftreten einer Blutung ist deshalb ein die Diagnose verwirrendes und erschwerendes Geschehnis. Blutiger Harn findet sich bei der Hydronephrose eigentlich nur nach dem stürmisch einsetzenden Verschlußanfall. Die hierbei vorhandene akute Kongestion mit der starken Überfüllung der Gefäße und der wachsende Druck bedingen den Austritt von Blut, das sich dem Stauurin beimischt und nach dem Anfall, wenn die Harnwege wieder offen sind, nach unten entleert wird; seltenerweise kann auch einmal eine Blutung ex vacuo erfolgen. Auch außerhalb eines Anfalls kommen Blutungen vor, wenn die Anfälle sich häufen, bereits ein neuer einsetzt, ehe das vom alten herrührende Blut abgeflossen ist. Der Urin behält dann für längere Zeit seine blutige Verfärbung bei.

Bei einem 25jährigen Lehrer zeigte sich September 1905 die erste Verschlußkolik, 2 Tage später war der Urin blutig. 30. Mai 1906 wiederholte sich die Kolik, diesmal war der Urin erst 6 Tage später bluthaltig und blieb es für längere Zeit. Der am 3. VIII. eingeführte Ureterenkatheter lieferte $1^1/_2$ l blutige braunrote Flüssigkeit und auch bei der Operation fanden sich noch 2 l blutige mit Flocken untermischte Flüssigkeit.

Sehr starke Blutungen im Bilde der Hydronephrose erregen den Verdacht auf einen die Hydronephrose komplizierenden malignen Tumor. Bekanntlich können die papillären Tumoren des Nierenbeckens zu einer vorübergehenden Verlegung des Ureteransatzes am Nierenbecken durch eine flottierende Zotte führen und solide Tumoren können eine Hydronephrose verursachen, wenn sie sich nach dem Nierenbecken zu entwickeln. Sie können dann einen konischen Zapfen bilden, dessen Spitze in die Ureteröffnung hineinpaßt (Abb. 221, s. S. 285). Beide Arten von Tumoren, besonders die papillären, bluten und können bald mehr die klinischen Erscheinungen der Tumoren, bald mehr die der Hydronephrose hervorrufen.

Bei der geschlossenen Hydronephrose liegen die Verhältnisse etwas anders: hier zeigen Schmerzen und Harn anderen Charakter. Die periodischen Kolikanfälle fehlen ganz; an ihrer Stelle finden sich chronische Dauerschmerzen, die manchmal neuralgischen Charakter annehmen können, wenn eine große Geschwulst auf die benachbarten Nerven drückt. In vereinzelten Fällen hat der Kranke überhaupt nichts von seinem Leiden verspürt und erst spät ist ihm ein Dickerwerden des Leibes aufgefallen oder ein unbehagliches Gefühl von Schwere und Völle hat ihn zum Arzt geführt. In wieder anderen Fällen sind Begleit- und Nebenerscheinungen aufgetreten, die bei flüchtiger Beurteilung gar nicht mit einer Niere zusammenzuhängen scheinen. Durch Druck und Verdrängung des Darms ist es zu Anschoppungen in Teilen desselben gekommen und zu chronischen Katarrhen oder wenn sich der wasserhaltige Sack nach dem Zwerchfell zu entwickelt, zu Lungen- und Herzbeschwerden oder schließlich durch Druck auf Leber, Milz, Gallenwege und Pfortader zu erheblichen Stauungen im Pfortaderkreislauf. Erscheinungen solcher Art können nur mittelbar für die Diagnose von Nutzen sein, weil sie zu einer Untersuchung Veranlassung geben. Hat man aber dann keine palpatorisch positiven Resultate, dann richtet sich der Verdacht um so weniger auf eine Niere, weil auch der Harnbefund fast stets normal ist nach Menge und Gehalt. Es fließt hier nur der Harn der zweiten Niere nach unten ab und dieser ist meist gut konzentriert. Diese fast regelmäßige Erscheinung eines gut konzentrierten Harns der einen Seite ist, das möge gleich hier erwähnt sein, diagnostisch wichtig. Denn ein morphologisch und chemisch gesunder Harn und ein guter Allgemeinzustand des Kranken gestatten ohne weiteres auch ohne Funktionsprüfung ein günstiges Urteil bezüglich der zweiten Niere. Das schleichende Leiden ermöglichte der anderen Niere eine kompensatorische Vergrößerung, solange aseptische Verhältnisse vorherrschten und akzidentelle Schädigungen der Niere ferngeblieben sind. Es ist denn auch eine Erfahrungstatsache, daß die Einnierigen nach Hydronephrose eine ausgezeichnete Prognose haben. Kümmell hat auf dem Chirurgenkongreß in seinem Referat über die Einnierigkeit von 99—100% Dauerheilung bei Hydronephrose berichtet. Ich konnte diesen Prozentsatz aus unserem Material bestätigen. Man muß aber erst feststellen, daß dieser Harn nur einer Niere entstammt und daß die andere keine Verbindung mehr nach der Blase hat. Das geschieht am schnellsten und sichersten mit Hilfe des Zystoskops und des Ureterenkatheterismus.

Zystoskopiert man bei der geschlossenen Hydronephrose, so sieht man, daß die sonst normal gestaltete Uretermündung untätig ist, daß sie keinerlei Zusammenziehungen macht, vollkommen „tot" ist; oder es erfolgen zwar Zusammenziehungen, aber es tritt kein Flüssigkeitsstrudel aus und auch kein Blaustoff. Der Ureter geht „leer". Das „Totliegen" und „Leergehen" der Uretermündung ist eine Erscheinung, die auf einen zeitweiligen oder dauernden Verschluß der oberen Harnwege schließen läßt. Die Verbindung des Nierenbeckens mit der Blase ist irgendwo teilweise oder ganz aufgehoben; die peristaltische Bewegung gelangt nicht bis zur Ureter-Blasenmündung, oder das Nierenbecken ist so schwer geschädigt, daß es überhaupt keine Kontraktion mehr zustande bringt. In vereinzelten Fällen gelangt der Puls der Niere auf dem Wege über das Nierenbecken und den im intramuralen Teil verschlossenen Harnleiter bis zur Blasenmündung und man sieht deutlich rhythmisch pulsatorische Erschütterung der Ureteröffnung, die zystisch vorgetreten sein kann. Diese Befunde bestätigen unseren Verdacht auf eine Hydronephrose, d. h., irgendwo in den harnableitenden Wegen muß ein Hindernis vorhanden sein, das zu einem temporären oder dauernden Verschluß des Ureters und damit zur Entwicklung einer Hydronephrose geführt hat.

Es gibt Hydronephrosen, die man nur mit Hilfe der Zystoskopie erkennen kann, wenn sie auf Grund einer angeborenen oder erworbenen Uretererkrankung aufgetreten sind und sich ganz schleichend, ohne klinisch hervorzutreten, entwickelt haben; mitunter verdanken wir nur einer Zufälligkeit ihre Entdeckung, wenn die Veränderung am Harnleiterblasenende sitzt; ich verweise hier auf den Fall auf S. 310.

Auch für die offenen Hydronephrosen gibt die Zystoskopie zusammen mit dem Ureterenkatheterismus wertvolle Aufschlüsse. Man sieht häufig auffällige Veränderungen der physiologischen Ureteraktion. Der Urinstrahl wird in schlaffen, trägen, unregelmäßigen, mit längeren Pausen einsetzenden Zusammenziehungen entleert oder sickert ohne jede Wucht kraftlos zu Boden, wobei die sichtbaren Zusammenziehungen ganz fehlen und aus der mehr oder minder klaffenden Uretermündung ununterbrochen ein wässeriger Harnstrahl herauskommt. Das Nierenbecken und der Harnleiter sind infolge der chronischen Stauung in den oberen Harnwegen dilatiert und paretisch. Das Nierenbecken hat seine Elastizität und Austreibungskraft vollständig eingebüßt und es findet nun ein richtiges Überlaufen der angestauten Urinflüssigkeit aus dem Staubecken nach der Blase zu statt, sofern die Harnpassage frei ist. Wenn auch in den einzelnen Fällen je nach dem Füllungszustande des Beckens, nach seiner verschiedenen Elastizität, nach Art und Sitz des Hindernisses, hier ein verschiedenartiges Spiel der Arbeit besteht, so wird man doch gegenüber dem Rhythmus der gesunden Seite das träge, rhythmuslose Ablaufen des Urins augenfällig erkennen können. Immerhin ist die Beurteilung dieses veränderten Entleerungstypus nicht gerade leicht. Man darf nicht vergessen, daß Spielarten der Harnleiterfunktion, besonders in Zahl, Frequenz und Pausen, innerhalb physiologischer Grenzen vorkommen. Auch die artifizielle und nervöse Polyurie darf nicht außer acht gelassen werden. Und selbst wenn man dies alles auch richtig zu beurteilen versteht, so ist andererseits ein Übersehen möglich, besonders in Fällen, wo ein Öffnen und Schließen einer kleinen Uretermündung ohne jede Wandbeteiligung geschieht. Das rhythmuslose, stetige Einlaufen des Harns kann man um so eher übersehen, weil der Harn oft wasserähnlich ist, vollends wenn man ohne bestimmte Absicht eine unverdächtige Zystoskopie vornimmt, d. h. ohne daß Anamnese oder sonstige klinische Merkmale uns darauf vorbereiteten, daß wir Veränderungen zu erwarten haben. Ist dagegen durch vorangehende Erhebungen ein bestimmter Verdacht erregt, so kann die zystoskopisch beobachtete, veränderte Tätigkeit des Harnleiters die angenommene Hydronephrose zur Gewißheit erheben und gleichzeitig die Seite des Leidens verraten.

Noch besser erkennt man die Stauungszustände der oberen Harnwege mit Hilfe des Ureterenkatheterismus.

Das Nierenbecken ist normalerweise leer und gibt nach Einführung des Ureterenkatheters keine Flüssigkeit ab; ist aber das Nierenbecken pathologisch verändert, so findet sich eine entsprechende Menge von Harn, der sog. Restharn des Nierenbeckens. Ist der Ureterenkatheter zirka 22, 23 oder auch 25 cm hoch eingeführt, so kommt anstatt der erst nach Verstreichen einer kurzen Spanne Zeit einsetzenden physiologischen Tropfenfolge sofort ein ununterbrochener Harnstrahl mit ziemlich großer Geschwindigkeit, während der Harn der gesunden Seite rhythmisch mit Pausen abtropft. Wechselt der Harn während des Ablaufs seine Farbe, ist er ursprünglich trüb und allmählich klarer geworden, so weiß man ohne weiteres, daß angestautes Harnwasser abgelassen wird. Wird die Kathetersondierung im Anfall ausgeführt, so geht eine vorhandene Nierenanschwellung sofort zurück, die Schmerzen mildern sich und die vorher fühlbare Geschwulst wird kleiner. Durch Husten, Aufrichten, Pressen und Druck auf den Flüssigkeitssack kann man die Tropfenfolge beschleunigen. Nach und nach wird die Entleerung langsamer, bleibt aber immer noch ohne

Rhythmus, bis sie allmählich, wenn das Nierenbecken ganz entleert ist, in eine physiologische Tropfenfolge übergeht. Ein solcher Befund ist beweisend für die offene intermittierende und remittierende aseptische Hydronephrose.

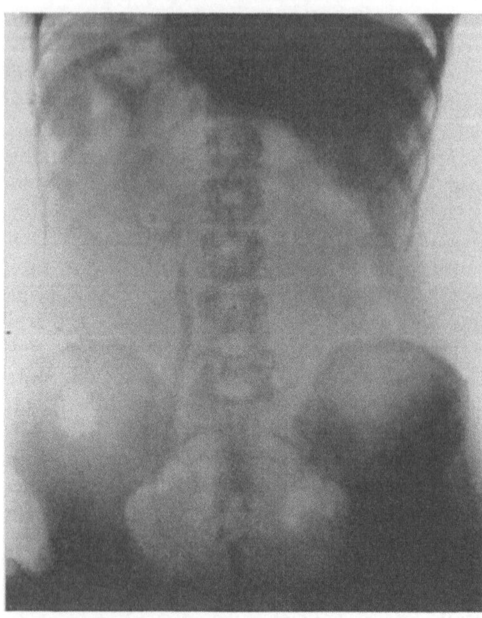

Abb. 90. Hydronephrose und Parenchymstein.

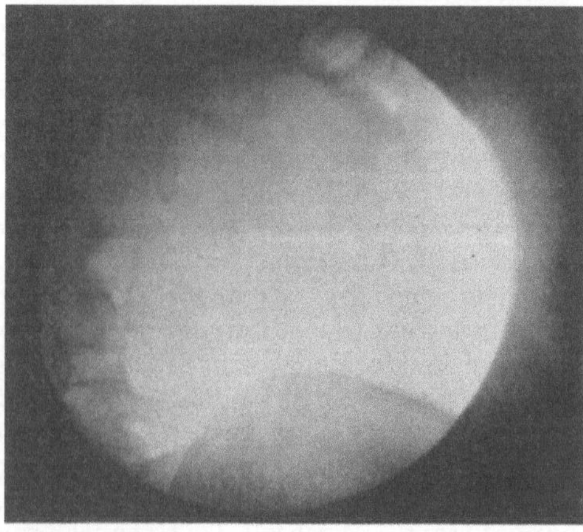

Abb. 91. Umgebogener Katheter im erweiterten Nierenbecken.

Durch eine Messung der abgelaufenen Mengen des angestauten Harns kann man sich auch eine ungefähre Schätzung des anatomischen Umfanges des hydronephrotischen Sackes und der Atrophie des Parenchyms gestatten. Wollen wir ein schärferes Urteil über die maßlichen Verhältnisse des Nierenbeckens gewinnen, wollen wir uns besonders Gewißheit darüber verschaffen, ob das Nierenbecken wieder zu seiner früheren Größe zurückgekehrt ist oder ob bereits eine Erschlaffung des Nierenbeckens vorliegt, so müssen wir eine Eichung desselben vornehmen. Es kommt nicht selten vor, daß wenig Residualharn abläuft, und doch kann nachher das Nierenbecken ohne schmerzhafte Spannung auf ein Mehrfaches angefüllt werden. Die Eichung, die Wiederauffüllung des Nierenbeckens mit steriler Wasserlösung, und ihre genaue Messung, ist ein gutes Verfahren, das uns über die Größe eines hydronephrotischen Sackes völlig ausreichenden Aufschluß gibt.

Hierzu läßt man am besten aus einer kalibrierten Glasbürette gefärbte Flüssigkeit durch den in das Nierenbecken eingeführten Ureterenkatheter einlaufen und stellt durch die zeitliche Festlegung des ersten Erscheinens der Lösung in der Blase die Menge fest. Die eingelaufene Menge gibt die ungefähre Größe des Nierenbeckens, wobei allerdings nicht einwandfrei feststeht, wieviel ccm ein normales Nierenbecken faßt; es werden 5—7 ccm angegeben.

Man findet nun verschiedene Mengegrade je nach dem Umfang der Hydronephrose, bald können nur 10—20 ccm einlaufen, dann wieder mehrere hundert Kubikzentimeter. Bei den intermittierenden Hydronephrosen im Beginn ist die Dilatation nur im Retentionsanfall vorhanden; man wird also nur einen positiven Nachweis bekommen, wenn die Eichung im Anfall ausgeführt werden kann. Dann ist man in der Lage, auch ie eben beginnende Retention, die kleinsten Grade der Dilatation, zu messen nd eine Frühdiagnose zu stellen.

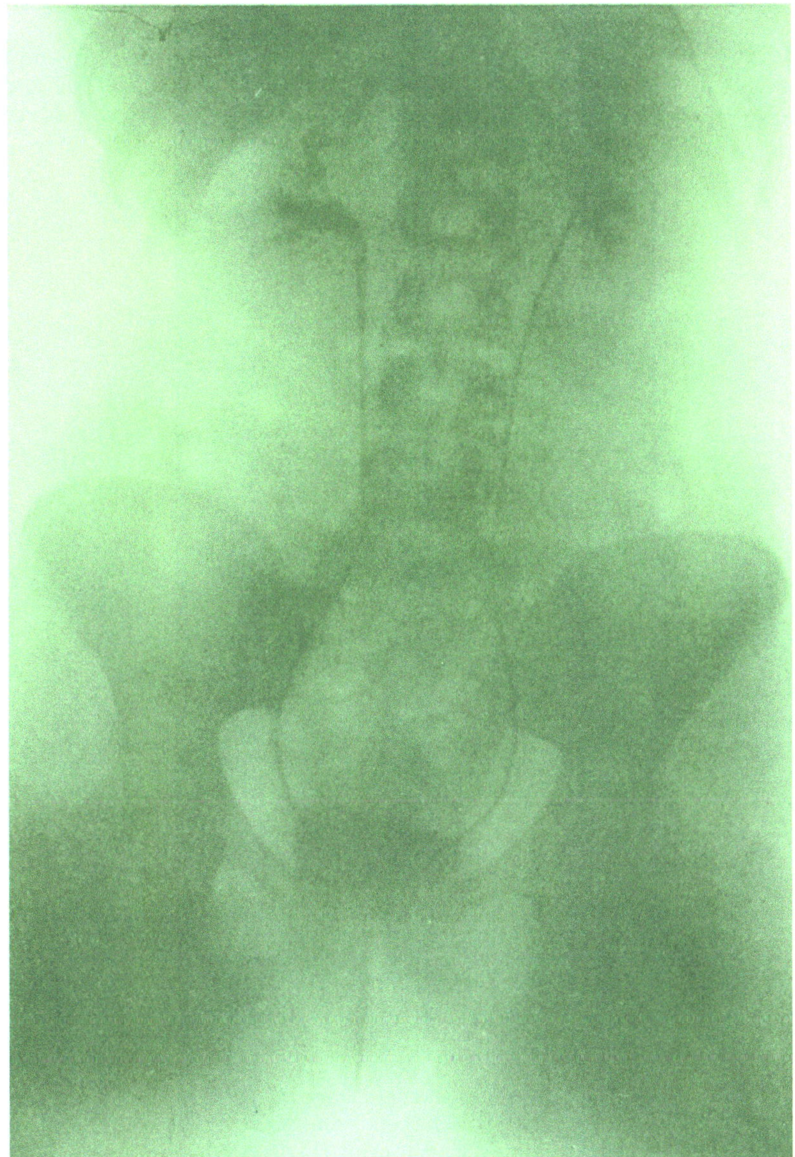

Abb. 92. Pyelographischer Ausguß eines normal gestalteten Nierenbeckens.

Man kann sich das anatomische Verhalten der befallenen Nieren auch röntgenologisch darstellen. Schon auf der gewöhnlichen Röntgenplatte gelingt zuweilen die Darstellung eines hydronephrotisch erweiterten Nierenbeckens (Abb. 90). Die Konturenverdoppelung des unteren Nierenpols gilt als pathognomonisch für die Hydronephrose; der tief herabhängende hydronephrotische Sack läßt einen zweiten, den Nierenschatten überschneidenden Schatten entstehen. Auch der schattengebende Ureterkatheter gibt durch seine Umbiegung und Verbiegung im Nierenbecken eine Vorstellung von der Größe und Gestalt desselben (Abb. 91).

Eindrucksvollere Bilder gewinnt man mit der Pyelographie. Wenn auch die Methode viel berechtigte Kritik erfahren hat, so hat sie schon allein durch ihre Ergebnisse bei der Hydronephrose Daseinsrecht und zeigt ihre grundsätzliche Bedeutung. Die pyelographische Darstellung der Hydronephrose ist, da wir es mit Hohlorganen zu tun haben, von stark wirkender Plastik. Man bekommt einen deutlichen Abguß der ganzen Harnwege von der inneren Harnröhrenmündung bis zum äußeren Nierenrindenbezirk. Die Diagnose wird auf das wertvollste ergänzt und eine endgültige, indem wir auch eine Vorstellung über das anatomische Verhalten der hydronephrotischen Niere, des Nierenbeckens und des Ureters erhalten, vorausgesetzt, daß die Hydronephrose offen ist oder die Ureterverlegung überwunden werden kann. Wir sehen, wie weit das Nierenparenchym bereits dem Druck erlegen ist, sehen Gestalt und Fassungsvermögen des erweiterten Nierenbeckens, ferner Form

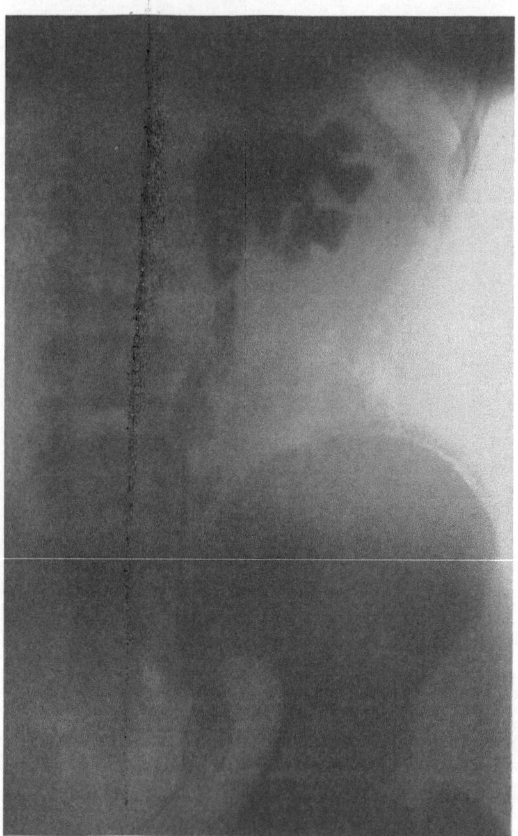

Abb. 93. Hydronephrose.

und Verlauf des Ureters und können oft noch ätiologisch Aufklärung bekommen. Während das normale Nierenbecken pyelographisch gewöhnlich sich in zwei Hauptäste teilend zarte und zierliche, auf dünnem Stengel sitzende, scharf konturierte Schattenfortsätze macht und glatt und schlank in den Ureterhals übergeht (Abb. 70, 84 u. 92), sind je nach dem Grade der Hydronephrose Abweichungen sichtbar, und zwar sind die mechanischen Erweiterungen durch ihre Regelmäßigkeit der Beckenumrisse und die abgerundeten Enden der erweiterten Kelche charakterisiert. Der Ureter geht

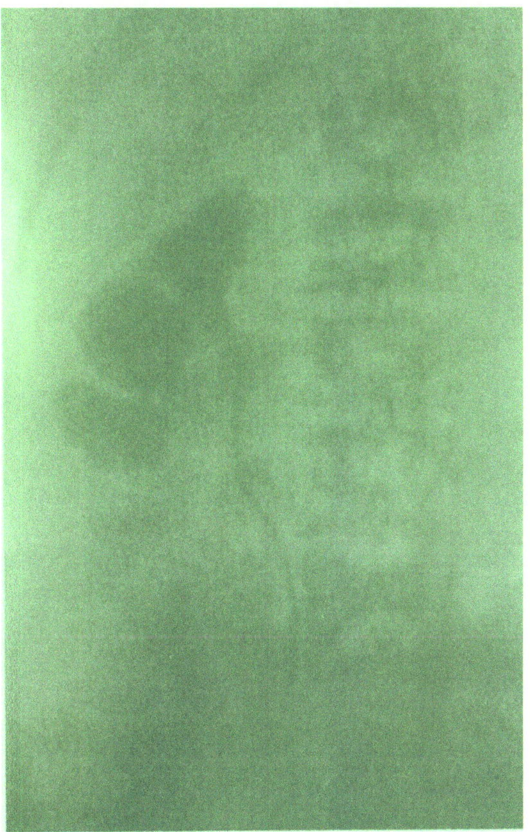

Abb. 94. Hydronephrose.

gleich in eine sackartige Erweiterung mit regelmäßigen Umrissen über. Die Kelche machen kreisrunde Schatten, die seitlich dem Nierenbecken aufsitzen. Sie schwanken in ihrer Größe und stehen gewöhnlich in breiter Verbindung mit dem Nierenbecken. Die Kugelgestalt ist ein Zeichen dafür, daß in diesen Partien das Nierenparenchym geschwunden ist. Bei fortgeschrittenen Fällen fließen die Nierenbecken und Kelchschatten zusammen und es bilden sich ziemlich einheitliche Säcke mit einschnürenden Falten am seitlichen Rande (Abb. 71, 73, 93, 94 u. 95). Das Pyelogramm ist besonders wichtig bei Frühfällen der Hydronephrose, die mit der Funktionsprüfung nicht zu erkennen sind; da dieselbe keine Anhaltspunkte bietet für beginnenden Parenchymschwund; auch zur Abgrenzung gegen den Stein und die Nephritis colica ist es nötig.

Bei der geschlossenen Hydronephrose ist es zwar zuweilen möglich, am Hindernis vorbei die schattengebende Flüssigkeit ins Nierenbecken zu spritzen, meist aber unmöglich, den Ureterenkatheter ins Nierenbecken einzuführen.

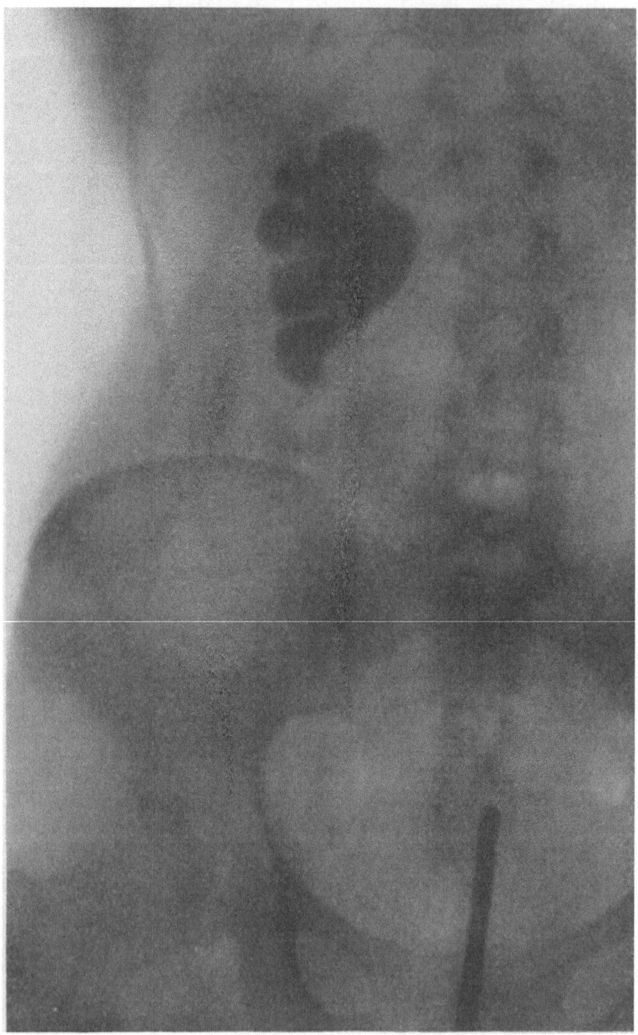

Abb. 95. Hydronephrose.

Der Katheter bleibt beim Vorschieben plötzlich stecken und wird, falls er doch mit einiger Kraft vorgeschoben wird, unter einem Ruck zurückgestoßen oder bäumt sich auf und schlägt einen Bogen; Urin fließt nicht ab und etwa eingespritztes Kollargol fließt wieder zurück (Abb. 90). Sind alle technischen Fehler ausgeschaltet (schlechtes Gleiten der Ureterenkatheter, Vorschieben in falscher Richtung), sind wir sicher, daß wir nicht an einer physiologischen

Biegung oder in einer Schleimhautfalte uns verfangen haben und daß nicht ein Krampf der Muskulatur das Sondenende festhält, so dürfen wir um so sicherer ein Hindernis annehmen, wenn der wiederholte Versuch mit kleinerer Katheternummer am gleichen Ort das gleiche Ergebnis hat. An den Maßzeichen des Katheters kann die Entfernung, wie hoch über der Uretermündung das Hindernis sitzt, abgeschätzt werden. Ein Widerstand $1-1^1/_2$ cm oberhalb der Uretermündung erweist den Sitz im intramuralen Teil; dieser bietet für das Haftenbleiben und Einkeilen von Fremdkörpern und für die Geltendmachung von entzündlichen Schleimhautverschwellungen die günstigsten Bedingungen. 5 cm oberhalb entspricht der Kreuzungsstelle des Ureters mit der Linea innominata und 22 cm oberhalb der Ansatzstelle des Ureters am Nierenbecken.

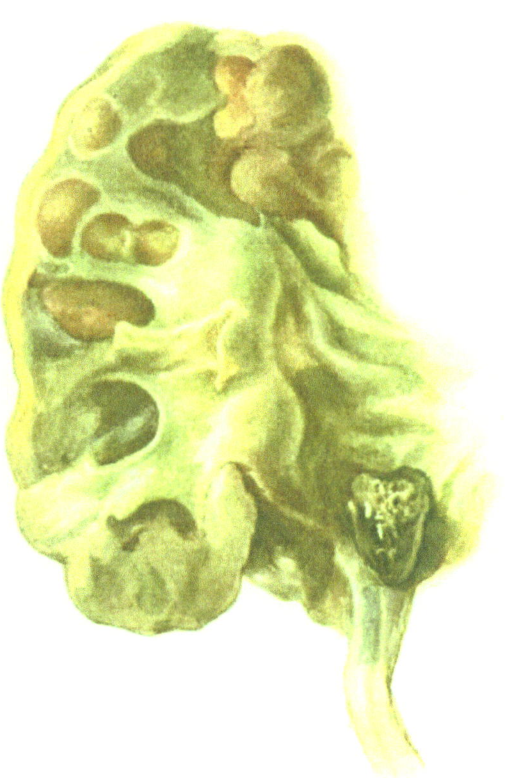

Abb. 96. Hydronephrose mit Nierenbeckenverschlußstein.

Ist die Diagnose soweit gediehen, so liegt alles daran, Art und Natur des Hindernisses zu erkennen, um möglichst frühzeitig dasselbe beseitigen zu können, bevor nicht wieder gutzumachende Folgen an der Niere eingetreten sind. Eine Unklarheit der Diagnose in dieser Hinsicht läßt auch einen klaren Operationsplan nicht zu. Der Nachweis der Eigenart des Hindernisses ist ein schwieriger Teil der Diagnose: die Möglichkeiten sind zahlreich, was aus der kurzgefaßten Aufzählung vorne hervorgeht, wobei die Möglichkeiten noch keineswegs erschöpft sind. Wenn auch in der Regel das einzelne Hindernis keine klinischen Sondermerkmale hat, so gestatten immerhin gewisse Überlegungen und Erhebungen eine bestimmter gefaßte Beurteilung, vor allem besondere anamnestische Angaben über Entwicklung und Verlauf des Leidens; so lassen z. B. vorausgegangene, von mikro- oder makroskopischen Blutungen begleitete Koliken den Stein, bis in die Kindheit zurückreichende Krankheitserscheinungen angeborene Veränderungen der Harnleiter, Wandernierensymptome die Lageveränderung, vorausgegangene Unfälle und Operationen im kleinen Becken die Verletzung und Vernarbung des Harnleiters als Ursache der Hydronephrose mutmaßen. Zystoskopie, Ureterenkatheterismus, Röntgenaufnahmen mit Uretersonde und Kollargolauffüllung, und vor allem die gründliche Kenntnis der speziellen Pathogenese und klinische Erfahrung werden in einer Reihe von Fällen ein sicheres diagnostisches Urteil über die Art des Hindernisses ermöglichen. Da die Erkennung der Hindernisse auch mit zur Diagnose gehört, will ich die gemeinsten Ursachen der Hydronephrose nochmals hervorheben und durch charakteristische Krankengeschichten beleuchten: Der Stein und die Verlagerung der Niere kommen am häufigsten von allen Ursachen für die Harnstauung in Frage, man muß also vor allen andern auf sie achten und wird in der Praxis zuerst an sie zu denken haben. Der Stein sitzt vielfach an der Abgangsstelle des Ureters am Nierenbecken und schickt dann einen Fortsatz in diesen hinein; er kann hier entweder lose sitzen und zu einem intermittierenden Ventilverschluß führen, oder er kann sich fest einbetten (Abb. 96): ein kleiner,

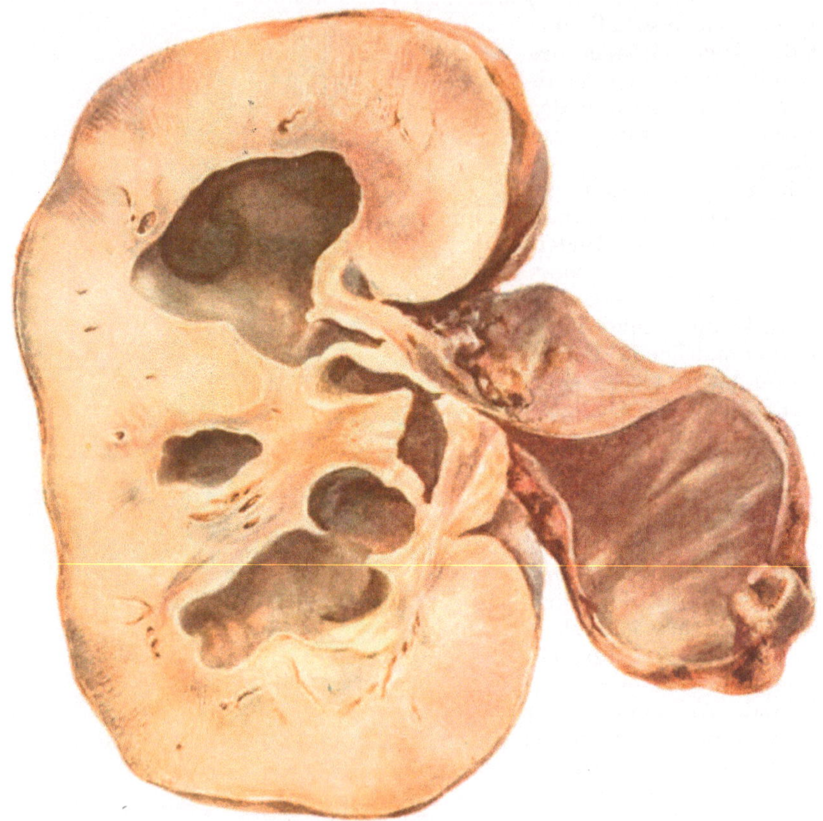

Abb. 97. Hydropyonephrose und Hydropyoureter nach Ureterstein. Der Harnleiter hat die Größe eines Dünndarmrohrs.

herzförmiger Stein sitzt im Nierenbecken, ragt mit seiner Spitze in die Ureterabgangsstelle hinein und hat die Harnleiteröffnung verlegt. Er hat als Ventil gewirkt, klinisch bestanden periodische Verschlußanfälle. Sein Fortsatz hat am Ureter ein Druckgeschwür erzeugt. Der Stein kann aber auch an jeder beliebigen Stelle im ganzen Verlauf des Ureters sitzen; er bleibt allerdings — fast ohne jede Ausnahme von der Niere stammend — besonders gern an engen Stellen haften, kann sich fest einkeilen, umgrenzte Drucknekrosen hervorrufen und entzündlich narbige Stenosen und Verschlüsse herbeiführen.

Aseptische Harnstauungen im Nierenbecken bei Stein sind seltene Vorkommnisse. Meist handelt es sich nicht um reine Hydronephrosen (ich habe in unserer Klinik nur eine gesehen) sondern vielmehr um Hydropyonephrosen oder um Pyonephrosen. Abb. 97 — eine Hydropyonephrose mit Hydropyoureter — stammt von einer Kranken, bei der auf Grund der Anamnese mit heftigen Koliken und geringen Blutungen, denen sich später Blasenbeschwerden hinzugesellten, durch den zystoskopischen Nachweis eines „toten“ Ureters und seiner

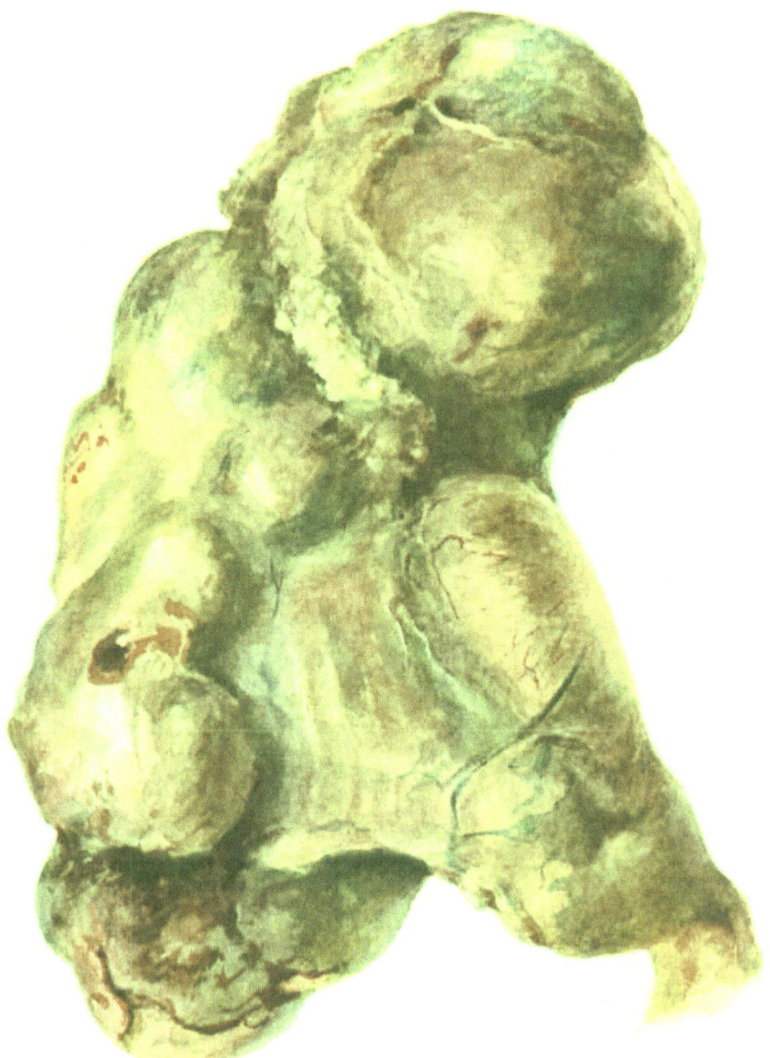

Abb. 98. Pyonephrose nach Ureterstein.

Umwegsamkeit bei der Sondierung und durch das Röntgenbild, das vier perlschnurartig hintereinander sitzende Steine im Blasenwandteil des Ureters (Abb. 255, s. S. 322) als Ursache des Sondenwiderstandes ergab, die Diagnose gestellt wurde. Die Nierengeschwulst war nicht palpabel.

Das Präparat Nr. 98 u. 99 wurde operativ entfernt bei einer 38 Jahre alten Frau, die bis zur Verheiratung 1900 gesund, später 5 gesunde Kinder hatte. 1902 traten zum ersten Male

Schmerzen in der Unterbauchgegend auf, die von ärztlicher Seite als nervöse bezeichnet wurden. 1906 3 Wochen wegen linksseitiger „Nierenentzündung" behandelt. 1907 während der Schwangerschaft plötzlich heftige Koliken links; 5 Monate nach der Geburt schwanden die Beschwerden. 1909 Wiederauftreten des Anfalls bei erneuter Schwangerschaft. 1914

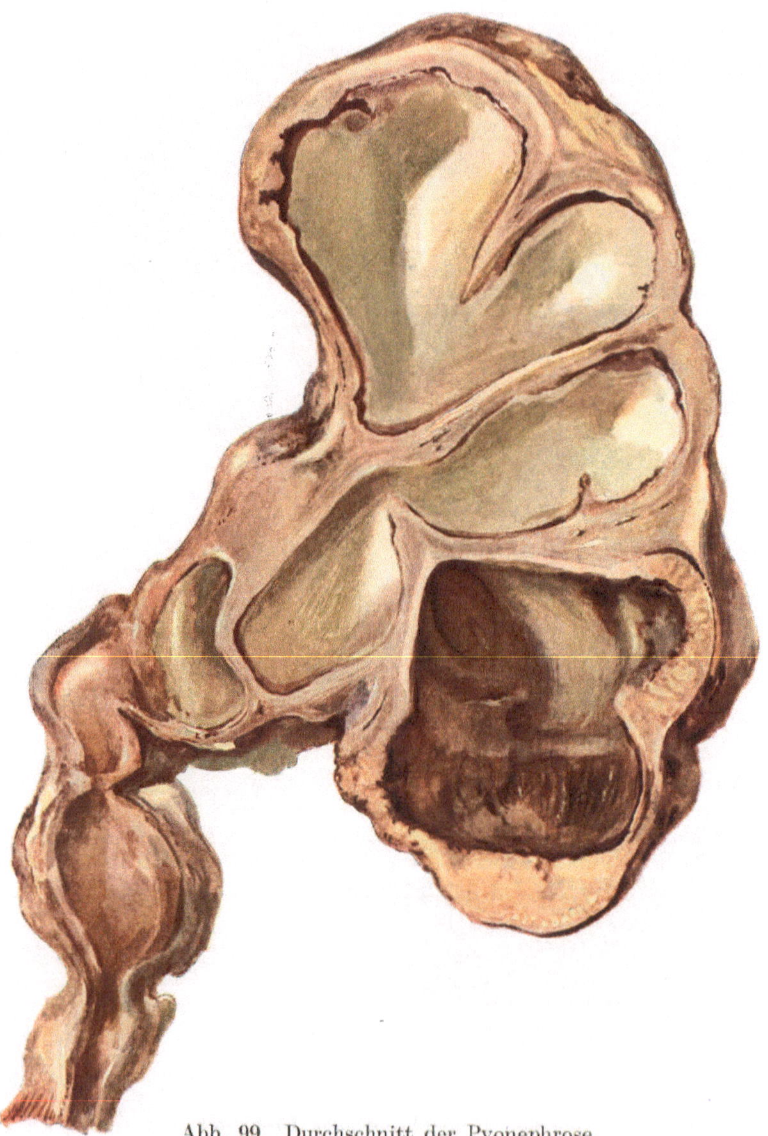

Abb. 99. Durchschnitt der Pyonephrose.

„Nierenentzündung". 1916 wiederholter Anfall. In den Zeiten der Anfälle trat Brennen beim Wasserlassen und tropfenweise Entleerung des Harns auf. Die Untersuchung in schmerzfreier Zeit ergab normalen Befund. Anfang Juli 1917 Erkrankung mit Fieber, heftige Schmerzen im Leib, insbesondere um die Nabelgegend herum. Der Arzt konnte keine Ursache hierfür feststellen. Status am 17. VIII. 1917: rechte Niere deutlich tastbar, unterer Pol 3 Querfinger unterhalb des Nabels. Links deutlich palpabler, respiratorisch verschieblicher, sich vom Nabel bis zur Spina il. ant. sup. erstreckender Tumor mit ausgesprochenem Ballotement und deutlich scharfem Rand. Das Röntgenbild ergibt einen Stein links etwas oberhalb der Linea innominata (Abb. 253, S. 321). 21. VIII. Exstirpation der Niere und des Ureters, nachdem sich nach der Freilegung des Steins und der Extraktion desselben ein Schwall massigen dickrahmigen Eiters aus der Ureterotomiewunde entleerte. 14. IX.: Nach gutem Verlauf plötzlich Schmerzen, Aufstoßen, Erbrechen, schlechtes Allgemeinbefinden. 16. IX. 24stündige Anurie, die Blase ist bei der Katheterisation leer. Die rechte Niere ist deutlich fühlbar, sie wird in ihre richtige Lage gebracht und Diuretika gegeben; abends setzt Urinabsonderung ein. Die 24stündige Anurie war also wohl die Folge einer Abknickung der rechtseitigen Wanderniere. 1918 Schwangerschaft. Künstliche Frühgeburt mens. IV. (Univ. Frauen-Klinik) wegen geringer Ödeme am Bein. 1919 und 1920 gutes Allgemeinbefinden. Februar 1920 Ureterstumpfbeschwerden, aber kein Empyem. Rechte Niere zeigt gute Funktion.

Die Hydronephrose durch Verlagerung der Niere ist meist eine Folge der Mitverlagerung des Ureters. Er wird bei der

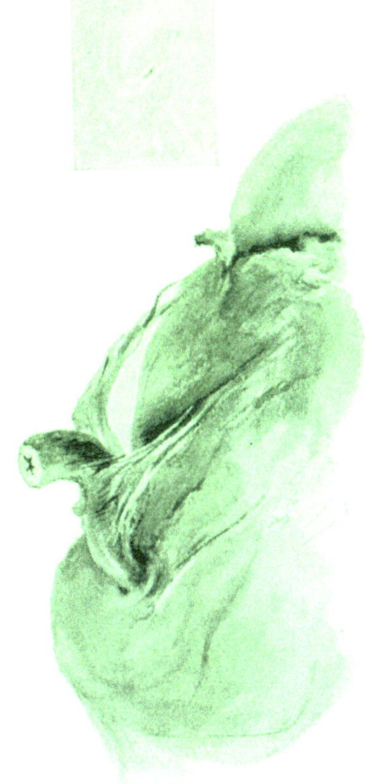

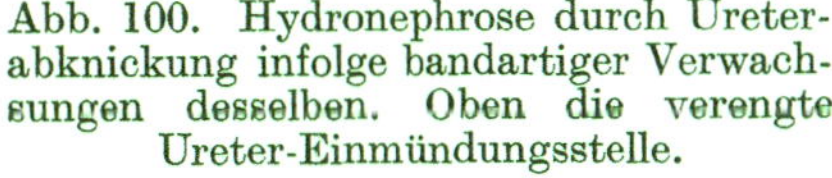

Abb. 100. Hydronephrose durch Ureterabknickung infolge bandartiger Verwachsungen desselben. Oben die verengte Ureter-Einmündungsstelle.

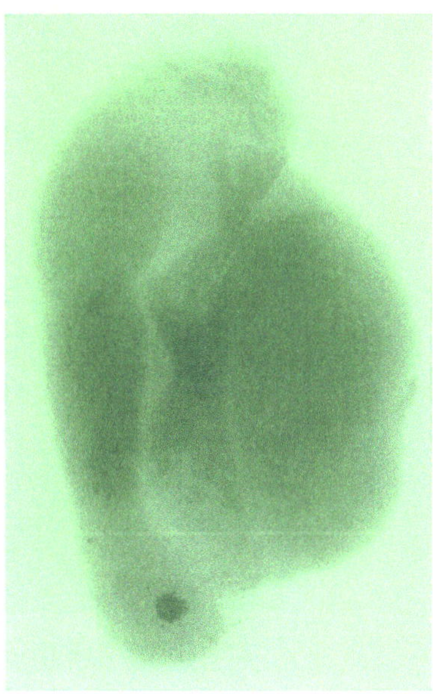

Abb. 101. Röntgenbild des Präparats.

Wanderniere verbogen oder abgeknickt, auch bedingen seine bandartigen Verwachsungen mit dem Nierenbecken Erschwerungen des Harnabschlusses. Seine Abgangsstelle entspricht nicht mehr dem tiefsten Punkt des Nierenbeckens, das Lumen wird verengt und gedrückt und die Ursache für die Entstehung des Staubeckens ist gegeben.

An der Abb. 100 sieht man die spitzwinklige Abknickung des Harnleiters und seine bandartigen Verwachsungen am Nierenbecken. Auf dem kleinen Ausschnitt ist die verengte Uretermündung ins Nierenbecken dargestellt. Das große Nierenbecken, das zeichnerisch nur angedeutet ist, ist auf der photographischen Platte ersichtlich (Abb. 101).

Es ist das Präparat einer 42jährigen Frau. Die Erweiterung des Nierenbeckens ließ sich vorher auch durch die Konturenverdopplung des unteren Nierenpols vermuten. Daß der Stein im Parenchym lag und nicht als Ursache der Hydronephrose in Betracht kam, war schon durch seine Lage klar. Die Verlegung des Ureterlumens im Anfangsteil konnte durch den Ureterenkatheterismus festgestellt werden: beim Verschieben in das Nierenbecken wurde der Ureterenkatheter immer wieder elastisch zurückgeschoben und beim Ureterenkatheterismus mit Pyelographie floß die Kontrastflüssigkeit sofort wieder ab.

Im pyelographischen Bilde 102 ist eine Wanderniere mit Hydronephrose dargestellt. Die Niere ist gesenkt, der Halsteil des Ureters ist mit heruntergezerrt, sein Verlauf ist bogenförmig, weil das dem Halsteil folgende Stück fixiert ist. Die Hydronephrose war aufgetreten nach einer Laparotomie wegen Ulkus-Sanduhrmagen, der in Leber und Pankreas durchgebrochen war bei einer in der Ernährung sehr heruntergekommenen Frau. Nach Durchschnei-

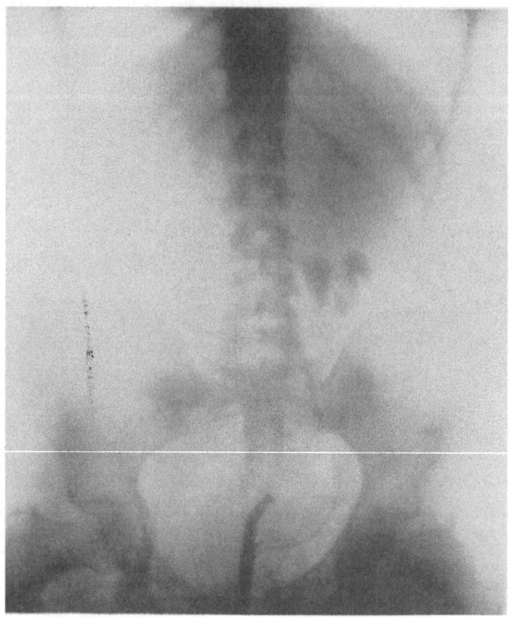

Abb. 102. Wanderniere und Hydronephrose.

dung der Bauchdecken trat eine Erschlaffung derselben ein. Vorher bestehende Erschlaffung der Beckenwand bereitete die Bedingungen vor für die Wanderniere. Mit dem Sinken der Niere ist zugleich auch eine Drehung des oberen Pols vor sich gegangen, der Hilus ist nach aufwärts gerichtet, die Niere hat sich der Medianlinie genähert.

Angeborene Hydronephrosen, deren Anfänge bis in die Kindheit zurückreichen, sind oft Folgen angeborener Ureterveränderungen, von Falten, Schleifenbildung und Achsendrehungen, zystischen Erweiterungen des Ureterblasenendes, abnormen Ansatzes und atypischer Ausmündung derselben und abnorm verlaufender Gefäße. Das Präparat (Abb. 103) ist gewonnen worden bei einem 4jährigen Kinde. Es stellt eine Hydronephrose nach angeborener Achsendrehung des Harnleiters dar, der sich handbreit unterhalb seines Abganges vom Nierenbecken um 360^0 gedreht hat. Die Drehung ist eng und scharf.

Ein 34 Jahre alter Mann erkrankte Anfang September 1909 in der Nacht mit heftigem Schmerzanfall und hohem Fieber. Die Schmerzen wurden vorwiegend in der Magengegend empfunden und dort auch eine Geschwulst festgestellt. Die Schmerzen strahlten nach der Leiste und in das rechte Bein aus. 9. II. 1910: Wiederholung eines ähnlichen Anfalles mit Schüttelfrost, Fieber und mehrtägiger Stuhlverstopfung. Urin zeigte nach Menge und Zusammensetzung keine Änderung. 16. III. 10: Status: In der linken Oberbauchgegend fühlt man eine über kindskopfgroße, leicht verschiebliche, fluktuierende Geschwulst; sie verschwindet nach oben unter dem Rippenbogen und ist deutlich umfaßbar und mit der

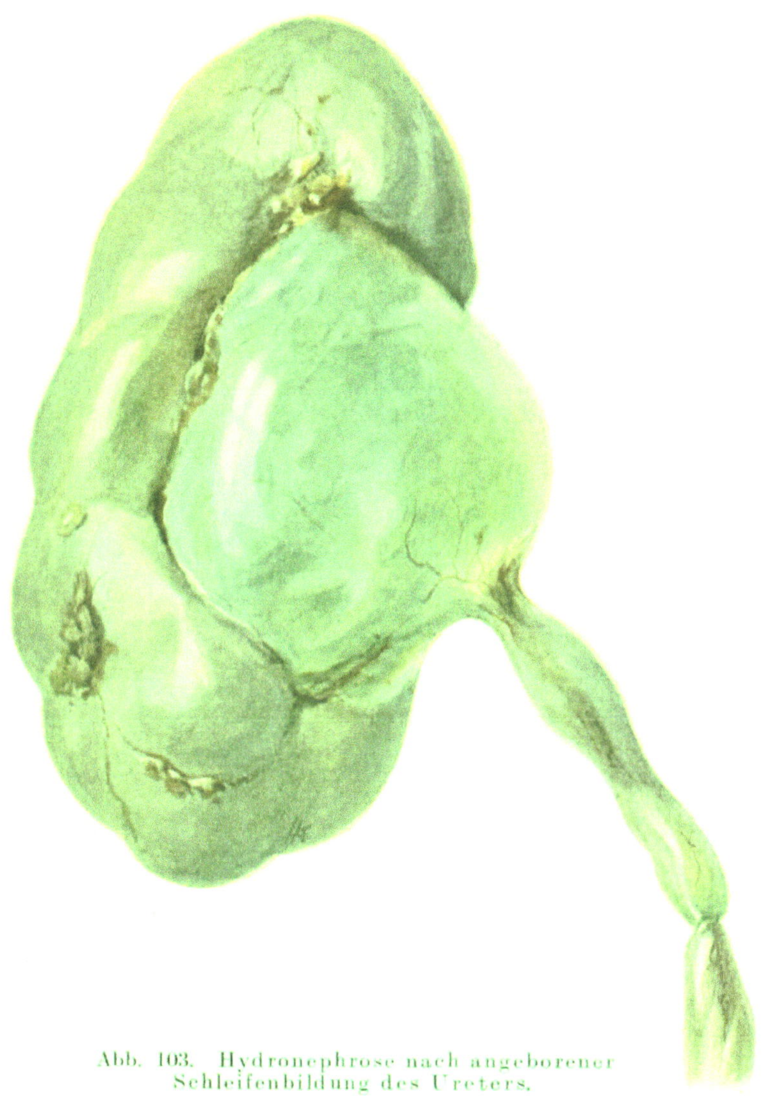

Abb. 103. Hydronephrose nach angeborener Schleifenbildung des Ureters.

Nierengegend zusammenhängend. Nach rechts reicht sie zwei Querfinger über die Medianlinie hinaus, nach unten bis zum Darmbeinkamm. Urin: goldgelb, ohne Beimengungen. Zystoskopie: Normaler Befund. Rechts, Ureter schlitzförmig; links an der normalen Stelle nicht nachweisbar. Nach dem Sphinkter zu ist eine seichte kleine grübchenförmige Vertiefung. Trotz wiederholten Versuches gelingt es nicht, den Ureterenkatheter einzuführen. Diagnose: kongenitale Ureteranomalie mit Hydronephrose. Operation: 4000 ccm haltiger, dünner, schlaffer, cholestearinhaltiger Sack ohne eine Spur von

Parenchym. Der Ureter ist kurz, dünn, das enge Lumen obliteriert; er ist von narbigen Strängen umgeben und hat die Blase in die Höhe gezogen.

Bei der traumatischen Entstehung der Hydronephrose sind meist erworbene narbige Stenosen oder Obliterationen der Harnleiter die Ursache der Harn-

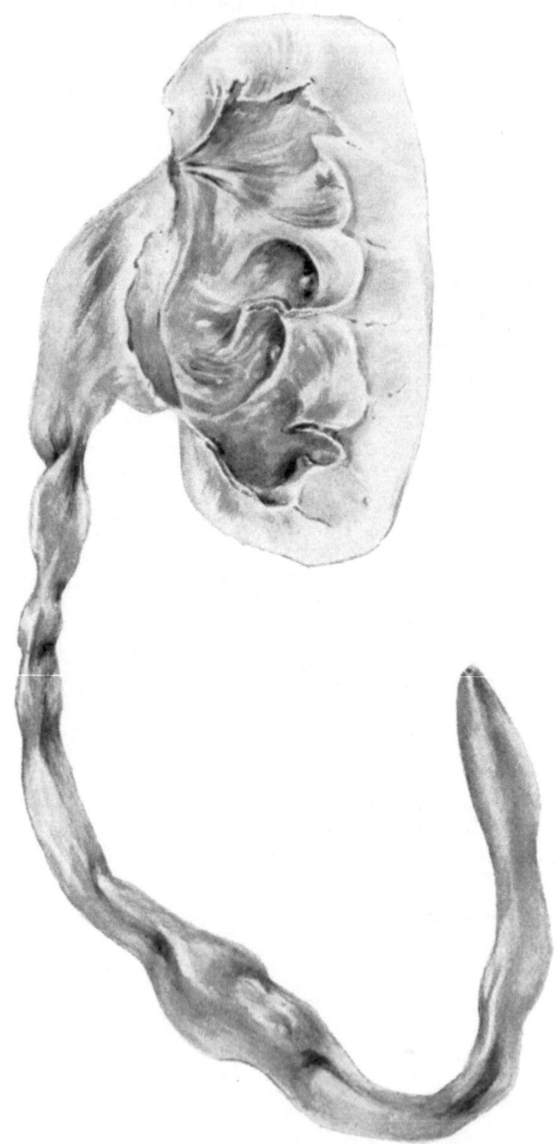

Abb. 104. Hydronephrose nach operativer Unterbindung des Ureters.

stauung, sei es, daß der Ureter verletzt ist oder ein Blutkoagel das Lumen verstopft oder ein Hämatom ihn von außen komprimiert. Die klinischen Symptome der Hydronephrose und die einwandfreie Feststellung des vorausgegangenen Traumas werden die Diagnose sicher und in vollem Umfange stellen lassen.

Abb. 104 zeigt eine geschlossene, traumatische echte Hydronephrose mit Atrophie des Parenchyms und narbigem Verschluß des peripheren Ureterendes. Der Ureter war bei der Radikaloperation nach Wertheim wegen Uteruskarzinom 5 Jahre vorher bei der Peritonealisierung des kleinen Beckens hart über der Blase durch eine Knopfnaht gefaßt und abgebunden worden. Die Frau hatte eine schwer gestörte Rekonvaleszenz, später heftigste Koliken mit Ikterus und mikrosk. Blut im Harn und wurde jahrelang auf Hexenschuß und auf Gallensteine behandelt.

Die echte traumatische Hydronephrose darf man nicht mit der unechten verwechseln.

Die Abb. 105 stammt von einer 30jährigen Patientin. Bei der Pyelotomie wegen Stein unterlief dem Operateur das Versehen, daß er nach der Eröffnung des Nierenbeckens bei der Absicht den Schnitt etwas zu erweitern zu einem besseren Zugang durch Scherenschlag den Ureter gerade am Abgang vom Becken quer durchtrennte. Die Abbildung ist

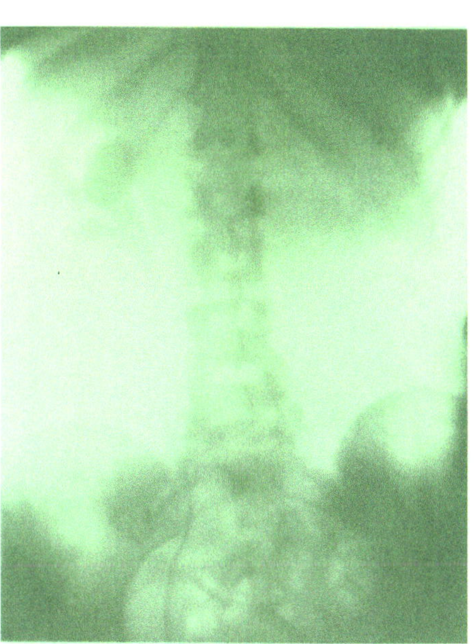

Abb. 105. Falsche Hydrohämatonephrose nach operativer Verletzung des Harnleiters im Halsteil.

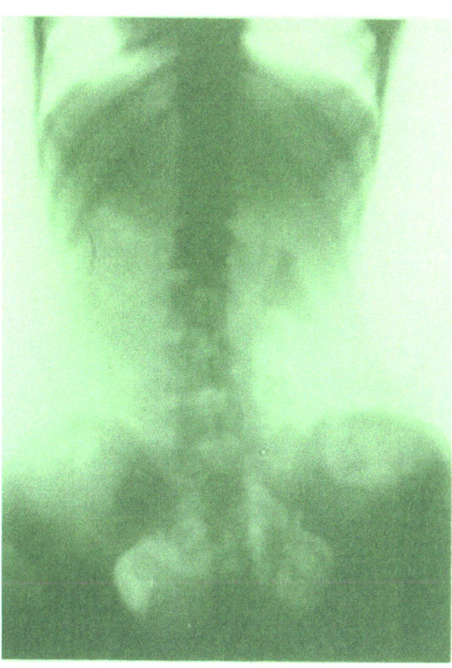

Abb. 106. Hydronephrose und Hydroureter infolge Kompression des Harnleiters durch verkalkte Mesenterialdrüsen.

kurze Zeit nach der operativen Verletzung aufgenommen. Es sickerte einige Tage lang Harn aus der Verletzungsstelle; es kam zu einer apfelgroßen Geschwulst, einer Harn- und Blutansammlung ohne Abszedierung. Das Kollargolbild zeigt das extrarenal gelegene paranephritische Extravasat, durch den Ureterenkatheter kam kein Urin. Nach einigen Wochen war die Flüssigkeit resorbiert.

Ich schließe die Reihe der Krankengeschichten mit der Erwähnung einiger Hydronephrosen, bei denen die Harnwege infolge außerhalb des Ureters liegender Erkrankungen verlegt waren.

In Abb. 106 findet sich eine Stenose des Harnleiters infolge Periureteritis durch tuberkulöse Drüsen mit mechanischer Abflußbehinderung. Die 22jährige Kranke wurde wegen Appendizitisverdachts eingeliefert. Sie litt an außergewöhnlich heftigen periodenweise auftretenden Koliken, der Urin war trübe und eiterhaltig. In der rechten Bauchseite war eine taubeneigroße, nahezu steinharte, leicht bewegliche Geschwulst, die wir aber nicht als appendizitischen Tumor, vielmehr als verkalktes tuberkulöses Drüsenpaket erkannten. Solche Drüsen werden bekanntlich nicht selten verkannt und, da sie heftigste Koliken machen, meist mit appendizitischen Erscheinungen verwechselt (Bier). Da aber die Koliken doch vorwiegend in der Nierengegend auftraten, der Harn hierbei Menge und Gehalt wechselte, lag es nahe, beide Befunde voneinander abhängig zu erachten derart, daß die Drüse zu einer Verlötung mit dem Ureter und zur mechanischen Behinderung des Urinabflusses geführt habe. Das Röntgenbild und die Pyelographie wiesen diesen Zusammenhang nach und die Operation bestätigte ihn in vollem Umfange. Der Ureter wurde operativ freigelegt; er war verzogen, geknickt und in entzündliche Schwielen eingebettet, die Drüsen wurden entfernt. 8 Wochen nachher Kontrolle, das Nierenbecken war etwas kleiner geworden, die Koliken waren fortgeblieben. ½ Jahr später ausgezeichnetes Befinden.

Das im zystoskopischen Bilde (Abb. 39, S. 52) dargestellte Papillom hatte mit einer Zotte, in deren Schlagschatten der Ureter liegt, zeitweise den Ureter verlegt und eine intermittierende Hydronephrose bedingt. Die Schmerzanfälle der Nierengegend blieben nach der Thermokoagulation fort, die hydronephrotische Erweiterung des Nierenbeckens ging zurück. Das große Karzinom der Blase (in Abb. 107), durch welches der untere Ureterabschnitt verläuft, hatte sekundär eine weitgehende Hydronephrose hervorgerufen. Bei der Zystoskopie fand sich ein solider, auf seiner Oberfläche teilweise ulzerierter Tumor, der fast die ganze linke Blasenhälfte einnahm. Die Ureteröffnung war nicht festzustellen, ebensowenig eine

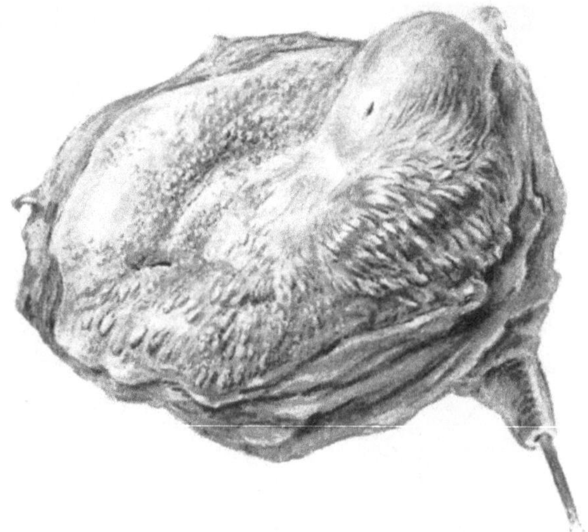

Abb. 107. Blasenkarzinom mit Kompression des Ureters.

Funktion, auch nicht nach Blaustoffinjektion. Dagegen wurde aus dem gesunden Ureter ein madenförmiges Blutkoagel ruckartig hervorgeschleudert.

Diagnose: Blasenkarzinom mit Verlegung des Ureterlumens und sekundärer Hydronephrose links. Rechts: Hämaturie. Pyelonephritis.

Patient wurde von mir auf Wunsch operiert: Halbseitige Exstirpation der Blase, links Uretereinpflanzung in die Haut der Flanke. Tod unter urämischen Erscheinungen. Die Niere war hydropyonephrotisch. Im rechten Nierenbecken ein Stein mit trübem eitrigen Sekret.

Differentialdiagnose. Eine mit den vorn geschilderten Symptomen einhergehende intermittierende oder remittierende Hydronephrose: nachweisbare zystische Geschwulst, mit dem abwechselnden Spiel der Füllung und Entleerung, mit periodenweisen Kolikanfällen und qualitativ und quantitativ verändertem Harn dürfte natürlich keinerlei Schwierigkeiten in der Erkennung bereiten. So durchsichtig und einfach bietet sich das Leiden aber nicht immer am Krankenbett dar.

Die Erkennung der Hydronephrose erfordert im Beginn, wenn geringere Grade der Harnstauung bestehen, wenn die Kleinheit der Hydronephrose oder die akut schmerzhafte Bauchdecken- und Lendenmuskelstarre den Nachweis einer im Anfall wachsenden Geschwulst nicht gestattet, sorgfältigste Erwägungen. Hier gleichen die im Bilde vorherrschenden Symptome — die in der Nierengegend gelagerten Schmerzanfälle, erhöhte Druckempfindlichkeit auf der Kolikseite, und die Veränderungen des Harnes — so sehr denen der Steinkrankheit, der Tuberkulose und der Pyelonephritis, daß die Krankheitsbilder nur voneinander zu trennen sind, wenn wir längere Zeit tägliche Kontrolluntersuchungen des Harns besonders des Sedimentes, vornehmen.

Für die Hydronephrose spricht, wenn im Anfall der Nachweis der Volumenzunahme mißlingt, das Verschwinden der roten Blutkörperchen und, solange wir eine aseptische Hydronephrose vor uns haben, die baldige Rückkehr zum normalen Harn. In der anfallsfreien Zeit ist der Harn der Hydronephrose mit wenigen Ausnahmen, wo sich vereinzelte Blutkörperchen und Eiterzellen und Spuren von Eiweiß finden, makroskopisch und mikroskopisch normal. Der länger anhaltende Befund von mikroskopischen Harnveränderungen nach dem Anfall sind der Tuberkulose und dem Stein gemeinsame Erscheinungen, es sind bei beiden rote Blutkörperchen und bei der Tuberkulose gesellt sich der Befund von Eiter hinzu. Ist ein Stein im Nierenbecken oder Ureter röntgenologisch nachweisbar, so können auch beide Leiden nebeneinander bestehen und die Beantwortung der Frage, ob der Stein auch die Ursache einer Hydronephrose ist, ist dann unmöglich, wenn man bei negativen Tastbefunden nicht imstande ist, am röntgenologisch nachgewiesenen Konkrement vorbei das Nierenbecken zu eichen oder durch Kollargol aufzufüllen und pyelographisch darzustellen.

Die Pyelonephritis acuta läßt sich sicher erkennen durch das Vorhandensein von Pyurie mit Schüttelfrösten und Fieber und durch den Kokkennachweis im Harn. Während nun aber der Harn hierbei im Anfall durch einen akuten Verschluß des Harnleiters klar sein kann, so kommen umgekehrt bei der Hydronephrose die Unterscheidungsmerkmale des Harnbefundes in Wegfall, wenn eine Infektion Platz gegriffen hat. Dann ist eine Trennung der Hydronephrose gegenüber dem Stein und der Tuberkulose und der akuten Eiterung mit Hilfe der mikroskopischen und bakteriologischen Harnuntersuchung allein nicht mehr möglich.

Besonders schwierige differential-diagnostische Verhältnisse liegen vor, wenn eine Blutung im Verlaufe der Hydronephrose auftritt. Hier muß man neben den drei eben genannten Erkrankungen auch noch den Tumor in den Kreis der Möglichkeiten ziehen. Bestimmte Überlegungen können mitunter durch Ausschluß zur Erkennung einer der Blutung zugrunde liegenden Hydronephrose führen. Da die Blutung bei der Hydronephrose gewöhnlich nach dem Schmerzanfall und mit dem Einsetzen der Harnflut sich bemerkbar macht, so denkt man mit Recht an eine mechanisch bedingte Blutung. Der Stein — die häufigste mechanische Ursache — ist durch das Röntgenbild zu erkennen. Das Blutgerinnsel und damit der Tumor ist, da nicht schon vor dem Anfall eine Blutung vorhanden war, leicht auszuschließen. Beim Tumor geht die Blutung einer Kolik voraus, die das Gerinnsel verursacht hat. Die palpatorischen Ergebnisse bleiben vor, während und nach dem Anfall dieselben. Der Tumor ist solide, im äußersten Notfall ergibt die Punktion der vergrößerten Niere auf der Höhe des Anfalles Tumorzellen, und endlich hat man pyelographisch gewöhnlich ein mißgestaltetes Nierenbecken. Bei der Hydronephrose sind lauter dem entgegenstehende Momente. Die Blutung setzt ein im Anschluß an die Kolik und mit dem Einsetzen der Harnflut, wenn die Harnwege wieder frei geworden sind. Die Palpation ergibt die Volumenschwankungen der Niere; die Geschwulst ist zystisch und ergibt im Anfall punktiert hämorrhagisch imbibierte Harnbestandteile ohne Tumorzellen, und endlich bekommt man gewöhnlich mit der Kollargolauffüllung die Erweiterungen von Nierenbecken und Ureter.

Handelt es sich um ein Zusammentreffen von Hydronephrose mit Geschwulstbildung, wobei die Symptome der Hydronephrose wesentlich modifiziert oder gar ganz verdeckt sein können, so kann bei günstiger Lagerung die Pyelographie Aufschluß geben (s. Abb. 222 S. 286).

Gegenüber der Tuberkulose hat die Zystoskopie das entscheidende Wort: bei der Hydronephrose findet man in der Regel aseptische Verhältnisse, bei der Tuberkulose spezifische, einseitig um einen Ureter herum gelagerte Veränderungen. Außerdem gibt die Harnuntersuchung in der Regel trennende Merkmale.

Ist man nur auf die Anamnese angewiesen, hat man keine Gelegenheit gehabt, einen Anfall zu beobachten und gibt der Harnbefund keine Hinweise auf ein Nierenleiden, so ist häufig die Hydronephrosen-Kolik für eine Cholezystitis oder Cholelithiasis angesprochen worden. Die Verhältnisse liegen besonders schwierig, weil auch die akute Gallenblasenentzündung intermittierenden und periodischen Charakter sich steigernde Schmerzhaftigkeit bei den einander folgenden Koliken zeigen kann, eine im Anfall wachsende, nach dem Anfall kleiner werdende zystische Geschwulst bildet und beide Leiden, Hydronephrose und Cholezystitis, mit und ohne Ikterus verlaufen können, und beiden Zwischenräume anscheinend anhaltender Gesundheit eigentümlich sind und schließlich auch bei der Nierenkolik die Schmerzempfindungen in die Schulter ausstrahlen können. Auch palpatorisch ist die Lage erschwert, weil die Gallenblase gerade über der Niere liegt und der auf die Niere ausgeübte Druck der Leber und Gallenblase mitgeteilt werden kann, so daß die vergrößerte Gallenblase ausgesprochenes Ballotement haben kann. Das Symptomenbild ist also in allen Hauptpunkten dasselbe; und Unterscheidungsmerkmale können wir zuweilen auch nicht von der zystoskopischen Nierenuntersuchung erwarten. Gelingt es uns nicht, durch Lagerung auf die Seite beide Organe von einander zu trennen — die Gallenblase fällt mehr nach der Mittellinie zu, die Niere erscheint mehr an der vorderen Bauchwand — so können wir schließlich durch eine Röntgenuntersuchung einen festen Anhaltspunkt gewinnen. Bei Luftaufblähung des Darms vom Becken aus gelingt es uns manchmal, die Gallenblase darzustellen, wenn wir nicht die von Rautenberg angegebene Technik des Lufteinblasens in den Bauchraum ausführen wollen.

Die Pyelographie zeigt uns allerdings die hydronephrotischen Zustände der Niere, aber nicht vergessen darf man, daß eine vergrößerte Gallenblase sekundär in der Niere Stauungszustände — rein mechanische Raumbeengung — hervorzurufen vermag, und beide Leiden können nebeneinander hergehen, besonders bei Frauen, die ja bei beiden Leiden gegenüber den Männern prozentual weit hervorragen.

Da die Koliken bei der Hydronephrose auch manchmal in der Ileozökalgegend gelagert sind, so sind sie auch öfters mit der Appendizitiskolik verwechselt worden, deren Annahme ja stets dem Untersucher mit Recht näher liegt. Die aufmerksame Untersuchung der Appendixgegend und die Beobachtung des klinischen Verlaufes für einige Tage wird die Unterscheidung stets ermöglichen.

Handelt es sich um eine geschlossene Hydronephrose und steht eine große Geschwulst im Vordergrund der klinischen Erscheinungen, deren Ausgangspunkt sicher die Niere ist, so kommen andere Geschwulstbildungen der Niere differentialdiagnostisch in Frage. Nur in den seltensten Fällen dürfte die Entscheidung, ob erweichter solider oder zystischer Tumor, zu treffen sein. Hydronephrosen können mal hart werden, und die malignen Tumoren können mitunter auch fluktuieren. Aber der ganze klinische Verlauf des Leidens —

hier die langsame Entwicklung und der jahrelange Verlauf mit gutem Allgemeinbefinden und die chronische Gutartigkeit, dort schließlich doch die Zeichen des Verfalles, hier die Hydronephrose mit intermittierenden Schmerzanfällen, dort der Tumor mit nur seltenen Koliken, mit mehr neuralgischen Beschwerden, die Hämaturie bei den Tumoren häufig, bei der Hydronephrose andererseits nur Gelegenheitsbefund — wird stets die Trennung ermöglichen, wenn sie nicht schon durch den palpatorischen Nachweis weicher und fester Stellen und Partien vorher zu bewerkstelligen war.

Nicht so selten muß man die Trennung zwischen zystischen Geschwülsten der Niere oder der solitären Nierenzyste oder Zystenniere und der traumatisch entstandenen Pseudo-Hydronephrose von den reinen Hydronephrosen treffen. All diesen Krankheiten gemeinsam ist die fluktuierende Beschaffenheit mit abgesackter Flüssigkeit und absoluter Dämpfung.

Die zystische Nierendegeneration läßt sich durch die Oberflächengestaltung mit halbkugeligen, eng aneinanderliegenden Vorbuckelungen gegenüber der Hydronephrose mit ihrem gleichmäßig gerundeten Sack unterscheiden; ist die feinhöckerige Gestaltung nicht feststellbar, so kann die Auffüllung des Nierenbeckens mit Kollargol brauchbare Unterscheidungsmerkmale abgeben.

Auch die traumatische Pseudo-Hämato-Hydronephrose wird im wesentlichen sich nur durch den Hergang bei der Entstehung und durch die Pyelographie von der reinen Hydronephrose abtrennen lassen.

Der Echinokokkus der Nieren, an den man nur denken wird, wenn der Patient aus Gegenden stammt, wo der Echinokokkus heimisch ist, wird durch Abgang von Echinokokkusblasen im Harn zu erkennen sein, wobei noch nicht sicher feststeht, daß die Blasen nicht wo anders her nach den Harnwegen durchgebrochen sind. Eosinophilie und positive Komplementbindung stützten den Verdacht; Sicherheit bringt die Punktion der verdächtigen Geschwulst; sie muß in der eiweißlosen, wasserklaren, gelegentlich auch eiter- und bluthaltigen Flüssigkeit geschichtete Blasenmembranteile oder Haken ergeben. Allerdings kann in alten Hydronephrosen die urinöse Flüssigkeit bei der Punktion fehlen und andererseits beim Echinokokkus infolge Eiterung das Ergebnis zweifelhaft sein. In solchen Fällen gibt erst die operative Freilegung und Besichtigung volle Klarheit, die ja auch stets der Probepunktion vorzuziehen ist.

Die Trennung der Hydronephrose von außerhalb der Niere liegenden zystischen Geschwülsten fällt zusammen mit der Differenzierung der Bauchgeschwülste, wie ich sie auf das eingehendste bei den Tumoren der Niere entwickelt und besprochen habe. Indem ich hierauf verweise, möchte ich nur die Scheidung der Hydronephrose von dem Aszites erwähnen. Der Aszites nimmt eine der Hydronephrose entgegengesetzte Ausbreitung; er sammelt sich besonders in den abhängigen Partien, ändert seine perkutorische Dämpfungszone bei Lagewechsel und zeigt gelegentlich mal tympanitischen Schall durch die dazwischen gelagerten Darmpartien.

Die eitrige Entzündung der Niere.

Die Diagnose der eitrigen Entzündung der Niere umfaßt ein sehr weitgehendes Gebiet. Ein und derselbe Vorgang, die bakteriell eitrige Infektion, nimmt an der bis dahin gesunden oder schon vorher anatomisch geschädigten Niere eine verschiedengradige, pathologisch-anatomische Entwicklung und Gestaltung, abhängig von dem ersten Ort der Ansiedlung der Erreger in den verschiedenen Nierenteilen, im Parenchym, in Rinde und Mark, im Nierenbecken und der Fettkapsel, von dem Weg, den sie bei ihrer Ausbreitung nehmen, von der Schwere der Infektion mit Neigung zum Stillstand oder Fortschreiten und auch von der Art der Erreger; und schließlich — dies gilt für die sogenannten sekundären Entzündungen —, vom pathologisch-anatomischen Zustand der befallenen Niere. Der Vielgestaltigkeit des pathologisch-anatomischen Prozesses entspricht die Vielseitigkeit des klinischen Krankheitsbildes.

Für die Diagnose unterscheide ich — der Klarheit und Einfachheit der Darstellung halber — die eitrige Nephritis, die Eiterung des Parenchyms, die eitrige Pyelitis, die Eiterung des Nierenbeckens, die eitrige Pyelonephritis bzw. die Pyonephrose, die Eiterung des Parenchyms und des Beckens, die eitrige Perinephritis, die Eiterung des Kapselbindegewebes. Übergänge zwischen den einzelnen Formen und Verschiedenheiten im Verlauf derselben kommen in weitesten Grenzen vor. Doch haben die verschiedenen Krankheitsbilder vieles gemeinsam, die Symptomatologie aller gleicht sich in den wesentlichen Grundzügen, so daß eine zusammengefaßte diagnostische Besprechung am Platze ist; nur die Eiterung der Nierenfettkapsel wird gesondert besprochen.

Die akut eitrige Infektion der Niere und des Nierenbeckens äußert sich in den meisten Fällen in Allgemeinerscheinungen, die eine Folge der Ansiedlung und Auskeimung der Erreger und ihrer Giftstoffe sind. Sie gehen der Eiterbildung voran oder begleiten sie: Frösteln oder ausgesprochener Schüttelfrost, Fieber, Pulsbeschleunigung, Unwohlsein, Erbrechen, verschieden schweres Krankheitsgefühl, Magendarmstörungen, Appetitlosigkeit, Diarrhöe und Obstipation, Störungen der Atmung, Schwindel und Kopfschmerz, Muskel- und Gliederschmerzen, Bewußtlosigkeit und Delirien. Alle diese Erscheinungen, die wir bei einer akuten Infektionskrankheit zu sehen gewohnt sind und die in verschiedener Stärke auftreten können, sind als Folge der bakteriellen Noxe aufzufassen, zeigen aber keine Merkmale, die auf die eitrige Infektion der Niere besonders hinweisen würden. Nur das Fieber ist in gewisser Weise charakteristisch; in der Regel mit Schüttelfrost eingeleitet, ist es gewöhnlich schon in den ersten Tagen hoch — zwischen 39 und 40° —. Hier kann es sich halten, um dann kritisch oder lytisch abzufallen. Bleibt die Eiterung stationär oder schreitet sie chronisch werdend wochen- und monatelang fort, so hält das Fieber an und zeigt chronisch remittierenden und intermittierenden Charakter, wobei längere oder kürzere Fieberpausen eingeschaltet sind. Dieser Kurvenverlauf mit zwischengelagerten Schüttelfrösten ist pathognomonisch. Er entspricht den akuten Schüben einer Neuaussaat oder einem Wiederaufflackern des Eiterprozesses oder auch einer vorübergehenden bzw. anhaltenden Stauung und Stagnation des eiter- und bazillenhaltigen Harnes, die ja die gewöhnlichste und bei dem engen schlauchartigen Harnleiterrohr selbstverständlichste mechanische und entzündliche Folgeerscheinung ist. In einer Reihe von Fällen zeigt das Fieber kein konstantes Verhalten; Ausnahmen von dem eben geschilderten Verlauf kommen in allen Stadien und Formen vor, vielfach sind kaum die Norm überschreitende Fiebergrade vorhanden, und manchmal fehlt jede Temperaturerhöhung.

Zu diesen Allgemeinerscheinungen, die die eitrige Infektion begleiten, treten nun stets Symptome hinzu, die auf die Lokalisation der Eiterung in der Niere oder dem Nierenbecken hinweisen und der Diagnose bald einen festeren Halt geben.

Den akuten Eiterungen gemeinsam ist der Schmerz, blitzartig sein Auftreten, streng umgrenzt seine Lagerung im Rippenwirbelwinkel einer oder beider Lendengegenden. Gesteigert durch Druck, zeigt er sein höchstes Maß im Gebiet des letzten Zwischenrippenraumes gerade über oder unter der 12. Rippe, mitunter ist die Druckschmerzhaftigkeit deutlicher vom Bauche her nachzuweisen. Der lebhafte Schmerz zwingt den Kranken mitunter zu einer Zwangshaltung: er liegt im Bett mit gekrümmter, auf der kranken Seite konkaver Wirbelsäule, die Hüfte gebeugt, die Atmung nicht ausgiebig; das Liegen auf der kranken Seite und jede körperliche Bewegung wird ängstlich vermieden, die Muskeln sind gespannt — alles Maßnahmen, um den Entzündungsschmerz zu mildern oder den Eiterherd gegen äußere Insulte zu schützen. Der Schmerz hat verschiedenen Grad und Charakter, bald ist er intensiv andauernd, für mehrere Stunden auf gleicher Höhe, bald ist er kolikartig, mit Ausstrahlungen in die gewöhnlichen Bahnen, vor allem nach der Ureter- und Blasengegend; oft wechseln Steigerungen und Milderungen miteinander ab in mehr oder minder großen Zwischenräumen.

Die Ursache des Schmerzes ist zu suchen in einer Druck- und Giftwirkung auf die nervenreiche Nierenkapsel infolge der intrarenalen entzündlich ödematösen Schwellungszustände und kleiner Parenchymblutungen der Niere, die sich bei und kurz nach der Ansiedlung von Eitererregern einstellen. Neue anfallsweise Entzündungsschübe durch Vordringen der Erreger und Neuauskeimung rufen neue anfallsweise Steigerungen des Schmerzes hervor. Es liegen ihm in der Niere die verschiedensten pathologisch-anatomischen Veränderungen zugrunde.

Der Schmerz läßt natürlich keinen Schluß auf Art und Ort der eitrigen Infektion zu, höchstens läßt er den Entstehungsmodus derselben vermuten. Bekanntlich gelangen die Erreger am häufigsten auf der Gefäßbahn, embolisch metastatisch zur Niere; dann wieder aus den unteren harnableitenden Wegen aufsteigend, entgegen dem Harnstrom; ein drittes Mal vermitteln die Lymphwege eine aus der Nachbarschaft fortgeleitete Übertragung, und schließlich werden die Erreger bei perforierenden Gewalteinwirkungen von der äußeren oder inneren Körperoberfläche her geradewegs in die Niere verschleppt.

Der hämatogene Charakter der Infektion ist erwiesen, wenn der Schmerz mit einer scharf hervorgehobenen Plötzlichkeit den Kranken inmitten bester Gesundheit überfällt. Die Erreger sind von einer primären Ausgangsstelle, nach Art des Embolus, als Bakterienhaufen oder bakterienbeladene Eiterbröckel in die Blutbahn eingebrochen und nach der Niere verschleppt worden.

Jedenfalls ist der initiale lokalisierte Schmerz, da er ziemlich regelmäßig sich einstellt und häufig im Beginn der eitrigen Erkrankung die einzige Klage des Patienten bildet, der erste wirklich brauchbare und subjektive Hinweis, die Druckschmerzhaftigkeit der Nierengegend von der Lende oder von der Bauchseite her das einzige objektive Merkmal für den Einbruch von Krankheitserregern und ihrer Giftstoffe in die Niere, vollends wenn es uns gelingt, die Ursache für die Eiterung zu finden.

Dem Ausbruch der eitrigen Nierenerkrankungen, die fast stets sekundäre, von einem primären Herd fortgeleitete Infektionen darstellen, gehen in der Regel bestimmte Krankheiten voraus, die als Bakterienherkunftsort eine Rolle spielen.

Die wichtigsten und häufigsten Quellen der eitrigen Nierenerkrankungen sind kleine periphere Eiterungen: Furunkel und Karbunkel, eitrige Erkrankungen des lymphatischen Rachenrings, Panaritien, infizierte Wunden und andere.

Auch finden sie sich bei einer Reihe von Infektionskrankheiten, bei welchen Eintrittspforten für die gewöhnlichen Eitererreger geschaffen werden, oder wo die die Infektionskrankheit hervorrufenden spezifischen Erreger allein oder gemischt mit den Eitererregern in die Niere gelangen können. Es sind Erkrankungen der Respirationsorgane, Endokarditis, Scharlach, Influenza und dergleichen. Auch Magen- und Darmkrankheiten, vor allem der Typhus, die akute Diarrhöe und chronische Obstipation verursachen häufig Keimverschleppung. Das ist besonders der Fall bei der „Kinderpyelitis“, wo es durch Darmokklusion zu einer Mikrobendurchwanderung durch das geschädigte Epithel der Darmwandung kommt.

Als weitere, wichtige ätiologische prädisponierende Faktoren gelten Menstruation und Schwangerschaft, nach ihnen soll man stets fragen. Beide führen zu einer Verschwellung der Ureterschleimhaut, zur Kompression oder Verlegung des Harnleiterlumens mit nachfolgender Harnstauung, die ja oft einer Eiterung vorangeht. Ein oder zwei Tage vor den Menses setzt der pyelitische Prozeß in scheinbar voller Gesundheit ein, um sich nach typischem Verlauf nach Beendigung des Unwohlseins wieder zu verlieren; oft handelt es sich hierbei um frische Entstehung, meist aber um eine vierwöchentlich wiederkehrende Verschlimmerung einer sonst ruhenden Infektion.

Die Blase ist die fruchtbarste Quelle für die urogene Infektion. Sie steht mit der Außenwelt in freier Verbindung und durch Erkrankungen der Harnröhre,

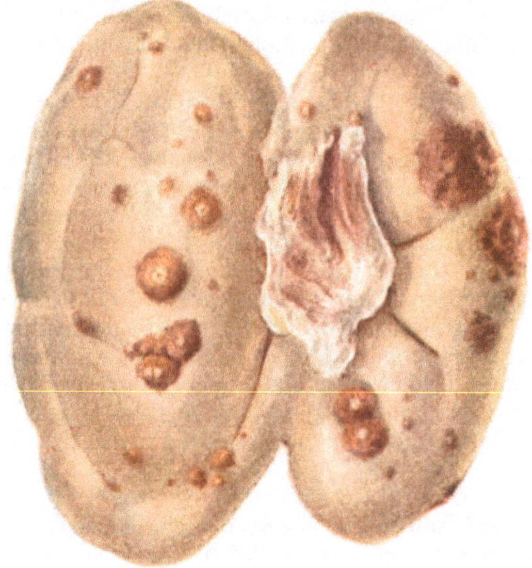

Abb. 108. Miliare Abszesse der Niere. „Furunkel“ der Niere.

vor allem durch Strikturen, Prostatahypertrophie und Divertikel usw. besteht vielfach Miktionserschwerung mit Stagnation; das Versagen des Blasenverschlusses und des Ventilverschlusses des Harnleiters gibt eine häufige Gelegenheit zur Keimverschleppung.

In vereinzelten Fällen gibt ein Trauma bei offener Verwundung der Niere, besonders nach Stich und Schuß, durch Fortleitung aus der Nachbarschaft durch Vermittlung von traumatischen Ureter- und Nierenfisteln, oder bei stumpfen Gewalten ohne Trennung der Weichteile, bei der es zu kleinen Einrissen in die Niere und zum Austreten von Keimen mit dem Urin kommt, den Anstoß zur Lokalisierung. Vor allem kommen hier aber namentlich instrumentelle Manipulationen mit direkter Übertragung der Erreger in Frage.

Es ist für die Ermöglichung einer Frühdiagnose unerläßlich, genannte ätiologische Momente mit heranzuziehen. In der Regel wird man bei genauer Untersuchung des Körpers und durch eingehende Anamnese eine der vorerwähnten Erkrankungen als primären Herd finden, von dem die Verschleppung des Virus nach der Niere ausging. Nur in einem kleinen Teil der Fälle mag es nicht gelingen, weil die Herde, von denen aus die Keimverschleppung erfolgte, ausgeheilt und oft wochenlange Pausen zwischen dem Auftreten des primären Herdes und dem seiner Tochteransiedlung eingeschaltet sind; oder auch weil es einmal vorkommt, daß Erreger in den Körper gelangen, ohne an der Eintrittspforte nachweisbare Veränderungen hervorzurufen (Kryptogenetische Form).

Fällt aber der Schmerz zeitlich zusammen mit den Allgemeinerscheinungen einer Infektionskrankheit oder steht er mit einer der oben erwähnten ursächlichen Erkrankungen wenigstens in zeitlicher Abhängigkeit, so läßt die Aufeinanderfolge eines stürmischen Beginns und die örtlich gelagerte Schmerzäußerung spontan und auf Druck zusammen mit der festgestellten

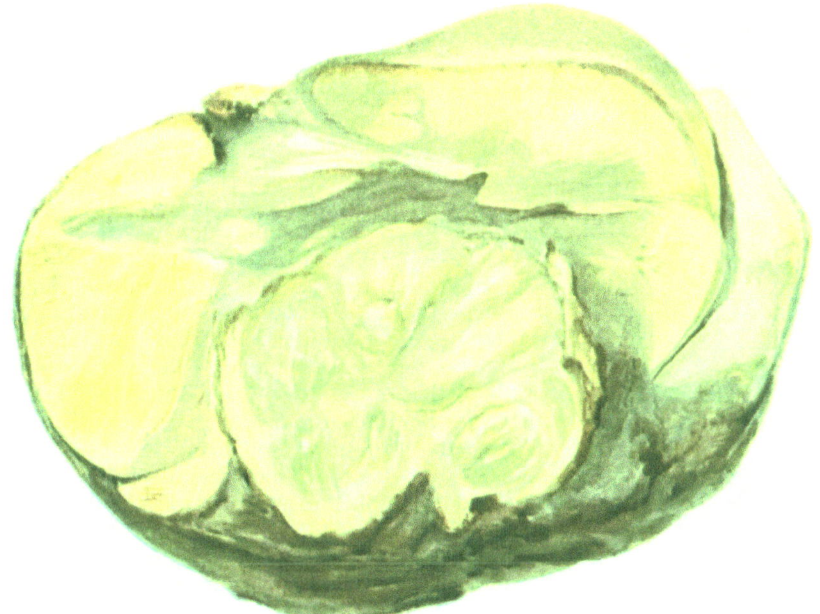

Abb. 109. Chronischer Nierenabszeß. „Carbunkel" der Niere.

Ursprungsstätte die akut eitrige Entzündung der Niere und des Nierenbeckens mit ziemlicher Sicherheit erkennen und die Frühdiagnose stellen.

Die Aufgabe, die eitrige Infektion in solch früher Form zu erkennen, tritt selten an uns heran. In der Regel hat es der Diagnostiker mit Krankheitsfällen zu tun, bei denen die Eiterung der Harnwege deutlich und augenfällig in Erscheinung tritt. Die Niere, das Nierenbecken, der Harnleiter und auch die Blase sind von dem Eiterungsprozeß ergriffen; das Parenchym der Niere ist verschiedenartig beteiligt. Es sind miliare Abszeßchen in der Rinde, hauptsächlich in den Gefäßchen der Glomeruli (embolische Rindenabszesse, Kortikalinfektion), oder auch keilförmige Infarktherde, oder es finden sich streifenförmige Herde in der Marksubstanz, wenn die Erreger bei ihrer Ausscheidung auf den Harnabsonderungswegen haften bleiben (Ausscheidungsherde; deszendierende eitrige Nephritis). Die Herde kommen auch miteinander vereint vor, und können das ganze Organ diffus unregelmäßig durchsetzen. (Nephritis suppurativa, Nephritis apostematosa, Surgical Kidney.) Ein andermal bilden die runden, streifenförmigen und keilförmigen Rinden- und Markherde verschieden große einfache oder mehrfache Abszesse (akuter Nierenabszeß), oder sie brechen in das Nierenbecken durch und die Niere geht in einem Eitersack auf (akute Pyonephrose). Ein drittes Mal ist das Nierenbecken vorwiegend an der Eiterung beteiligt und das Nierenparenchym wird von hier aus in Mitleidenschaft gezogen, indem die Erreger von den Papillen aus in den geraden Harnkanälchen gegen die Nierenoberfläche vordringen und in den Kanälchen und im interstitiellen Gewebe entzündliche Erkrankungen hervorrufen. Am häufigsten kommt es bei längerem Anhalten der Eiterung zu Retentionszuständen infolge der Verlegung der Abflußwege. Bei der Abflußbehinderung aus den Kelchwegen, wenn der Halsteil verlegt oder verschlossen ist, finden sich zirkumskripte, mit Eiter gefüllte Höhlen (chronischer Nierenabszeß). Sind Nierenbecken oder Harnleiter teilweise oder ganz verlegt, so kommt es zu eitrigen Sackbildungen (offene und geschlossene originäre Pyonephrose). Die Eiterung kann auch zu einer Atrophie und Schrumpfung der Niere führen (pyonephritische Atrophie oder Nephritis cicatricans). Endlich kann die Eiterung in die Nierenfettkapsel durchbrechen und schließlich auch nach außen durch die bedeckenden Weichteile und zu einer Fistelbildung Veranlassung geben.

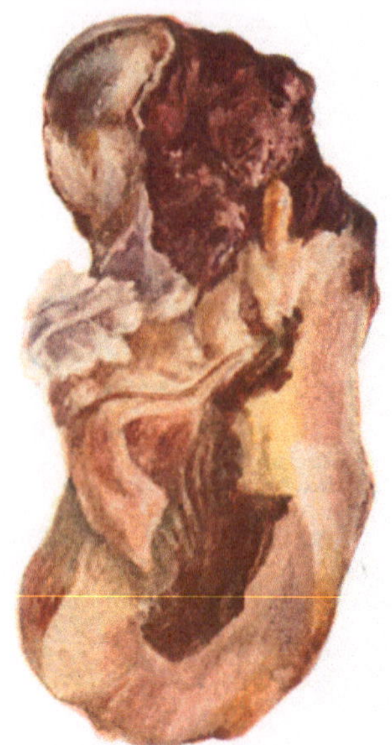

Abb. 110. Pyonephritische Atrophie der Niere.

Die Frage, warum und unter welchen Bedingungen es nur zu einer Giftschädigung oder zu einer Bakterienansiedlung und Auskeimung derselben in der gesunden Niere kommt, ist für die Diagnose der selbständigen Nierenerkrankungen ohne Bedeutung. Wir wissen nur, daß die Niere als Ausscheidungsorgan der Bakterien und ihrer Stoffwechselprodukte eine hervorragende Rolle zu spielen kat. Ist die Niere schon vorher erkrankt, so ist eine Infektion etwas ganz Gewöhnliches.

Hierbei kann das prädisponierende Moment für die Ansiedlung der Erreger ein ganz verschiedenes sein: aseptische chronische Stauungszustände der Niere, des Nierenbeckens und der Harnleiter, Hydronephrosen aller Grade, Steine, toxische und chronische Nephritis mit erhöhter Durchlässigkeit; so ist der Boden vorbereitet, auf dem die Bakterien ihren entzündungserregenden Einfluß ausüben können. Ein andermal können angeborene und erworbene Lage- und Formanomalien der Niere, lichtungsverengernde Prozesse mechanischer und entzündlicher Natur, Verletzungen der Harnleiter, abnorme Ausmündungen derselben u. a. m. einer eitrigen Infektion in der Niere vorangehen und deren Entstehung begünstigen. Klinisch können diese „sekundären" Eiterungen die vorherrschende Bedeutung bekommen und die primäre Erkrankung von Niere und Harnleiter ganz in den Hintergrund drängen. Dann ist es unsere besondere diagnostische Aufgabe, festzustellen, welcher pathologisch-anatomische Prozeß der Eiterung zugrunde liegt.

Das Hauptgewicht der Diagnose liegt in einer genauen Harnuntersuchung. Diese eigentlich für jede Art von Nierenerkrankung selbstverständliche Forderung wird oft versäumt oder wenigstens nicht in der gehörigen Weise erfüllt; nicht nur eine chemische, sondern die mikroskopisch-bakteriologische Untersuchung des frischgelassenen Harns muß vorgenommen werden. Man sollte überhaupt stets für alle Fälle diese erweiterte Harnuntersuchung machen. Der Urin zeigt bei der Kolinephritis, Kolipyelitis und Koli bacteriurie — ich nenne den häufigsten und wichtigsten Erreger — meist makroskopisch auffallende Veränderungen. Der frischgelassene Harn ist meist schon äußerlich getrübt, weil sich Eiterkörperchen und Bazillen in Haufen in ihm aufhalten; beim Stehen wird er infolge der innigen Mischung nicht klar, schüttelt man ihn auf, so sieht man Flocken aufwirbeln, und das Aussehen wird grießsuppenähnlich. Die Farbe ist merkwürdig blaßgelb, und seine Transparenz kann ganz verloren gehen, weil Trübungen bis zur milchigen Verfärbung vorkommen. Der Geruch ist oft übelriechend, manchmal faulig wie nach faulen Eiern, das spezifische Gewicht niedrig, seine Zusammensetzung dünn, salzarm, die Reaktion fast stets sauer. Sind Harnstoffzersetzer im Spiel, allein oder in Mischung mit Koli, so ist der Harn alkalisch. Dann ist der getrübte, stechend riechende Urin beim Stehen klar und zeigt starken trüben Bodensatz. Im Sediment findet man stets zahlreiche Bakterien, Eiterzellen, vereinzelte rote Blutkörperchen, Epithelien aller Art, besonders aus den oberen Harnwegen und der Blase, vereinzelte Zylinder, Kristalle und amorphe Niederschläge; von letzteren im ammoniakalisch-zersetzten Harn Karbonate und Phosphate, hauptsächlich die sargdeckelähnlichen Tripelphosphate Ammoniakmagnesia.

Der Eitergehalt des Urins wechselt sehr; er kann außerordentlich hohe Grade erreichen — oft ist das Harnglas $^1/_4$, $^1/_3$, $^1/_2$ oder noch mehr mit Eitersediment angefüllt; er kann aber auch sehr gering sein, so unbedeutend, daß er oberflächlicher Betrachtung entgeht und deshalb unbeachtet bleibt. Dann ist der Nachweis erst im sedimentierten Harn möglich. Wir müssen also stets, auch bei makroskopisch klarem Harn, beim Verdacht einer Niereneiterung eine mikroskopische Untersuchung vornehmen.

Neben den Eiterzellen ist der mikroskopische B a k t e r i e n g e h a l t von ausschlaggebender Bedeutung. Die Keime werden in verschiedener Menge ausgeschieden, der Gehalt wechselt in weiten Grenzen. In einem Fall wimmelt der frisch entleerte Urin von massenhaften Haufen teils beweglicher, teils unbeweglicher Stäbchen und Kokken, im anderen Fall ist die Zahl der Erreger so klein, daß ihr Nachweis nur kulturell gelingt (latente Form). Die massenhafte Suspension der Keime kann bei Abwesenheit von Eiterzellen eine diffuse Trübung des Harns hervorrufen (reine Bakteriurie). Neben den überwiegend vorkommenden Koliarten finden sich auch Erkrankungen, die durch Staphylokokken, Streptokokken, Gonokokken, in seltenen Fällen Typhus, Pneumokokken, Pyoceaneus, Staubbakterien, Proteus und andere hervorgerufen sind. Die Technik der mikroskopisch-bakteriologischen Untersuchung ist bereits vorne im allgemeinen Teil ausführlich erörtert. Die kulturelle Untersuchung weist Art und Zahl des Erregers nach, insbesondere klärt sie uns auf, ob nur eine Sorte oder eine Mischinfektion ätiologisch in Frage kommt. Ist letztere vorhanden, so macht oft die Entscheidung, welche Art das Übergewicht hat, Schwierigkeiten. Die Feststellung des Erregers ist zwar zur Art des pathologisch-anatomischen Prozesses oder zum Sitz nicht von wesentlicher Bedeutung, wohl aber ist sie von praktischem Wert, da wir jetzt seit Jahren teilweise erfolgreiche Serumtherapie treiben.

Der mikroskopische Mikrobennachweis oder das kulturelle Verfahren sind grundsätzlich für jede nicht geklärte Pyurie zu fordern, denn die P y u r i e und die B a k t e r i u r i e sind das wichtigste pathognostische Symptom der Niereneiterung, sobald der Nachweis erbracht ist, daß der Eiter und die Bakterien aus der Niere und den oberen Harnwegen stammen. Dies geschieht am sichersten und besten mit Hilfe des Blasenspiegels und des Ureterenkatheterismus. Im Abschnitt „Harn" habe ich des näheren ausgeführt, wie wir auch unter gewissen Bedingungen ohne diese Hilfsmittel auskommen können. Auch kann man, wenn die vorerwähnten klinischen Erscheinungen mit dem Befund des Eiterharns zusammenfallen, die Diagnose mit ziemlicher Sicherheit stellen.

Es ist durchaus nicht nötig, jeden Fall zu zystoskopieren oder gar bei jedem den Ureterenkatheterismus heranzuziehen, ich halte es für meine Pflicht, hierauf hinzuweisen, weil bei den akuten Eiterungen der Harnwege im Anschluß an die instrumentelle Untersuchung schon ernste Komplikationen aufgetreten sind. Besonders bei Einführung des Ureterenkatheters in das Nierenbecken

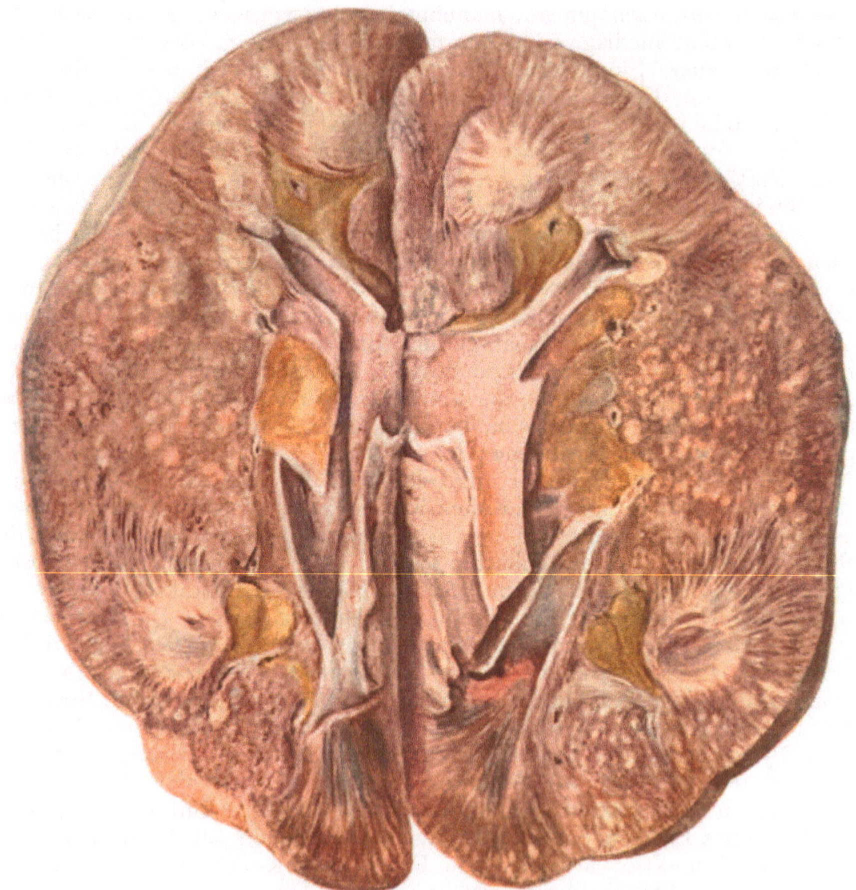

Abb. 111. Pyelonephritis suppurativa (Surgical Kidney).

wohnt dem Verfahren eine erhöhte Gefahr inne: die geringste Schleimhautverletzung kann bei dem häufig stagnierenden, keimüberladenen Harn eine akut aufsteigende bakterielle Infektion verursachen. Auch wir haben in der Klinik einen solchen Fall erlebt, den ich anführen will, zugleich als ein charakteristisches Beispiel für die traumatische instrumentelle Keimverschleppung, die zu einer perakuten Nephritis suppurativa geführt hatte und die Nephrektomie nötig machte.

22jähriger Schlosser. Anamnestisch Verdacht auf intermittierende Hydronephrose. Zystoskopie am 6. VII. Leichte Cystitis, Ureterenkatheterismus am 8. VII. Links goldgelber klarer Harn. Rechts läßt sich der Katheter zunächst nicht höher als 3 cm einführen. Weder durch Ansaugen noch durch Einspritzung von Kochsalzlösung wird hier Harn entleert. Schließlich gelingt die Einführung eines dünneren Katheters und nun entleeren sich einige Tropfen schmutzigbraunen Harns. 9. VII. Nach dem Ureterenkatheter plötzlicher Anstieg der Körperwärme mit Schüttelfrost, den heftigsten Schmerzen in der Nierengegend und schwerstem Krankheitsbild: Erbrechen, Kollaps. Starkes Resistenzgefühl in der rechten Nierengegend; Urin trüb, enthält reichlich Eiter, Albumen und Zylinder. 11. VII. Da keine Besserung eingetreten, unter Lokalanästhesie und Ätherrausch Freilegung der Niere und Exstirpation. Die Niere ist vergrößert, blaurot geschwollen, entzündlich, weich, zerfließlich. Sie ist von zahlreichen kleineren und größeren Eiterherden durchsetzt. Das Nierenbecken ist erweitert, seine Wandung verdickt, in der Umgebung Narben und Schrumpfungsprozesse.

Wir können allerdings auf die Zystoskopie nicht verzichten, wenn wir über die Ein- oder Doppelseitigkeit, über den Anteil der Niere, der oberen und unteren Harnwege genauen Bescheid haben wollen. Die erste Frage bei der Blasenbesichtigung gilt der Beteiligung der Blase und der Feststellung des Produktionsortes des Eiters. Die eitrige Infektion der Niere tritt öfters mit heftigen zystitischen

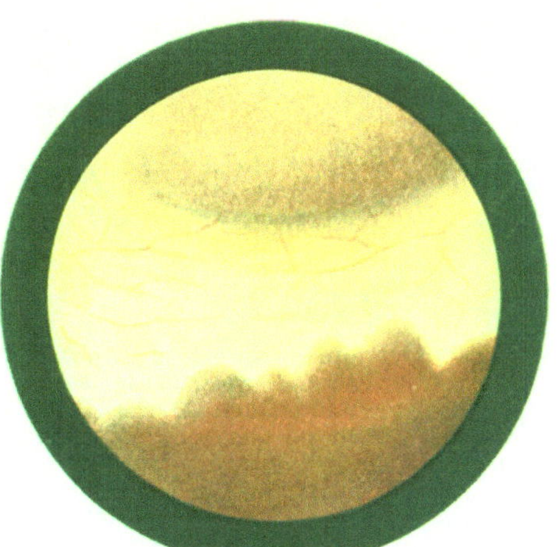

Abb. 112. Cystitis colli proliferans. An Stelle des scharfrandigen Sphinkters teils helle gestielte Bläschen, teils handschuhfingerförmig kolbig verdickte Zotten.

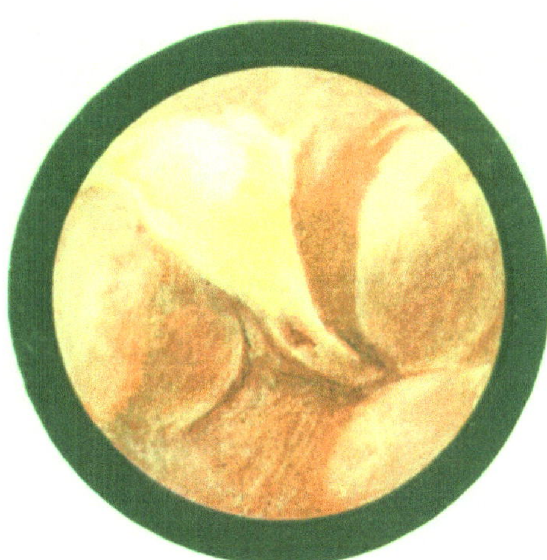

Abb. 113. Eiternde Fistel der hinteren Blasenwand.

Symptomen in Erscheinung: Harndrang, Blasenschmerzen und Blasenkrämpfe, Entleerungsbeschwerden mit Brennen in der Harnröhre. Finden wir eine reine Blase, so ist das Mißverhältnis zwischen subjektiven Reizsymptomen und objektiv negativem Blasenbefund ein untrügliches Zeichen für den in der Niere sitzenden Prozeß, und auch gerade für den pyelitischen Prozeß, der seine Entstehung einer hämatogenen Kolinephritis verdankt. Für die Praxis muß man sich hüten, wenn man zu einer schnellen Orientierung die Zystoskopie vornimmt, bei ganz klaren Blasen eine eitrige Erkrankung der oberen Harnwege auszuschließen. Eine saubere Blase ist noch lange kein Beweis dafür, daß Niere oder Nierenbecken nicht Sitz einer Eiterung sind.

Ist eine Zystitis vorhanden, so ist sie für die Diagnose von Bedeutung, weil wir in ihr die Ursache einer in der Niere sitzenden Eiterung — urogen oder hämatogen — feststellen können. Aber oft wird diese Zystitis als unkompliziert gedeutet und nicht erkannt, daß sie von einer schleichenden Niereneiterung unterhalten wird. Ich habe wiederholt erwähnt, daß jede längerdauernde

Zystitis darauf verdächtig ist, von einer eitrig infizierten Niere unterhalten zu werden, vollends wenn wir keine sonstige Ursache in der Blase nachweisen können und eine längerdauernde Therapie erfolglos ist. Akute und chronische Zystitiden stehen oft mit einer chronischen Pyelitis im Zusammenhang und, obwohl sekundär, doch klinisch im Vordergrund; auch die am Trigonum und Blasenhals lokalisierte Zystitis spielt eine wichtige ätiologische Rolle; von ihr geht (Abb. 112) namentlich bei Frauen oft die aszendierende Infektion des

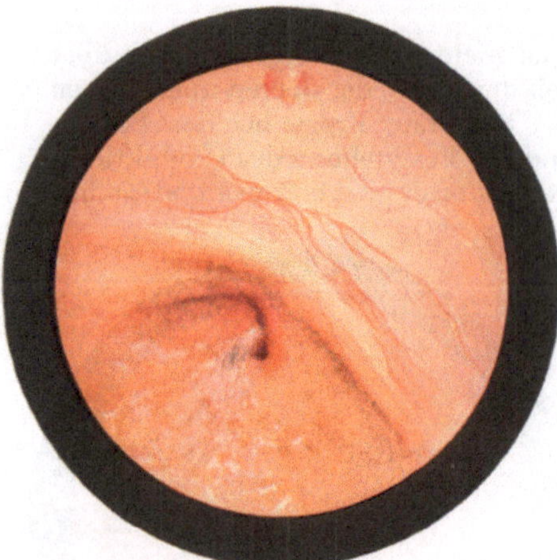

Abb. 114. Mit Fibrin und Eiterbröckel vermischter Harnstrahl.

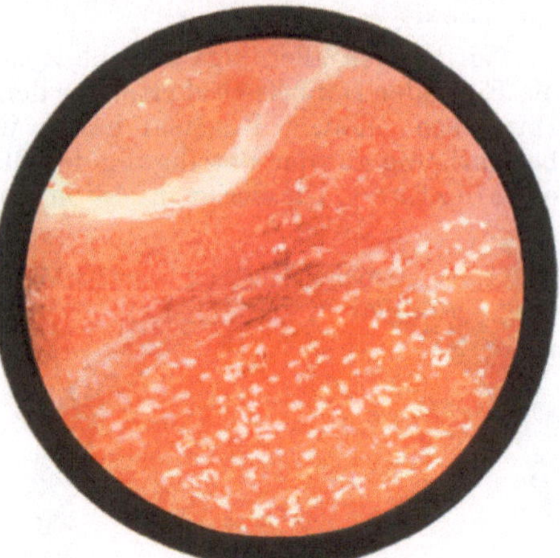

Abb. 115. Renale Pyurie. Die diffus rote, schwer entzündete Schleimhaut ist mit kleinsten und kleinen Eiterbröckeln getüpfelt; oben ein bogenförmig verlaufendes Eiterfibrinband. Das ganze Gesichtsfeld macht den Eindruck „einer mit frisch gefallenem Schnee bedeckten Fläche“.

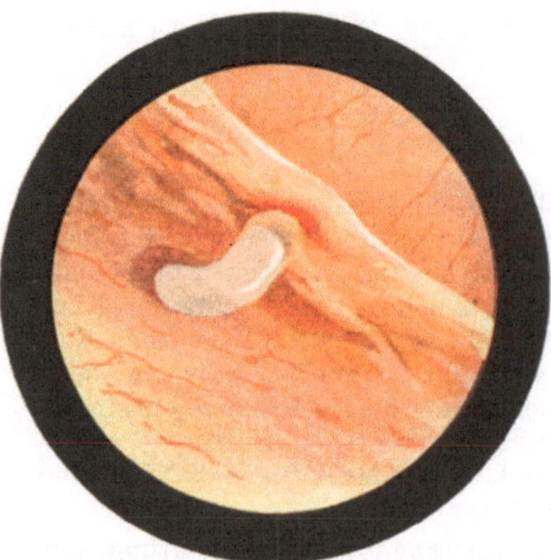

Abb. 116. Wurstförmiger Eiter aus der Ureteröffnung austretend.

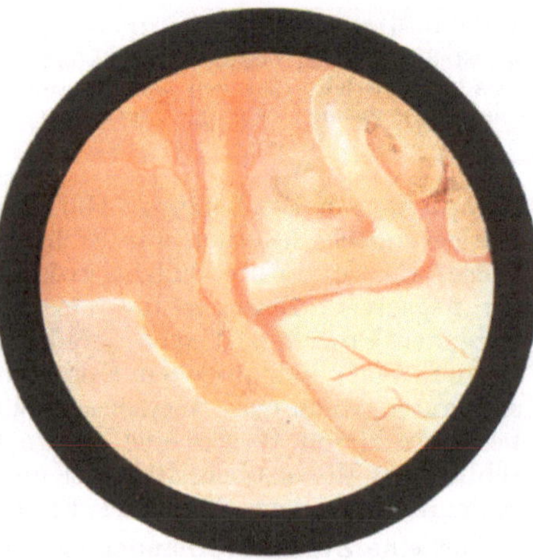

Abb. 117. Eiterwurst am Blasenboden aufgerollt und teppichförmiger Eiterbelag.

Eitrige Sekretion bei eitriger Nephritis.

Nierenbeckens und der Niere aus. Allerdings ist die Forderung, die Blase als unmittelbare oder mittelbare Eiterungsquelle sicher und schnell auszuschließen, nicht immer leicht.

Ich erinnere mich einer Patientin, bei der monatelang eine von Zeit zu Zeit sich aufs heftigste steigernde Pyurie bestand. Bei der Zystoskopie war in der schwerveränderten, geschwürigen, buchtigen und mißgestalteten Blase die anatomische Lage so verändert, daß ich erst nach vieler Mühe und nach wiederholten Versuchen die beiden Ureteren entdecken und zugänglich machen konnte. Aus beiden entleerte sich flockiger, trüber Harn, doch konnten die schubweise massenhaft auftretenden Eitermassen nicht durch diese doppelseitige Pyelitis restlos geklärt werden und neben der doppelseitigen Pyelitis mußte noch eine andere Quelle der Eiterung vorhanden sein. Bei der mehrmalig wiederholten Zystoskopie entdeckte ich außerhalb der Ureteren eine tiefe dunkle Bucht, aus der eine dicke Eiterwurst ausgepreßt wurde; es handelte sich also um eine Perforationseiterung. Die Operation ergab einen Pyosalpinx, der perforiert war und mit einem kleinen engen Fistelgang zur Blase führte.

Eine ähnliche Beobachtung machte ich bei einer 45jährigen Frau, die Mitte Dezember an Grippe erkrankt und plötzlich keinen Urin mehr lassen konnte. Es traten heftige Beschwerden links von der Blase auf. Da bei dreimaligem Katheterisieren von seiten des Arztes keine Besserung eintrat, wurde die Patientin der Klinik überwiesen. Bei der Aufnahme bestanden heftige Blasenbeschwerden; die Harnentleerung war unmöglich. Die Blase w r prall getüllt, ihre obere Kuppe stand noch über dem Nabel. Die Katheterisation ergab 1300 ccm Harn, der Leukozyten und Erythrozyten enthielt. Die Harnerschwerung war verursacht durch einen großen prall elastischen Tumor im hinteren Douglas. Während der klinischen Behandlung erfolgte eine plötzliche Entleerung eines bestialisch stinkenden Urins mit massenhaftem Eiter. Die Zystoskopie ergab diffuse Zystitis, beide Ureteren sezernierten leicht trüben Harn. Im hinteren Teil der Blase rechts eine dunkle, unregelmäßig gestaltete Öffnung mit geschwollenen Schleimhautwülsten und Eitermassen überlagert (Abb. 113); mit dem ins Rektum eingeführten Finger läßt sich durch Druck auf eine prall elastische Geschwulst im hinteren Douglas eine Eiterwurst aus der Fistel langsam auspressen. In beiden Fällen handelte es sich also um außerhalb der Harnmenge liegende Abszesse, die von den entzündeten Genitalien her in die Blase durchgebrochen waren. Es kann hiebei sehr schwierig sein, die Fistel zu entdecken.

Meist liegen die Verhältnisse ja einfacher. Für gewöhnlich sieht man an Veränderungen des aus der Uretermündung hervortretenden Harnstrahls sofort den Produktionsort des Eiters.

Man sieht, wie bei der jedesmaligen Kontraktion des Ureters an Stelle des sonst klaren ein mehr oder minder getrübter Harnstrahl herausgeschleudert wird. Die schmutzig-eitrige Beimengung (Abb. 114) — aufgewirbeltem Straßenstaub vergleichbar — geschieht oft so stark und rasch, daß das ganze Gesichtsfeld getrübt und innerhalb weniger Minuten die kurz vorher durch Spülung vollkommen gesäuberte Blasenschleimhaut mit einer Unzahl am Boden niedergeschlagener Eiter- und Fibrinbröckel überschüttet und überdeckt wird (Abb. 115). Die produzierten Eitermengen sind gerade bei der Nierenbeckeneiterung oft gewaltige. Der Eiter liegt dann zu klumpigen Massen zusammengeballt als teppichförmiger oder tumorartiger Belag auf der schwer veränderten Schleimhaut (Abb. 25, S. 43). Bei geringer Eiterbeimengung ist die sichere Beobachtung zuweilen gegen einen eitrig belegten Hintergrund erschwert.

Gelegentlich ist man, besonders bei den chronischen Formen der Niereneiterung, in der Lage, den Austritt geformten Eiters im Bilde zu beobachten. Mitunter wird mit großer Vehemenz und einem kurzen Ruck eine lange, wurmartig geformte Eitermasse, wie Salbe aus der Tube herausgepreßt, die sich dann am Blasenboden niederlegt und in Windungen aufrollt (Abb. 116 u. 117). Zuweilen können sie nur durch Druck auf die Nieren ausgepreßt werden. Derartige Entleerungen sind aber zuweilen nur einmal während einer halbstündigen Zystoskopie zu beobachten. So begreift man, wie es möglich ist, daß bei voreiliger Beurteilung der Lage hier ein Irrtum unterlaufen kann. Ist der Harnleiter geschlossen, so findet sich vereinzelt eine zystische Erweiterung des Harnleiterendes und der Ureterpapille, die deutlich pulsiert. Der Nierenpuls wird nach der

Blase fortgeleitet, da Nierenbecken und Ureter einen gemeinsamen Hohlraum bilden. Sehr häufig ist durch die lokalisierte Infektion oder infolge langwierigen Durchtritts von Eiter eine anatomische Veränderung der Ausmündung des Harnleiters und seiner nächsten Umgebung vorhanden. Man kann alle Arten und Grade akuter und chronischer entzündlicher Ureteritis: Rötung, Schwellung, Ödem, Auflockerung, Sugillationen, papilläre Exkreszenzen, wunde, geschwürige, angenagte Ureterlippen, verschieden stark klaffende Uretermündungen feststellen. In chronischen Fällen hat der Verschluß des Harnleiters gelitten und ein trüber, eitergemischter Harn sickert aus ihr träge in die Blase, dann ist die Mündung lochartig, klaffend, kraterförmig.

Die zystoskopischen Bilder der akuten Ureteritis sind vielfach eindeutig und beweisend, besonders durch ihre strenge Lokalisierung und Beschränkung auf den Ureter und seine nächste Umgebung in einer sonst gesunden Blase. Man sieht im Bildfelde die Zeichen der akuten Entzündung: die Gefäße sind

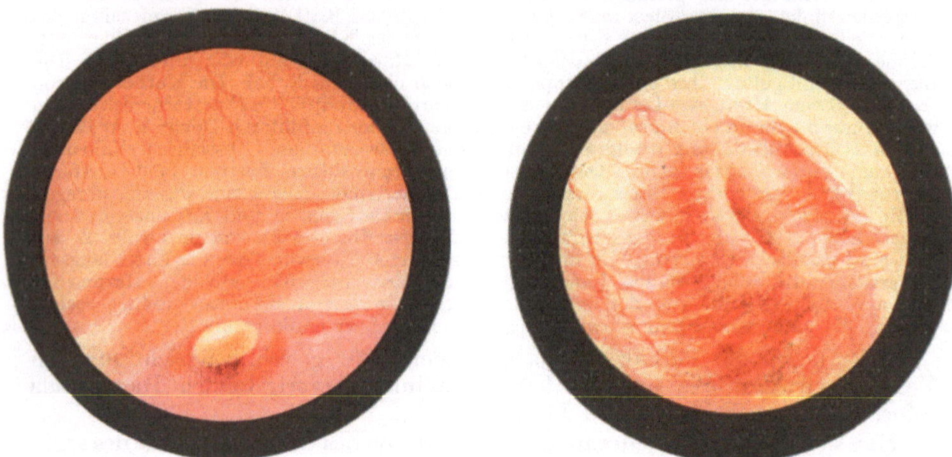

Abb. 118. u. 119. Akute Ureterentzündung. Von strich- und streifenförmigen Blutungen umgebene Öffnung. In Abb. 118 noch ein frisches Ulkus mit wallartigem roten Saum und Fibrinbelag.

injiziert, die Mündungslippen geschwollen, ödematös, die Öffnungen leicht klaffend, von strichförmigen Blutunterlaufungen umgeben.

Die Abb. 118 stammt von einem Herrn, der am 13. I. 1918. ganz plötzlich unter Schüttelfrost und hohem Fieber an starken Blasenbeschwerden mit heftigem Harndrang erkrankte, wobei sich ziehende Schmerzen in der rechten Nierengegend einstellten. Die Urinmenge war stark vermindert, mikroskopisch enthielt er reichlich frische Blutkörperchen. Am 18. I. 1918 fand ich bei der Zystoskopie an den beiden Ureteren strichförmige Blutungen, die Uretermündung leicht klaffend, die Lippen etwas geschwollen. Außerdem in der Nähe des Blasenhalses ein kleines, solitäres Ulkus. Sonst war in der Blase keinerlei Veränderung nachzuweisen. Die Untersuchung des Harns ergab Reinkultur von Stäbchen (Koli). Daß es sich um eine hämatogene Nephritis und Pyelitis handelte, war sicher anzunehmen, da Patient nie geschlechtlich verkehrt hatte und auch keine instrumentelle Untersuchung vorangegangen war. 4 Wochen später war der Patient vollkommen gesund; der Urin frei von Bakterien.

Der zystoskopische Befund in Abb. 119 wurde erhoben bei einem Kranken, bei dem mit plötzlich heftig einsetzenden Rückenschmerzen, Fieber und Frost, gehäuftes Wasserlassen unter Brennen in der Harnröhre auftraten und ein trüber und blutiger Urin entleert wurde. Albumen positiv. Mikroskopisch zahlreiche Erythrozyten, Epithelien und Leukozyten. Bakteriologisch: Reinkultur von Streptokokken. 8 Wochen später ganz normale Verhältnisse.

Bei der akut hämatogenen Nephritis und Pyelitis habe ich diese Verände-
ıngen am Ureter öfters gefunden, so daß ich sie für charakteristisch halte.

Bei den chronischen Formen ist die diffuse Zystitis vorherrschend, und in en schweren Entzündungsprozeß der Blase sind auch die beiden Uretermündungen

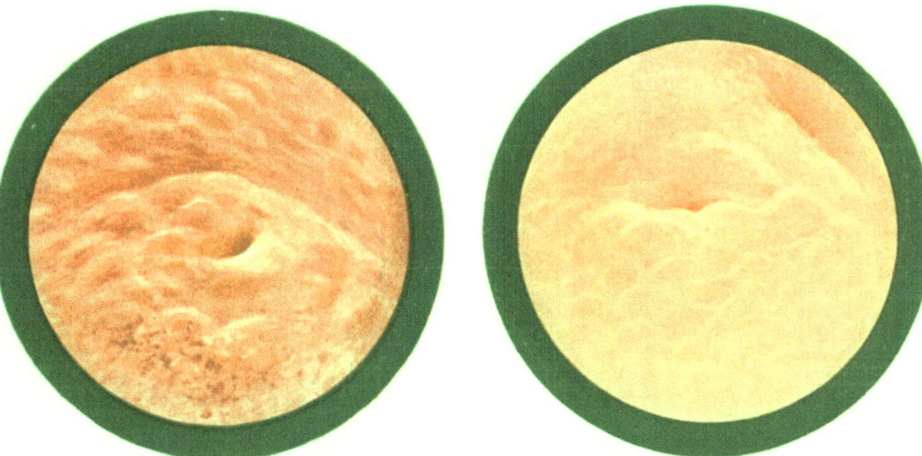

Abb. 120 und 121. Samtartige Schwellung, Auflockerung, Rötung und Ödem der Uretergegend ohne jede Gefäßzeichnung bei Kolipyelitis und Kolinephritis.

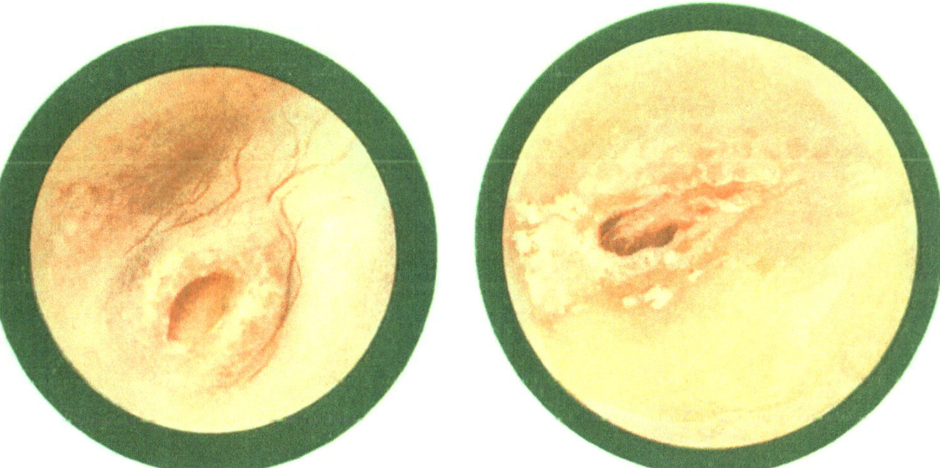

Abb. 122 und 123. Eitrige Ureteritis. Lochartig klaffende Ureteröffnungen mit geschwollenen und geröteten Lippen mit blutig eitrigen Belägen besetzt.

und ihre Umgebung mit einbezogen. Oft sind sie inmitten einer stark gewulsteten Schleimhaut nicht zu erkennen oder durch massiges Sekret verdeckt oder sie zeigen dieselben entzündlichen Veränderungen wie die übrige Blasenschleimhaut. In den Abb. 120—125 sind einige dieser chronischen Veränderungen dargestellt.

Abb. 125 stammt von einem Prostatiker, bei denen ja infolge Stagnation und Infektion eine aufsteigende Ureteritis, Pyelitis und Pyelonephritis außerordentlich häufig vorkommt.

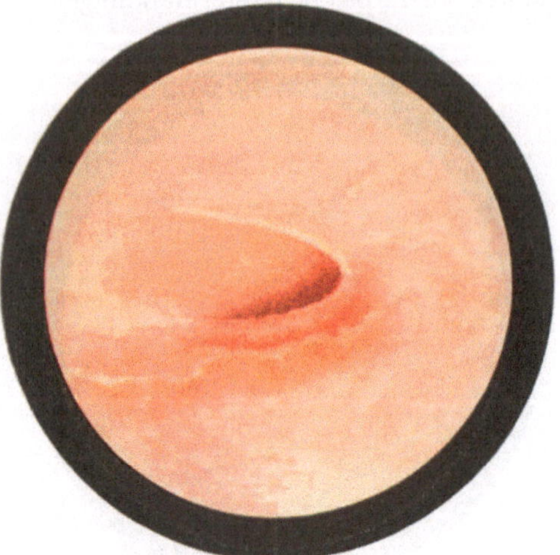

Abb. 124. Eitrige Ureteritis.

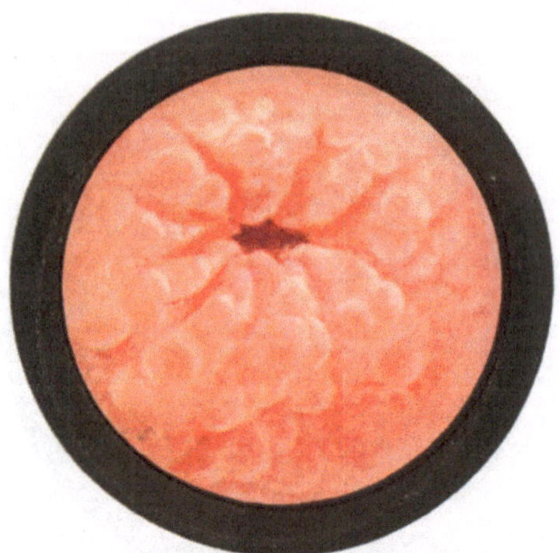

Abb. 125. Stark klaffender zackiger Ureter in ödematös gewulsteter Schleimhaut bei schwerer chronischer Zystitis, Pyelitis und Pyelonephritis nach Prostatahypertrophie.

Noch eine besondere Art der chronischen Entzündung der Blasen-Harnleiter- und Nierenbeckenschleimhaut ist diagnostisch von Wert: die Zystitis

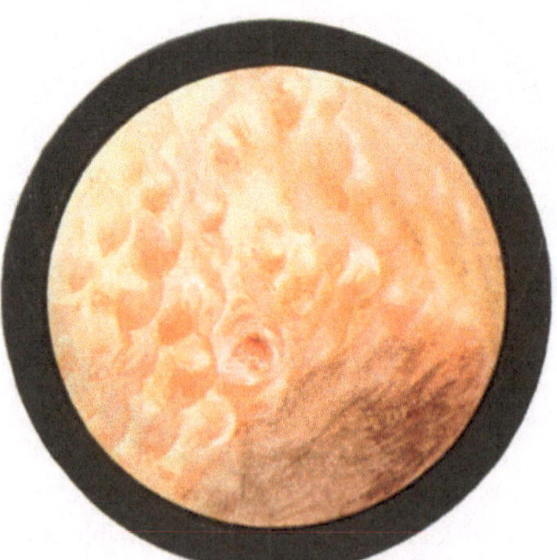

Abb. 126. Cystitis granulosa.

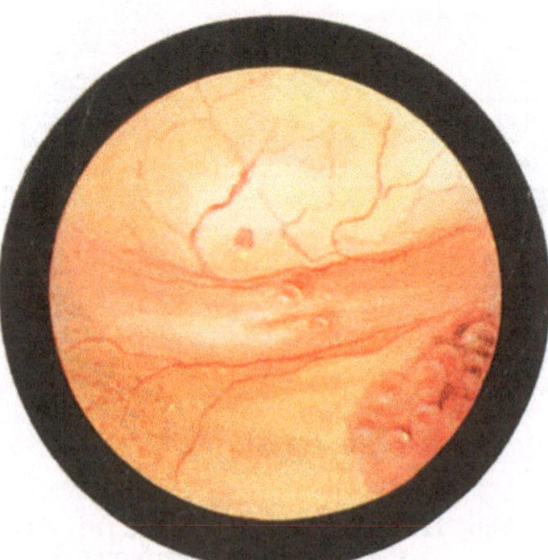

Abb. 127. Cystitis cystica. Tautropfenförmige wasserhelle Bläschen am Ureter.

und Pyelitis granulosa. Zystoskopisch findet man „tuberkelähnliche" solide Knötchen vereinzelt oder in größeren Haufen in den verschiedensten Partien der Blase, besonders auch in der Umgebung eines Ureters; sie sind von verschiedener Größe, gewöhnlich bis hirsekorngroß, von weißlicher und graurötlicher Farbe. Nur ein einziges Mal glaube ich, gesehen zu haben, daß ein Knötchen geschwürig zerfallen war. Mikroskopisch handelt es sich um Rundzelleninfiltrationen unspezifischen Charakters (Abb. 126). Im Jahre 1913 habe ich eine kurze Mitteilung über die Pyelitis granulosa gebracht. Während Frisch sie für ein selbständiges Krankheitsbild hält, das wohl charakterisiert sei durch intermittierende Blutungen und Knötchenbildung, bin ich der Meinung, daß es sich nur um vorgeschrittene Stadien der chronischen Eiterung der Harnwege handelt, wobei die bakteriologische Ätiologie eine ganz verschiedene sein kann. Wenigstens habe ich seither die Knötchenbildung wiederholt gesehen, und hierbei bakteriologisch die verschiedensten Erreger gefunden. Stets handelte es sich aber um chronische eitrige Zustände der oberen Harnwege und der Blase bei Stein, Hydro- und Pyonephrosen und bei der Tuberkulose. Ihre Trennung von Tuberkeln ist nicht immer leicht, der Tierversuch entscheidet. Auch eine Verwechslung mit der noch selteneren Zystitis und Pyelitis cystica, die chirurgisch kaum Bedeutung hat, ist schon vorgekommen (Abb. 127 u. 128). Eine Krankengeschichte der Pyelitis granulosa will ich anführen.

Der 34jährige Mann litt schon als Kind an krampfartigen Beschwerden der linken Lendengegend, ohne bemerkbare Urinveränderung. Im 19. Lebensjahr 1896 trat wieder ein Anfall auf. 1 Jahr später Tripper. Mit 22 Jahren Typhus. In der Rekonvaleszenz heftige Blasenbeschwerden, häufiger Urindrang, Entleerung eines wolkigen trüben und dunklen Harns. Die Erscheinungen blieben dieselben trotz Behandlung bis 1907. Januar 1911 linke Niere palpabel, im Urin Eiter und Blut. Zystoskopie: Diffuse Zystitis, rechte Uretermündung normal, linke gerötet, klaffend, umgeben von grauweißen Knötchen; bei Druck auf die Niere entleert sich krümeliger Eiter. Funktion links Ausfall, im linken Katheterharn Leukozyten und Erythrozyten, keine Zylinder-, keine Tuberkelbazillen. Diagnose: Tuberkulose der linken Niere. Nachuntersuchung 1911: Gutes Aussehen. Gewichtszunahme. In der

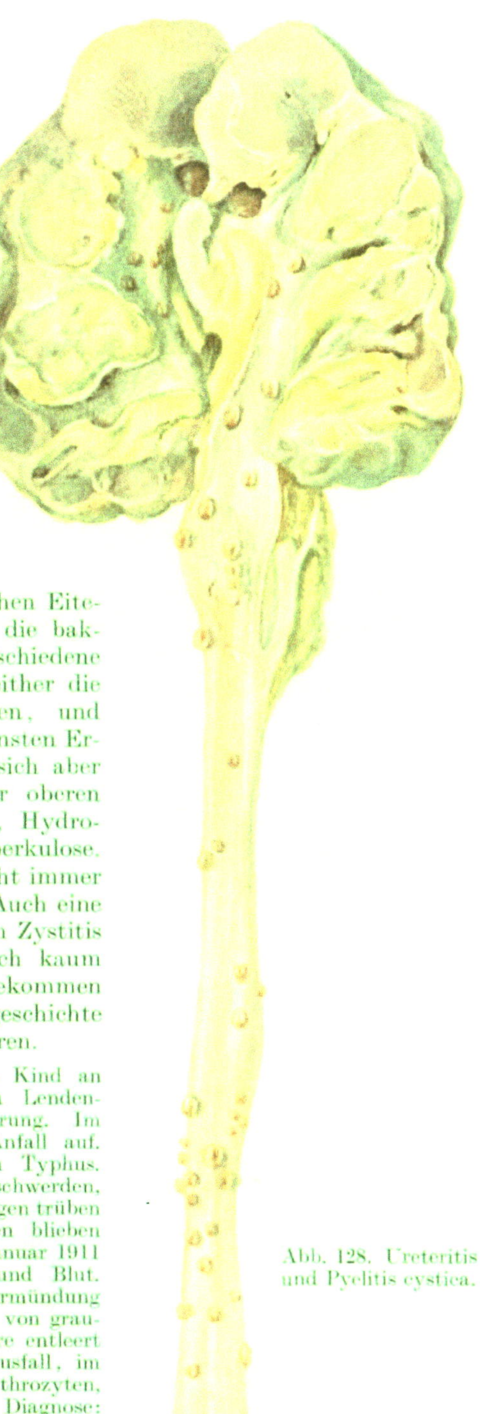

Abb. 128. Ureteritis und Pyelitis cystica.

Blase sind die Knötchen verschwunden. Das operativ gewonnene Präparat (Abb. 129: die Niere ist in einen $1^1/_2$ mannsfaustgroßen Sack verwandelt. Kleinste Reste von Nierenparenchym sind noch erhalten. Auf der Nierenbeckenschleimhaut sitzen zahlreiche hirsekorngroße graurötliche prominente Knötchen, teils solitär, teils in Gruppen. Zum Teil sind sie von einem roten Hof umgeben, der stellenweise einer Blutung nicht unähnlich sieht. Beim Antasten fühlen sie sich als feine Körner an, derber als ihre Umgebung. Mikroskopisch zieht sich unter dem deutlich erkennbaren mehrschichtigen Epithel der Nierenbeckenschleimhaut ein breiter Saum von Rundzellen, die ganze Mukosa entlang bis an die Muskulatur heranreichend. Stellenweise gruppieren sie sich als Knötchen, die das Epithel halbkugelig vorbuckeln. Eine netzförmige Struktur ist nicht festzustellen, ebensowenig ein Keimzentrum.

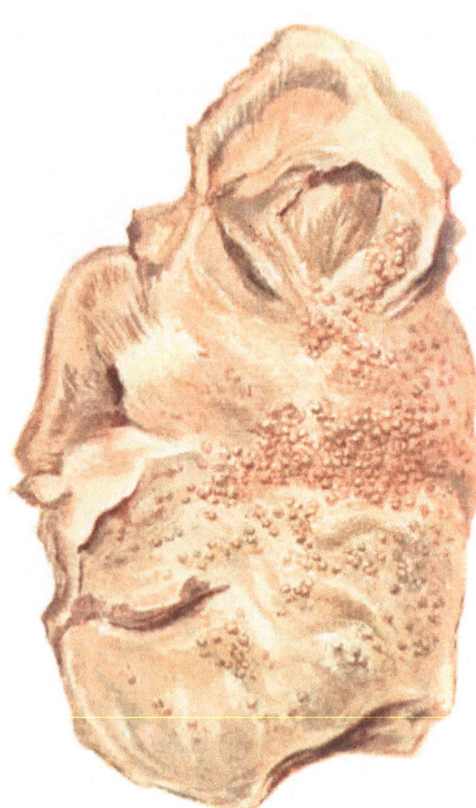

Abb. 129. Pyelitis granulosa.

Endlich können auch „Reiztumoren" an einer Uretermündung verraten, daß in der zugehörigen Niere eine Eiterung Platz gegriffen hat. Es handelt sich um papilläre Exkreszenzen der Schleimhaut, die ich in ihrer Eigenart am ehesten mit spitzen Kondylomen vergleichen möchte (Abb. 130). Die zugehörige Niere zeigt einen chronischen eitrigen Nierenbeckenkatarrh (Abb. 131).

Gelingt der zystoskopischen Betrachtung zuweilen der Nachweis eines eitrigen Harnstrahls bei geringer Eiterbeimischung nicht, finden sich keine nachweisbaren Ureterenveränderungen, so überwinden wir die Schwierigkeiten des Nachweises durch den Ureterenkatheterismus. Er gibt uns schnell sicherste Auskunft über die Ein- oder Doppelseitigkeit der Eiterung, ferner ob die Quelle des Eiterharns in Niere, Nierenbecken oder Blase liegt und ermöglicht die Lösung der ätiologischen Frage, indem er den beiderseitig getrübten Harn liefert und durch ein Färbepräparat die Erreger erkennen läßt. Was nun die Doppelseitigkeit der Eiterung anlangt, so muß man von vornherein in Erwägung ziehen, daß die entzündlichen Schädlichkeiten meist auch auf die zweite Niere wirken. Ganz

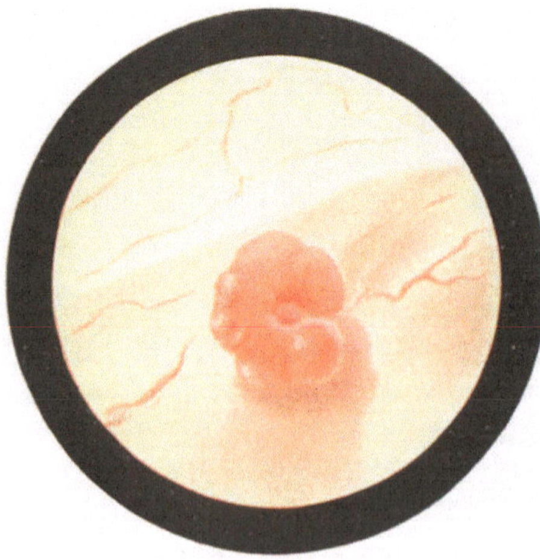

Abb. 130. „Reiztumor" des Harnleiters.

abgesehen davon, daß primär eine doppelseitige hämatogene Infektion einsetzen kann, ist die zweite Niere stets akzidentell gefährdet und das Becken wird auch auf urogenem Weg infiziert. Auch andere interkurrente Parenchymschädigungen können sich an ihr festsetzen; zu einer Hypertrophie wie bei der Hydronephrose kommt es meist nicht.

Wie wir für den Nachweis der Tuberkulose den doppelseitigen Ureterenkatheterismus unter allen Umständen verlangen, so muß dies bei der nicht spezifischen eitrigen Entzündung der Niere auch geschehen, wenn wir pathologisch-anatomisch und ätiologisch eine in jeder Hinsicht einwandfreie Diagnose stellen wollen. Das mikroskopische Präparat und das kulturelle Verfahren der getrennten Harne entscheiden zwischen akut bakterieller und tuberkulöser Pyurie und beantworten damit die wichtigste Frage der Differential-

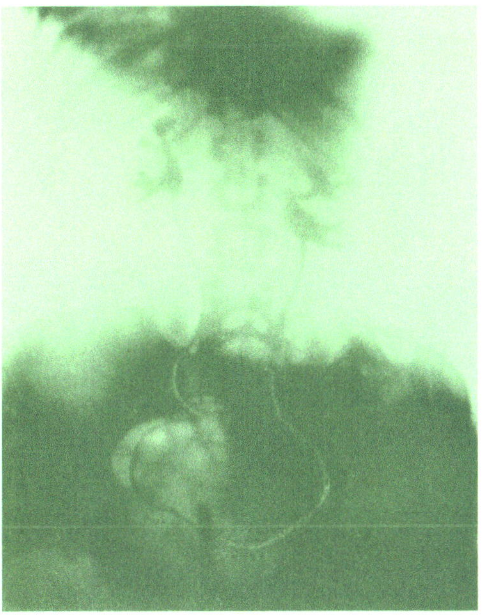

Abb. 131. Entzündliche Nierenbeckenerweiterung rechts.

diagnose der chronischen Niereneiterung. Der Urin bei Tuberkulose bleibt, steril entnommen, auch auf gewöhnlichen Nährböden steril. Das mikroskopische Färbepräparat zeigt keine pyogenen Bakterien, und auch dann, wenn es nicht gelingt, Tuberkelbazillen färbetechnisch nachzuweisen, ist das Kulturverfahren in seinem Ergebnis ziemlich eindeutig, denn es gibt fast keinen sterilen Eiterharn, der nicht von Tuberkulose herrührte. Der doppelseitige Ureterenkatheter ist aber auch unentbehrlich für die Behandlung und zur Feststellung von Abflußhindernissen. Gerade die — teilweise oder vollständige — Harnleiterverlegung und die häufig damit verbundene Dilatation des Ureters und des Nierenbeckens hat bei der eitrigen Erkrankung die größte Bedeutung. Sie gibt primär oder sekundär stets Anlaß zu Rezidiven und bereitet den Boden vor für die Entwicklung von Pyoureter und Pyonephrose.

In der Praxis können wir uns mit der Feststellung einer bakteriellen, nicht spezifischen Eiterung und ihrer Erreger nicht zufrieden geben. Die Diagnose ist nicht fertig, ehe wir uns eine ungefähre Vorstellung von den pathologisch-anatomischen Veränderungen, die in der Niere Platz gegriffen haben, verschafft haben: wo die Eiterherde sitzen, welche Ausbreitung sie genommen, ob Parenchym, Becken oder Kapsel vorwiegend oder alle zusammen Sitz der Eiterung sind. Diese Feststellung ist leicht, wenn sich durch Unwegsamkeit des Harnleiters und Stauung des Eiterharns große entzündliche Geschwülste gebildet haben. Die Pyonephrosen sind schon vorher durch ihre schmerzhafte Entwicklung mit Fieberzuständen, Schüttelfrösten und Koliken mit Eiterharn zu vermuten und dann meist — mit wenigen Ausnahmen — der Palpation leicht zugänglich. Der Weg zum palpatorischen Nachweis ihrer Zugehörigkeit zur Niere ist ganz der gleiche, wie wir ihn bei den Hydronephrosen schon gehört

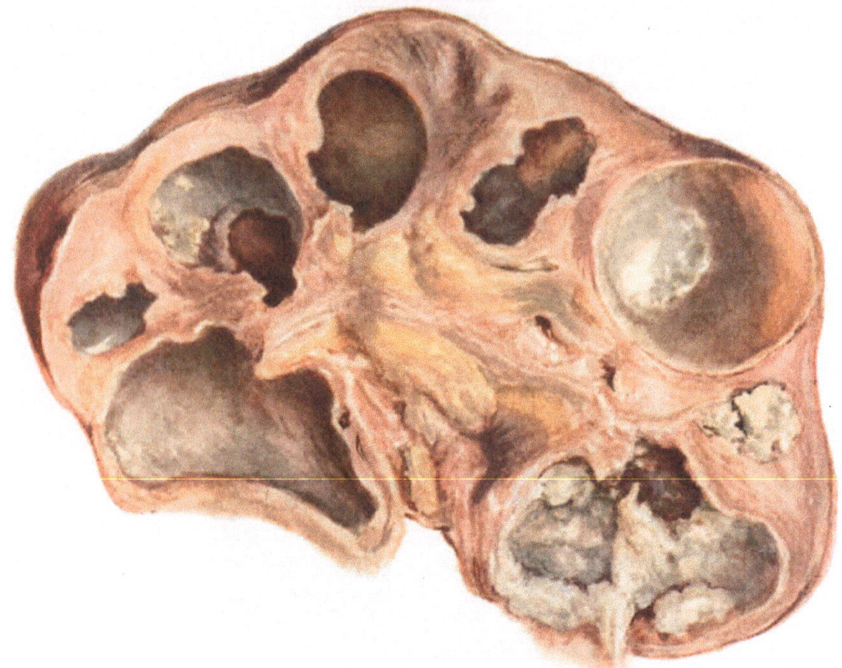

Abb. 132. Geschlossene Pyonephrose.

haben. Schwankungen der Größe einer entzündlichen, oft fluktuierenden Geschwulst mit Stillständen der Eiterabsonderung sind hierbei diagnostisch noch von besonderem Wert. Ein klarer Harn bei stürmischen Allgemeinerscheinungen, mit Fieber und Frösten, macht die zeitweise Verlegung des Harnleiters durch Eitergerinnsel (offene intermittierende Pyonephrose), der plötzliche Einbruch von massenhaftem Eiter in die unteren Harnwege die Lösung eines verstopfenden Gerinnsels oder den Durchbruch eines Nierenabszesses sicher.

Bei der geschlossenen Pyonephrose (Pyonephrosis occlusa) kann die Erkennung allerdings recht schwierig sein, wenn die Niere durch Atrophie sehr klein oder die vorhandene Geschwulst wegen starker Körperfülle und straffen Bauchdecken nicht zu fühlen ist; dann unterläuft ein Irrtum um so leichter, weil das Leiden mitunter sich schleichend und symptomlos entwickeln kann oder wenigstens die ersten Anfänge nicht genügend beachtet oder vergessen sind, Harn und Blausekretion auf dieser Seite fehlen und die zugehörige

Uretermündung nicht auffindbar und nicht sondierbar ist. Bei solcher Sachlage wird irrtümlicherweise an einen Nierenmangel gedacht.

Ein 30 Jahre alter Patient ging gesund als Reservist ins Feld. 1915 hatte er eine akute Erkrankung mit Schüttelfrost, Fieber, vermehrtem Harndrang und gehäuftem Wasserlassen mit Schmerzen. Im Urin Albumen und lange, fadenförmige Gerinnsel. Im Heimatlazarett Besserung. Nach 3 Monaten wieder ins Feld; dort Verschlimmerung. Urin jetzt milchig, mit langen Fäden. Im Frühjahr 1916 in Bad Ems Besserung, Mai 1917 vom Militär entlassen und nun längere Zeit in ambulanter Behandlung wegen Blasenkatarrhs. Wie ich den Kranken zum ersten Male sah, war er von spezialistischer Seite 6—8 Monate vorbehandelt wegen Blasenkatarrhs und linksseitigen Nierenmangels. Bei der Zystoskopie fand ich in der Gegend der linken Uretermündung eine kulissenförmig vorspringende Narbe mit vereinzelten Hämorrhagien, in der übrigen Blase waren die Zeichen diffuser Zystitis. Eine Uretermündung war nicht festzustellen, auch nicht nach Blaustoffinjektion. Der Verdacht lag nahe, daß es sich um eine „erworbene" Veränderung der Harnleitermündung handelte, und da das Röntgenbild und die Palpation keinen weiteren Anhaltspunkt ergaben, schlug ich dem Patienten die Probefreilegung vor und kündigte ihm die wahrscheinliche Notwendigkeit einer Nierenentfernung wegen Vereiterung an. Die Operation bestätigte die Annahme. Präparat: die Niere ist fast restlos in einem durch dünne Wände getrennten Eitersack aufgegangen, das Nierenbecken ist geschrumpft, der Harnleiter am Nierenbeckenabgang solide obliteriert, der sehr verkürzte Ureter ist in einen fibrösen Strang verwandelt und auch seine Blasenöffnung ist obliteriert (Abb. 132).

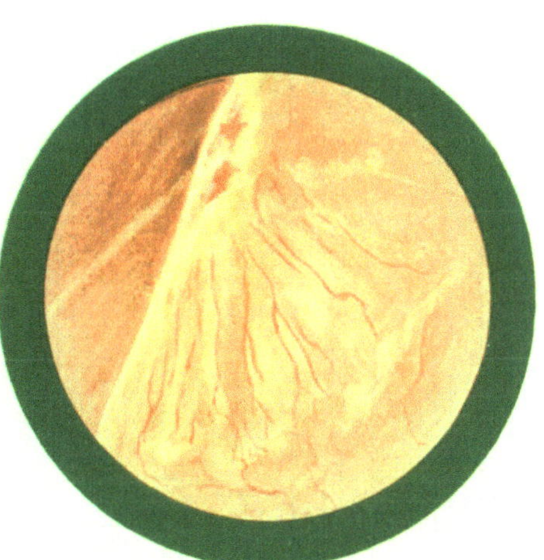

Abb. 133. Erworbener Ureterverschluß bei geschlossener Pyonephrose. Kulissenartig vorspringende narbige Verziehung in der l. Uretergegend.

Auch die doppelseitige chronische Pyelitis und Pyelonephritis wird der genauen Erkennung kaum Schwierigkeiten bereiten. Klinisch ist sie wohl charakterisiert durch ihre über Monate und Jahre anhaltende Pyurie und Bakteriurie und ihre chronisch urämischen Symptome. Die Harnmenge ist häufig gesteigert, die Ausscheidung kann bis zu 6 Litern in 24 Stunden ansteigen, wobei der Hauptanteil auf die Nacht fällt; wo das Harnbedürfnis sehr gesteigert ist. Dieser Eiterharn ist spezifisch leicht, 1005 und weniger, sehr dünn, harnstoff- und salzarm und oft merkwürdig fahlgelb verfärbt. Das ursächliche Moment für diese Polyurie sucht man in einer Giftschädigung der Marksubstanz. Der Eitergehalt kann gewaltige Größe annehmen, Harnmenge und Eitergehalt schwanken, vor allem weil auch bei dieser Form der chronischen Eiterung kanalverengernde Eitergerinnsel den Abfluß zeitlich hindern können, ferner weil immer wieder Verschlimmerungen einsetzen können. Allmählich gehen diese Pyelonephritiden in Pyonephrosen über. Mit Hilfe der pyelographischen Auffüllung der oberen Harnwege bekommt man ziemlich genaue Vorstellungen darüber, wie weit das Nierenparenchym schon zerstört ist, zuweilen auch darüber, ob das mechanische oder entzündliche Moment bei diesen Eiterungen das erste war. Die entzündlichen Erweiterungen sind im Gegensatz zu den mechanischen, die wir bei der Hydronephrose soeben kennen gelernt haben, gerade durch die Unregelmäßigkeit ihrer Umrisse gekennzeichnet. Im Anfang und auch bei gewissen Formen sind die Kelche allein erweitert, dann schwellen ihre Endstücke an und sitzen auf zierlichen, schlanken Verbindungsstücken (s. S. 230 und 316). Immerhin ist bei der Pyelographie dieser Pyelonephritiden

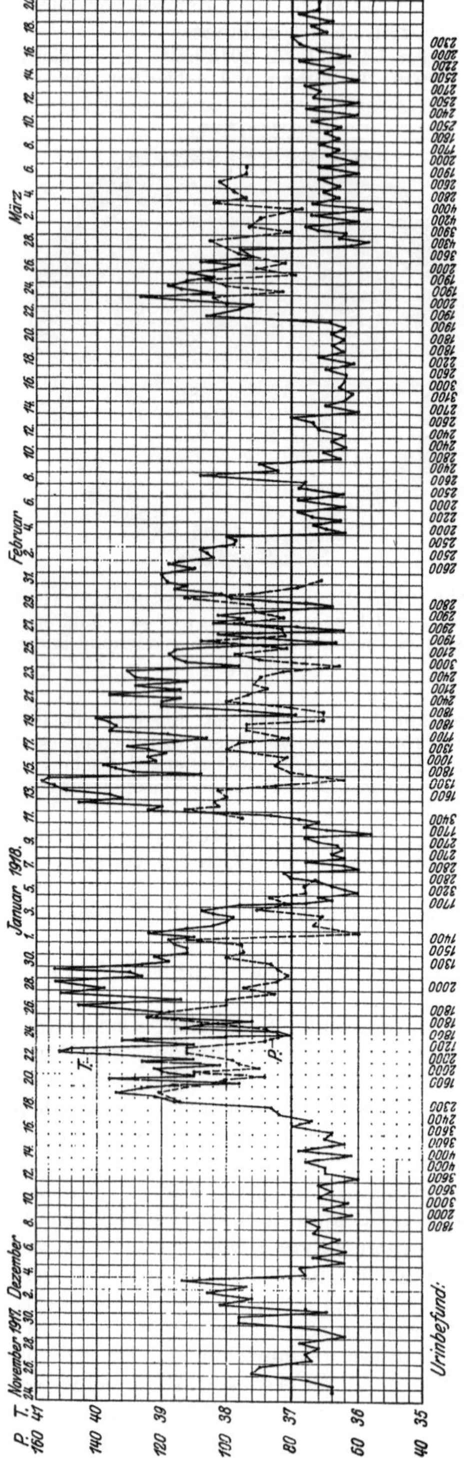

Abb. 134. Fieberkurve bei Kolinephritis und Kolipyelitis.

Vorsicht am Platze, das entzündliche Gewebe ist auffällig verletzlich und wenig widerstandsfähig. Einen Schulfall der chronischen Kolipyelitis und Pyelonephritis füge ich hier an und möchte hierbei auf das charakteristische Abhängigkeitsverhältnis der Harnmenge und des Kurvenverlaufs der Temperatur verweisen: niedrige Harnmengen und geringe Eiterausscheidung treffen zusammen mit hohen Fiebergraden.

Der 22jährige Patient war im Mai 1917 nach einer Erkältung mit Blasenbeschwerden erkrankt, mit Schmerzen in der Nierengegend mit Ausstrahlungen dem Harnleiter entlang in die Blase und Harnröhre und mit Entleerung fast reinblutigen Urins. Die Schmerzen traten besonders nachts auf und waren heftiger als am Tage. Das Wasserlassen war mit brennenden und stechenden Schmerzen verknüpft, $^1/_4$stündlich, auch nachts. Von März-September Krankenhausbehandlung. Nach vorübergehender Besserung Wiederauftreten in heftigerer Form. Am 24. XI. 1917 Aufnahme in die Klinik. Es bestand eine starke Druckschmerzhaftigkeit beider Nierengegenden, auch die Ureteren in ihrem ganzen Verlauf und die Blase sind auf Druck sehr schmerzhaft. Der Harn ist von auffallend blasser Farbe, diffus trübe, mit Fäden, Flocken und Bröckeln durchsetzt. Im Spitzglas bildet er einen bis zur Hälfte heraufreichenden Bodensatz. Mikroskopisch findet man große Mengen von Eiterkörperchen aller Formen, teils gut erhalten, teils fragmentiert; dabei rote Blutkörperchen in nicht geringer Zahl. Epithelien der Blase und geschwänzte Epithelien; ferner vereinzelte Zylinder. Bakteriologisch: Bacterium coli in Reinkultur. Die Urinmenge ist gesteigert, s. Kurve, das spezifische Gewicht sehr gering. Die Reaktion ist sauer. Die Zystoskopie ist außerordentlich schmerzhaft, die Blase verweigert fast jede Aufnahme. Heftige Tenesmen pressen die Spülflüssigkeit immer wieder aus. Die kurz besichtigten Ureteren ergeben starke Rötung und Schwellung, ödematös aufgelockerte, mit Eiterpunkten und -fetzen belegte, klaffende Öffnungen. Der Ureterenkatheterismus ergibt beiderseits dicken trüben Harn, Tierversuch negativ.

Bei dieser chronischen Eiterung kommt es zuweilen zu einer

schweren Miterkrankung des Ureters. Durch Verlust seiner Elastika und durch entzündliche Fibrose tritt ein völliges Versagen seiner Funktion ein und der Verschlußmechanismus am Blaseneingang versagt. Diesem Krankheitsbild —

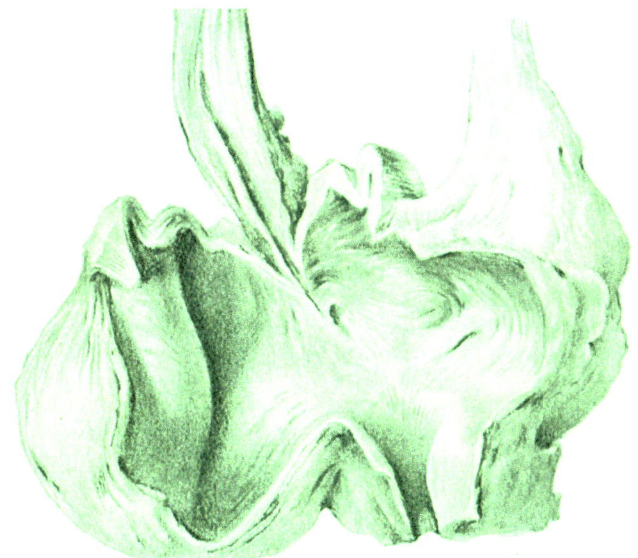

Abb. 135. Blase mit klaffender Uretermündung.

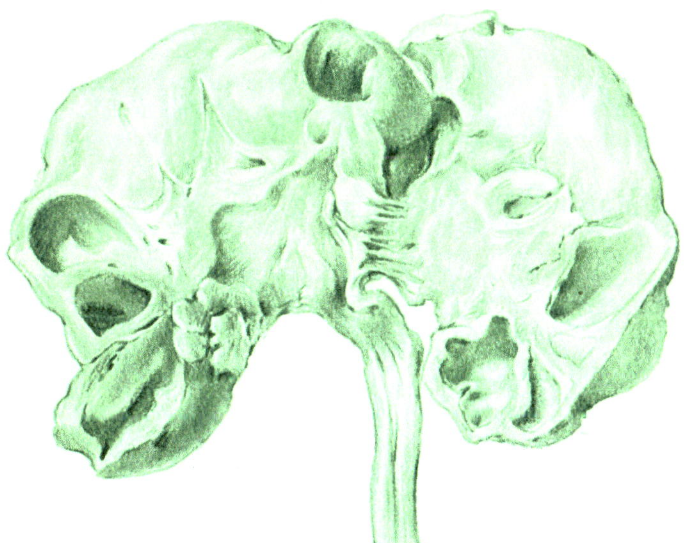

Abb. 136. Zugehörige Niere mit mehreren chronischen Abszessen.

der Ureteratonie und Sphinkterinsuffizienz — werde ich eine besondere Besprechung widmen (s. S. 312 u. ff.).

Doch will ich hier kurz einen Kranken erwähnen, der die Atonie des Ureters und das Versagen seines Verschlußmechanismus zeigte. Er litt jahrelang an doppelseitiger Eiterung.

Zystoskopisch fand man eine diffuse Zystitis, große, klaffende Uretermündung (Abb. 123, s. S. 163). Ein Fibrinbröckel, das im Raum der Blase frei herumschwamm, wurde mit großer Geschwindigkeit angesaugt und verschwand im Lumen des Ureters. Aus dem Ureterenkatheter entleerten sich große Mengen mit Eiter und Fibrin vermischten Urins, der allmählich klarer wurde, während die Blase leerer wurde. Der Ureterenkatheter wurde nun in das Nierenbecken vorgeschoben und in die Blase blaugefärbte Flüssigkeit injiziert, die sich dann aus dem Ureterenkatheter entleerte. Der Patient erlag einer doppelseitigen Pneumonie. Das Präparat ist in den Abb. 135 u. 136 wiedergegeben. Man sieht in der Blase die klaffende Mündung des stark erweiterten Ureters, in der Niere die Abszeßhöhlen. Ein Probeschnitt aus dem Ureterwandteil ergab starke Bindegewebsentwicklung.

Die anatomische Diagnose der akuten Verlaufsformen nur auf Grund der klinischen Symptomatologie ist viel schwerer. Die Schwierigkeit der Erkennung und Abtrennung ergibt sich von selbst aus den bisher erörterten anatomischen und klinisch gezeichneten Bildern. Und besonders die hämatogen eitrige Nephritis, vor allem die Kolinephritis, wird oft, wie Rovsing mit Recht hervorhebt, übersehen und verkannt, wenn der primäre Schmerz, die Druckschmerzhaftigkeit eines geschwellten Organes und die akuten Allgemeinerscheinungen abgeklungen sind und damit die anfangs aufgetretenen Nierensymptome fehlen und nur noch die Nierenbeckeneiterung und der komplizierende Blasenkatarrh weiter fortbestehen. Wir müssen häufig mit Fehldiagnosen rechnen, da wir für den Sitz keine charakteristischen Symptome haben. Zum Versuch der Trennung der verschiedenen Lokalisation der Eiterung hat man verschiedene Merkmale herangezogen: den Eiweiß- und Zylindergehalt, die Beimengung von Blut, die Verminderung der Harnmenge, die Funktionsproben und die Palpationsergebnisse.

Finden sich bei niedrigem Leukozytengehalt hohe Eiweißwerte, so darf man eine Beteiligung des Nierenparenchyms annehmen. Sonst ist der Eiweißgehalt bei der Niereneiterung in der Regel gering und nur so groß, als der Albuminurie der Infektionskrankheiten überhaupt oder dem Gehalt an Eiterkörperchen entspricht, sofern er nicht zum Teil von einer begleitenden Zystitis herrührt.

Die Harnkanälchenausgüsse — hyaline, granulierte und Bakterienzylinder — sind kein Unterscheidungsmerkmal, sie sind oft gar nicht vorhanden, weil die Harnkanälchen durch Eiter oder abgestorbene Epithelien verlegt und hierdurch der Abfluß zylinderhaltigen Urins verhindert ist.

Rote Blutkörperchen findet man fast durchgängig, wenigstens in geringer Zahl, bei allen Arten und Sitzen der eitrigen Nierenerkrankungen — als Folge örtlicher Gewebsschädigung. Nur die makroskopische Blutung ist diagnostisch wichtig; sie wird am häufigsten bei der akut embolischen Nephritis beobachtet. Die Hämaturie kann längere Zeit, mehrere Tage und Wochen anhalten, und es können ganz bedeutende Blutmassen nach unten abfließen. Das Hervortreten einer mehr oder minder starken Blutung im Anschluß an einen intensiven Schmerz der Nierengegend mit Fiebererscheinungen machen die akut embolische eitrige Nephritis mit dem Sitz in Rinde und Mark ziemlich wahrscheinlich, besonders wenn wir einen primären Eiter- und Bakterienherd nachweisen können.

Die Veränderungen der Harnmenge geben nur dann einen Anhaltspunkt, wenn eine völlige Harnunterdrückung aufgetreten ist. Die Anurie findet sich nur als Folge eines Prozesses im Parenchym.

Die Funktionsproben leisten, obwohl es sich oft um eine einseitige Erkrankung handelt, nichts oder nur wenig Brauchbares. Sie sind, welche immer wir in Anspruch nehmen, unzureichend, uns sichere Anhaltspunkte über Stadium und Charakter des pathologischen Prozesses zu geben. Sowohl die einfache Pyelitis wie die mit einer Nierenparenchymerkrankung einhergehende Pyelonephritis zeigen gewöhnlich ungestörte Funktion; nur mitunter ist ein Funktionsausfall vorhanden. Wir wissen also nicht, ob der Prozeß sich nur im Nierenbecken abspielt oder ob er auch im Nierenparenchym sitzt. Jedenfalls herrscht hier keinerlei Gesetzmäßigkeit, wie es manche Autoren konstatiert zu haben glauben. Nur wenn eine Stauung oder eine Retention besteht, so ist die Funktion vorübergehend mechanisch geschwächt oder ganz verhindert. Und ergibt bei einer erheblichen Eiterausscheidung auf der einen Seite die Funktion normale oder fast normale Werte dieser Seite, so dürfen wir mit einer gewissen Berechtigung eine Pyelitis und Pyelonephritis annehmen, bei der Pyonephrose haben wir fast regelmäßig einen erheblichen Funktionsausfall zu erwarten.

Die Betastung endlich bietet auch wenig zur Trennung. Da die akute embolisch-eitrige Nephritis mit starker Hyperämie einhergeht, da sie zahlreiche Blutungen in Mark und Rinde macht und die vereinzelt oder in Mengen auftretenden Eiterherde konfluieren und wachsen können, nimmt die befallene Niere in der Regel auch Veränderungen ihrer Größe und Gestaltung vor. Wir finden nicht selten eine palpaple Nierengeschwulst manchmal sogar von ,,Tumorcharakter" und eine erhebliche Nierenschwellung kann man auch bei klinisch einfacher Pyelitis finden.

Wir sehen demnach, daß mit den genannten Unterscheidungsmerkmalen für eine genaue anatomische Herddiagnose nicht viel anzufangen ist; jedenfalls kann man keine operativen Anzeichen auf sie aufbauen.

So ist man schließlich bei der Diagnose auf den klinischen Verlauf und auf die Beurteilung des Gesamtbildes angewiesen. Einige am Krankenbett gemachte Erfahrungen können weiterhelfen. Bei dem Sitz der Eiterung im Parenchym verläuft das Krankheitsbild im allgemeinen stürmischer, besonders, wenn als Eitererreger Staphylokokken und Streptokokken im Spiele sind.

Der akute heftige Schmerz mit Wahrung seiner Höhe, wiederholten Schüttelfrösten, der septische Zustand und das Vorherrschen zerebraler Erscheinungen — Bewußtlosigkeit und Verwirrungszustände — lassen Rindenabszesse annehmen, vollends wenn die Umschau nach den Ursachen, die gewöhnlich eine embolische eitrige Herdbildung veranlassen, eine solche finden läßt. Auch ist die embolische miliare Herdform öfters eine Teilerscheinung einer pyogenen Allgemeininfektion, wobei neben vielen Herden in Lungen, Pleura, Endokard, Knochen, Meningen und Auge auch das Nierenparenchym der Ort einer Metastase ist.

Ganz die gleichen stürmischen Erscheinungen macht die Nephritis suppurativa urogener Quelle mit Schüttelfrösten, örtlicher Druckempfindlichkeit und Nierenschwellung, schlechtem Allgemeinbefinden und schwerstem Krankheitsgefühl und mit einem charakteristisch intermittierenden Fieberverlauf. Demgegenüber ist das Allgemeinbefinden bei der Pyelitis, der Nierenbeckeneiterung, bei der wir aber wohl stets auch eine Mitbeteiligung des Nierenparenchyms annehmen dürfen, nie ernstlich gestört; trotz hohen Fiebers fühlen sich die Kranken nicht schwer krank, machen auf den Arzt einen günstigen, fast nie einen bedrohlichen Gesamteindruck, wie wir ihn etwa bei der Sepsis zu sehen gewohnt sind. Stets ist auch der weitere Verlauf hier oft in wenigen Tagen sich zum guten wendend, während er bei der suppurativen Nephritis und dem embolischen Abszeß oft rasch schlimmen Ausgang nimmt. Auch an der größeren Menge des Eiters kann man auf die vorwiegende Beteiligung des Nierenbeckens schließen. Endlich ist auch die eitrige Pyelitis zweifellos häufiger als die Rindenerkrankung, weshalb man in erster Linie an Pyelitis denken soll.

Differentialdiagnose. Wo die wichtigsten der vorn erwähnten Merkmale subjektiv und objektiv vorhanden sind, wird die Diagnose einer in der Niere oder im Nierenbecken und Ureter sitzenden Eiterung keinerlei Schwierigkeit unterliegen. Da aber die akuten Erkrankungen häufig unter den Erscheinungen der akuten Infektionskrankheit einsetzen und meist einige Zeit vergeht, ehe objektive Kennzeichen auf den Sitz in Niere oder Nierenbecken hinweisen, so werden sie in ihren Anfängen öfters nicht erkannt und mit allen möglichen anderen, akut einsetzenden Erkrankungen verwechselt. Es läßt sich in solchen Fällen für den Augenblick nicht entscheiden, ob nicht irgendeine Infektionskrankheit im Anzuge ist. Es erübrigt sich hier alle in Frage kommenden Möglichkeiten aufzuzählen. In praxi wird man stets abzuwarten haben, bis objektive Merkmale vorhanden sind. Auch in kryptogenen Fällen können stets Verwechslungen vorkommen, vollends wenn die von anderer Organerkrankung ausgehenden Symptome vorherrschen und weder anamnestisch noch mikroskopisch-bakteriologisch positive Merkmale vorhanden sind.

Bei den stürmisch verlaufenden Fällen der hämatogenen eitrigen Nephritis im Bilde schwerster pyogener Allgemeininfektion mit oder ohne Metastasenbildung wird die Diagnose oft nicht möglich, aber auch nicht nötig sein. Es kommt entweder erst gar nicht zu einer Herdbildung in der Niere, oder aber es sind neben vielen anderen Ansiedlungen in den verschiedensten Organen und Geweben auch eine oder beide Nieren befallen. Die klinischen Erscheinungen von seiten der Niere treten dann in Hintergrund gegenüber der Grundkrankheit; die allgemeine Blutinfektion ist an sich schon meist tödlich, zum mindesten ist eine Rettung nicht von der Diagnose und Behandlung des Nierenherdes abhängig. Treten aber neben den ziemlich gleichgestellten Allgemeinerscheinungen die Druckschmerzhaftigkeit und Muskelspannung entlang dem ganzen Verlauf des Ureters auf, vorn unter dem Rippenbogen am äußeren Rektusrand, in der Blinddarmgegend oder auch tiefer am Eingang ins kleine Becken, herrschen im Krankheitsbilde Koliken mit diffuser Ausstrahlung in die erwähnten Gegenden vor, so sind häufig Gallenblasenentzündung, Appendizitis und die verschiedenen eitrigen Erkrankungen der weiblichen Genitalien mit der eitrigen Erkrankung der Niere und des Nierenbeckens verwechselt worden. Waren die Allgemeinerscheinungen besonders heftig und stürmisch, standen Erbrechen, Unbesinnlichkeit, Delirien im Vordergrund, war die Schmerzausbreitung eine diffuse im Bereiche des ganzen Bauches, traten Lähmungen des Darms hinzu und nahm die Krankheit einen scheinbar bedrohlichen Charakter an, so ist auch schon die diffuse Peritonitis und der Ileus in differentialdiagnostische Erwägung gezogen worden.

Ein Beispiel! Ein 21 Jahre altes Fräulein, die anamnestisch schon zweimal „Blinddarmentzündung“ durchgemacht hatte, erkrankte am 26. II. 1919 mit heftigsten, krampfartigen Schmerzen der rechten Bauchseite, die sich anfallsweise wiederholten, in den Rücken und die Schulter ausstrahlten. Mehrmaliges Erbrechen. Bei der Aufnahme ist die Patientin leicht benommen. Pupillen klein und reaktionslos, Morphiumwirkung (?). Temperatur 38,3. Am Nachmittag war das Gesicht gedunsen, Zunge trocken, intensivste Bauchdeckenspannung im Bereich des ganzen Bauches, rechts unter dem Rippenbogen, am äußeren Rektusrand und bis herab ins Becken am stärksten ausgesprochen. Vollständige Stuhl- und Windverhaltung. Der diensthabende Arzt hat Verdacht auf einen akut eitrigen intraabdominellen Prozeß, Cholezystitis oder Appendizitis und Ileus, und erwägt die Probelaparotomie. Abends 40° Temperatur mit Delirien. Da die Patientin trotz der stürmischen Erscheinungen keinen peritonitischen Eindruck macht, das Aussehen trotz der Fieberdelirien auffallend günstig, der Puls kräftig und nur wenig beschleunigt ist, entsteht bei der Beurteilung der Verdacht einer akuten eitrigen Pyelitis. Die Nachfrage ergibt, daß die Patientin gerade menstruiert, und daß 4 Wochen vorher ein ähnlicher Anfall in milderer Form vorausgegangen ist. Der aufgefangene Katheterurin ist diffus trübe und enthält grauweißliche Flocken; Eiter in Mengen, Albumen stark positiv, Epithelien und Reinkulturen von Bacterium coli com. Am 3. Tag Temperaturabfall von 40,2 auf 36°. Am 4. Tag Schüttelfrost mit 40,2°; ausgesprochene Druckschmerzhaftigkeit der rechten Niere. In den nächsten 5 Tagen unter Nachlassen der Schmerzen lytischer Abfall zur Norm; am 13. Tag entlassen.

Die Trennung der erwähnten eitrigen Bauchaffektionen von unserem Krankheitsbild kann deshalb am Krankenbett so schwierig sein, weil sie häufig eine Ausscheidungsschädigung der Niere und des Nierenbeckens mit schweren Harnveränderungen bedingen können. Und ganz abgesehen davon, daß sie als auslösende Ursache für eine Niereneiterung auf embolischem Wege in Frage kommen, können sie auch die Niere topographisch in Mitleidenschaft ziehen.

Ein vereintes Vorkommen der eitrigen Nephritis mit einer der oben genannten eitrigen Bauchaffektionen ist nicht ganz selten. So kann die Appendicitis purulenta auf den benachbarten Ureter übergreifen und durch eitrige Ureteritis und Periureteritis, durch adhäsive Verziehung, Knickung und Stenosierung sekundär zur Niereneiterung führen. Beim Weibe vor allem kommt man in ernste differentialdiagnostische Schwierigkeiten. Es wird ja zur Zeit der Menstruation und Schwangerschaft in ganz bevorzugter Weise von immer wiederkehrenden Schmerzen in der rechten Bauchseite und pyelitischen Attacken mit besonderer Bevorzugung der Uretergegend heimgesucht, und man denkt hierbei immer an die Sexualorgane. Bei der Differentialdiagnose ist es eine unerläßliche Pflicht, den Harn aufs sorgsamste zu wiederholten Malen zu untersuchen, nicht nur mikroskopisch, sondern, wenn Eiter gefunden wird, auch bakteriologisch. Die wiederholte Harnuntersuchung ist der leitende Grundgedanke bei allen differentialdiagnostischen Erwägungen gegenüber der eitrigen Nephritis und Pyelitis. In den weitaus meisten Fällen wird die Frage nach der Ätiologie den schuldigen Erreger und die in Betracht kommende Grundkrankheit aufdecken lassen, besonders dann, wenn wir die Zystoskopie und den Ureterkatheterismus mit heranziehen, und die Betrachtung des weiteren Verlaufes wird nach der einen oder anderen Seite Klarheit bringen. Die übrigen Merkmale tragen wenig dazu bei, die einzelnen Lokalisationen auszuschließen. Bei der akuten Cholezystitis findet sich zwar der stärkste spontane Schmerz und die Druckschmerzhaftigkeit am Schnittpunkt des Rektus mit der 9. Rippe und die Resistenz ist auffallend oberflächlich, aber das alles sind schlechte Unterscheidungsmerkmale, namentlich wenn die eitrige Affektion des Nierenbeckens mit Kolik, Erbrechen, Ikterus und starker Druckschmerzhaftigkeit unter dem Rippenbogen einhergeht und die Harnblase infolge von Harnretention im Nierenbecken im Augenblick keine positiven Merkmale darbietet.

Auch der MacBurneysche Punkt ist für die Trennung zwischen Pyelitis und Appendizitis ein sehr schlechter Anhaltspunkt. Dort fallen beide Druckpunkte, der für die Appendix und der für den Ureter, zusammen, und die palpatorische Trennung der appendizitischen Resistenz von der fühlbaren Ureterspule ist auch meist nur eine eingebildete; jedenfalls ist man groben Täuschungen ausgesetzt.

Was endlich die Abgrenzung gegen die Genitalorgane anbelangt, so mag hier die grundsätzliche diagnostische Regel gelten, daß man beim Weibe nie die Pyelitis vergessen darf, wenn es sich um Schmerzen in der Unterbauchgegend mit Fieber handelt. Der positive Befund des Katheterharns wird durch Zystoskop und Ureterenkatheterismus häufig neben den Genitalleiden die Beteiligung der oberen Harnwege nachweisen lassen.

Die akute und chronische Nierenbeckeneiterung wird oft mit der akuten und chronischen Zystitis verwechselt, weil nicht selten jeder Hinweis auf eine Niere fehlt, im Gegenteil sehr häufig heftige Blasentenesmen, erschwerte Harnentleerung im Vordergrunde stehen. Der Blasenschmerz im Bilde der Niereneiterung ist häufig die Ursache von Irrungen nach zweierlei Richtungen hin: Der reflektorisch fortgeleitete Blasenschmerz wird nicht erkannt, falsch gedeutet, eine Zystitis wird als Ursache angeschuldigt und der Zusammenhang mit der Niere übersehen oder der Blasenschmerz mit einer vorhandenen zystoskopisch festgestellten Zystitis erklärt, aber die Überlegung, daß diese ihre Unterhaltung einer schleichenden und unbemerkten Niereneiterung verdankt, wird unterlassen. Die Trennung nach einer ersten Untersuchung ist um so schwerer, weil die ätiologischen Momente für beide Erkrankungen dieselben und der Harn und seine Bestandteile nach Form und Gehalt ganz gleiche sein können. Jede nach längerer zweckmäßiger Behandlung nicht zurückgehende Zystitis ist verdächtig, von einem in der Niere stationären Prozeß unterhalten zu werden. Hier wird die Zystoskopie fast stets eine Klärung der Sachlage ermöglichen. Ist die Blase rein oder zeigt sich kein Leiden der Blase, das für die chronische Eiterung verantwortlich gemacht werden könnte, so ist der Schluß, daß die Quelle der Schmerzen renal ist und die Pyurie auf eine Pyelitis zurückzuführen ist, ohne weiteres gegeben. Ist aber die Blase erkrankt, so können Zystitis und Pyelitis nebeneinander vorkommen. Meist läßt schon die vorwiegende Erkrankung der Ureterpartien die renale Quelle vermuten, und der Ureterenkatheterismus zeigt einwandfrei durch den Nachweis von Eiter und Eitererregern im Katheterharn den chronischen Eiterprozeß des Nierenbeckens und abhängig von ihm die Zystitis.

Schließlich hat man auch die chronische Nierenbeckeneiterung mit Lumbago, Ischias, Kreuzschmerzen bei Retroflexio uteri als Ausdruck leichter Stauungssymptome verwechselt. Ein solches Übersehen ist eigentlich nur bei oberflächlicher Untersuchung denkbar; die Urinuntersuchung wird fast stets nachweisen lassen, daß den Schmerzen ein reelles Leiden in der Niere zugrunde liegt und sucht man im Einzelfalle die ätiologischen Verhältnisse zu klären, wird man stets Anhaltspunkte für die Diagnose finden.

Die Eiterungen der Niere, des Nierenbeckens und Ureters sind nicht nur gegen eitrige Bauchaffektionen, sondern auch gegen andere Nierenerkrankungen abzutrennen, denn eine ganze Reihe von diesen lassen ein ganz analoges Symptomenbild zustande kommen. Es handelt sich hier hauptsächlich um die tuberkulöse Eiterung der Niere, um die infizierte Hydronephrose, den infizierten Nieren- und Ureterstein, die ja alle auch mit Koliken und Pyurie in Erscheinung treten können.

Die tuberkulöse Eiterung wird durch eine genaue Urinuntersuchung — saurer mikrobenfreier Eiterharn — und durch den Bazillennachweis, der Stein durch das Röntgenlicht und die Hydronephrose durch pyelographische Auffüllung sich nachweisen lassen.

Bei der geschlossenen Eiterniere besteht die Möglichkeit der Verwechslung mit einem Nierenmangel, weil das zystoskopische Ergebnis vollständig negativ sein kann; die Uretermündung kann fehlen, der Ureter sezerniert nicht und ist nicht sondierbar und die Palpation ist ohne Erfolg. Subjektive Beschwerden, die auf ein Leiden der Harnwege hinweisen, sind bei genauer Erhebung der Krankengeschichte schließlich doch festzustellen, auch wenn sie sehr lange zurückliegen, entzündliche Erscheinungen der Blase auf Seite der anscheinend fehlenden Uretermündung, narbige Veränderungen daselbst und das Röntgenbild beider Nierengegenden werden meist das Vorhandensein einer Niere aufdecken. Die Probefreilegung der Niere wird die pathologischen Verhältnisse der Niere aufklären.

Stehen Blutungen im Vordergrund, so muß man ganz besonders an die hämorrhagische Nephritis denken, die zusammen mit der Endocarditis lenta auftritt. Die Trennung beider — der Glomerulonephritis und des miliaren Abszesses — ist um so schwieriger, weil beim Bestehen hämatogener, vereinzelter miliarer

Abszeßchen in der Rinde keine Eiterzellen nach unten zu gelangen brauchen. So verliert sich von vornherein das wichtigste Trennungszeichen und der bak-

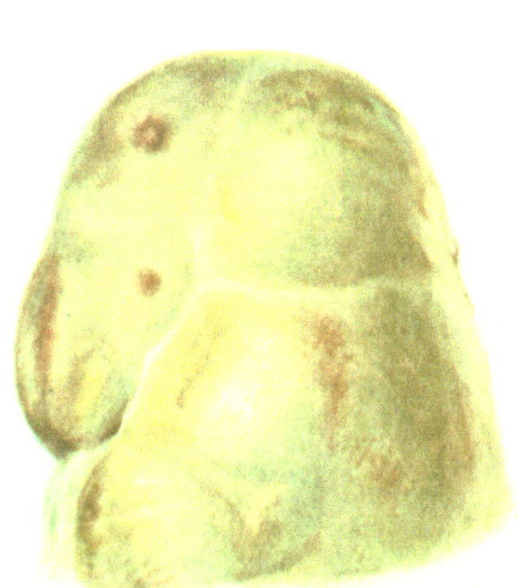
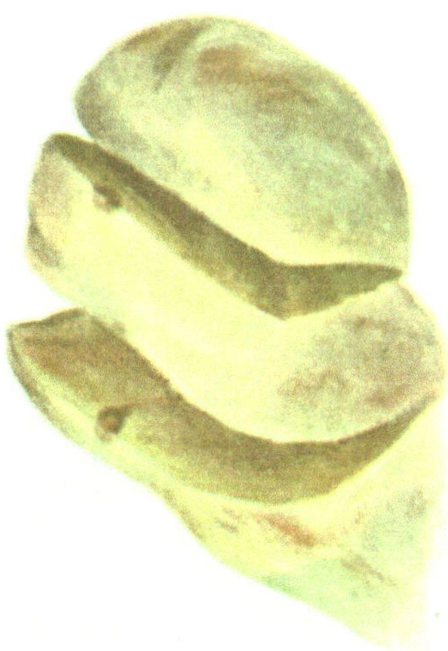

Abb. 137 und 138. Akut eitrige Nephritis — 2 miliare Abszeßchen. Die kleinen Abszeßchen zeigen eine hyperämische Zone; auf ihrer Kuppe eine Perforation mit kraterförmigem Zerfall. Auf dem Durchschnitt sind sie keilförmig gestaltet, die Basis nach der Nierenoberfläche gerichtet.

teriologische Nachweis wird oft, gerade weil der Eiter fehlt und weil man sich die bakteriologische Untersuchung noch nicht zum Grundsatz gemacht hat, unterlassen. Auch sonst geben diese Blutungen bei den akut bakteriellen Infektionen häufig Anlaß zu Verwechslungen. Da sie sich oft zusammen mit intensiven und kolikartigen Schmerzen in Niere und Ureter einstellen, denkt man nicht selten an die häufigste Quelle der mit Kolik einhergehenden Hämaturie, an Stein. Die Röntgenuntersuchung auf Stein wird gewöhnlich eine Trennung ermöglichen; man darf aber nicht vergessen, daß beide Leiden miteinander vereint vorkommen können, denn ein bis dahin aseptischer Stein ist häufig die schuldige Ursache für eine metastatische Eiterung. Fällt die Massenhaftigkeit der Blutung ins Auge, so wird unsere Überlegung auf Tumor oder nephritische Massenblutung gelenkt. Nur die mikroskopisch-bakteriologische Untersuchung kann die Klärung bringen und beide Leiden ausscheiden lassen; die Hämaturie soll man stets auf Bakterien untersuchen. In vereinzelten Fällen wird aber erst die operative Besichtigung die Klärung bringen. Einige Krankengeschichten mögen diese differentialdiagnostischen Schwierigkeiten beleuchten:

Ein 15 Jahre alter Junge erkrankte in der Nacht vom 13./14. VII. 1919 plötzlich mit heftigen Schmerzen in der linken Bauchseite von 2 Stunden Dauer. Seitdem blutiger Urin. Am 19. VII. ein zweiter heftiger Schmerzanfall von halbstündiger Dauer. Abdomen weich, nicht aufgetrieben; in der Nierengegend keine Dämpfung, kein pathologischer Tastbefund außer ausgesprochener Druckschmerzhaftigkeit. Urin dunkel, fast schwarz, scheint fast reines Blut zu sein, leicht alkalisch. 24stündige Menge 2000, spezifisches Gewicht 1010, Albumen positiv. Im Sediment das ganze Gesichtsfeld von dicht aneinanderliegenden Erythrozyten erfüllt. Therapie: Gelatineinjektion. Temperaturverlauf: 21. VII.: 38,2° 24. VII.: 39,4°. Röntgenaufnahme 2 Querfinger links von der Wirbelsäule in Höhe des 2.—3. Lendenwirbels ein talergroßer Schatten von der Dichte eines Knochens; etwas oberhalb und seitlich davon der untere Nierenpol. Die Möglichkeit eines Nierensteinschattens wird erwogen, aber fallen gelassen, weil der Schatten mit dem Querkolon verschiebbar ist; schließlich wird er als verkalkte Omentumdrüse angesprochen. Bei der Zystoskopie sieht man in einem kurzen klaren Augenblick, wie eine Blutwolke von der linken Uretermündung ausgeht. Da die Blutung erheblich und am 26. VII. lebensbedrohend ist, wird der Kranke zwecks sofortiger Operation der chirurgischen Klinik überwiesen. In der kurzen Zeit zwischen Einlieferung und Operation wurden folgende Überlegungen angestellt: Der Verdacht eines Nieren- oder Uretersteines war fallen gelassen worden; die Frage nach vorausgegangener peripherer Eiterung und nach einem bakteriellen positiven Befund des Urins wurde von seiten der behandelnden Ärzte verneint; blieb nur noch die Möglichkeit eines Tumors und einer nephritischen Blutung. Der Tumor war, bei der Jugend des Patienten, ohne positiven Palpationsbefund sehr unwahrscheinlich und damit das Vorhandensein einer nephritischen Blutung das allerwahrscheinlichste. Bei der Nierenfreilegung fanden sich bei oberflächlicher Betrachtung keinerlei Veränderungen, weder auf der Nierenoberfläche noch auf dem Sektionsschnitt, und so wird die Niere wegen der starken Anämie und wegen der Gefahr des Weiterblutens exstirpiert. Die pathologisch-anatomische Untersuchung ergab zwei kleine, stecknadelkopfgroße Abszeßchen der Nierenrinde (Abb. 137 u. 138). Mikroskopisch: mehrere, um die Arkadengefäße gelegene Rundzelleninfiltrate mit einzelnen verödeten Glomeruli und endarteriitischen Gefäßverengerungen an einer Stelle. Runde Eiterherde mit enormer kapillarer Hyperämie und Blutaustritten (Hart). Die nachträgliche bakteriologische Untersuchung ergab Staphylokokken im Blut.

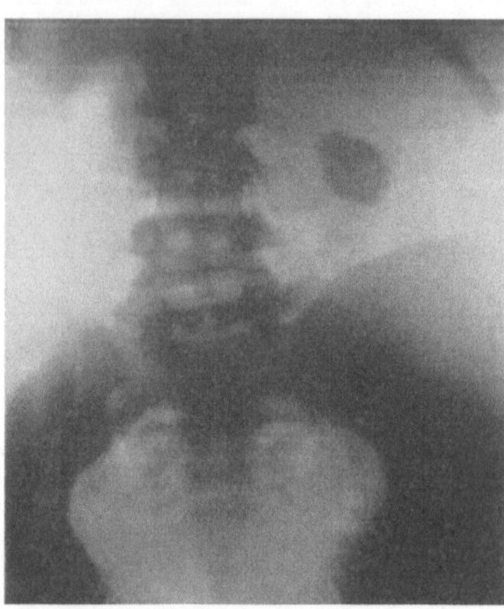

Abb. 139. Verkalkte Mesenterialdrüse. Verdacht auf Ureterstein.

Ein 24jähriger Arbeiter kam auf einem Gerüst mit schwerer Last beladen, zu einem Rittlingsfall mit Quetschung des Dammes und des rechten Hodens. Am 28. I. kommt er in die Klinik und läßt spontan klaren, unblutigen Harn. 29. I.: Wegen Urinverhaltung und Anschwellung der Dammgegend Boutonnière; ein kleiner Längsriß der Urethra wird festgestellt und genäht. Dauerkatheter. 2. II.: Schüttelfrost, Temperatur 40,5°. Eitrige Sekretion der Operationswunde. 17. II.: Schüttelfröste. Temperatur 40,6°. Links hinten im Bereiche der vier unteren Rippen Schmerzen; aus der linken Niere entleert sich kein Urin. 21. II.: Freilegung der linken Niere. In der Marksubstanz auf der Schnittfläche Eiter, strich- und punktförmige Eiterherde. (Pyelonephritis suppurativa). Tamponade. Nach guter Erholung und reichlichen Urinmengen bis zu 3000 ccm am 4. IV. plötzlich Schüttelfrost, Temperatur 40°. Starke Schmerhaftigkeit der rechten Niere. V. IV. Operation: Sektionsschnitt: Die blaurote, geschwollene Niere sieht äußerlich und auf dem Sektionsschnitt normal aus; nirgends Eiterherde. Während also die klinischen Erscheinungen bei der Erkrankung beider Seiten ganz die gleichen waren, wurden links mehrfache Eiterherde, rechts nur eine toxisch geschwollene und nephritisch veränderte Niere vorgefunden; histologisch Glomerulonephritis; allerdings kann man nicht wissen, ob bei längerer Beobachtung auch auf der andern Seite ein gleicher pathologisch-anatomischer Prozeß sich entwickelt hätte.

Die eitrige Entzündung der fibrösen Kapsel, der Fettkapsel und des retroperitonealen Fettgewebes, die eitrige Perinephritis.

Bei der Diagnose der Entzündung der Nierenfettkapsel beschränke ich mich auf die Besprechung der phlegmonös-eitrigen Form, die sich im Gebiete zwischen Niere und Lendenmuskulatur abspielt; sie stellt oft eine selbständige Krankheit dar. Die lipomatöse und die fibromatös-sklerotische Perinephritis und ihre spezifischen Formen, die tuberkulöse und aktinomykotische Entzündung, sind stets Begleit- und Folgeerscheinungen gleichartiger Nierenerkrankungen, sind als solche in den betreffenden Kapiteln erwähnt und sollen deshalb hier für die Besprechung fortfallen. Ebenso soll auf die fortgeleiteten Perinephritiden, bei denen die Niere und ihre Fettkapsel nur topographisch in Frage kommen, nur kurz hingewiesen werden.

Nennenswerte Unterschiede der Symptome der perinephritischen Eiterung von einer in der Niere entstandenen akuten eitrigen Nephritis bestehen, wenigstens für den Anfang des Leidens, nicht, da ja die perinephritische Eiterung ihren Ausgang meist von einem metastatischen miliaren Abszeß der Nierenrinde nimmt. Man wird also auch bei der Perinephritis anfänglich toxische Allgemeinsymptome zu erwarten haben: Frösteln oder ausgesprochenen Schüttelfrost, den in den ersten Tagen mehrmals sich wiederholendes Erbrechen begleiten kann; Fieber und der Fieberhöhe entsprechend beschleunigte Pulszahl, Unwohlsein, Mattigkeit, Schweiße, mehr oder minder schweres Krankheitsgefühl. Das Einsetzen der Allgemeinerscheinungen ist bald stürmisch und bösartig, bald mehr subakut oder chronisch. Das Fieber zeigt wohl den Typus des Eiterfiebers — morgens niedrig, abends erhöhte Temperatur — nimmt aber in der Regel einen ganz unregelmäßigen Verlauf; manchmal kontinuierlich oder remittierend, tritt es bei einer Anzahl von Fällen ganz zurück.

Das diagnostisch wichtigste Symptom ist der Schmerz, ein fast nie fehlendes Anfangsmerkmal. Er tritt gleich mit der örtlichen Ansiedlung und Auskeimung der Bakterien auf; sein Eintritt ist gewöhnlich, entsprechend dem plötzlichen Einbruch derselben in die Fettkapsel, zeitlich scharf betont. Sein Sitz ist vorzugsweise in der Lende, im Gebiet der 12. Rippe, oberhalb und unterhalb derselben. Durch äußeren Druck wird er erheblich gesteigert, desgleichen macht er sich bei Lagewechsel in erhöhtem Maße bemerkbar. Der intensive spontane Initialschmerz und Druckschmerz hat eine erhöhte diagnostische Bedeutung. Obwohl sonst allgemein ein schlechter Anhaltspunkt, kann und muß er verwertet werden, da andere greifbare örtliche Veränderungen für den Anfang fehlen; mit seiner Hilfe ist überhaupt erst eine Frühdiagnose möglich. Geht er mit den obengenannten Allgemeinerscheinungen einer bakteriellen toxischen Infektion einher, so muß man stets, sofern man auf den in die Nierennische verlagerten und dort konzentrierten Schmerz stößt, an eine perinephritische Eiterung denken. Denn es ist eine vielfach erhärtete klinische Erfahrung, daß zu den Möglichkeiten, die bei unklaren, durch hohes Fieber und lokalisierten Schmerz auf einen versteckten Eiterherd hinweisenden Allgemeinsymptomen erörtert werden müssen, vor allen anderen die eitrige Perinephritis gehört. Diese Tatsache ist so regelmäßig und häufig, daß man auch dann verpflichtet ist, nach dem Schmerz zu suchen, wenn er vom Kranken nicht angegeben wird, weil ihm kein besonderer Wert beigelegt oder wenn er wegen anderer, auffälliger in Erscheinung tretender Allgemeinsymptome nicht beachtet wird.

Die Nachforschung nach der Vorgeschichte des Schmerzes und der Allgemeinsymptome gibt in der Regel für die weitere Diagnose brauchbare Hinweise, weil häufig bestimmte periphere eitrige Erkrankungen die Quellen der Eiterung in der Fettkapsel sind. Am häufigsten handelt es sich um Staphylokokkeneiterungen, Furunkel und Karbunkel sowie kleine Panaritien, die in Heilung oder bereits abgeheilt sind, und deren ursächlicher Zusammenhang mit dem Leiden übersehen wird, was um so leichter geschieht, weil oft 4—8 Wochen zwischen der ursächlichen Eiterung und ihrer Lokalisation in der Nierenfettkapsel verstreichen. Diese vom Kranken übersehenen, nur scheinbar unwichtigen Merkmale müssen gesucht werden, um den Sachverhalt zu klären. Meist werden sich die ätiologischen Faktoren finden lassen. Es kommen hier alle jene Krankheiten in Frage, die wir vorn bei den eitrigen Nierenerkrankungen kennen gelernt haben, und von denen wir erfahrungsgemäß wissen, daß sie metastatischen Nierenabszessen vorauszugehen pflegen, wobei noch besonders auf die lymphogene Verbreitung hingewiesen werden soll. Das Kolon liegt auf beiden Seiten mit seiner, vom Peritoneum entblößten Hinterseite dem Nierenbecken und

Ureter an und damit sind die Voraussetzungen für eine Einwanderung der Darmbakterien ins perirenale Gewebe gegeben (Kümmell).

Die Zusammenfassung aller drei Momente — Schmerz, Allgemeinsymptome und ursächliche Eiterung oder Bazillenherd — wird in der Regel die Diagnose im Frühstadium ermöglichen. Man muß sie um so mehr beachten, als in dieser Phase der Entwicklung weitere beweisende Merkmale fehlen. Denn der Urin ist nicht selten normal, frei von Eiter, Bakterien und Nierenelementen; wenigstens habe ich eine ganze Reihe perinephritischer Eiterungen beobachtet, die keinerlei Abweichungen vom normalen Harn zeigten.

In einer Reihe von Fällen finden sich allerdings neben Urinbeschwerden, häufigem Harnbedürfnis und vermehrten Urinmengen auch Harnveränderungen — nephritische Produkte, vereinzelte Leukozyten, rote Blutkörperchen, geschwänzte und Blasenepithelien. Israel will auch in frühem Stadium durch sorgfältigste, häufig wiederholte mikroskopische Untersuchung des zentrifugierten Harns bei völliger makroskopischer Klarheit fast stets nephritische Elemente gefunden haben; die Kokken führen zu einer Einschmelzung des Nierengewebes in den kleinen Rindenabszessen und schädigen Glomerulus und Harnkanälchen. Auch Baum weist auf den fast regelmäßigen Befund von Bakterien und Eiter hin, ja er hat stets eine regelmäßige Übereinstimmung zwischen den im Urin und den im Abszeß aufgefundenen Bakterien nachweisen können. Man muß dann annehmen, daß es zu einem Durchbruch eines Rindenabszesses in die harnableitenden Wege gekommen ist. Wenn auch dieser Befund häufiger gemacht wird, so ist er doch im allgemeinen für eine sichere Diagnose wenig verwertbar. Es kann sich ja auch eine begleitende toxische Nephritis eingestellt haben, die die gleichen Harnveränderungen bedingt, ohne daß es zu einer lokalisierten Eiterung in der Fettkapsel gekommen ist. Andererseits spricht ein negativer Urinbefund nicht gegen Eiterung in der Fettkapsel, auch nicht gegen ihren Ausgangspunkt von einem miliaren Rindenabszeßchen aus.

Auch die Ergebnisse der Funktionsprüfung geben keine sichere Auskunft; denn da das Nierenparenchym häufig intakt bleibt oder der Ausgangsherd in der Niere räumlich eng begrenzt ist, so ist die Funktion der Niere oft vollkommen unbeeinflußt. In der Mehrzahl der Fälle, die zu beobachten ich Gelegenheit hatte, gab die Funktionsprüfung weder positiv noch negativ einen verwertbaren Entscheid. In der Regel fand sich keinerlei Veränderung, in wenigen Fällen eine geringe Herabsetzung gegenüber der gesunden Seite.

Ist es zur „Eiterentwicklung" gekommen, so ist die Diagnose meist nicht mehr schwer, denn jetzt finden sich objektive, deutlich in die Augen fallende und palpatorisch nachweisbare Merkmale. Man findet eine reflektorische Kontraktur der den Eiterherd bedeckenden Muskulatur, oder die Muskelspannung läßt sich durch Berührung auslösen; auch sind die Muskeln bei der Atmung geschont oder ganz festgestellt. Die Lendenwirbelsäule wird steif und schief gehalten, mit der konkaven Seite dem Eiterherd zugekehrt. Oft findet sich eine deutliche Anschwellung der Weichteile. Die Lendengegend scheint nicht nur für das Auge, noch mehr für die palpierende Hand nach außen gedrängt, was besonders auffallend ist, wenn der im Bett aufsitzende Kranke sich nach vorn überbeugt. Manchmal zeigt die Schwellung der äußeren Bedeckung entzündliche Veränderungen; mehr oder minder starke Rötung, ödematöse und teigige Konsistenz, öfters blutige Verfärbung. Die Grenzen der Schwellung sind hierbei meist verschwommen, diffus in die Umgebung übergehend, und nicht so selten ist es schon frühzeitig zu einer Perforation nach außen gekommen und es besteht eine Fistel.

Um sich über die verschiedene anatomische Ausbreitung der Eiterung eine ungefähre Vorstellung machen zu können, ist es nötig, sich die Topographie der Niere, ihrer Kapsel und des retroperitonealen Raumes ins Gedächtnis zu rufen. Die Eiterung zeigt die größte Verschiedenheit nach Sitz und Ausdehnung, findet sich zwischen der Nierenoberfläche und der fibrösen Kapsel, in der Fettkapsel und im retroperitonealen Fettgewebe, vom kleinen, durch frühzeitige Abkapslung und Verklebung eingeschlossenen Abszeßchen bis zur massigen Eiteransammlung. Die Eiterungen der Fettkapsel entwickeln sich in den vorgezeichneten Bahnen der Gerotafaszie, wobei sie sich bald hinten, am oberen oder unteren Pol, bald

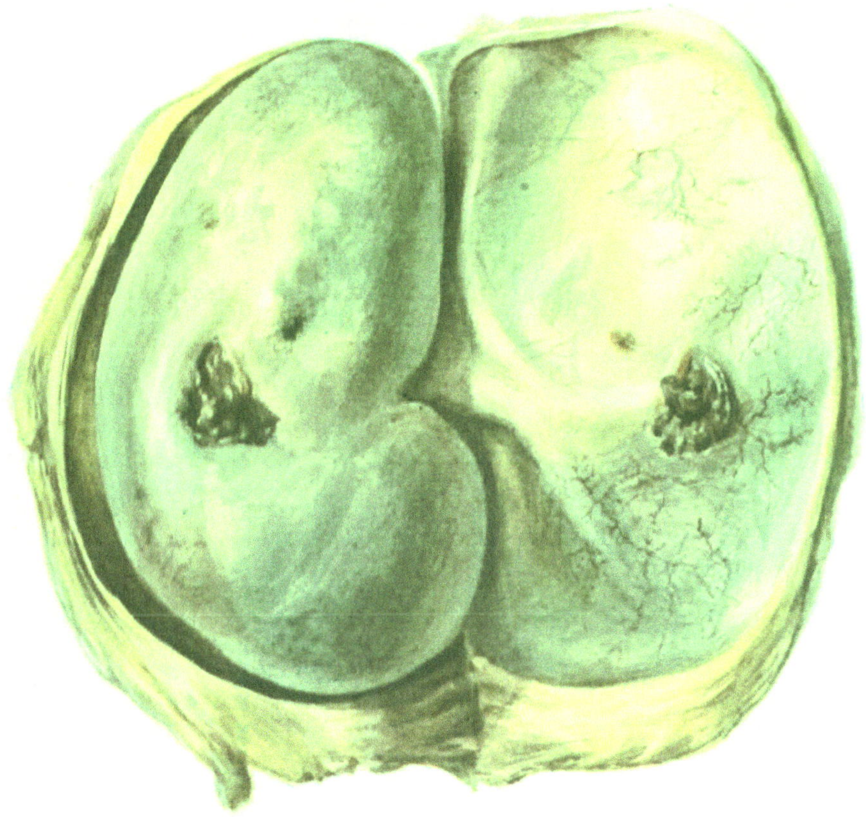

Abb. 140. Nephritis und Perinephritis suppurativa. Eiterdurchbruch in die Kapsel.

auch nach der medialen Seite zu entwickeln. Häufig aber durchbrechen sie die Fettkapsel und verbreiten sich nun, den Gesetzen der Schwere folgend, und nach der Seite des geringsten Widerstandes im retroperitonealen Fettgewebe, bald mehr rückwärts in die Lende und Seite, bald nach aufwärts in den Zwerchfellraum oder abwärts in dem retroperitonealen Bereich nach der Beckenschaufel und dem Becken zu. Schließlich überschreiten sie auch die Grenzen des retroperitonealen Raums — analog dem kalten und appendizitischen Abszeß —, dringen gegen die äußere Körperoberfläche vor, wölben die schwächste Stelle vor, verdünnen die Weichteile und brechen zur Oberfläche durch; oder sie gehen entlang dem Psoas und erscheinen unter dem

Lig. Pouparti oder hinten in der Glutäalmuskulatur. Oder aber sie brechen in die Hohlorgane der Bauch- oder Brusthöhle durch, in Darm, Blase, Scheide, Lungen und Bronchien.

Die örtlichen Symptome — Schmerz, Druckschmerz, Muskelstarre, entzündliche Rötung und Schwellung, Fixierung der Wirbelsäule — werden entsprechend der Lage, Ausbreitung und Intensität der anatomischen Veränderungen verschiedenen Grad und Sitz annehmen. Auch ist es ohne weiteres verständlich, daß die verschiedene pathologisch-anatomische Entwicklung auch die verschiedensten klinischen Begleitsymptome durch die räumlichen Wirkungen des Abszesses auf die Nachbarorgane mit sich bringen kann. So treten Schmerz und Druckschmerz bald mehr im Rücken, in der seitlichen Bauchgegend, in der Ileozökalgegend oder nach der Mitte des Bauches zu in besonderem Maße auf; sie wechseln auch ihren Grad, abgesehen von Natur und Intensität des entzündlichen Reizes und der Eiterung, besonders entsprechend den Grenzen, innerhalb denen der Abszeß den Weichteilen anliegt, und so sind sie auf der Höhe der Eiteransammlung am stärksten. Sitzt die Eiterung am oberen Nierenpol, so wird nur der Stoß und Druck von unten her gegen die Niere den Schmerz auslösen können.

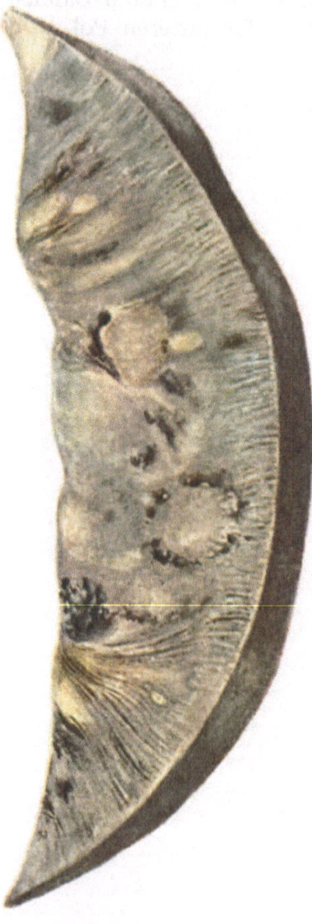

Abb. 141. Durchschnitt durch diese Niere. Punkt- und streifenförmige Eiterherde.

Die entzündlichen Veränderungen der äußeren Decken nehmen oft gewaltige Ausbreitung über ausgedehnten Eiteransammlungen an, reichen vom Rippenbogen bis zum Darmbeinkamm, können noch beide überragen und sich noch über die Mittellinie hinaus auf die gesunde Seite ausdehnen.

Der die Zwerchfellkuppe einnehmende Abszeß weitet den Rippenbogen aus, macht Interkostalnervenschmerz und übt eine atemhemmende Wirkung aus. Er kann zur sekundären Pleuritis exsudativa oder dem Pleuraempyem und zum Lungenabszeß führen, wenn die Erreger durch die bakterienundichte Pleura hindurchtreten oder auf den Lymphbahnen, die nach Küttners Untersuchungen zwischen Pleura und Niere bestehen, fortschreiten, oder aber wenn es zum Durchbruch durch das Zwerchfell nach dem Brustraum kommt.

Bei der Eiterung an der vorderen und medialen Seite der Niere und ihrer weiteren Entwicklung nach der Bauchseite zu kommt es zu Druckerscheinungen am Magen mit Erbrechen und Ektasie, am Duodenm und beim Wachstum gegen die Leberpforte hin zur Kompression der Gallengänge mit Ikterus, bei Druck auf die Gedärme zu Flatulenz und Meteorismus, zu Beeinflussung der Peristaltik durch entzündliche Infiltration und Fixation des Peritoneums und der Därme, zur Knickung und vorübergehendem Verschluß des Darmes und zu chronischem schleimig-eitrigem Dickdarmkatarrh. Diese Druckerscheinungen am Darm findet man besonders bei alten, eingedickten perinephritischen Abszessen mit ausgedehnter Schwartenbildung, weil es dann zu flächenhaften und bandartigen Verwachsungen mit den Gedärmen (Duodenum, Kolon usw.) gekommen ist.

Bei der retroperitonealen Entwicklung endlich stehen die auffälligen Änderungen der Körperhaltung, die dem Eiterherd gleichseitige reflektorische Beugekontraktur der Hüfte durch Einwirkung auf den Psoas, und die Wirbelsäulenkrümmung, bei der Ausdehnung in der Ileozökalgrube mehr appendizitische Erscheinungen im Vordergrund.

Die Topographie des Abszesses, die Bestimmung seiner Lage, seiner Größe und Ausdehnung, die Feststellung der Grenzen und des genauen Grundrisses ist die Aufgabe der Palpation und Perkussion. Die durch den raumbeengenden Abszeß hinzutretenden Folgezustände und Begleiterscheinungen von seiten der Nachbarorgane können hierbei zur genaueren Bestimmung mit herangezogen werden, jedoch geben sie andererseits begreiflicherweise Anlaß zu Mißdeutungen. Dieser Teil der Diagnose ist deshalb zuweilen sehr schwierig.

Der kleine, subphrenische Abszeß des Zwerchfellkuppelraumes ist palpatorisch nicht nachzuweisen; höchstens läßt er sich vermuten, wenn man die Niere herabgedrängt und entzündlich fixiert vorfindet. Deutlicher werden die durch ihn hervorgerufenen klinischen Begleiterscheinungen — Schonung der Atmung, einseitige Ausbreitung des Rippenbogens, Spannung der Bauchmuskulatur im Hypochondrium — auf ihn hinweisen; gelegentlich ist die Probepunktion, sofern sie positiv ist, imstande ihn aufzudecken. Aus der Tiefe, dem Ort und der Richtung der Punktionsnadel können wir dann auf Ursprung und Sitz des Eiters schließen. Öfters, wenn der Abszeß nur klein ist und an schwer zugänglicher Stelle sitzt, gewinnt man erst nach wiederholter Punktion an verschiedenen Stellen und in mehreren Sitzungen ein brauchbares Ergebnis.

Ich übe und empfehle die Probepunktion nicht. Bei großen Abszessen ist sie ganz unnötig und sind die Abszesse klein, so werden sie häufig verfehlt. Ein negatives Ergebnis ist nicht beweisend. Auch die mögliche Verschleppung des Infektionsmateriales ist nicht unbedenklich. Ich empfehle eher die Probeinzision und Freilegung der Fettkapsel, und dann erst kann mit der Nadel nach einem ungünstig gelegenen, schlecht erreichbaren Abszeß gesucht werden.

Sitzt der Abszeß retroperitoneal, so ist er der Betastung im allgemeinen leicht zugänglich und der Nachweis seiner Herkunft von der Niere ist schon durch die klinische Erfahrungstatsache möglich, daß retroperitoneal sitzende Entzündungsvorgänge in der Lende zum größten Teil von der Niere ausgehen.

Ist es zu einer Perforation gekommen und besteht eine Fistel, so ist die Diagnose leicht, wenn sich neben dem Eiter auch urinöse Bestandteile mit entleeren; die Auffüllung mit Wismut oder Kollargol, die Einführung einer Sonde durch die Fistel wird den Zusammenhang zwischen Fistel und Niere erweisen und unter günstigen Umständen auch Grad und Ausdehnung der anatomischen Zerstörung der Niere und des Nierenbeckens, von der der Durchbruch erfolgte, erkennen lassen.

Bei einem 24 Jahre alten Gardejäger fand sich folgender Befund: Er war wegen Schmerzen in der linken Nierengegend in Feld- und Kriegslazaretten längere Zeit beobachtet und wurde dann wegen zeitweiligen Eiweißbefundes und 18 Pfund Gewichtsabnahme in die Heimat befördert. 10. XII. 1916. Hernienoperation. 26. XII. Nach gutem Wundverlauf plötzlich Fieber und Schmerzen in der linken Nierengegend. Urin stark getrübt. Albumen positiv, Leukozyten. 1. I. 1917. Fühlbare Resistenz mit stärkerer Druckempfindlichkeit. Im Urin hyaline und granulierte Zylinder, Leukozyten. 5. I. Schmerzhafter, deutlich fühlbarer Tumor. Hohes Fieber. 14. I. Eröffnung eines paranephritischen Abszesses; Entleerung von 1 l Eiter. 10. II. Erneute Schmerzen in der linken Nierengegend. Hohe Temperatur, druckempfindliche Resistenz an der vorderen Bauchwand unterhalb des linken Rippenbogens. Freilegung; Abtastung des subphrenischen Raumes negativ, deshalb wieder Schluß der Bauchwunde. Erweiterung der alten Nierenwunde, Tamponade. 16. II. Entleerung von großen Eiteransammlungen. 4. IV. Abtransportiert mit Fistel mit einer urinös riechenden, dünnflüssigen Absonderung. April—Juli: Lazarettbehandlung. Fistel geschlossen. 8. X. 1917. Entleerung eines großen Eiterherdes der linken Nierengegend. Fistel geschlossen. 12. II. 1919. Schmerzen in der alten Nierenabszeßnarbe. Inzision eines fluktuierenden Abszesses. 14. III. 1919. Urinös-eitrige Fistel. 24. III. 1919. Bohnengroße Fistel. Sonde dringt 8 cm tief, und es entleert sich ein Eßlöffel Urin. 23. VI. 1919. Vom Urlaub zurück mit Fistel. Schüttelfrost, heftige Schmerzen in der linken Nierengegend. Die Fistel, die seit einigen Tagen geschlossen war, wurde wieder geöffnet; es entleert sich Eiter. 10. VII. 1919. Blasenurin stark getrübt, enthält Eiweiß und zahlreiche Eiterkörperchen. Blasenbeschwerden, Harnzwang und Schmerzen nach dem Wasserlassen. Jetzt Überweisung an mich. Bei der Zystoskopie fand sich eine schwere eitrige Zystitis. Aus der linken Harnleitermündung entleert sich durch den eingeführten Katheter eiterhaltiger, trüber Urin, ca. 25 ccm Residualharn; auch aus der rechten Uretermündung ist der Urin etwas getrübt. In der Nähe der linken Harnleitermündung kirschgroßes Divertikel. Blauinjektion: rechts normal, links keine Blaufärbung. Das Röntgenbild

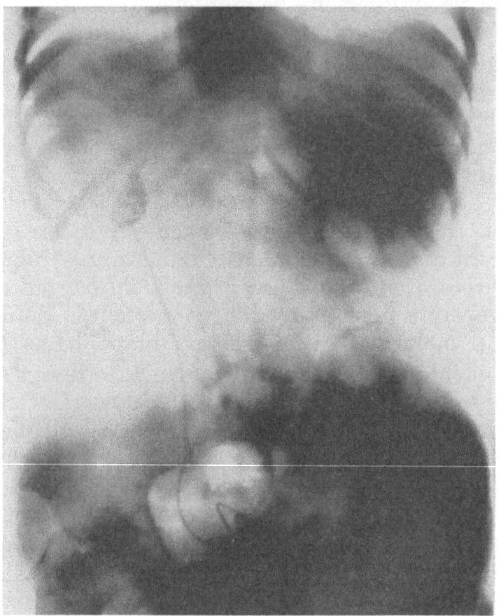

Abb. 142. Pyonephrose und paranephritische Fistel.
Pyelographisch aufgefülltes Nierenbecken.

zeigt den im Eitersack aufgerollten Nelatonkatheter, die Auffüllung mit Kollargol Form und Größe des Nierenbeckens (Abb. 142 u. 143). Operation: intrakapsuläre stückweise Entfernung der linken Niere, die bis auf einen langen 2 cm dicken Rest zusammengeschrumpft ist. Die Kapsel ist schwartig verändert; am oberen Pol der Niere ein taubeneigroßer Abszeß.

Ist dagegen das Sekret nicht urinös und sitzt die Ausmündung der Fistel an ungewohnter Stelle fernab der Nierengegend, so ist der Nachweis der Zusammengehörigkeit zwischen Fistel und Niere sehr erschwert und erst nach langwierigen Untersuchungen zu erbringen.

Eine 30jährige Frau erkrankte im November 1918 während einer Grippenepidemie plötzlich mit Stechen in der linken Seite, mit hohem Fieber. $^1/_4$ Jahre lang war sie krank. Im Verlaufe dieser Zeit bildete sich über dem linken Rippenbogen ein Abszeß, der ärztlicherseits durch Inzision geöffnet wurde. Seit dieser Zeit dauerte die Eiterung aus einer zurückbleibenden Fistel in Höhe der linken Darmbeinschaufel zwei Querfinger einwärts davon. Angeblich soll auch Darminhalt aus der Fistel gekommen sein. Aufnahme in der Klinik zur Schließung der Fistel. Mit der Sonde gelangt man durch die Bauchwandfistel in einen 3 cm langen Gang; durch Wismutauffüllung wird ein Zusammenhang mit dem

Darm nicht nachgewiesen. Plötzlich treten hohe Temperatur und Schmerzen der linken Seite auf und man kann einen gut faustgroßen Tumor unter dem linken Rippenbogen fühlen, der den Verdacht der Zugehörigkeit zur Niere erregte. Die Zystoskopie ergibt normale Blase, aber in der linken Uretergegend Blutungen und gelegentlich wird ein Eitergerinnsel heraustreten gesehen. Funktion vollständig aufgehoben. Die Annahme einer Pyonephrose mit Durchbruch ins paranephritische Lager und nach außen wird bestätigt durch die Operation. Nach der Freilegung gelangt man in ein steinhartes Schwielengewebe, das jede Orientierung für den Anfang unmöglich macht. Bei der Auslösung der Schwartenmassen mit Messer und Schere, wobei man glaubt, die Niere vor sich zu haben, gelangt man in verschiedene Abszeßhöhlen und plötzlich ist man gewahr, daß das schwerveränderte entzündliche wie Zunder brüchige Lungengewebe vorliegt. Diaphragma und Pleura waren also durchbrochen, der untere Teil der Lunge eitrig infiltriert. Beim weiteren Vordringen nach der Mitte zu zeigt sich erst jetzt die Niere, sie ist nur noch ein kümmerlicher Rest und in Narbenmassen eingebettet und aufgegangen. Bei nun mehr größerer Übersichtlichkeit

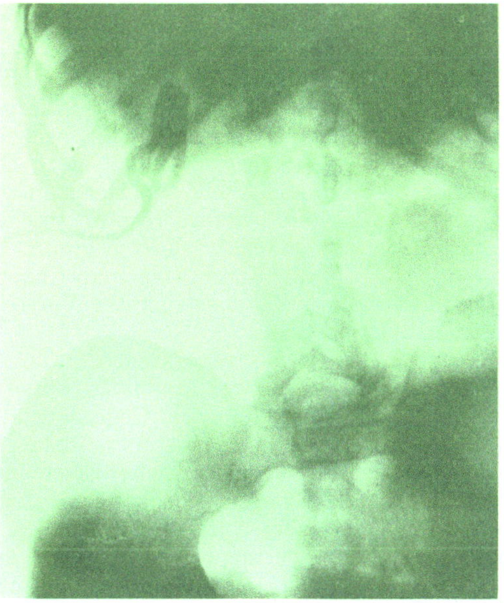

Abb. 143. Pyonephrose und paranephritische Fistel.
Im Eitersack aufgerollter Nelatonkatheter, der die Größe des Beckens zeigt.

sieht man, daß ein paranephritischer Abszeß an der Vorderwand der Niere über dem Colon transversum, das an der vorderen Bauchwand adhärent war, durch die Bauchdecken perforiert war und die Fistel erzeugt hatte.

Differentialdiagnose. Im Frühstadium — in der Zeit, die zwischen den ungeklärten Anfangserscheinungen einer akuten Infektion und der Lokalisation der ersten örtlichen, objektiv nachweisbaren Merkmale verstreicht — ist die Erkennung der perinephritischen Eiterung oft sehr erschwert und häufig sind irrtümliche Diagnosen vorgekommen. Wenn der Charakter des Fiebers und der angegriffene Allgemeinzustand einen Eiterungsprozeß irgendwo im Körper wahrscheinlich machen, so ist es das Suchen nach versteckter Eiterung, das jeder Chirurg kennt; oder aber, wenn das Fieber nicht den Eitertypus zeigt und klinische Erscheinungen der Respirations- und Magen-Darmwege vorherrschen, wie sie den Eiterungen der Nierenkapsel voranzugehen pflegen, so werden innere Leiden — Pneumonie, Scharlach, Typhus, Meningitis u. a. — in Erwägung gezogen. Hier hat als feststehende Regel zu gelten, daß man vor allen anderen Eiterungen an die perinephritische als die häufigste denkt, und bei der Abwägung gegen innere Leiden bleibt nichts anderes übrig, als eben einige Tage abzuwarten, bis sich objektiv nachweisbare Veränderungen einstellen, die für ein inneres Leiden entscheiden oder es ausschließen lassen.

Ist der Bestand einer Eiterung in der Nierengegend ziemlich gesichert, so macht es in den Anfangstagen die allergrößten Schwierigkeiten, zu entscheiden, ob eine embolisch-eitrige Nephritis oder Nephritis suppurativa, oder ein perinephritischer Abszeß vorliegt. Dies ist ohne weiteres klar, da wir ja annehmen, daß letzterer aus der ersteren hervorgeht. Da aber für beide Erkrankungen nur die operative Freilegung in Frage kommt, so darf man bis zur Entscheidung durch das Messer ruhig die Diagnose in suspenso lassen. Einige Tage später wird das Hervortreten eines Eiterharnes, dessen renale Quelle zystoskopisch und durch den Ureterenkatheterismus erwiesen ist, die Nieren- und Nierenbeckeneiterung leicht abtrennen lassen.

Ist es zu einer größeren Eiteransammlung gekommen, so ist die Abgrenzung der extrarenalen Kapseleiterung von dem in der Niere lokalisierten Eiterungsprozeß mitunter schwierig. Die renalen Eiterungen — die geschlossenen Pyonephrosen — haben meist eine schärfer begrenzte Form, wölben die Lende, Flanke und Bauchseite zirkumskript vor und zeigen, sofern sie nicht verwachsen sind, auch respiratorische Verschieblichkeit. Demgegenüber haben die perinephritischen Eiterungen für gewöhnlich ihre respiratorische Verschieblichkeit eingebüßt; die gefühlte Resistenz ist nicht scharf begrenzt, geht vielmehr verschwommen in die Nachbarschaft über, oder aber man findet trotz großer Ausweitung des Rippenbogens und weiter, ausgedehnter Vortreibung der Lendengegend keine umgreifbare Geschwulst.

Auch echte Tumoren können in Frage stehen. Die Anamnese und der klinische Befund, vor allem das Fieber, die relativ kurze Entwicklung und der schnelle Verlauf der Eiteransammlung im Gegensatz zu der allmählichen Entwicklung des Tumors werden hier die Trennung bald ermöglichen. Oberflächliche Lage, Ödeme und andere entzündliche Erscheinungen der Außendecken beheben natürlich jeden Zweifel, ebenso Zystoskopie und Ureterenkatheterismus; aber die angezogenen Unterscheidungsmerkmale können zum großen Teil trügerische sein: die perinephritischen Eiterungen können abgekapselt, manuell und respiratorisch verschieblich sein und ausgesprochenes Ballottement zeigen, oder können durch Verwachsungen und derb fibröse Schwarten Tumorhärte annehmen. Täuschungen in dieser oder jener Richtung sind also immer möglich. Ich wenigstens habe verschiedene Erfahrungen sammeln können und möchte hier zwei Krankengeschichten anführen, die die differential-diagnostischen Schwierigkeiten in hellstes Licht setzen:

Eine bis dahin gesunde 30 Jahre alte Frau erkrankte am 7. II. 1917 plötzlich mit Durchfall. Nach vorübergehender Besserung durch Diät Rückfall. Am 18. II. plötzlich heftige Schmerzen der rechten Bauchseite. Wegen Blinddarmentzündung der Klinik überwiesen. Status: 22. XI. Der Unterbauch ist leicht vorgetrieben; deutliche Darmsteifungen. Unter dem rechten Rippenbogen bei bimanueller Betastung deutlich ballottierender, glattwandiger Tumor, der die rechte Flanke und die unteren Rippen vorwölbt. Das Querkolon bildet einen vor der Geschwulst deutlich sicht- und fühlbaren, von oben nach unten verlaufenden Strang. Das Röntgenbild mit Aufblähung des Darmes bestätigt diesen Befund. Im Urin Eiweiß, viel Leukozyten, Reinkultur von Kolibazillen. 28. XI. Zystoskopie: Buchtige Blase, deutliche Gefäßzeichnung. Beide Ureteren ohne Besonderheiten; rechts scheinbar träge Kontraktionen. Funktionsprüfung: beiderseits während 20 Minuten kein Blau. Doppelseitiger Ureterenkatheterismus und Zuckerprobe: links nach 10, rechts nach 15 Minuten positiv. Diagnose: Rechtsseitige Pyonephrose. Operation: Nach dem sehr blutreichen lumboinguinalen Schrägschnitt kommt man nach Durchtrennung der Faszie in einen aashaft stinkenden Abszeß, der der etwas verlagerten Niere aufliegt. Die Niere ist nicht verändert, nur führen feste Verwachsungen zu ihrer Hinterfläche. Im Eiter Koli und Staphylokokken.

Ein $2^1/_2$jähriges Kind wurde wegen Tumorverdacht in die Klinik gewiesen; da sich aber eine derbe schwartige Resistenz über der ganzen rechten Lende fand, die Berührung sehr schmerzhaft und die Wirbelsäule gekrümmt war, wurde doch, obwohl im sauren Urin nur wenige Leukozyten und keine Bakterien sich fanden — 8 Wochen vor der Erkrankung hatte das Kind Windpocken — eine chronisch-paranephritische Eiterung angenommen. Aber in Narkose kurz vor der Operation wurde einwandfrei bei doppelhändiger Betastung ein mannsfaustgroßer ballottierender Tumor der Niere festgestellt von außergewöhnlicher Härte. Trotzdem wurde an der Diagnose eines entzündlichen Tumors festgehalten. Schon gleich bei der Inzision kam man in derbes Schwielengewebe; die Lendenmuskulatur war weißlich sukkulent und narbig schwielig entartet. Der chronisch sklerosierende Prozeß hatte sich in der Kapsel, auf den Faszien und der Lendenmuskulatur festgesetzt. Die daumendicken schwartigen Massen knirschen beim Durchschneiden mit dem Messer. Unter einem kinderhandtellergroßen, geschwulstartigen, dicken Schwartenstück lag die kleine, anscheinend nicht vergrößerte Niere. Das Parenchym zeigte an einer Stelle sternförmig angeordnet strahlige Depressionen und eine bröcklige Masse lag auf ihr. Ich glaubte eine aktinomykotische Veränderung vor mir zu haben. Der Nachweis von Drusen gelang aber nicht. Mikroskopisch zeigte sich an dem herausgeschnittenen Nierenstück chronische Entzündung unspezifischen Charakters. Es handelte sich demnach um eine chronisch sklerosierende Paranephritis.

Aber nicht nur extrarenale Eiterungen und intrarenale Erkrankungen werden miteinander verwechselt, sondern an Stelle des Kapselabszesses werden fälschlicherweise außerhalb der Niere liegende Erkrankungen angenommen, vor allem dann, wenn Begleit- und Folgeerscheinungen des perinephritischen Abszesses, besonders die vorn erwähnten Drucksymptome, auffällig in Erscheinung treten.

Bei der Entwicklung der Eiterung im subphrenischen Raum geschieht am häufigsten eine Verwechslung mit der Pleuritis und dem Empyem. Denn hier bestehen durch Vermittlung der Interkostalnerven oft heftige, nach der Brust zu ausstrahlende Schmerzen, die zu Schonung der Thoraxhälfte und zu schmerzhafter erschwerter Atmung führen; ferner kommt es oft zu einer Ausweitung des unteren Rippenbogens, vor allem aber entsteht häufig eine sympathische oder durch direkte Überwanderung, durch Durchbruch der Eiterung nach der Pleura oder durch embolische Verschleppung bedingte Pleuritis exsudativa. Während also die seröse oder eitrige Pleuritis nur Folgezustand oder Nachbarschaftssymptom ist, wird sie als selbständig betrachtet und ihr Zusammenhang mit der paranephritischen Eiterung übersehen. Die Anamnese und der weitere Verlauf der Krankheit, insbesondere die gebührende Berücksichtigung der zeitlichen Aufeinanderfolge der klinischen Erscheinungen, müssen die Feststellung ermöglichen, daß die Pleuritis nicht die erste Erkrankung ist, und Pleurapunktion und Probeschnitt des paranephritischen Abszesses müssen das Nebeneinander beider erweisen.

Ein 35 Jahre alter Mann erkrankte Januar 1920 mit Seitenstechen und Brustschmerzen links. Behandlung auf Lungen- und Brustfellentzündung.

Mitte März trat unter den linken unteren Rippen eine schmerzhafte Anschwellung auf. Der behandelnde Arzt überwies jetzt den Kranken wegen Brustfelleiterung zur Operation.

Der elende, hochfiebernde Kranke hatte eine schmerzhafte, verschwommene, allmählich in die normale Umgebung übergehende Schwellung seitlich hinten unten links unterhalb der 12. Rippe mit Dämpfung und aufgehobenem Atemgeräusch der unteren Lungenpartien. Die Punktion ergab spärliches trüb und dünn seröses Exsudat. Rippenresektion und Thorakozentese ergaben nur einige wenige Kubikzentimeter trüben Exsudats.

Da das Resulat unbefriedigend, wurde nun unterhalb in der Nierengegend eingegangen und es entleerten sich subphrenisch mehrere Liter stinkenden Eiters.

7 Tage später erlag der Kranke einer eitrigen Perikarditis. Bei der Sektion wurde eine ausgedehnte originäre Pyonephrose festgestellt.

Bei dem Sitz der Eiterung an der medialen Seite der Niere mit reflektorischer Kontraktur der Bauchmuskulatur, ausgesprochenem Druckschmerz unterhalb des Rippenbogens den Rektus entlang, mit Erbrechen, Ikterus, Flatulenz, Meteorismus, kurz mit dem Hervortreten von Baucherscheinungen, liegt die

Verwechslung mit anderen eitrigen Bauchaffektionen — Cholezystitis, Appendizitis, abgesackten Eiterungen anderer Quelle — nahe. Die Abtrennung dieser Erkrankungen habe ich vorn bei der eitrigen Nephritis ausführlich erörtert und weise darauf hin.

Bei der retroperitonealen Entwicklung des Abszesses hat man die appendizitische Eiterung in differentialdiagnostische Erwägung zu ziehen. Bei der lumbalen Form der Appendizitis kann die Eiterung gleiche Lagerung und Ausdehnung annehmen; desgleichen aber können von der Blase, von der Prostata, den Parametrien und dem periproktitischen Fettgewebe ausgehende Eiterungen ganz gleiche Lokalisationen bedingen. Ja es ist auch schon das vereinte Vorkommen öfters beobachtet, daß genannte Erscheinungen über das retroperitoneale Fettgewebe auf die Nierenfettkapsel übergegriffen haben. Auch hier dürften Anamnese, Entwicklung und Verlauf des Leidens nachträglich den Ausgangspunkt der Eiterung bestimmen lassen.

Das Hervortreten der reflektorischen Kontraktur des Psoas mit Beugung der Hüfte und mit Wirbelsäulenkrümmung, das erste Erscheinen des Abszesses in den abhängigen Partien, in der Leiste, dem Adduktorenkanal oder der Glutaealgegend, hat den Verdacht auf chronisches Hüftleiden und Wirbelsäulenerkrankungen, vor allem auf andere chronische Eiterungen pyogener und tuberkulöser Natur wachgerufen. Die Behinderung des Psoas in nur einer Richtung, die sonstige Integrität des Hüftgelenkmechanismus, Anamnese und Röntgenbild der Wirbelsäule werden mit bestimmter Sicherheit akute und subakute und chronische osteomyelitische Prozesse der Wirbelsäule und der Hüfte mit Senkungsabszessen ausschließen lassen.

Endlich hat man neuralgische Beschwerden im Kreuz bei Abwesenheit allgemeiner und äußerer entzündlicher Erscheinungen — der Abszeß braucht oft lange Zeit, bis er an die Oberfläche gelangt, oder kann sich eindicken und sogar restlos verschwinden — als Rheumatismus und Muskelzerrung gedeutet.

Ein 37jähriger Artist erkrankte 3 Wochen vor seiner Aufnahme am 26. V. 1919 an „Grippe“ mit 40° Temperatur und ziehenden Schmerzen in allen Gliedern. Nach 10 Tagen stand er auf. Einige Tage später traten Schmerzen im Rücken links neben der Wirbelsäule auf; die allmählich zunahmen; Husten und tiefes Luftholen verursachten Stechen. Unter der linken letzten Rippe bestand eine starke Druckempfindlichkeit. Da sich in rechter Seitenlage beim Husten eine handtellergroße flachkugelige Vorwölbung unterhalb der linken 12. Rippe zeigt, die Haut vollkommen unverändert ist, wird an eine Hernie gedacht. Die Zystoskopie ergibt normalen Befund. Urin o. B. 3. VI. Temperatur 40°. 4. VI. Punktion der linken Lendengegend ergibt nur Blut. 6. VI. Bei tiefer Palpation im linken Hypochondrium fühlt man die entzündlich veränderte Niere. Der Druck namentlich vorne auf der Niere ist schmerzhaft. 8. VI. Die Geschwulst wird kleiner. 12. VI. Temperatur steigt wieder an auf 38,6°; es bestehen Schmerzen in Höhe des 11. Wirbels links von der Wirbelsäule, auch Druckempfindlichkeit der Dämpfung. Punktion ergibt bei 7 cm Tiefe dickflüssigen Eiter. Kultur: Reinkultur von Staphylokokken. Behandlung mit Kataplasmen. 27. VI. gebessert. 7. VII. geheilt entlassen.

Tuberkulose.

Kein Gebiet der gesamten Nierenpathologie hat in den letzten Jahrzehnten mehr Anregung und Förderung, mehr an diagnostischer Schärfe und Klarheit gewonnen, als das der Nierentuberkulose. Wir verdanken diesen Umstand, bei voller Anerkennung der Mitarbeit aller Disziplinen an diesem Grenzgebiet, in erster Linie der chirurgischen Inangriffnahme dieses Leidens. Die Chirurgie hat nachgewiesen, daß die chronisch primäre Nierentuberkulose bei überwiegend einseitigem Auftreten für die Dauer heilbar ist. Die vielfach gesammelten operativen Erfahrungen haben ferner gelehrt, daß es notwendig ist, diese Erkrankung möglichst frühzeitig dem Messer zuzuführen, und damit wurden der Diagnose neue Aufgaben gestellt, neue Bahnen gewiesen. Es galt, die Frühdiagnose der Nierentuberkulose auszubauen. Dank bester technischer Mittel, besonders der grundsätzlichen Anerkennung und Einführung des Ureterenkatheterismus gerade auf diesem Gebiet und dank geschärfterer klinischer Beobachtung gelingt es jetzt öfters, die Krankheit selbst in ihren allerersten Anfängen zu erkennen. Nach wie vor bleibt aber zu Recht bestehen, daß die Diagnose der Nierentuberkulose reich an Irrtümern ist. Es liegt dies vor allem an der Art der Entwicklung der Krankheit, an der wechselnden Fülle der pathologisch-anatomischen Erscheinungsformen, an der Verschiedenheit des klinischen Verlaufes und dem Wechsel subjektiver und objektiver Merkmale. Vielfach liegt auch die Schuld am Arzte selbst, der in Unkenntnis der Pathologie und Klinik der Krankheit das diagnostische Rüstzeug nicht vollkommen ausnützt. Gelegentlich bringt auch ein Versagen der Hilfsmittel einen Mißerfolg. So ist denn zuweilen nur eine Wahrscheinlichkeitsdiagnose, vereinzelt nur ein mehr oder minder begründeter Verdacht, und in seltenen Fällen eine Diagnose überhaupt nicht möglich.

Nur die chirurgische Nierentuberkulose ist hier Gegenstand unserer Betrachtungen, d. h. die Form der Tuberkulose, bei der die Niere der erste und vorwiegend einzige Erkrankungsherd in den Harnwegen ist. Die Nierentuberkulose als Teilerscheinung der allgemeinen Miliartuberkulose — medizinische Tuberkulose — fällt bei der Betrachtung fort.

Die diagnostisch wichtigste Folge der Nierentuberkulose ist die Mitbeteiligung und Miterkrankung der Blase. Da sie frühzeitig, schon in den ersten Anfängen des Leidens auftreten kann und fast regelmäßig lokale und allgemeine Störungen bedingt, gibt sie weitaus am häufigsten dem Kranken den ersten Anlaß, ärztliche Hilfe in Anspruch zu nehmen.

Im Vordergrund bei der Nierentuberkulose steht der chronische Blasenkatarrh mit Störungen der Urinentleerung und krankhaften Veränderungen des Harns. Es ist in erster Linie die gesteigerte Häufigkeit des Harnbedürfnisses, die scheinbar ursachlos dem Patienten durch vermehrtes nächtliches Auftreten auffällt. Der Kranke muß 2—3 mal und öfter nachts aufstehen; auch tagsüber ist die Zahl der Harnentleerungen in vielen Fällen erheblich gesteigert, zuweilen bis zu $^1/_4$stündlicher Wiederholung. Der aus der tuberkulösen Niere kommende, krankhaft veränderte Urin macht das Urinbedürfnis häufiger als normal und zugleich schmerzhaft. In vereinzelten Fällen kann die gesteigerte Harnfrequenz auch bei makroskopisch klarem Harn und zystoskopisch normaler Blase auftreten. Sie ist dann die Folge einer von der erkrankten Niere oder dem Ureter fortgeleiteten nervösen Empfindlichkeit. Ist diese gesteigerte Frequenz an sich schon unbequem und lästig, so wird sie zur Qual, wenn sich, was häufig der Fall ist, ein sehr starker, unaufhörlicher Harnzwang hinzugesellt. Der Patient wird durch anfallsweise auftretende krampfartige Schmerzen — Tenesmen — heimgesucht, die sich bei Beginn, während und am Ende der Miktion einstellen. Hat der Patient dem gebieterischen Drang nachgegeben, so ist er trotzdem meist unbefriedigt, nie fertig. Schmerzen und ergebnisloser Drang kehren wieder, nachdem nur einige wenige Tropfen Harn abgegangen sind. Der Drang ist mitunter so heftig, daß er unweigerlich eine sofortige Befriedigung verlangt, soll es nicht zu unfreiwilligem Urinabgang kommen. Dieser qualvolle Zustand führt manchmal infolge allzu häufiger Inanspruchnahme des Blasen-Schließmuskelapparates schließlich zur Inkontinenz, besonders nachts im Schlafe, wenn die bewußten Kontraktionen des Sphinkters fortfallen. Die nächtliche Urininkontinenz — das Unvermögen der Harnzurückhaltung — wird unter die Anfangssymptome der Nierentuberkulose gezählt.

Trotz der großen Häufigkeit der Harnentleerung ist die Urinmenge wenig verändert, mindestens nicht erheblich vermehrt. Doch findet sich in einigen Fällen von beginnender Nierentuberkulose eine Polyurie. Hierbei ist die 24stündige Menge, deren Hauptteil auf die Nacht und den Morgen kommt, oft sehr erheblich gesteigert; sie kann außergewöhnlich hohe Grade erreichen, manchmal bis zu 5000 ccm und mehr. Da die Polyurie gerade in den allerersten Anfängen des Leidens beobachtet wird, oft zu einer Zeit, wo alle sonstigen Hinweise auf die Harnwege fehlen, da sie also vollständig selbständig auftreten kann —, wird sie von den Franzosen als ein für die Nierentuberkulose sehr verdächtiges Frühsymptom angesprochen. Unter meinen Patienten habe auch ich einschlägige Beobachtungen gemacht. In der Kriegszeit durften wir allerdings in Einzelfällen auf dieses bemerkenswerte Symptom nur wenig Gewicht legen, da Kranke beider Geschlechter und jeden Alters mit Polyurien bis zu 6 Liter Tagesmenge zu den Alltäglichkeiten gehörten. Ihre pathognomische Würdigung und ihre Deutung findet die Polyurie durch Israel, der sie als Kongestionsfolge, später als durch interstitielle sklerotische Entartung der Niere bedingt ansieht.

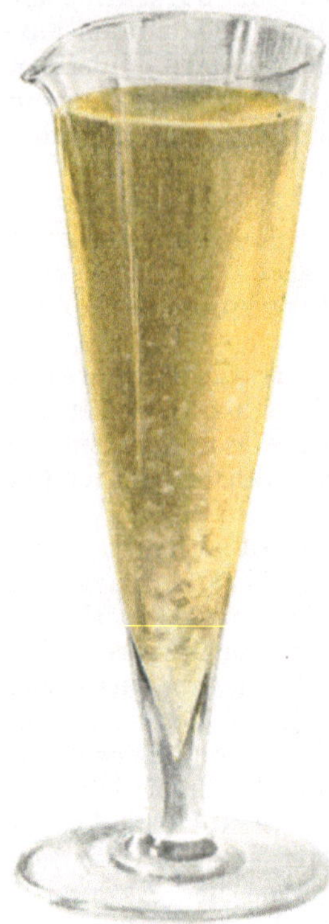

Abb. 144. Pyurie.

Neben den erwähnten Funktionsstörungen — Pollakiurie, Dysurie, Strangurie, Inkontinenz und gelegentlich beobachteter Polyurie finden sich auch meist auffallende Veränderungen des Harnes. Seine Durchsichtigkeit und Farbe ist gewöhnlich schon bei oberflächlicher Betrachtung sehr verändert. Er ist mehr oder minder stark getrübt; er hat seine normale, goldgelbe, leuchtende Farbe verloren und ist stumpf. Die Reaktion des Harnes ist sauer. Die Trübung ist hervorgerufen durch Eiterbeimengung, der sich meist Blut in mikroskopisch kleinen Mengen, öfters sichtbare kleine Flöckchen und Schüppchen oder größere Fetzen beigesellt haben. Der Eitergehalt kann so erheblich sein, daß der Urin wie Milch aussieht. Beim Stehen im Spitzglas fällt ein mehr oder minder starkes Sediment zu Boden (Abb. 144). Mikroskopisch finden sich im Niederschlag: Eiterzellen, vereinzelt oder zu Haufen und in Klumpen zusammengeballt, rote Blutkörperchen, abgestoßene Epithelien, harnsaure Salze, Detritusmasse, Albumen.

Die Eiterbeimengung — die Pyurie — ist häufig für den weiteren Gang der Diagnose entscheidend. Denn die chronische Pyurie ist außerordentlich verdächtig auf Nierentuberkulose. Sie ist ein regelmäßiges und häufig auch das erste Zeichen eines tuberkulösen Prozesses, der sich in der Niere festgesetzt hat. Allerdings wird sie oft nicht entdeckt und nach ihrer Auffindung nicht richtig gewürdigt. In Frühfällen kann die Trübung vereinzelt so geringfügig sein, daß der Harn äußerlich normal aussieht. Sie fehlt aber in keinem Falle von Nierentuberkulose und ist mikroskopisch stets nachweisbar, sobald verkäsende Nierentuberkuloseherde mit den ableitenden Harnwegen in Verbindung stehen. Ist eine Trübung des Harnes zufällig von dem Patienten entdeckt, oder hat sie der Arzt durch mikroskopische Untersuchung als durch Eiter bedingt nachgewiesen, so sagt allerdings ihre Anwesenheit, für sich betrachtet, nur aus, daß ein entzündlicher, eitriger Prozeß in den Harnwegen vorliegt. Der immer wiederholte Versuch, aus den morphologisch verschiedenen Eiterzellen und besonders aus deren Degenerationsformen auf die spezifische Natur der Erkrankung zu schließen, ist nichtig. Akut und chronisch eitrige Entzündungsprozesse verursachen denselben Eiter, jedenfalls sind sie mikroskopisch nicht sicher zu trennen.

Besondere Bedeutung gewinnt der Eitergehalt, wenn die Reaktion des Harnes sauer ist: bei unkomplizierter Tuberkulose der Niere und Blase ist der Harn stets sauer. Die Tuberkelbazillen sind keine Harnstoffzersetzer. Saurer Harn und hoher Eitergehalt werden meist nur bei der Nierentuberkulose gefunden. Die abnorm stark saure Reaktion soll auch beim Stehen ungewöhnlich lange — Wochen und Monate — anhalten. Erst wenn harnstoffzersetzende Bakterien im Spiele sind, wird der tuberkulöse Harn neutral oder alkalisch. Eine Mischinfektion ist aber relativ selten und ihre Entstehung ist fast ausnahmslos durch unnötige oder unvorsichtig ausgeführte instrumentelle Eingriffe an der Blase verschuldet.

Noch ein weiterer Befund fördert unsere Verdachtsgründe und stützt die Diagnose: die Beimengung von Blut in mikroskopischen Mengen. Der tuberkulöse Eiterharn ist in der Regel auch bluthaltig. Das Blut stammt aus Niere und Blase; aus letzterer mischt es sich namentlich am Ende des Wasserlassens bei (terminale Hämaturie). Es sind bei fast allen Nierentuberkulosen gewöhnlich — nur mit ganz wenigen Ausnahmen — mindestens im sedimentierten Harn Schatten ausgelaugter Blutkörperchen zu finden. Öfters ist die blutige Beimengung schon äußerlich mit bloßem Auge als blutige Verfärbung oder durch Beimischung von Blutspuren, Bluteiterfetzen, Bröckel oder Blutgerinnsel erkennbar.

Auch echte renale Hämaturien ohne Eiter treten bei Nierentuberkulose auf. Sie können verschieden heftig sein, manchmal profus, sofortige Hilfe wegen Lebensgefahr erheischend. Im allgemeinen sind sie aber geringgradig, halten einige Tage an und klingen dann langsam ab. Sie treten zuweilen nur einmal auf, nie wiederkehrend, zuweilen wiederholen sie sich anfallsweise in mehr oder minder großen Zwischenräumen. Unter ihnen hat die ganz im Beginn einer Nierentuberkulose auftretende sog. initiale Hämaturie eine ganz besondere Bedeutung. Sie spielt für die Frühdiagnose die gleiche wichtige Rolle wie die Hämoptoe für die beginnende Lungenphthise. Beide sind auf dieselbe Ursache zurückzuführen, nämlich auf eine Kongestion oder Arrosion der Gefäße, bei der Niere durch an der Papille sitzende geschwürige Prozesse oder infolge Durchbruchs von tuberkulösen Granulationen anderen Sitzes. Die Blutungen sind oft mit erheblichen Schmerzen verbunden. Da die Blutung in den Anfangsstadien der Nierentuberkulose glücklicherweise häufiger auftritt, während sie bei fortgeschrittenen Fällen zu den größten Seltenheiten gehört, und da sie mitunter das erste und einzige Zeichen einer bis dahin unbemerkt gebliebenen versteckten Tuberkulose ist, so muß man ihr genaueste Beachtung schenken. Differentialdiagnostisch stellt uns die Blutung zuweilen vor schwierige Aufgaben. Ihre Trennung von der Steinblutung ist besonders dann schwer, wenn der Nierenstein infiziert ist und mit Pyurie einhergeht. Verläuft sie selbst ohne erhebliche Eiterbeimischung, so dürfte die Entscheidung gegenüber der Blutung nach Tumor oder Nephritis oft erst durch die operative Besichtigung möglich sein, wenn Zystoskopie und Harnuntersuchung auf Bazillen negativ sind. Die makroskopische Blutung braucht aber nicht ausschließlich aus der Niere zu stammen. Ich habe vereinzelte Fälle erlebt, wo sie, profus und nicht bloß terminal, aus einem schweren, die Nierentuberkulose komplizierenden tuberkulös-hämorrhagischen Katarrh der Blase herrührte.

Neben der blutigen Beimischung verrät der Harn seine wahre Natur auch durch die Sterilität; es finden sich keine Mikroben im gewöhnlichen Färbepräparat. Der Urin ist vielmehr in der großen Mehrzahl der Fälle auf gewöhnlichem Nährboden steril, wenn es sich um Tuberkulose der Harnorgane handelt. Die Sterilität eines eiterhaltigen Urins spricht mit hoher Wahrscheinlichkeit für Tuberkulose. Diese diagnostisch sehr wichtige Bedeutung der kulturellen Harnuntersuchung möchte ich noch besonders unterstreichen. Es gibt kaum eine Affektion der Niere, die einen mikroskopisch eiterhaltigen, sterilen Urin liefert, es sei denn, daß sie tuberkulös erkrankt sei. Die anderen eitrigen Nierenprozesse haben leicht färbbare Bakterien im Harn. Ich habe mich daran gewöhnt. jeden Eiterharn sofort bei der ersten Untersuchung steril zu entnehmen und durch einfache Mikroskopie und wenn nötig im hängenden Tropfen und später in Bouillonausstrich weiter zu untersuchen. Nach 24 Stunden wissen wir, ob ein steriler Harn vorliegt, und die weitere Untersuchung bekommt dadurch eine bestimmtere Richtung. Da eine langwierige, oftmals wiederholte zystoskopische Untersuchung auch bei peinlichster Arbeit doch zuweilen bakterielle Beschmutzungen mit sich bringt, ist gerade das erste bakteriologische Resultat aus der bis dahin unberührten Blase von entscheidendem Werte, denn bekanntlich führen die instrumentellen Untersuchungen zu sekundären Mischinfektionen, die ja allerdings, wenn auch selten, bei Tuberkulose auch auf dem Wege der Blut- und Lymphbahnen primär und sekundär möglich sind. Der Nachweis der Sterilität ist um so wichtiger, wenn wir mikroskopisch Tuberkelbazillen bei wiederholten Untersuchungen nicht zu finden vermögen.

Eine Ausnahme darf man nicht außer acht lassen: die Eiterung der oberen Harnwege bei Gonorrhöe. Auch hier findet man starke Pyurie und sterilen Harn, weil der Nachweis der Gonokokken sehr schwierig ist und meist nicht gelingt. Die Trennung der tuberkulösen und der gonorrhoischen Eiterung ist auch schon deshalb schwierig, weil beide Erkrankungen miteinander in kausalem Zusammenhang stehen können. Kümmel macht mit Recht darauf aufmerksam, daß chronische Gonorrhöe beider Geschlechter in hohem Maße zu Tuberkulose der Harnwege disponiere. Ist demnach anamnestisch eine Gonorrhöe vorausgegangen, so haben wir differentialdiagnostisch in doppelter Hinsicht Stellung zu nehmen, man muß die Gonorrhöe ausschließen oder als stark disponierendes Moment in Anspruch nehmen.

Wenn ich das Gesagte nochmals kurz zusammenfasse, so sind der chronische Blasenkatarrh und die chronische Pyurie außerordentlich wichtige diagnostische Momente; ja, sie bilden, da der vesikale Typus der Nierentuberkulose der gewöhnliche ist, in der vorwiegenden Mehrzahl der Fälle die ganze Grundlage des diagnostischen Aufbaues. Sie müssen von dem Arzt, dem sie entgegentreten, mehr als bisher gewürdigt werden. Man kann diese Mahnung nicht häufig genug aussprechen. Da die Symptome des chronischen Blasenkatarrhs so auffällig in Erscheinung treten, begnügt sich der Arzt in der Regel mit der bloßen Feststellung, um so mehr, da in vielen Fällen die Blasenerscheinungen das ganze Leiden des Patienten ausmachen und jeder Hinweis auf eine Niere als Ausgangsort fehlt. In seiner Auffassung sieht er sich bestärkt, wenn seine therapeutischen Maßnahmen innerhalb von Wochen einen gewissen Erfolg aufweisen. Es ist dies häufig der Fall. An sich schon zeigen die tuberkulösen Blasenbeschwerden ohne jeglichen therapeutischen Einfluß und die chronische Pyurie auffällige Schwankungen. Wochen schwerster quälender Schmerzen werden abgelöst von relativ freien guten Tagen, und auch nach Bettruhe und Diät verliert der Harn seine Trübung und der Eitergehalt kann bis auf Spuren oder ganz schwinden. Abgesehen von einer medikamentösen Besserung und dem Abklingen der entzündlichen Erscheinungen durch die Ruhe kann es auch vorkommen, daß ein nur kleiner tuberkulöser Herd der Niere nach den Harnwegen durchgebrochen, seinen Weg durch die Blase gefunden und zur Ausheilung gekommen ist, oder daß durch eine zeitweilige Verlegung des Harnleiters der tuberkulöse Eiter seinen Weg vorübergehend nicht mehr in die Blase findet; ja, es kann ein dauernder Stillstand und endgültiges Versiegen der Pyurie eintreten, wenn es zu einem spontan dauernden Verschluß des Ureters gekommen ist — es ist dies eine Art Selbstheilung der Nierentuberkulose, man spricht dann von der geschlossenen Nierentuberkulose. Während der aufmerksame Beobachter aus diesem Schwanken des Eitergehalts, mit Wechsel zwischen Klarheit und Trübung des Harnes, und dem verschiedenen Wechsel der subjektiven Beschwerden sehr wichtige Verdachtsmomente herausfinden kann, erschweren andererseits diese trügerischen Stillstände begreiflicherweise die Erkennung, wenn der Arzt gerade in einer Phase der Besserung oder gar des Stillstandes der Eiterung untersucht. Das Vorherrschen schwerer funktioneller Störungen der Blase und im Mißverhältnis hierzu geringe oder fast nicht nachweisbare Harnveränderungen müssen bei solcher Sachlage doch den Verdacht wecken. Aber der Untersucher versäumt in der Regel, nach der Ursache des chronischen Katarrhs zu fragen, oder er begnügt sich mit der Erklärung durch eine vorangegangene Gonorrhöe. Der Nierentuberkulose-Kranke, der wochen- monate- und jahrelang mit Diät und Spülungen oder auch mit lokalen Ätzungen des Samenhügels auf chronische gonorrhoische Zystitis von den verschiedensten Ärzten behandelt wird, ist keine seltene Erscheinung, und in der Reihe der irrenden Ärzte fehlen auch die Spezialisten und Chirurgen nicht. Es liegt auch nicht immer nahe, gleich das Allerernsteste in Erwägung zu ziehen. Dem Arzt aber, den der Kranke nach verschiedenen anderen Kollegen aufsucht, der also eine lange Anamnese vor sich hat oder den eine erheblich lange Dauer eines rebellischen Katarrhs zu langer Behandlung zwingt, muß der Gedanke an die Tuberkulose aufsteigen. Ihm muß die Chronizität und die langwierige nutzlose Behandlung auffallen.

Gelegentlich bringen ihn auch andere Nebenbefunde noch auf die richtige Vorstellung. Es sind dies die mit der chirurgischen Nierentuberkulose einhergehenden Störungen des Allgemeinbefindens: schlechtes Aussehen, auffallende Blässe (als besondere Komplikation führt Israel eine starke Verarmung des Blutes an Hämoglobin an), zunehmender Kräfteverfall, Müdigkeit und Schwäche, Nachtschweiße und Abmagerung, alte Herde abgelaufener Tuberkulosen an anderen Körperstellen, wie Gelenk- und Wirbelsäulenveränderungen, alte skrofulöse Narben oder noch vorhandene andere floride Herde der Tuberkulose der Lungen und solche des Urogenitaltraktus, namentlich die Hodentuberkulose. Außerdem geben ihm die Berücksichtigung der hereditären Verhältnisse und die Beachtung des Alters einige Hinweise. Bevorzugt sind die besten Alter im 3.—4. Dezennium, doch wird auch die Tuberkulose im Kindesalter beobachtet. Ich hatte verschiedentlich Gelegenheit, einseitige Nierenphthisen bei Kindern von 9, 10, 13 und 14 Jahren zu beobachten. Die Nierentuberkulose nimmt unter den eitrigen Erkrankungen der Jugend und des mittleren Alters einen hervorragenden Rang ein.

Endlich kann auch vorhandenes Fieber den Verdacht auf eine Tuberkulose lenken. Die Körpertemperatur ist auch in Frühfällen öfters gesteigert infolge der Resorption der Zersetzungsprodukte aus Niere und Blase. Alle diese Befunde können allein oder gemeinsam Verdachtsmomente dahin abgeben, daß der chronische Blasenkatarrh eine ernstere Grundlage hat.

Für den Einzelfall ist der praktisch wichtigste Wink: daran denken. Es mag dies in einer Klinik ja leichter sein. Zu uns kommen meist nur Kranke, die anderswo vergeblich Hilfe gesucht haben und bei denen deshalb die Anamnese auf einer breiteren Grundlage steht. Wir finden aber auch die eigentliche Ursache häufiger, weil wir eher auf den Gedanken eingestellt sind und weil wir mehr danach suchen.

Jeder Blasenkatarrh mit chronischer Pyurie, der lange Zeit der Behandlung trotzt und für den sich für den Augenblick keine nähere Ursache finden läßt, ist eben höchst verdächtig auf Tuberkulose. Als Richtschnur hat zu gelten, auf eine genaue Diagnose zu dringen, wie bei einem Spitzenkatarrh, den Kranken nicht eher aus der Beobachtung zu entlassen, als bis in positivem oder negativem Sinne die Natur seines Leidens geklärt ist. Man wird selten vergeblich nach Tuberkulose suchen; denn in der weitaus größten Mehrzahl der Fälle sind die Tuberkelbazillen im Gesamturin färbetechnisch mikroskopisch nachweisbar. Die bakteriologische Untersuchung ist grundsätzlich für jede ungeklärte Pyurie zu fordern. Der Tuberkelbazillenfund ist der sicherste Beweis. Wir dürfen uns nicht durch mehrmaliges negatives Ergebnis verdrießen lassen, sondern der Harn muß immer wieder aufs neue untersucht werden. Man kann sich durch verschiedene Besserungen der Methode das Aufsuchen wesentlich erleichtern.

Technik: Ein oder mehrere Liter Urin werden 24 Stunden im Spitzglase abgesetzt, der Bodensatz zentrifugiert. Die Bazillen sammeln sich im Sedimentierröhrchen. Oder man verwendet das Anreicherungsverfahren von Jochmann, indem man eine größere Menge Harn im Spitzglas in den Brutschrank stellt und das 24 Stunden angereicherte Sediment verarbeitet. Besondere Vorzüge werden dem Antiforminnachweis nachgerühmt. Soweit unsere Erfahrung reicht, können wir dies bestätigen. Mikroskopisch findet man oft eine eigentümliche Nesteranordnung, und der einzelne Bazillus zeigt nicht selten körnige Bröckelung. Bei frischen Fällen gelangen die Bazillen nur zeitweise und selten und in geringer Zahl nach außen. Dann kann der Nachweis sehr schwierig und ein zufälliger sein; bei der Pyonephrose sind sie zuweilen überwuchert durch andere Mikroben. Auch das anatomische Verhalten des tuberkulösen Herdes kann eine Unmöglichkeit des Nachweises bedingen; sofern ein kleiner Parenchymherd nicht in freier Verbindung steht mit den harnableitenden Wegen; das gleiche ist der Fall bei der geschlossenen Tuberkulose und der Unwegsamkeit des Harnleiters. Eine Verwechslung mit Smegmabazillen ist schon vorgekommen. Man schützt sich davor durch peinliche sterile Entnahme des Harns. Mikroskopisch fehlt dem säurefesten Smegmabazillus die Körnelung.

Ist die tuberkulöse Natur durch den Bazillenbefund im Gesamtharn festgestellt, dann fehlt nur noch der Hinweis, daß eine Niere der Ausgangspunkt der Blasenerkrankung ist. Hier spricht die klinische Erfahrung von vornherein für eine Nierentuberkulose. Denn die primäre Blasentuberkulose ist etwas außerordentlich Seltenes, während die Nierentuberkulose ein ziemlich häufiges Leiden darstellt. Nicht eine Blasentuberkulose legt den Grund für die Nierentuberkulose, sondern die Blase wird in der Regel sekundär infiziert; dies gilt wenigstens für die weitaus größere Mehrzahl der Fälle. Man muß sich also stets vor Augen halten, daß man mit primärer Blasentuberkulose eine sehr seltene Krankheit diagnostizieren würde, und dies sollte man nie ohne Zwang tun, d. h. erst nachdem die Nierentuberkulose sicher ausgeschlossen ist. Diese klinische Erfahrungstatsache hat erhöhte diagnostische Bedeutung, da die Nierentuberkulose in der überwiegenden Anzahl der Fälle keinerlei objektive und subjektive Zeichen darbietet, die irgendwie auf eine Niere hinweisen.

Aus dem übrigen Urinbefund kann man nur in den seltensten Fällen auf eine Beteiligung der Niere schließen. Der Harn enthält zwar mit wenigen Ausnahmen Eiweiß unabhängig von Eiter und Blutgehalt — Rovsing hat nachgewiesen, daß es auch ganz fehlen kann —, die Menge ist jedenfalls sehr gering; es kann das ausschließliche Produkt der kranken Niere sein, kann aber auch zum Teil aus der gesunden herkommen oder die Albuminurie ist eine Erscheinung der konstitutionellen Tuberkulose.

Es gibt Beobachter, die bei Albuminurie ohne sofort erkennbare Ursache, die therapeutisch unbeeinflußbar ist und wo eine Infektion auszuschließen ist und Ödeme und Blutdruckveränderungen fehlen, an eine verborgene Tuberkulose der Niere denken. Wenn auch Eiweißausscheidungen, namentlich wenn sie mit Miktionsbeschwerden einhergehen, einen kleinen Verdacht in dieser Richtung aufkommen lassen, so geht diese Annahme doch zu weit und ist für die Praxis nicht zu verwerten. Auch bei Kindern ist ohne weitere wichtige pathologische Begleitsymptome kein Recht gegeben, eine Nierentuberkulose anzunehmen. Praktisch ist der Eiweißbefund demnach wohl ohne wesentliche diagnostische Beweiskraft. Von gelegentlicher Bedeutung ist nur der Befund

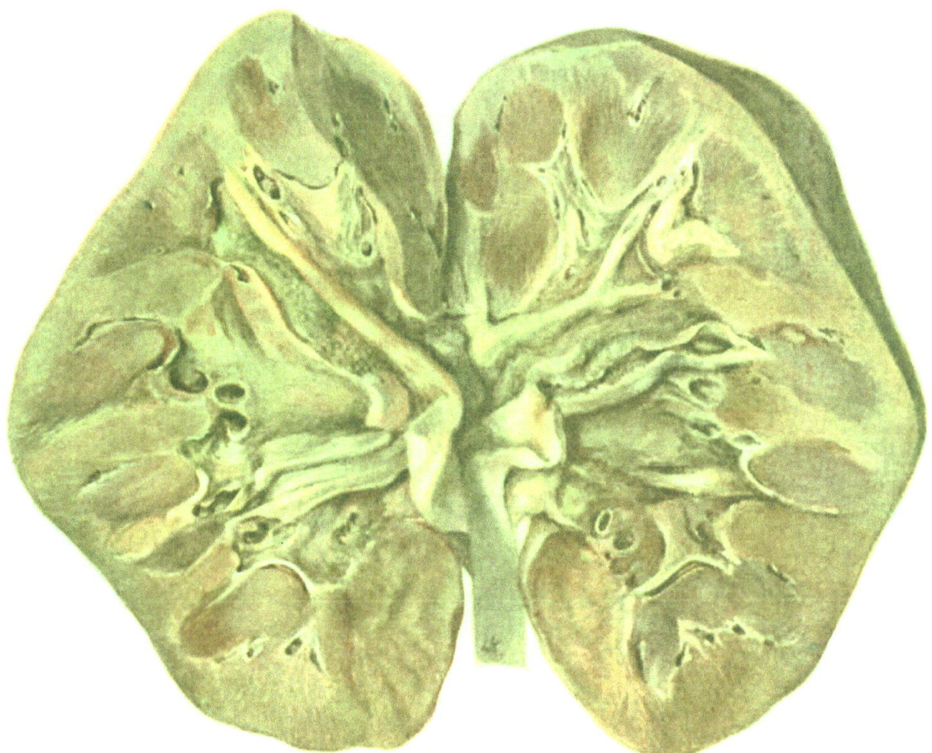

Abb. 145. Ausscheidungstuberkulose.

großer Eiweißmengen im filtrierten Harn bei sicher vorhandener Tuberkulose: eine beiderseitige Nierenerkrankung ist gewiß; es handelt sich dann um eine chronische Nephritis oder um Amyloid der zweiten Niere.

Auch der Harnzylinderbefund ist abgesehen davon, daß er oft nicht vorhanden ist, meist ohne Wert.

Nicht anders ist es mit den subjektiven Beschwerden; die Nierentuberkulose verläuft oft ganz unbemerkt oder die gelegentlich auftretenden Schmerzen der Nierengegend sind als geringfügig vom Patienten vergessen und, weil nicht genügend erwähnt, vom Arzt übersehen. Es gibt zwar eine ganze Reihe von tuberkulösen Nieren, die von selbst oder auf Druck Schmerzen verursachen, von gelindem Druckgefühl bis zur ausgesprochenen Kolik. Erkältungen, Wetterumschlag steigern diese Beschwerden, ebenso die Miktion; öfters sind sie verbunden mit schmerzhaften Ausstrahlungen entlang dem Ureter oder mit heftigen Krämpfen der Blase. Die Koliken bei der Tuberkulose unterscheiden sich nicht von der Steinkolik; sie sind bedingt durch entzündliche Kongestion, die in Frühfällen mit der Aussaat der Tuberkel einhergeht oder im mittleren Stadium durch Stauung, Kapselspannung und Retention infolge Unwegsamkeit des Ureters, sei es, daß entzündliche Veränderungen der Ureterschleimhautwand oder bröcklige, blutige, eitrig zusammengeballte oder käsige Massen das Kanallumen verlegen. Auch das Übergreifen des Prozesses auf die Nierenkapsel macht heftigste kolikartige Schmerzen. In ganz vereinzelten Fällen treten auch heftige Nierenneuralgien auf, eine Beobachtung, die die Franzosen veranlaßte, von einer „forme doloureuse" der Nierentuberkulose zu

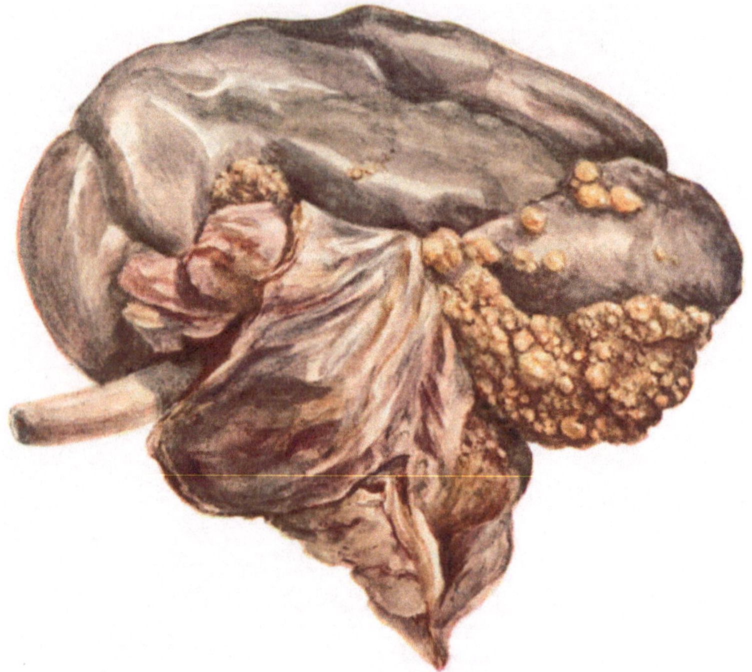

Abb. 146. Miliare Tuberkulose der Niere und Nierenkapsel.

sprechen. Tüffier hat solche Fälle ohne Pyurie, ohne Hämaturie und ohne sonstige verwertbare Symptome auf Grund der Neuralgie diagnostiziert und operiert. Nicht selten verlaufen aber, wie gesagt, die Fälle latent, und man muß ein sehr eingehendes Krankenexamen anstellen, bis sich der Patient doch noch schließlich gelegentlicher Schmerzen in einer bestimmten Seite erinnert. Dann sind diese einseitigen Schmerzlokalisationen ein unterstützendes Moment oder sie geben wenigstens die Seite an, wo wir weiter forschen müssen. Nur selten findet sich eine konstatierbare schmerzhafte Spannung der Lenden- oder seitlichen Bauchgegend. Auch sonst sind die Palpationsergebnisse bei der Nierentuberkulose wenig positiv. Tuberkulöse Nieren sind im Frühstadium meist nicht oder wenigstens nicht nachweisbar vergrößert. Kleine, abgeschlossene Parenchymherde, zirkumskripte, auf einen Pol beschränkte Erkrankungen entziehen sich erklärlicherweise oft jeder Betastung, Findet man eine Vergrößerung, so muß man sich vor allzu schnellem Urteil hüten. Einseitig nachgewiesene Vergrößerung mit vermehrter Druckempfindlichkeit hat schon verschiedene Male Anlaß zu folgenschweren Irrtümern gegeben. Die kompensatorisch vergrößerte, hypertrophische, gesunde Niere bei tuberkulöser Zerstörung der anderen wurde schon operativ angegangen, weil man sie als die kranke angesprochen hatte. Eine Vergrößerung ist niemals beweisend dafür, daß die Niere Sitz eines spezifischen Prozesses ist und vermag auch nicht die Erkrankung der anderen Seite auszuschließen, denn es kann die nicht fühlbare die schwerer kranke sein. Natürlich fallen in fortgeschrittenen Stadien, wenn knotige Infiltrate und weitgehender käsiger Zerfall mit Inkrustationen, wenn durch Unwegsamkeit des Ureters infolge Sekretstauung oder Verlötung große hydronephrotische oder infizierte Retentionssäcke oder wenn Durchbrüche in die Nachbarschaft mit ausgedehnten perinephritischen Verwachsungen und dicke Schwarten und kalte Abszesse sich gebildet haben, alle Schwierigkeiten des Nachweises fort. Diese tumorartigen Vergrößerungen der Niere entgehen nur mit wenig Ausnahmen dem physikalischen Nachweis, wenn die Säcke besonders schlaff sind. Diese Form- und Gestaltveränderungen geben aber keinen besonderen Hinweis auf ihre tuberkulöse Natur; man hat sogar nach der Exstirpation am gewonnenen Präparat noch Schwierigkeiten des ätiologischen Nachweises und kann oft erst nach langwierigen mikroskopischen Untersuchungen die Genese nachweisen. Aber diese gewaltigen Nierenvergrößerungen sind sehr selten, sie sprechen im allgemeinen gegen die Tuberkulose. In zwei Fällen erbrachte mir der nachweisbare Wechsel der Nierengröße, die Verkleinerung der Niere mit vermehrter Eiterentleerung und das Wiederanschwellen mit verminderter Eiterausscheidung und mit gesteigerter Schmerzempfindung den Hinweis auf den Krankheitssitz. In beiden Fällen handelte es sich um Pyonephrosen bei Kindern.

Einen größeren diagnostischen Wert hat die nachgewiesene Druckschmerzhaftigkeit und Verhärtung des Ureters. Der der erkrankten Niere zugehörige Ureter ist ja oft miterkrankt. Man tastet — bevorzugt sind seine Eintrittsstellen in das kleine Becken und in die Blase — einen harten, schmerzhaften Punkt oder einen wurstförmigen Strang oder eine derbe Infiltration von verschiedener Dicke, bald Bleistift-, bald Daumendicke, dem entzündliche Induration, verstopfende Eitergerinnsel oder Narbenzüge zugrunde liegen; beim Weibe durch die Vagina über dem seitlichen Scheidengewölbe in der Nähe des Scheidengrundes, beim Manne durch das Rektum oder aber kombiniert über den Bauchdecken. Allerdings sind die Ergebnisse oft recht unsicher und schwer zu erkennen. Einfache aszendierende Ureteritis, aber auch parametritische Schwielen, ein Stein im Ureter oder ein im Ureter sitzendes Blutgerinnsel machen ganz ähnliche Erscheinungen. Fällt die Druckschmerzhaftigkeit mit dem MacBurney zusammen, so ist die Unterscheidung noch besonders schwierig. Stets sind Verwechslungen mit Darmteilen möglich.

Endlich hat man auch die Tuberkulininjektionen zur Lokaldiagnose der Nierentuberkulose herangezogen. Aber bei der subkutanen Impfung bietet die fieberhafte Allgemeinreaktion keine Hinweise auf die Niere; und die lokale Reaktion, die durch örtlich gesteigerte Empfindlichkeit und vermehrte Bazillenausscheidung im Urin sich bemerkbar macht, hat als Herdreaktion nur geringen Wert. Die Zuverlässigkeit der Methode ist nach übereinstimmendem Urteil sehr gering, da auch gesunde Nieren reagieren können und die Reaktion bei kranken Nieren ausbleibt, und man hat keinen sicheren Beweis dafür, daß die mehrdeutigen Krankheitserscheinungen spezifischer Natur sind. Ich habe in einzelnen Fällen manifester Nierentuberkulose injiziert, aber die Ergebnisse waren nicht eindeutig. Die Pirquetsche Hautreaktion, die Calmettesche Ophthalmoreaktion haben sich als unbrauchbar erwiesen, da jede andere lokale Tuberkulose sie ebenfalls erzeugt.

Am schnellsten und sichersten entscheidet die Frage, ob eine und welche Niere in Frage steht, die Zystoskopie.

Die grundsätzliche Regel, jeden zu zystoskopieren, der irgendeinen Anhalt für eine Nierenerkrankung bietet, gilt für die Tuberkulose in besonders hohem Maße. Auch der allergeringste Verdacht auf eine Tuberkulose der Harnwege muß stets zur Untersuchung der inneren Blase auffordern, denn bei der vorherrschenden Bedeutung der Blasenerscheinungen sowohl in den ersten Anfängen wie auch im weiteren Verlaufe der Nierentuberkulose fällt der Zystoskopie ein Hauptteil der Diagnose zu. Sie klärt uns oft mit einem Blick darüber auf, ob eine Niere, ob Blase und Niere zusammen erkrankt sind. In günstig gelagerten Fällen ermöglicht sie eine Frühdiagnose und gibt uns eindeutige Beweise für die Natur des Leidens und zugleich über Sitz und Seite der Erkrankung. In einem hohen Prozentsatz der Nierentuberkulose ist ja die Blase anatomisch verändert.

Die anatomischen Veränderungen, die wir gewöhnlich in der Blase vorfinden, sind chronische katarrhalische Erscheinungen, die über die ganze Blase ausgebreitet oder auf bestimmte Teile, besonders auf die Uretergegend, beschränkt sind und spezifisch-tuberkulöse Prozesse.

Was die ausgebreiteten, chronisch entzündlichen Veränderungen anbelangt mit den katarrhalisch - eitrigen Sekretniederschlägen in ihrer verschiedenen Intensität und Ausdehnung, so sind sie zystoskopisch nicht zu übersehen, wohl aber werden sie vielfach falsch gedeutet, d. h. ihrer wahren Natur nach nicht erkannt. Sie werden oft auch vom Fachmann als pathologisch-anatomische Zeichen eines einfachen chronischen Blasenkatarrhs angesprochen. Die Trennung beider Formen ist aber bei der bloßen Verwertung der lokalen Erscheinungen auch zystoskopisch fast immer unmöglich. Je ausgedehnter die Blasenoberfläche ergriffen ist, je allgemeiner und stärker die entzündlichen Erscheinungen sind, desto weniger ist eine Differenzierung in dieser Hinsicht möglich. Der Gedanke an ihre wahre Natur muß helfend eingreifen. Erst wenn man nach der Ursache dieser schweren eitrigen Katarrhe forscht und die verschiedenen anderen ätiologischen Momente durch die Blasenbesichtigung ausschließen kann, die hier gewöhnlich eine Rolle spielen, wie Prostatahypertrophie, Blasendivertikel, Blasensteine, Tumoren, die Nachbarschaftseiterungen mit Durchbruch in die Blase und zentral bedingte Zystitiden, muß man zwingenderweise auf die tuberkulöse Genese des Leidens kommen. Ist aber einmal der Verdacht rege geworden, so finden sich doch mitunter besondere Merkmale, die eine Vermutungs- oder gar Wahrscheinlichkeitsdiagnose ermöglichen. Tuberkulöse Blasen haben eine ausgesprochene Neigung zur Schrumpfung; der Prozeß schreitet auf die Blasenwandung fort, die Wand wird verdickt und in ihren Kontraktionen gehemmt; finden wir also die Zeichen einer Schrumpfblase, wahrnehmbare Verringerung des Blasen-Fassungsvermögens, schmerzhafte Abwehr gegen große Füllung, so müssen wir an einen Tuberkulosekatarrh denken. Es gibt zwar seltene Ausnahmen; es kommen Schrumpfblasen bei Frauen mit chronischen Genitalleiden vor; ferner sah ich, abgesehen von der akuten Zystitis, bei der die Blase nur mäßig ausdehnungsfähig sein kann, solche bei schwerster Pyelitis.

Zeigen sich die katarrhalischen Erscheinungen von deutlich beschränkter Ausdehnung und Lokalisation auf nur eine Hälfte der Blase oder bevorzugen sie noch kleinere Bezirke, so lassen sie schon eher Rückschlüsse auf ihre Entstehung aus einer Niere zu. Während nämlich ganz allgemein die gewöhnlichen bakteriellen Zystitiden die ganze Schleimhautfläche oder wesentliche Teile derselben befallen, finden wir bei Prozessen, die von der kranken Niere unterhalten und fortgeleitet werden, jedenfalls sehr lange Zeit eine Beschränkung auf eine Blasenhälfte oder noch kleinere Bezirke. Das herd- und inselförmige Auftreten katarrhalischer Prozesse, isolierte, fleckige und streifenförmige Blutextravasate bei fast vollständiger oder annähernder Gesundheit der übrigen Schleimhaut werden gerade auch bei der Nierentuberkulose für pathognomonisch gehalten. Allerdings ist auch einer beschränkt auftretenden chronischen Zystitis nicht ohne weiteres ihre Natur anzusehen, auch akute bakterielle Blasenentzündungen können herdweise auftreten, wie wir bei der Pyelitis gehört haben. Ist demnach die Beurteilung chronisch-zystitischer Veränderungen zystoskopisch schwer und ihre diagnostische Verwertung sehr beschränkt, so liegen die Verhältnisse diagnostisch ungleich günstiger, wenn die anatomischen Blasenveränderungen vorwiegend oder ausschließlich ihren Sitz an einem Ureter und in seiner nächsten Umgebung haben, und dies ist sehr oft der Fall, da wir es bei

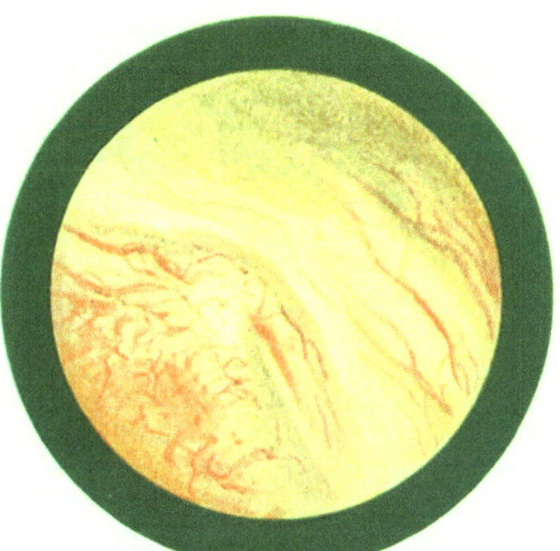

Abb. 147. Periureterale Gefäßinjektion. Die Gefäße sind injiziert, die Lippen geschwollen.

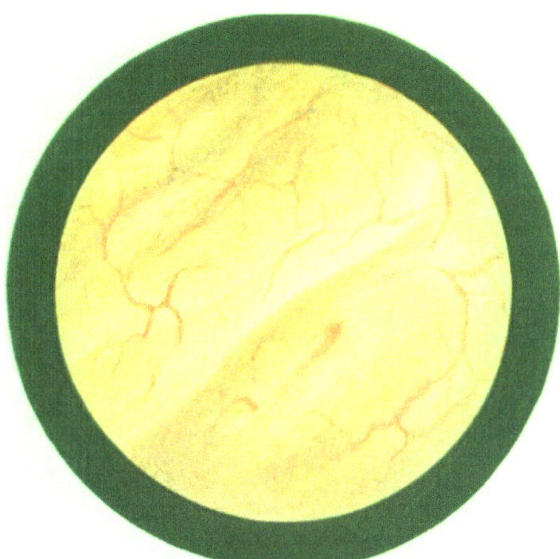

Abb. 148. Zugehöriger gesunder l. Ureter.

der Nieren- und Blasentuberkulose fast ausschließlich mit einem deszendierenden Prozeß zu tun haben. Der Tuberkelbazillus hat eine starke Schädigungskraft, wo er die Harnwege passiert oder wo er ins Gewebe tritt, ruft er entzündlich reaktive Gewebsstörungen hervor. So geht der tuberkulose Prozeß vom Nierenbecken kontinuierlich oder sprungweise auf den Harnleiter über und zieht denselben mehr und mehr in Mitleidenschaft. Bevorzugt sind hierbei natürlich wieder physiologisch enge Stellen, Biegungen und Knickungen, erworbene oder vorhandene Stenosen, kurz Stellen, wo der tuberkelbazillenhaltige Harn staut. Und da die physiologisch engste Stelle im intramuralen Teil des Harnleiters ist und hier auch eine Harnstromverlangsamung vorhanden ist, so ist auch häufig — ein besonders günstiges Moment für die Diagnose — der Ureterblasenmund und seine nächste Umgebung verändert. Der bakterien- und eiterhaltige Urin verursacht am Orte seines Eintrittes in die Blase eine starke Reizung der Schleimhaut. Die beginnende Entzündung dokumentiert sich in der Vermehrung und Injektion der Gefäße und Kapillaren. Hält der infizierende Reiz von oben längere Zeit an, so wird die Blasenschleimhaut geschwellt und aufgelockert, es treten Ödeme und Infiltrationen hinzu.

Zystoskopisch sieht man vereinzelt umschriebene entzündliche Hyperämien, die das Ureterostium umgeben. Ihre Erkennung im Bildfelde ist im allgemeinen nicht schwierig, sobald die Erscheinungen eine gewisse Ausbildungshöhe erreicht haben; sie fallen besonders beim Vergleich mit der gesunden Seite ins Auge; immerhin können sie, schwach angedeutet, der Beobachtung entgehen. Derartig feine und zarte Veränderungen, die sehr wenig vom Normalen abweichen, würden wir häufiger beobachten, wenn die Kranken früher zystoskopiert würden. Die Abb. 147 zeigt die allerersten Anfänge anatomischer, durch den infizierenden Reiz des Harns gesetzter Veränderungen. Ich verweise hier auch auf den zystoskopischen Atlas von Rumpel, wo in Abb. 13 eine beginnende Tuberkulose mit hofartiger Rötung und zirkumskriptem Ödem der Mündung dargestellt ist.

Diese hyperämischen Veränderungen sind nicht ohne weiteres charakteristisch für Tuberkulose, sie können auch andere Ursachen haben. Im großen und ganzen sind sie der Ausdruck einer einseitigen, meist von der Niere herwirkenden bakteriellen Noxe; sie können auch mechanischer Art sein. Ein im Ureter, im intramuralen Teil sitzender Stein kann ähnliche Veränderungen hervorrufen, meist ist es aber der eitrige bakterienbeladene Urin verschiedenster Genese, z. B. von einem infizierten Stein, einem Tumor oder einer Pyelitis herrührend, der sie verursacht.

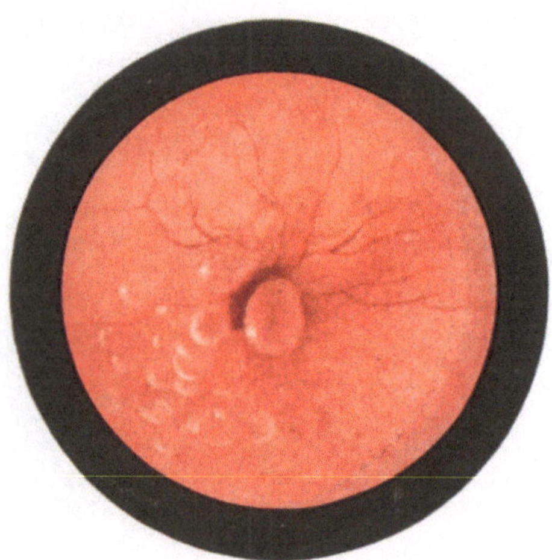

Abb. 149. Ödem der Ureterenmündung bei Tuberkulose der Nieren. Glühbirnenähnlich gestieltes zartes, um die Ureteröffnung gruppiertes Bläschenödem, vermehrte Gefäße ziehen zur Mündung hin.

In anderen Fällen gesellt sich zu den oben erwähnten entzündlichen Erscheinungen der Blase ein charakteristisches Ödem hinzu; eine geringere oder größere Menge von Flüssigkeit ergießt sich unter die oberste Schleimhautschicht, das Epithel wird bläschenförmig abgehoben. In Abb. 149 ist ein derartiger Fall dargestellt. Man sieht an der klaffenden und etwas dunkel erscheinenden Uretermündung eine Anzahl dicht aneinander liegender, gestielter, kugeliger und birnförmiger Bläschen in traubiger Anordnung. Die einzelnen Bläschen sind deutlich differenziert, verschiedengroß, braunrot mit gelblichrotem Schein, durchscheinend, teilweise mit feinster Gefäßzeichnung und sitzen inmitten stark infizierter, geröteter und geschwollener Schleimhaut. Diese Ödemisierung ist außerordentlich lange stationär und trotzt jeder Behandlung. Ich konnte sie oft monatelang beobachten; erst nach der Exstirpation der Niere, nach der Fortschaffung der schädigenden Ursache, hörte die metastatisch entzündliche Affektion in der Regel innerhalb kurzer Zeit auf.

Ich habe eine ganze Reihe dieser chronischen Ödeme gesehen und bin geneigt, sie, wenn sie am Ureter sitzen und deutlich ausgesprochen sind, wie andere Autoren als charakteristisch für Tuberkulose anzusehen. Gerade das Ödem an der Uretermündung muß bei sonst intakter Schleimhaut als wichtiges Frühsymptom der Nierentuberkulose gelten. Absolut pathognomonisch für Tuberkulose ist die lokalisierte Ödembildung allerdings sicherlich nicht, da sie sich wie schon erwähnt, auch sonst entwickeln kann.

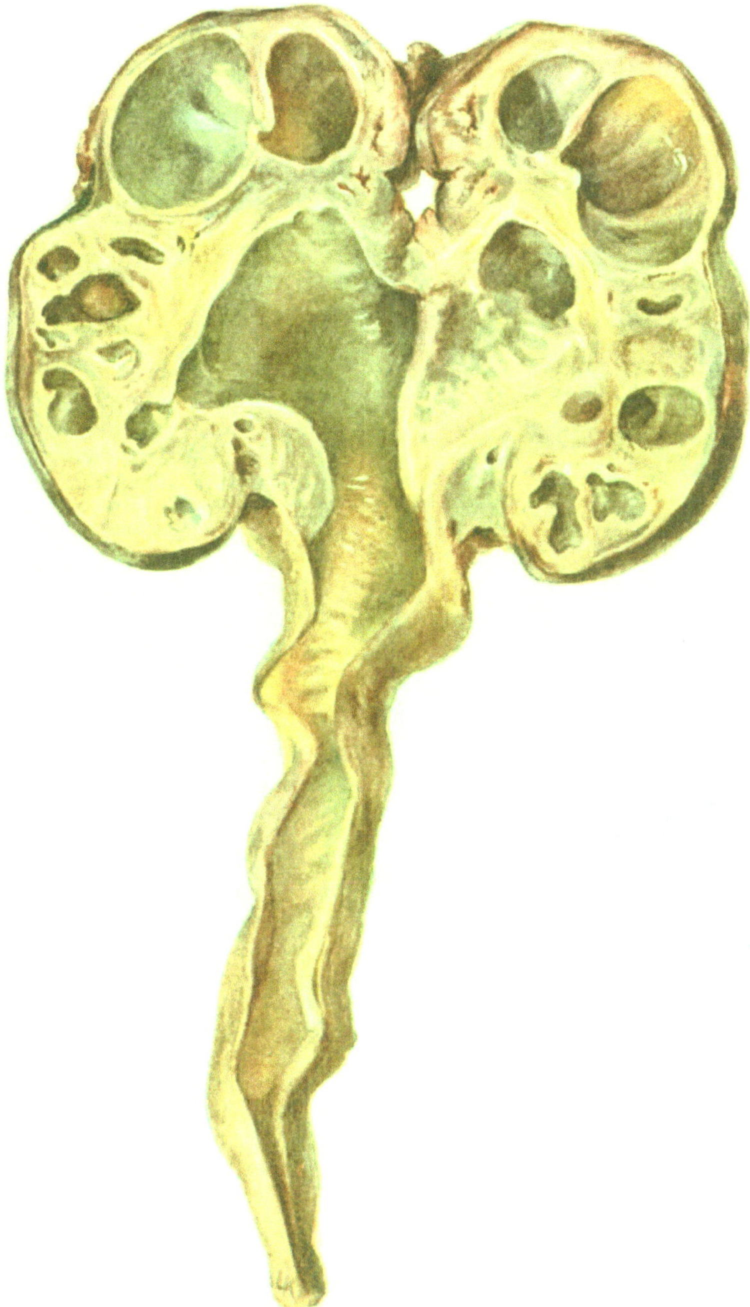

Abb. 150. Geschlossene tuberkulöse Hydropyonephrose. Entzündliche (wahrscheinlich gonorrhoische) Stenose des Ureters mit Aufpfropfung einer Tuberkulose.

Pathologisch-anatomisch hat mich die Frage ganz besonders interessiert, ob die erwähnten entzündlichen Erscheinungen schon tuberkulöser Natur sind oder ob es sich um einfache Reizkatarrhe handelt, wie man gewöhnlich annimmt. Ich nahm Gelegenheit, einige Blasen an Nierentuberkulose Verstorbener zu sezieren und habe die in unmittelbarer Nachbarschaft der Ureterenmündung und auch die weiter entfernten, dem Blasenhals genäherten zystoskopisch festgestellten Veränderungen mikroskopisch untersucht. Es ergab sich, daß auch im Gebiet nicht spezifischer katarrhalischer Veränderungen typische tuberkulöse Prozesse sich vorfanden. Ich bin deshalb der Ansicht, daß wir es bereits mit tuberkulösen Veränderungen zu tun haben, wenn sich bei der Nierentuberkulose zystoskopische Zeichen von Katarrhen finden. Die katarrhalischen Blasenbefunde wären also schon als Vorstufen der spezifischen Tuberkel- und Geschwürsbildung anzusehen.

Ist der Ureter längere Zeit erkrankt, so finden sich ausgesprochenere krankhafte Veränderungen. Die Schleimhaut ist stark gerötet, gewulstet, prolabiert, die Grenzen der Mündung verwischt, die Ränder verzogen oder wie angenagt, bald weit klaffend, bald unregelmäßig eckig oder trichterförmig eingezogen. Der ganze Ureter wird zum starren Rohr, seine Ausmündung zum kraterförmigen Loch, was im Gegensatz zu dem schlitzförmigen oder grübchenförmigen, scharf umrandeten Ureter der gesunden Seite besonders auffällt, oder es kommt zu einer Schrumpfung und Vernarbung der Ureteröffnung. Dieser letztere Vorgang findet sich bei der sogenannten geschlossenen Tuberkulose. Die langsam sich einstellende Stenosierung des Harnleiters führt zu einer totalen Verödung der Niere, durch kalkige Einlagerungen wird sie zur Mörtel- oder Kittniere, oder über dem geschlossenen Ureter entwickelt sich eine große tuberkulöse Eitersackniere. Die mit Schrumpfung des Nierenparenchyms einhergehenden geschlossenen Tuberkulosen sind begreiflicherweise außerordentlich schwer zu erkennen, weil die Niere nicht tastbar und das Leiden sich ganz schleichend und symptomlos entwickeln kann. Zystoskopisch wird der Ureterbefund leicht übersehen oder falsch gedeutet, weil die Selbstheilung oft eine sehr weitgehende ist und man den narbigen Einziehungen nicht ansieht, daß sie dem früher tuberkulös erkrankten Uretermund entsprechen. Da die Ureterstelle nicht sezerniert und nicht sondierbar ist, so denkt man viel eher an einen angeborenen Bildungsfehler mit Mangel der Niere. Derartige geschlossene tuberkulöse Pyonephrosen, die Zuckerkandl beschrieben hat, habe ich vereinzelt gesehen und möchte zwei Fälle davon mitteilen.

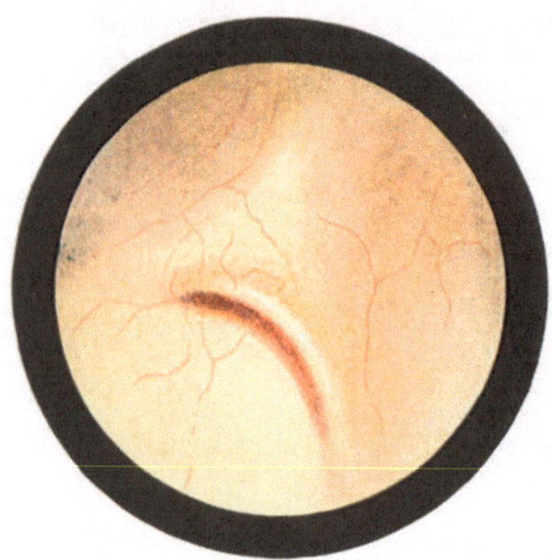

Abb. 151. Erworbener Ureterverschluß bei einer geschlossenen Nierentuberkulose.

Eine 29 Jahre alte Frau erkrankte im 18. Lebensjahr an akuter Gonorrhöe und Blasenkatarrh mit heftigen Entzündungserscheinungen. Nach einem Jahr Besserung. Verheiratung, drei Geburten, dabei eine syphilitische Fehlgeburt. Im 21. Lebensjahre Wiedereinsetzen von Blasenbeschwerden mit vorübergehender Besserung und zeitweiligen Stillständen. Seit 3—4 Jahren immer Blasenkatarrh. 1914 Schmerzen und dumpfer Druck im Kreuz, jede schnelle Bewegung schmerzhaft. Im Urin viel Eiter, einigemal geronnene Blutfetzen. Nach Spülungen zeitweilige Besserung. Juli 1919 wurde mir die Patientin zur Begutachtung überwiesen; ein bekannter Urologe hatte sie für einnierig erklärt. Bei der Zystoskopie fand sich neben geringen zystitischen Erscheinungen besonders am linken Ureter etwas hinter der normalen Stelle der rechten Uretermündung eine leblose faltenartige Einstülpung, die nicht sondierbar war (Abb. 151). Die Anamnese, die langjährig bestehende Gonorrhöe und der zystoskopische Befund mit dem erworbenen Ureterverschluß brachten mich auf den Gedanken, daß es sich um eine primäre Stenose des Ureters auf gonorrhoischer Grundlage handelte, die zu einer sekundären hydronephrotischen Entartung der zugehörigen Niere geführt haben mußte. Die Operation ergab die im Bilde 150 dargestellte Niere. Der Ureter war ca. 10 cm unterhalb seines Abgangs vom Nierenbecken vollständig obliteriert. Die mikroskopische Untersuchung ergab eine Tuberkulose. Ich bin nun der Meinung, daß es sich um eine sekundäre Aufpfropfung der Tuberkulose auf die primär vorhandene durch die Struktur bedingte Hydronephrose handeln könnte. Sichere Beweise hierfür sind allerdings nicht vorhanden, jedoch ergab die mikroskopische Untersuchung (Ceelen), daß in der Niere zwei Prozesse gleichzeitig nebeneinander bestanden; eine vaskuläre Schrumpfniere und eine Tuberkulose. In ätiologischer Hinsicht gibt der Fall noch einen bemerkenswerten Hinweis auf den Zusammenhang der Nierentuberkulose mit einer vorangegangenen Gonorrhöe.

Die zweite Beobachtung betraf eine 42 Jahre alte Frau, die im Alter von 24 Jahren an tuberkulöser Sehnenscheidenentzündung der linken Hand litt. Später wurde sie oberhalb der linken Leiste operiert wegen Drüsen, dann wegen Vereiterung des Kniegelenkes.

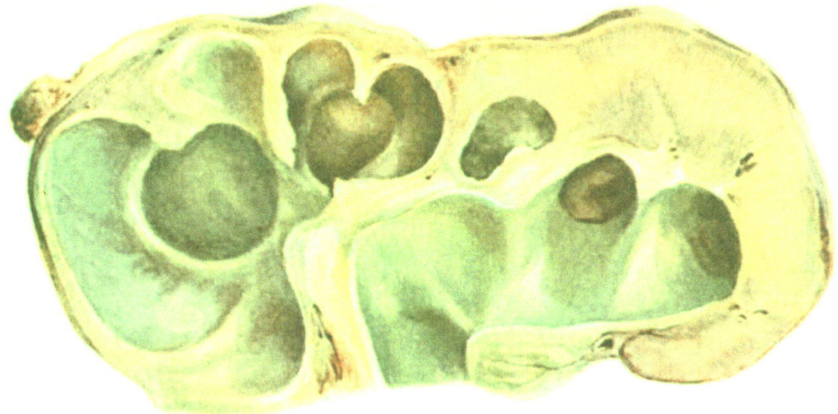

Abb. 152. Hydropyonephrose der „gesunden" Niere bei Tuberkulose der andern (s. Abb. 153).

Mit 39 Jahren plötzliche Erkrankung mit Übelkeit, Erbrechen, Kopfschmerzen und Schmerzen in der rechten Nierengegend. Der Arzt stellte Nierenentzündung fest. Seit dieser Zeit oft Harndrang. 1917 dreimal vollkommene Harnverhaltung. Im Dezember 1917 wieder akute Erkrankung mit Schüttelfrost, Schmerzen der rechten Unterbauchgegend und Auftreten einer Geschwulst. Status: Lungenspitzentuberkulose. Rechtes Knie versteift. Atrophie des ganzen rechten Beines. Narben oberhalb der linken Leiste (Uretertuberkulose?) und über dem Handrücken. Deutlich fühlbare Geschwulst der rechten Bauchseite. Im Urin fast nur Eiter, rote Blutkörperchen, Albumen, Epithelien. Röntgenbild: Großer Nierenschatten rechts. Zystoskopie: Schrumpfblase, 70 ccm fassend. Eitrige Zystitis; Blut, Fibrin und Eiterfetzen, Geschwüre und Hämorrhagien. Blaufunktion fehlt beiderseits noch nach 30 Minuten. 12 Tage lang Blasenspülung. Fassungsvermögen dann 100 ccm. Aus dem rechten Ureter werden mit bröckeligem Eiter untermischte Urinwolken ausgestoßen (s. Abb. 114, S. 160); der linke Uretermund ist auch heute nicht zu sehen. Ureterenkatheterismus ergibt rechts dick-eitrigen Urin; im Sediment vereinzelte rote Stäbchen, die aber nicht deutlich als Tuberkelbazillen zu erkennen sind. Zucker nach 45 Minuten schwach positiv. $\delta = -0{,}55^0$. Da die linke Niere palpatorisch nicht nachweisbar und der Uretermund nicht auffindbar ist, wird die probatorische Freilegung der linken Niere gemacht; sie ist, wie das angefertigte Röntgenbild ergab, vorhanden und anscheinend gesund. Daraufhin Freilegung der rechten Niere und daran anschließend die Exstirpation der pyonephrotischen Niere (Präparat Abb. 152). Der Tags darauf gelassene Urin ist ca. 10 ccm schwarzer Schleim. 1.—3. III. kaum 30 ccm „Urin"absonderung. 4. und 5. III. Urin: Tagesmenge 60 ccm. 6. III. Urämische Erscheinungen, Erbrechen, Kopfschmerzen. Nierendekapsulation beabsichtigt. Nach den ersten Atemzügen von Äther plötzlicher Atemstillstand und Exitus auf dem Operationstisch. Die Revision der linken Niere ergibt eine Mörtelniere Abb. 153, deren Ureter in seinem ganzen Verlauf stenosiert; sein Eingang in die Blase ist mit Kalkinkrustationen verlegt und auch die feinste Sonde kann nicht eingeführt werden. In der rechten Niere sind das Nierenbecken und die Kelche stark erweitert. Histologisch sind noch gut erhaltene Glomeruli vorhanden, die Harnkanälchen sind weitgehend untergegangen und zeigen entzündliche Infiltration. Keine Tuberkel.

Die Nutzanwendung dieses Falles für die Diagnose geht dahin, daß wir, wenn wir chronisch geschwürige Katarrhe oder narbige Veränderungen der Uretergegend vorfinden und die Niere auf dieser Seite nicht fühlbar ist, wir stets der Über-

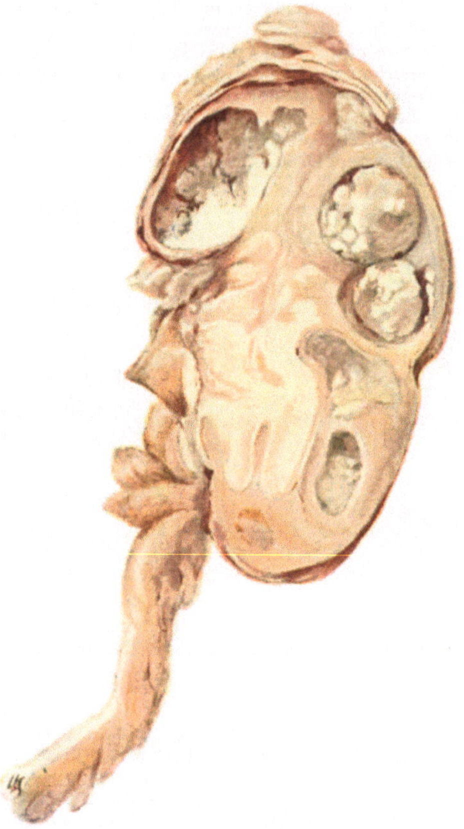

Abb. 153. Geschlossene Tuberkulose. Kitt- oder Mörtelniere. Völlige Atrophie der Niere mit Eindickung der käsigen Massen und Ablagerung von Kalksalzen. Obliteration und Inkrustation des Harnleiters.

legung Raum geben, daß es sich um tuberkulös zerstörte Nieren handeln kann. Immerhin ist die geschlossene Tuberkulose ein seltenes Vorkommnis.

Neben den Formveränderungen der Ureterenmündungen zeigen sich auch Funktionsstörungen der Niere: da der Ureter infolge seiner tuberkulösen Erkrankung seine peristaltische Kraft verloren hat oder da Eiterbröckel eine teilweise oder gänzliche Wegeverlegung herbeigeführt haben, so sickert an Stelle des sonst klaren Harnstrahles ein mehr oder minder getrübter Eiterharn träge ab oder die Uretermündung zeigt leere Kontraktionen oder ist ganz leblos. Der ausgestoßene Harn zeigt alle möglichen Veränderungen, von kaum wahrnehmbarer Trübung durch kleine Fibrin- oder Eiterflöckchen bis zur reichlichen Fibrin- oder Eitersekretion oder es entleeren sich dicke, wurstförmige Eitergerinnsel. Die eben geschilderten zystoskopischen Befunde, die außerordentlich mannigfaltig sein können, sind pathologisch-anatomisch als einseitige Ureteritiden aufzufassen. Streng genommen, lassen sie nur den Schluß auf einen deszendierenden, infektiös-eitrigen Prozeß zu und sind nicht mit Bestimmtheit als tuberkulös zu erkennen (Abb. 154 und 155). Ganz ähnliche Bilder finden sich, wie wir schon teilweise oben erwähnten, im Verlauf anderer Nierenerkrankungen, bei Steinen und Tumoren, wenn sie infiziert sind und bei akut und chronisch eitrigen Erkrankungen des Ureters, des Nierenbeckens und der Niere. Es treten auch bei diesen Erkrankungen solche auf einen Ureter beschränkte Entzündungen leichteren und schwereren Grades auf. Ich verweise hier auf die Beobachtungen bei der eitrigen Nephritis, ferner auf das Bild der einseitigen

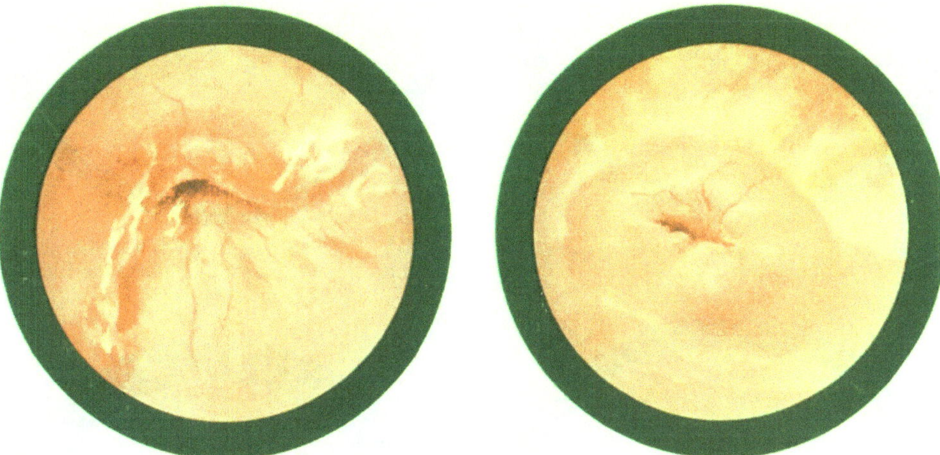

Abb. 154 und 155. Doppelseitige Ureterveränderung bei rechtsseitiger tuberkulöser Pyonephrose (Präparat Abb. 184 und 185). Man sieht nicht, welcher Mündung die kranke Niere zugehört, auch nicht, daß ein spezifischer Prozeß vorliegt.

Ureteritis mit Schwellung und Einrissen an der Uretermündung nach Steindurchtritt; ganz besonders möchte ich nochmals darauf aufmerksam machen, daß auch chronische bakterielle Pyelitiden schwerste Veränderungen der Uretermündung hervorrufen, die ebenfalls ein loch- und kraterförmiges Aussehen annehmen können.

Geben sie nun aber keinen strikten Beweis für die spezifische Natur, so hat doch immerhin ein solcher zystoskopischer Befund für die Diagnose der Nierentuberkulose größere Bedeutung, weil erfahrungsgemäß der tuberkulöse Eiterharn viel häufiger als die anderen infektiösen Harne pathologische Blasenveränderungen der beschriebenen Art hervorruft. Infolgedessen verraten die Blasenveränderungen, wenn sie so gelagert sind, im Gesamtbild verwertet, oft auf den ersten Wurf Vorhandensein und Ursprungsort einer spezifischen Nierenerkrankung.

Eine sichere zystoskopische Diagnose ist aber erst dann möglich, wenn wir, abgesehen von dem Gelingen des Tuberkelbazillennachweises, Veränderungen antreffen, die wir berechtigt sind, als sicher tuberkulöse Erscheinungen anzusprechen. Es sind das die Tuberkel und die tuberkulösen Geschwüre.

Die Tuberkel in der Blase stellen grauweiße oder gelblichgraue miliare, stecknadelkopf- bis hirsekorngroße, solide Knötchen dar. Sie sind ziemlich flach, ohne erhebliche Prominenz (die Schleimhaut ist wie durch Sandkörner emporgehoben), zuweilen gekörnt wie Wärzchen, scharf begrenzt und gleich-

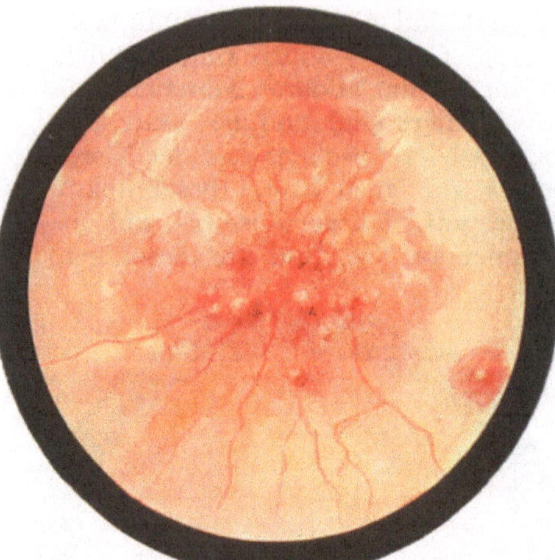

Abb. 156. Tuberkelaussaat im hyperämischen Gebiet.

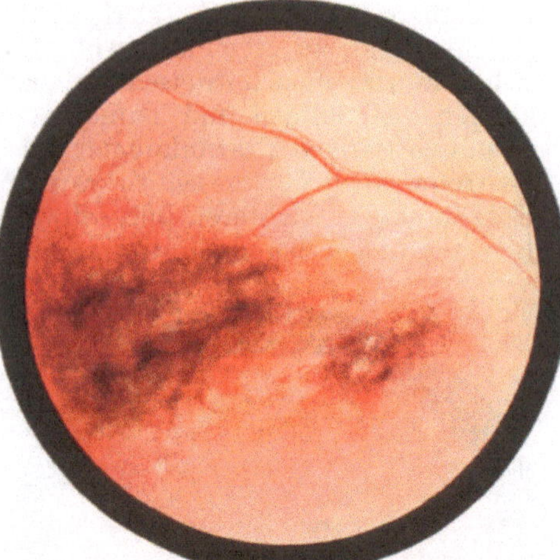

Abb. 157. Reihen- und bogenförmig angeordnete Tuberkel im fleckigen Blutextravasat.

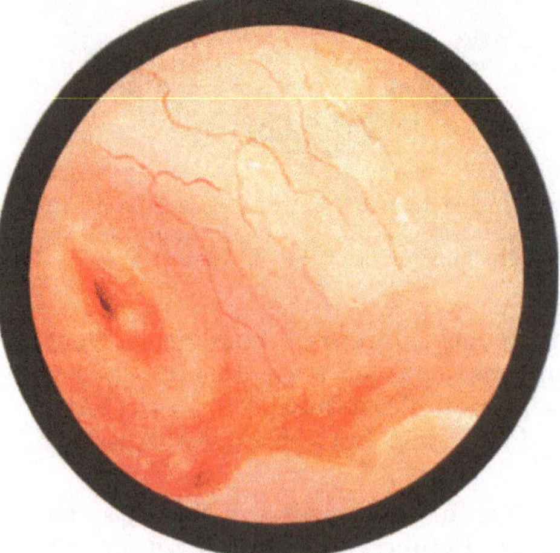

Abb. 158. Klaffender Ureter mit geschwollenen Lippen und einem tuberkulösen Knötchen.

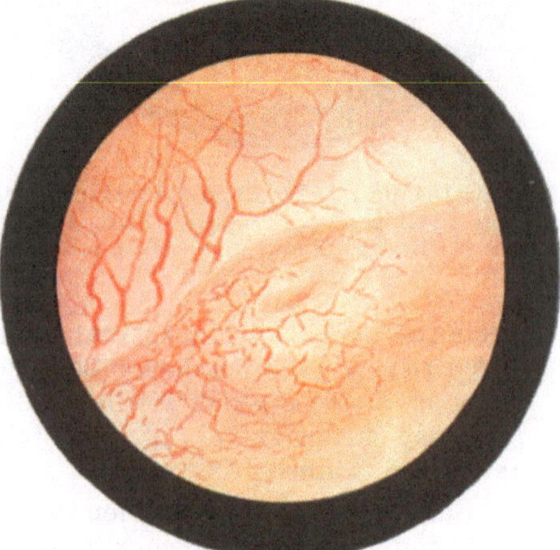

Abb. 159. Zugehörige gesunde Ureteröffnung.

mäßig rund. Gewöhnlich sind sie umgeben von einer hyperämischen Zone oder lagern in einem diffus fleckigen Blutextravasate. Sie sitzen, nach Zahl und Größe verschieden, einzeln oder in Gruppen, oft in zierlichen Formen angeordnet, rosenkranzartig oder halbbogenförmig gruppiert, über beide Seitenhälften zerstreut, streifenförmig nach dem Blasenhals zu verlaufend, in der Blase. Oder sie beschränken sich auf eine Blasenhälfte; mit besonderer Vorliebe sitzen sie an der Stätte ihrer ersten Siedelung am Ureter und am Trigonum, weil hier der infizierende Harnstrahl vorbeifließt und der mitgeführte

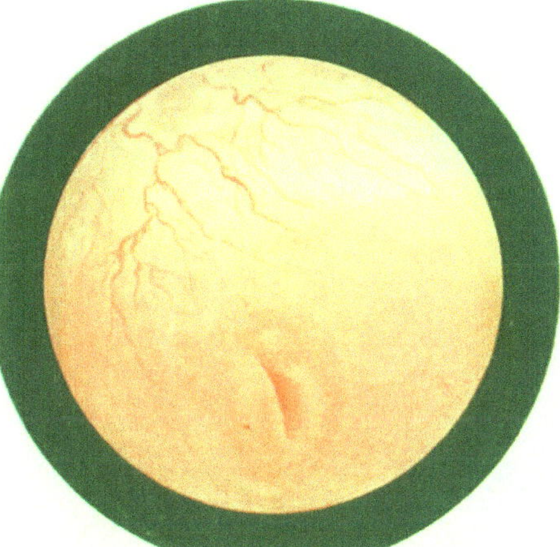

Abb. 160. Tuberkel am Ureter.

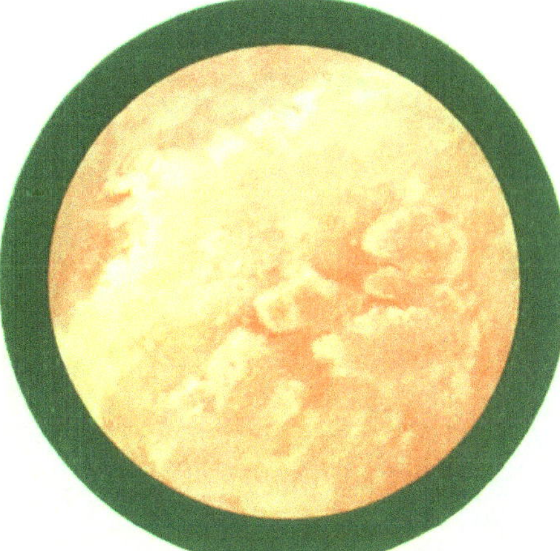

Abb. 161. Die Ureteröffnung liegt versteckt inmitten ödematös geschwollener, gewulsteter und eiterbedeckter Schleimhaut; unten deutliche Tuberkel.

Abb. 156—161. Tuberkel in der Blase und am Ureter bei Nierentuberkulose.

Tuberkelbazillus durch ein Eindringen von der Oberfläche her in die Epithelien frühzeitig eine spezifische Knötchenbildung hervorruft. Da sie besonders bei frischer Aussaat oft inmitten sonst gesunder oder wenig entzündeter Schleimhaut sitzen, so treten sie zystoskopisch oft hell erleuchtet, plastisch und prägnant in Erscheinung (Abb. 156—161).

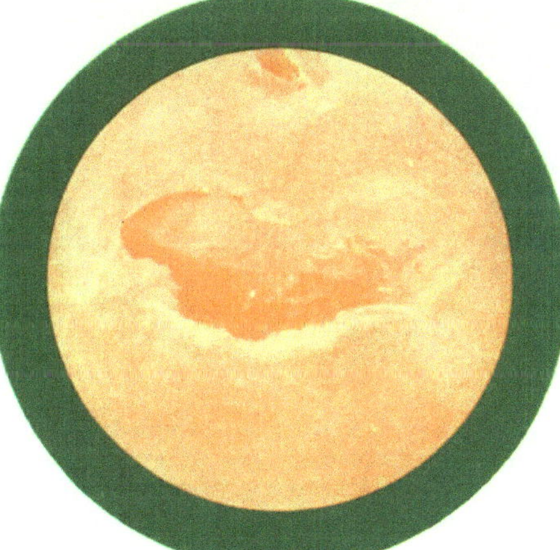

Abb. 162. Unterhalb des Ureters inmitten diffus geröteter Schleimhaut flaches lachenartiges Geschwür mit überhängenden Rändern, dessen Grund mit hellglänzenden stecknadelkopfgroßen Knötchen besetzt ist.

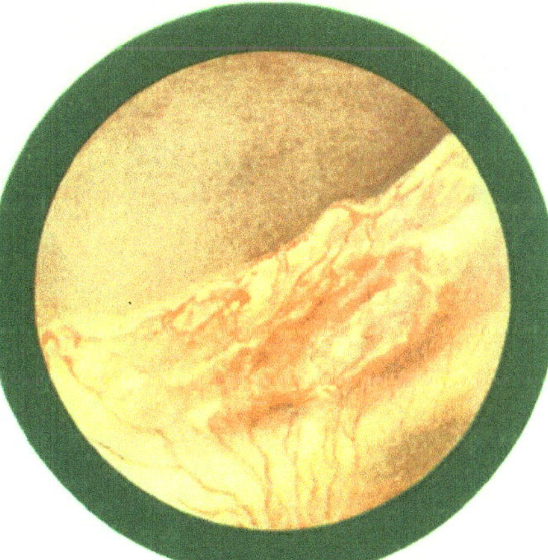

Abb. 163. Ureter in ein tuberkulöses Geschwür mündend.

Neben der miliaren Form findet sich ungleich häufiger das tuberkulöse Geschwür, das durch den Zerfall einzelner oder mehrerer zusammenfließender Knötchen und tuberkulöser Infiltrate mit Verlust der Epitheldecke entsteht. Es ist meist multipel, zuweilen sieht man nur ein oder vereinzelte Geschwüre.

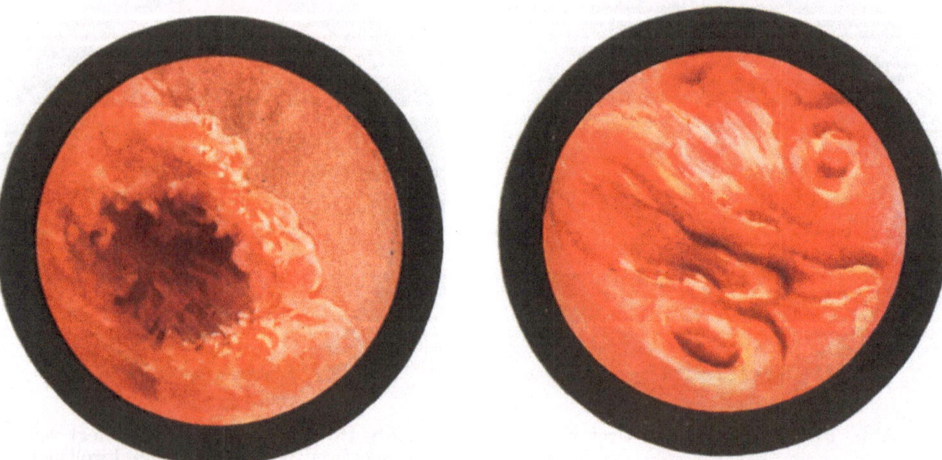

Abb. 164. Geschwürig nekrotischer Defekt umgeben von eitrigen Belägen.

Abb. 165. Steilwallartige scharfrandige, tiefe kallöse Geschwüre.

Abb. 162—165. Geschwüre der Blase bei Nierentuberkulose.

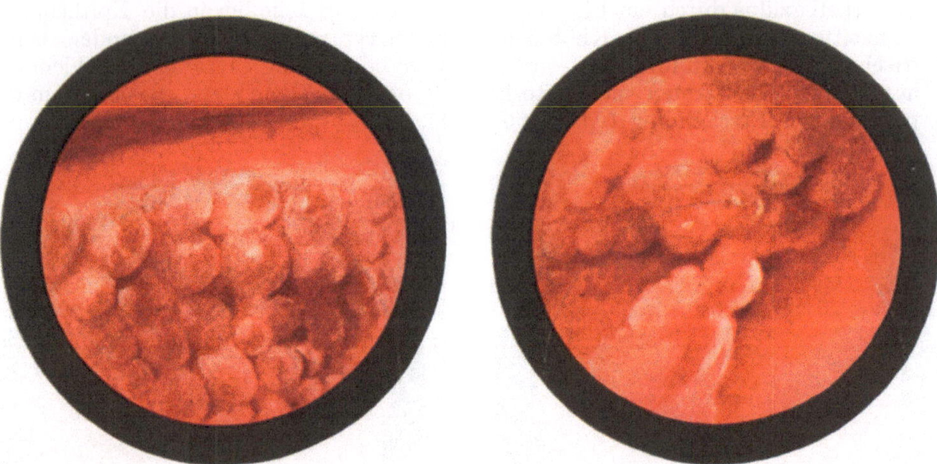

Abb. 166 und 167. Tuberkulöse Granulome der Blase. Traubenförmige und hahnenkammähnliche papillomatöse Wucherungen, die breit- und dünnstielig der schwer entzündeten Blasenschleimhaut aufsitzen. Ein Stückchen mit dem Operationszystoskop herausgerissen, ergab tuberkulöses Granulationsgewebe.

Auch sie bevorzugen, entsprechend ihrer Bildung aus Tuberkeln, die Gegenden der Uretermündungen, das Trigonum und den Blasenhals, sitzen auch im Fundus. Allmählich können sie sich über die halbe oder ganze Blase ausdehnen. Sie sind meist flach, können aber auch tief buchtig sein und durch spätere Schrumpfung kallös werden, in oder über dem Schleimhautniveau liegend.

Die Ränder sind oft überhängend und unterminiert, angenagt und zackig oder steilwallartig wie mit dem Locheisen ausgeschlagen oder von Granulationen überwuchert, ihr Grund ist meist schmierig eitrig, mißfarben, nekrotisch, oft mit flottierenden Blut-, Eiter- oder Fibrinfetzen, zuweilen mit Phosphatinkrustationen bedeckt. Die Größe ist verschieden, punktförmig oder, wenn mehrere Tuberkel zusammenfließen, ausgedehnt flächenhaft; ihre Form bald länglich, bald rundlich, bald strichförmig, bald unregelmäßig, so können dellen- und lachenförmige, schüsselartig vertiefte Geschwüre entstehen.

Neben den Knötchen und den Geschwüren findet sich noch eine besondere seltene Form der Tuberkulose: die tuberkulösen Granulome. Es sind schmutzig

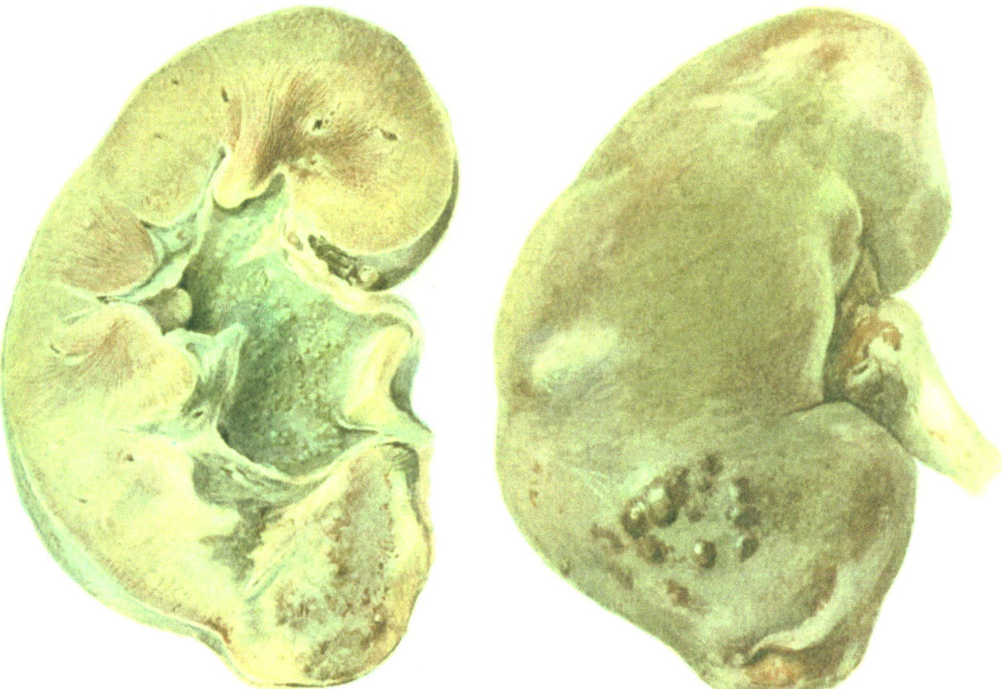

Abb. 168 und 169. Nierentuberkulose. Auf der Oberfläche Knötchen. Auf dem Durchschnitt neben frischer Aussaat submiliarer und miliarer Knötchen Nekrosen und Kavernen mit Durchbruch ins Nierenbecken.

rote, auf stark entzündlich veränderter Schleimhaut sitzende, froschlaichartige Exkreszenzen oder rundliche papilläre Wucherungen von verschiedener Größe, die ganz den Eindruck von Neubildungen hervorrufen können (tumorartige Form der Tuberkulose).

Die zystoskopischen Abb. 156—159, 162 u. 175—178 stammen von einer Frühtuberkulose bei einem 26 Jahre alten Fräulein, das im Mai 1917 mit Drang zum Wasserlassen und gehäufter Harnentleerung erkrankte; täglich 20—30 malige Entleerung, zuerst nicht schmerzhaft, später schmerzhaft. Immer wurden nur wenige Tropfen entleert. Der Urin war nicht verändert. Vom Arzt als Erkältung behandelt. August 1917 öfters Erbrechen; dreiwöchentliche Ruhe und Diät. Nach vorübergehender Besserung wieder plötzlicher Urindrang und Entleerung von Eiter und Blutgerinnseln. Jetzt Spezialarzt, September 1917 Diagnose: leichter Blasenkatarrh. Urotropin, Kopaivbalsam. Keine Besserung. Es trat Fieber ein, die Blasentenesmen steigerten sich bis zur Unerträglichkeit, die Schmerzen zogen die Seite entlang. Dezember 1917 wurde die Kranke von mir untersucht und operiert. Die zugehörige Niere ist in Abb. 168 u. 169 wiedergegeben.

Von verschiedener Seite wurde darauf hingewiesen, daß es nur selten gelänge, die miliare Form der tuberkulösen Knötchen in der Blase festzustellen und auch an der Möglichkeit, sie sicher als tuberkulös anzusprechen, wird gezweifelt. Nach meinen eigenen Erfahrungen sind sie kein so seltenes Vorkommnis, auch der pathologische Anatom findet sie nicht so selten und ich habe eine nicht kleine Zahl von Fällen mit Blasentuberkeln gesehen, sie auf Anhieb als solche erkannt und die Diagnose durch nachträgliche Operation bestätigt gefunden. Für Tuberkel spricht die Multiplizität, ihre Lagerung inmitten hyperämischer Zone und Blutaustritten mit besonderer Bevorzugung der Gefäßverzweigungen und ihr vereintes Vorkommen mit Geschwüren.

Das ausgesprochene Bild der tuberkulösen Knötchenbildung wird im allgemeinen keinen Anlaß zu Irrtümern geben. Trotzdem sind Verwechslungen

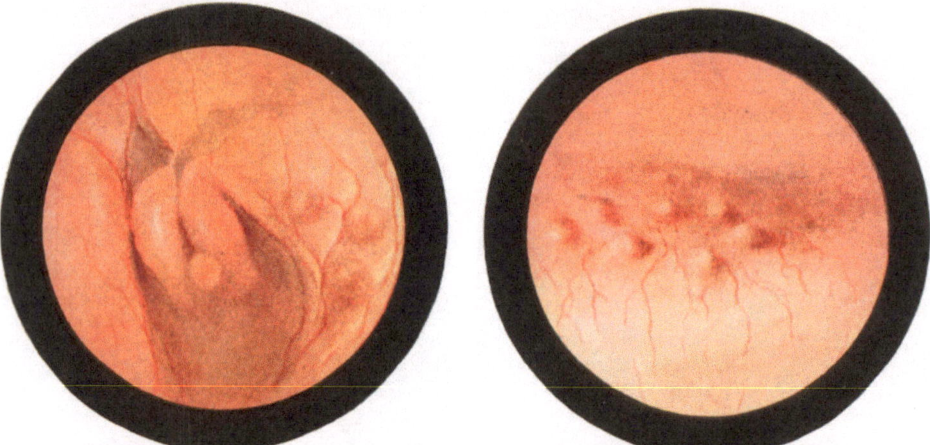

Abb. 170 und 171. Pyelitis und Cystitis granulosa. Kleine, bis linsengroße Knötchen von festem Gefüge, deutlich mit Schlagschatten über das Niveau der Schleimhaut sich erhebend; die Kuppen sind hell erleuchtet. Die Schleimhaut ist vaskularisiert, doch sieht man die einzelnen Gefäßchen in ihrem ganzen Verlauf zwischen den Knötchen.

mit anderen Knötchenbildungen, die sich in ihrem zystoskopischen Aussehen nur wenig unterscheiden, ähnliche Form und Größe haben, öfter vorgekommen.

Die Zystitis und Pyelitis granulosa kann ganz ähnliche zystoskopische Bilder machen, ihre Unterscheidung kann schwer sein, zumal auch sie erfahrungsgemäß bei chronisch entzündlichen Prozessen der oberen Harnwege sich vorfindet und andererseits die Tuberkulose der Blase komplizieren kann. Die Trennung ist aber nicht unmöglich: die Knötchen sind nicht so klein, nicht mit hämorrhagischer Zone umgeben und haben keine Neigung zu Zerfall und Geschwürsbildung; außerdem sind sie selten beobachtet (Abb. 170 u. 171).

Die öfters erfolgte Verwechslung der Tuberkel mit adhärenten Eiterbröckelchen muß der einzelne mit dem Fortschreiten seiner zystoskopischen Kenntnisse und insbesondere durch die jetzt vervollkommneten Zystoskope mit ausgezeichnetem optischen System vermeiden lernen.

Was nun die tuberkulösen Geschwüre anbelangt, so ist ihre Natur nicht ohne weiteres festzustellen. Jedenfalls ist es immer gewagt für den Anfänger, aus der Beschaffenheit und dem Aussehen der Geschwüre eine bestimmte Diagnose zu stellen, denn absolut sichere Kennzeichen am Geschwür sind nur selten vorhanden. Nichtsdestoweniger wird man nicht oft im Zweifel sein. Denn weitaus die größte Mehrzahl der Geschwüre in der Blase ist infektiöser Natur, und der Hauptrepräsentant aller geschwürigen Prozesse in der Blase überhaupt ist die Tuberkulose. Auch nehmen die Blasenveränderungen nach Tuberkulose häufiger und regelmäßiger als andere infektiöse Affektionen der Blase den geschwürigen Charakter an. Andererseits lassen die Gestaltung, Form, Ausdehnung, kurz, alle oben angeführten Eigentümlichkeiten der Geschwüre, wenn nicht absolut sichere, so doch gewisse Unterscheidungsmerkmale zu.

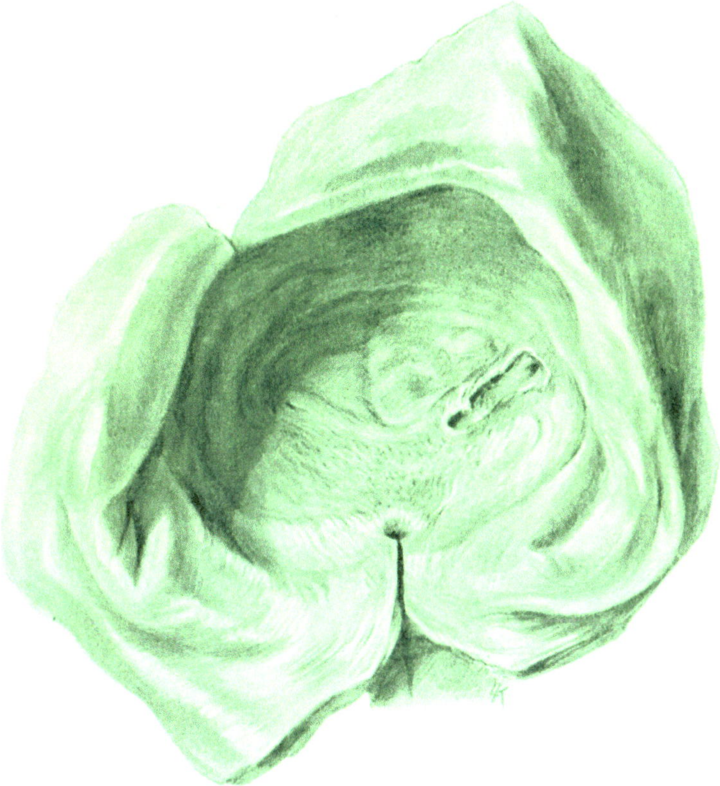

Abb. 172. Blase mit tuberkulösem Geschwür, in das der Ureter mündet. (Präparat zu Abb. 163.)

Differentialdiagnostisch kommen in Frage katarrhalische Geschwüre anderer infektiöser Herkunft, traumatische und syphilitische Geschwüre. Schwere ulzerative Zystitiden sah ich einzelne Male bei der vernachlässigten Prostatahypertrophie mit Katheterleben, bei Fremdkörpern, Divertikelblasen und ganz besonders bei anästhetischen tabischen Blasen und bei Sklerose des Rückenmarks. Da die Zystoskopie meist auch über ihre Ätiologie aufklärt, ist ihre Trennung von den tuberkulösen Ulzerationen nicht schwierig.

Katarrhalisch entzündliche nicht tuberkulöse Geschwüre kommen sicher auch vor, sie sind aber sehr selten. Sie entstehen im Verlauf eines akut infektiösen Blasenkatarrhs, besonders nach Diphtherie. Zystoskopisch sind sie ausgezeichnet durch ihre Oberflächlichkeit, durch ihr akutes Entstehen, rasches

Abklingen und Ausheilen. Ich verweise hier auf Abb. 118 S. 162. Es handelte sich um ein zweifellos akut hämatogen entstandenes Geschwür. Die Erkrankung, die der Geschwürsbildung vorausging, war klinisch gekennzeichnet durch Schüttelfrost, Blasenschmerz mit Erschwerung der Urinentleerung. Eine instrumentelle Behandlung war nicht vorausgegangen. Patient hatte noch nie geschlechtlich verkehrt. Zystoskopisch sieht man eine kleine Geschwürsfläche, deren Rand etwas gewulstet, erhaben ist. Der Boden des Geschwürs ist mit einem Fibrinklumpen bedeckt und von einem roten Hof umgeben. An beiden Ureteren strichförmig verlaufende Blutungen. Im hängenden Tropfen Kolistäbchen.

Das Ulcus cystoscopicum, bei dem es sich meist um oberflächliche Verbrennungen, um Ätzschorfe handelt, nach vorausgegangener ungeschickt ausgeführter Zystoskopie, ist anamnestisch leicht auszuschließen, es heilt auch schnell.

Ein einziges Mal hatte ich Gelegenheit ein syphilitisches Geschwür zu sehen; es handelte sich auch um einen geschwürigen Defekt mit geschwollenen ge-

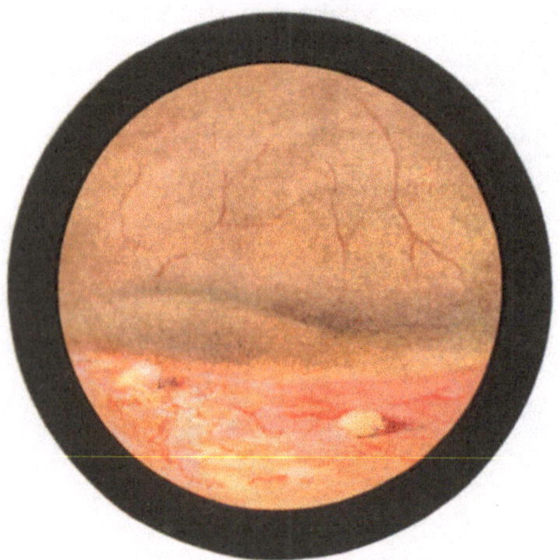

Abb. 173. Vernarbte syphilitische Geschwüre.

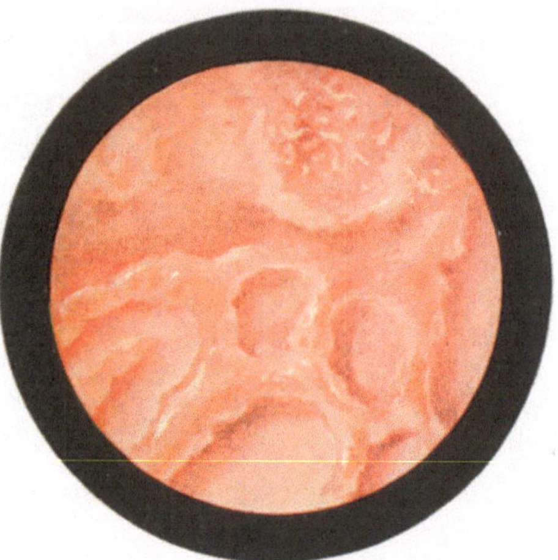

Abb. 174. Tuberkulöse Geschwüre und anhaftende Eiter- und Fibrinbeläge.

zackten Rändern und ziemlich scharfer Begrenzung mit nachfolgender Vernarbung. Der bakteriologische Ausschluß der Tuberkulose und anderer bakterieller Erkrankungen, der Nachweis der konstitutionellen Syphilis und die Heilung nach Jodkaligaben ließen die Diagnose als berechtigt erscheinen. Ich habe nur das Narbenstadium zeichnerisch festhalten können (Abb. 173). Alle die genannten Geschwürsbildungen, die differentialdiagnostisch in Frage kommen, sind recht selten; der Hauptanteil an der Bildung einer ulzerösen Zystitis fällt immer der Tuberkulose zu.

Aber andere diagnostische Schwierigkeiten erwachsen manchmal dadurch, daß Unebenheiten der entzündeten Schleimhaut, die durch Einsenkungen und Hervorragungen entstehen, irrtümlicherweise als Substanzdefekte gedeutet werden, namentlich dann, wenn die Erhebungen von fest anklebenden fibrinös-eitrigen Belägen und Fetzen herrühren. In Abb. 174 ist es schwer zu entscheiden, ob flache Geschwüre oder Beläge vorliegen. Ferner können wirkliche Geschwüre durch starke Schwellung der benachbarten Schleimhaut oder durch eitrige Beläge verdeckt und ihre Erkennung hierdurch erschwert oder ganz unmöglich gemacht werden.

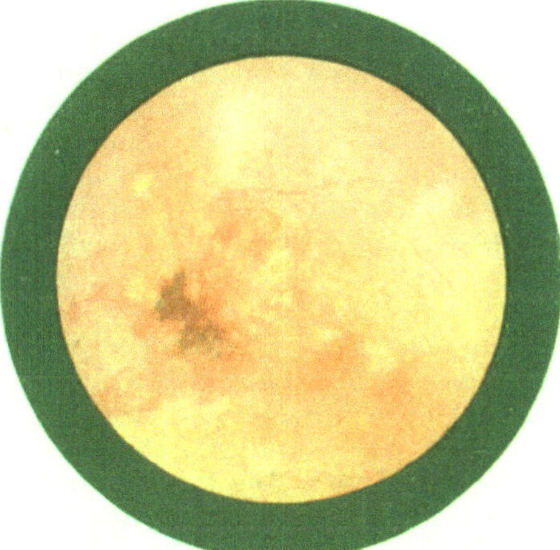

Abb. 175. Tuberkelaussaat (Abb. 156) 6 Wochen nach der Nephrektomie.

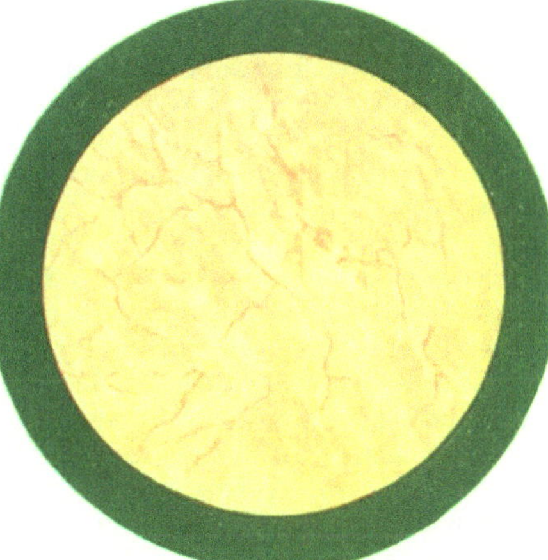

Abb. 176. Tuberkelaussaat (Abb. 156 u. 175) 10 Wochen nach der Nephrektomie.

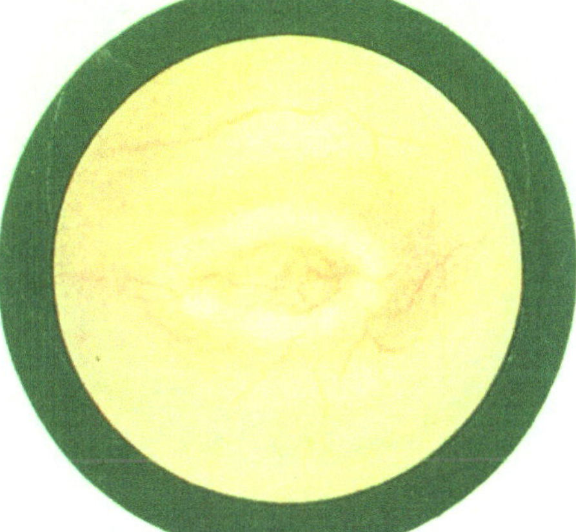

Abb. 177. Bogenförmig angeordnete Tuberkel (Abb. 157) 10 Wochen nach der Nephrektomie.

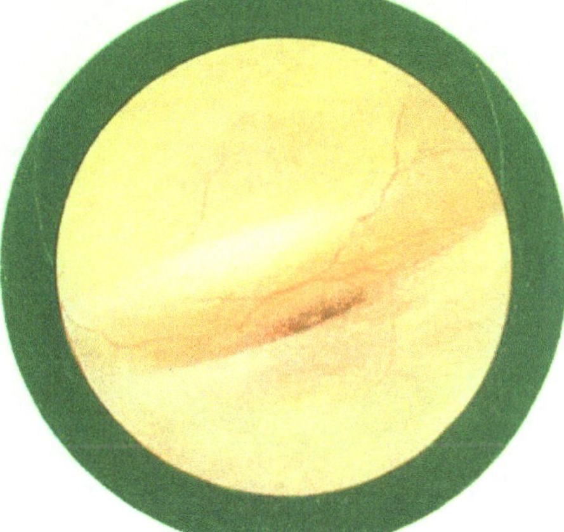

Abb. 178. Tuberkel am Ureter (Abb. 159) 10 Wochen nach der Nephrektomie.

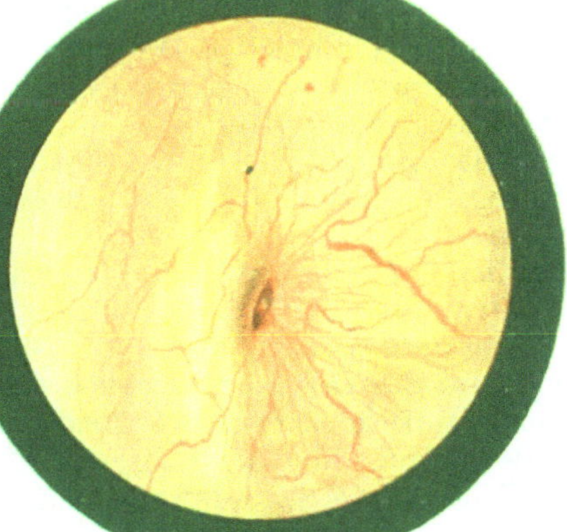

Abb. 179. Bläschenödem am Ureter (Abb. 149) 3 Monate nach der Nephrektomie.

Abb. 175—179. Nach der Nephrektomie in Heilung begriffene oder bereits ausgeheilte Blasen- und Uretertuberkulosen.

Wenn nun auch ein spezifisches Verhalten und Aussehen der Geschwüre nicht vorhanden ist, so kann man doch aus der pathologisch-anatomischen und klinischen Erfahrung heraus mit einer gewissen Wahrscheinlichkeit auf eine tuberkulöse Zystitis schließen; andererseits spricht die schwere multiple Geschwürsbildung, ihre Langwierigkeit, der Nachweis einer anderen unzweifelhaft tuberkulösen Erkrankung anderer Körperteile für ihre besondere Natur. Bestehen noch nebenher Tuberkel, sitzen Knötchen auf dem Geschwürsgrund, ergibt die bakterielle Untersuchung der Geschwürsekrete oder abgestoßener Granulationsfetzen oder endlich der Urinuntersuchung Tuberkelbazillen, so ist der absolut sichere Nachweis für den tuberkulösen Charakter erbracht. Schließlich hilft auch der diagnostisch therapeutische Versuch. Die Geschwüre nichttuberkulöser Natur heilen im allgemeinen unter geeigneter Therapie, insbesondere auch die ausgedehnten geschwürigen Prozesse nach vernachlässigter Prostatahypertrophie mit Kathederleben und nach tabischen Blasen. Die tuberkulösen Geschwüre trotzen dagegen jeder Behandlung. Hat man Gelegenheit, sie

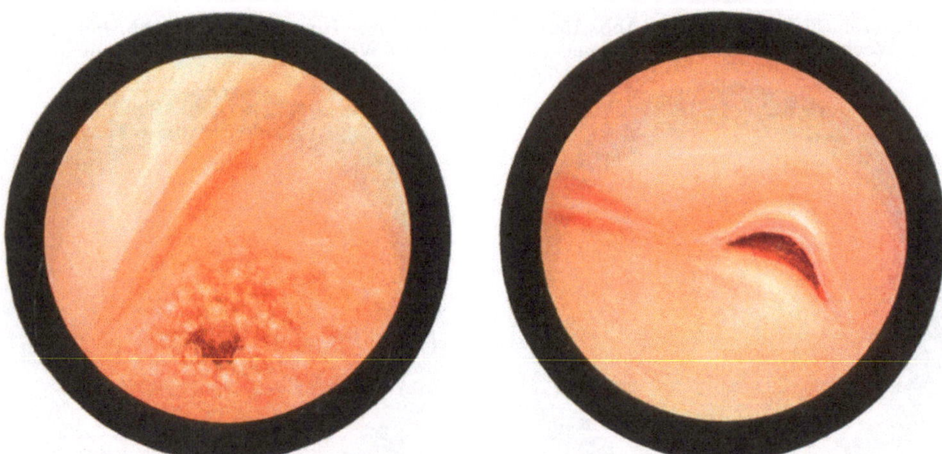

Abb. 180 und 181. Ureteröffnungen bei doppelseitiger tuberkulöser Pyonephrose. Rechts lochartige Öffnung mit rosettenförmig angeordneter Tuberkelaussaat, links weitklaffende Öffnung ohne spezifischen Erscheinungen.

länger zu beobachten, so ist schließlich die Diagnose nicht schwierig. Erfahrungsgemäß heilen sie, wofern sie einer Tuberkulose der Nieren ihre Entstehung verdanken, erst aus, wenn die tuberkulöse Niere entfernt und damit der alleinschuldige Herd in den Harnwegen beseitigt ist. Ich habe mich bemüht, die beobachteten Fälle in dieser Hinsicht einer genauen Kontrolle zu unterwerfen. Die hier wiedergegebenen Bilder geben in diagnostischer Beziehung ganz interessante Belege dafür, daß im allgemeinen mit der Beseitigung der Ursache auch ihre Folgen in der Blase fortfallen, selbst dann, wenn die sekundäre Blasenerkrankung weit fortgeschritten war.

Das Hauptergebnis der Zystoskopie für die Diagnose läßt sich nun in folgenden Leitsätzen zusammenfassen: Der Sitz der Erkrankung am Ureter, in dessen Nähe oder auf der entsprechenden Halbseite der Blase ist entscheidend für den Sitz in der Niere. Ist das Ostium tuberkulös erkrankt, dann ist die zugehörige Niere auch stets tuberkulös erkrankt. Beides ist im allgemeinen richtig und praktisch von Bedeutung: die absteigende Nierentuberkulose ist erfahrungsgemäß lange Zeit auf die Seite der einen erkrankten Niere beschränkt oder doch wenigstens auf der betreffenden Seite stärker ausgesprochen als auf der „gesunden", so daß ein einseitig erhobener Befund zusammen mit den übrigen Merkmalen, besonders zusammen mit dem mikroskopischen und chemischen und bakteriologischen Ergebnis sicheren Anhaltspunkt für den Sitz der Erkrankung gibt. Auch nimmt in der überwiegenden Zahl der Fälle die Blasen- und Uretertuberkulose ihren Ausgang aus der Niere. Ausnahmen sind aber beobachtet. Die pathologisch-anatomischen Veränderungen sind schon an dem der gesunden Niere zugehörigen Ureter gefunden worden, vereinzelt waren beide Ureteren krank bei Einseitigkeit des Prozesses, und umgekehrt, bei nachgewiesener Doppelseitigkeit war nur ein Ureter verändert; dies alles sind aber seltene Befunde. Die sonst sehr seltene primäre Blasentuberkulose hat zystoskopisch ihren Sitz für gewöhnlich in der Nähe der inneren Harnröhrenmündung und im Trigonum. Daß auch eine primäre Uretertuberkulose vorkommen kann, ist sicher; sei es, daß sie aufsteigend von der Blase oder absteigend mit Überspringen der Niere am Ureter sich festsetzt (Abb. 182, S. 216).

In einer Anzahl von Fällen haben wir aber keinerlei zystoskopische Veränderungen in der Blase; die Tuberkulose kann im Frühstadium stehen, oder die tuberkulösen Herde der Niere sind nicht in Kommunikation mit der Blase. Wollen wir in solchen Fällen in der Diagnose weiterkommen, so müssen wir den Ureterenkatheterismus vornehmen. Das müssen wir auch tun, wenn der Nachweis der Bazillen im Gesamtharn nicht gelingt oder in sonst unklar gezeichneten Fällen und endlich bei weit fortgeschrittenen Fällen mit diffusen schwersten pathologisch-anatomischen Veränderungen der Blase, wo Verwechslungen der Seiten immer vorkommen können. Der durch Ureterenkatheterismus gewonnene Harn beider Nieren muß dem Tierversuch zugeführt werden.

Technik: Ich bevorzuge folgendes subkutane Verfahren: Von dem mit Katheter entnommenen Harn wird nach kräftigem Durchschütteln ein Sedimentierglas voll 5 Minuten in die elektrische Zentrifuge gebracht. Die über dem Sediment stehende Flüssigkeit wird abgegossen und das Sediment in einigen Kubikzentimetern steriler Kochsalzlösung aufgeschüttelt, bis zu gleichmäßiger Verteilung. 1 ccm dieser Aufschwemmung wird mit Pravatzspritze subkutan in die Leistenbeuge injiziert. Wöchentliche Konrolle der Gesundheit. Tötung nach 6 Wochen. Zur Diagnose ist notwendig: vereiterte verkäste Inguinaldrüse an der Stelle der Einspritzung, fortschreitende tuberkulöse Aussaat in den Lymphdrüsen und in der Milz. Das Drüsengewebe zeigt im Ausstrichpräparat Tuberkelbazillen. Besteht generalisierte Tuberkulose, so ist der Versuch wegen Verwechslung mit spontaner Fütterungstuberkulose nicht als gelungen zu bezeichnen. Stirbt ein Tier durch sekundäre septische Mischinfektion, so muß der Versuch wiederholt werden. Das Verfahren kann man nach den Angaben von Bloch beschleunigen und in ca. 10 Tagen die Entscheidung herbeiführen, indem man die regionären Lymphdrüsen in der Leistenbeuge des Versuchstieres vor der Impfung zwischen Daumen und Zeigefinger durch festes Zudrücken knetet und quetscht.

Bei der makroskopischen Beurteilung der getrennt gewonnenen Ureterharne ist stets Vorsicht am Platze. Es kann vorkommen, daß der Harn aus der kranken tuberkulösen Niere gelb und klar mit kaum wahrnehmbaren Flöckchen ausgeschieden wird in einer $^1/_2$stündigen Untersuchung, während der Harn der gesunden Niere krank aussieht. Das Mißverhältnis zwischen beiden ist noch auffallender, wenn der gesunde Harn durch artifizielle Blutbeimischung verunreinigt ist. Beim Ureterkatheterharn darf nur das Mikroskop und das kulturelle Verfahren entscheiden. Durch die Möglichkeit, beide Nierenharne und den Gesamtharn in getrennten Portionen der bakteriologischen Untersuchung oder dem Tierversuch zu unterwerfen, schaffen wir die absolute, sicherste Handhabe für die Entscheidung der Frage, ob nur eine Niere und welche von beiden Tuberkelbazillen ausscheidet. Gerade hier zeigt sich die grundlegende Bedeutung des Ureterenkatheterismus. Der Verzicht auf die Katheterisation der gesunden Niere und die Beschränkung auf die Untersuchung des über die Blase abgeleiteten Harns dieser Niere ist selbstverständlich nicht einwandfrei. Beimengungen der kranken Niere und der Blase machen das Resultat wertlos. Wir haben zwar, wie schon erwähnt, eine ganze Reihe von Fällen, gestützt auf die klinischen Symptome und auf den zystoskopischen Befund, mit der nur einseitig nachgewiesenen Bazillenausscheidung und dem sicheren Vorhandensein der zweiten funktionierenden Niere operiert; aber in diagnostisch schwierigen Fällen, wo Unstimmigkeiten in den einzelnen Untersuchungsergebnissen immer vorkommen können, muß der doppelseitige Tierversuch gemacht werden.

Der Nachweis der Tuberkelbazillen im einseitigen Harn gibt die wichtigste Handhabe für die endgültige Diagnose der einseitigen Nierentuberkulose.

Gegen diese Auslegung des positiven Tierversuchs wurden in den letzten Jahren theoretische Einwendungen gemacht. Kielleuthner hat auf Grund einwandfreier Beobachtungen festgestellt, daß Phthisiker oder andere Kranke mit latenten Tuberkuloseherden in ihrem Urin einseitig und doppelseitig Tuberkelbazillen ausscheiden können, ohne daß sich in ihren Nieren eine tuberkulöse Gewebserkrankung makro- oder mikroskopisch nachweisen ließe. Die tuberkulöse Bazillurie könne selbst mit Ausscheidung roter Blutkörperchen und Albumen vergesellschaftet sein, ohne für Tuberkulose der Niere beweisend zu sein, verlange aber ständige Kontrolle, da sie das Einsetzen einer Tuberkulose der Niere anzeige. Im positiven Bazillenbefunde liege somit keine Beweiskraft für die Nierentuberkulose; sicher beweisend sei nur der Bazillennachweis zusammen mit Leukozyten und Erythrozyten, denn darin sei ein sicheres Zeichen eines destruktiven Prozesses zu erblicken. Wildbolz geht noch weiter, er verlangt für die Diagnose Bazillen, Eiter, Blut und eine wenn auch geringe, so doch deutliche Funktionsstörung. Kümmell faßt demgegenüber seine großen Erfahrungen zusammen in dem Satz: die Ausscheidung von Tuberkelbazillen aus gesunden oder nur gering nephritisch veränderten Nieren ohne lokale Herderkrankung ist noch nicht positiv entschieden. Zur Beleuchtung dieser Frage bin ich in der Lage, eine neue Beobachtung mitzuteilen.

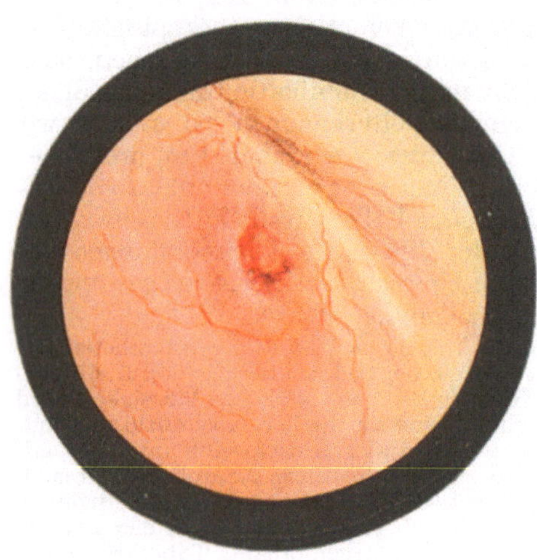

Abb. 182. Tuberkel am Ureter ohne Erkrankung der zugehörigen Niere.

Ein 37jähriger Mann erkrankte April 1917 mit Brennen beim Wasserlassen, er wurde auf Blasenkatarrh behandelt. Schmerzhafter Drang stellte sich ein, der Urin wurde flockig, er mußte 3—4 mal nachts aufstehen und konnte oft nur tropfenweise den Urin entleeren. Ab und zu verspürte er Schmerzen der linken Nierengegend. Starke Schweiße. Gewichtsabnahme ca. 20 Pfund. 7. IV. 1918. Abdomen kein Befund. Zystoskopisch ist der rechte Ureter normal, am linken Rötung, die Lippen etwas verzogen, so daß die Öffnung klafft, an der unteren Lippe deutlich grauweiße Knötchen (Abb. 182). Links verspätete Funktion. Ureterenkatheterismus: links zahlreiche Epithelien, vereinzelte rote und weiße Blutkörperchen und etwas Albumen; beide Urine bakteriologisch steril. Tierversuch links positiv. Nephrektomie. Die Niere war makroskopisch und mikroskopisch gesund (Hart). Nach drei Monaten Kontrolluntersuchung: die Knötchen in der Blase sind geheilt. Zweimaliger Tierversuch auf Tuberkulose im Gesamtharn negativ. Es dürfte sich demnach hier um den seltenen Fall handeln, daß eine Niere, ohne selbst nachweisbar anatomisch geschädigt zu sein, Tuberkelbazillen ausschied, die erst am Ureter sich festsetzten.

Trotz der theoretischen Einwendungen und dieser angeführten Einzelbeobachtung muß man in der Praxis bis auf weiteres daran festhalten, daß jede Niere mit Ausscheidung von Tuberkelbazillen und krankhaften Harnprodukten auch als Sitz einer tuberkulösen Erkrankung zu gelten hat und daß dieser Befund zur allseitig anerkannten und zur Norm erhobenen therapeutischen Nephrektomie berechtigt. Bei diesem Endurteil leiten uns die vielfältigen Erfahrungen am Krankenbett und die ungeheure Fülle klinischer Beobachtung.

Der negative Ausfall des Tierversuches spricht im allgemeinen für Gesundheit der zugehörigen Niere. Doch sind auch hierbei gewisse Einschränkungen nötig. Da oft nur kleine, durch den Ureterenkatheter entleerte Harnportionen zur Verfügung stehen, kann zufällig auch der betreffende Urin keine Bakterien enthalten. Ein einmaliges negatives Impfergebnis berechtigt also noch nicht die Tuberkulose ganz sicher auszuschließen. Bei zwingendem Verdacht und negativem Tierversuch ist deshalb eventuell eine Wiederholung anzuraten. Dagegen dürften mehrere ergebnislose Tierversuche — in größeren Intervallen angestellt — das Nichtvorhandensein der Tuberkulose sicher erweisen. Leider hat auch der Ureterenkatheter mit dem Tierversuch seine Fehler, der schlimmste in diagnostischer Beziehung ist die Bazillenverschleppung. Aus der kranken Blase können mit dem durch die Blase eingeführten Ureterenkatheter Bazillen verschleppt werden, wodurch auch der Harn der gesunden Seite bazillenhaltig wird und die dazu gehörige gesunde Niere als tuberkulös erkrankt erscheint. Eine solche irrtümliche Diagnose führt stets zu sehr unangenehmen Folgen, einmal für die Vorhersage und dann für die operative Behandlung.

Meine erste hierhergehörige Beobachtung zusammen mit Rumpel betraf ein junges Mädchen, das von hervorragender fachärztlicher Seite untersucht und wegen doppelseitiger Nierentuberkulose, die durch Tierversuch festgestellt war, nach dem Süden geschickt wurde. Nachdem sie sich jahrelang in leidlichem Gesundheitszustand befunden hatte, traten wieder häufiger einseitige Schmerzen auf, die sie erneut ärztliche Hilfe in Anspruch nehmen ließen. Jetzt war der Befund so sicher auf die Einseitigkeit zugeschnitten, daß die Niere exstirpiert wurde. Es fanden sich in ihr alte, in Ausheilung begriffene Herde und frische Aussaat. Die Kranke blieb für längere Jahre geheilt.

Nachdem wir diese Erfahrung gemacht hatten, trafen wir vorsichtigerweise gewisse Vorkehrungen gegen die Bazillenverschleppung. Wir arbeiteten unter besonderen Vorsichtsmaßregeln. Wir benutzten nach dem Vorschlag und Vorgehen anderer Autoren die ersten Urinmengen nicht, in der Annahme, daß eventuelle Beschmutzungen weggewaschen und fortgeschwemmt würden. Dagegen wurden erst die 2. oder 3. Portionen, die in Intervallen von 10 Minuten aufgefangen wurden, verimpft. Will man in einem besonders strittigen Falle sehr peinlich verfahren, so kann man mehrere Portionen von jeder Seite verimpfen. Doch gibt es hierbei auch Unstimmigkeiten. Abnehmender Bazillenbefund in den einander folgenden Urinportionen der gleichen Seite würde wohl für Beschmutzung sprechen. Trotz peinlichster Sauberkeit und guter Technik werden wohl gelegentliche Bazillenverschleppungen sich nicht vermeiden lassen; ich selbst habe keine erlebt, habe aber in zwei Fällen, bei denen der Ureterenkatheterismus und der Tierversuch positiv ausfielen, die klinisch objektiven Merkmale höher bewertet, vor allem die Ergebnisse der Zystoskopie. Bei beiden Fällen handelte es sich um doppelseitige positive Tierversuche, aber um einseitig gelagerten Blasenbefund. Beiden Kranken habe ich die Nephrektomie vorgeschlagen. Der Erfolg hat mir Recht gegeben; den Patienten geht es gut. Die örtlichen Blasenerscheinungen sind ausgeheilt; Gewichtszunahme ist vorhanden; bei einem war $^1/_2$ Jahr später der zweimalige Tierversuch vom Gesamtharn negativ. Leider ist die Anwendung des Ureterenkatheters in vereinzelten Fällen unmöglich. Heftige katarrhalische Erscheinungen der Blase — die Schleimhaut kann mit schlammartiger Masse von Eiter und Schleim bedeckt sein — starke Schrumpfung der Blase, die jede Füllung der Blase selbst mit kleinsten Mengen durch ausgesprochene Intoleranz energisch ablehnt, blutende und tiefgreifende Geschwüre, Buchten und anderes machen wegen der dadurch bedingten Unübersichtlichkeit eine Erkennung der Ostien unmöglich. In solchen Fällen haben auch die Harnscheider nicht viel Wert, da Absonderungen der Blasenwand dem intervesikal getrennten Harne sich beimischen können. In vereinzelten Fällen verbietet die Unwegsamkeit des tuberkulösen Ureters oder die vollkommene Verödung und Vernarbung der Uretermündung auf einer Seite die Einführung des Ureterenkatheters. Allerdings darf man sich mit einer einmaligen vergeblichen Zystoskopie und vergeblichem Ureterenkatheterismus nicht zufrieden geben. Bettruhe, Diät, lokale Behandlung mit Silberspülungen steigern oft in kurzer Zeit die Toleranz und das Fassungsvermögen der Blase und ermöglichen nachträglich durch Besserung des Katarrhs und Schaffung eines klaren Bildes eine ergiebige Untersuchung. Zuweilen muß man zur Narkose greifen oder eine Lumbal- bzw. Sakralanästhesie heranziehen. Ich mache von der Zystoskopie und dem Ureterenkatheterismus den ausgiebigsten Gebrauch. Irgendwelche Bedenken wegen Verschleppung der spezifischen Infektion auf gesunde Teile der Harnwege habe ich nicht, wenn ich auch sagen muß, daß der Eingriff in seltenen Fällen eine Verschlimmerung der Blasenerscheinungen mit sich bringen kann. Ich kann also auch den Standpunkt, grundsätzlich wegen erhöhter Gefahr der Infektion auf den Ureterenkatheterismus der vermutlich gesunden Niere zu verzichten, nicht anerkennen; ebensowenig kann ich dieses Vorgehen für einen Kunstfehler halten. Im Gegenteil, der Ureterenkatheterismus ist bei strittigen Fällen, besonders dann, wenn die kranke Seite nicht katheterisiert werden kann, unsere Pflicht und seine Ablehnung kann sich schwer rächen.

Zugleich mit der Zystoskopie und dem Ureterenkatheterismus verbindet man die funktionelle Prüfung beider Nieren. Ich bevorzuge bei der Tuberkulose die Indigkarminprobe und die Harnkryoskopie. Ich habe in den letzten Jahren auch alle anderen Proben — mehr aus wissenschaftlichen Gründen — besonders die Zuckerprobe, herangezogen. In der Mehrzahl der Fälle von Nierentuberkulose hat man, wenn tuberkulöse Herde in der Niere vorhanden sind, auch nachweisbare Störungen in der Funktion. Es kommt hinzu, daß das tuberkulöse Virus sehr frühzeitig und sehr erheblich die Funktion schädigt, selbst wenn nur kleine Herde vorhanden sind und große Teile der Niere noch gesund sind und außerhalb der unmittelbaren Nachbarschaft der Herde keine sichtbaren Veränderungen sich vorfinden. Dementsprechend findet man auch meist auf der kranken Seite niedere Werte der Harngefrierpunkte, schlechte Ausscheidung des Farbstoffes und herabgeminderte Zuckerwerte. Fällt die Funktionsprobe in diesem Sinne aus, ist sie „positiv“, so spricht das unter Mitverwertung der übrigen klinischen Merkmale, für die Krankheit dieser Niere und für den Sitz der vermuteten Tuberkulose. Aber auch für die zweite Niere ist die Funktionsangabe verwertbar. Klarer, goldgelber, ganz oder nahezu eiweißfreier, gut konzentrierter Harn, starke Blauausscheidung, hohe Zuckerwerte, sprechen für das Vorhandensein einer zweiten Niere und erlauben auch schätzungsweise den Schluß auf wenn auch nicht anatomische Gesundheit, so doch auf funktionell ausreichende Tüchtigkeit. Zu diesem Schluß sind wir auch berechtigt durch die Ergebnisse der klinischen Erfahrung. Die überwiegende Häufigkeit der Nierentuberkulose ist eine einseitige (Israel) und erst längere Zeit nach der Erkrankung der einen wird die andere Niere befallen.

Meiner Veröffentlichung vom Jahre 1910 über den Wert der Indigkarminprobe habe ich einiges nachzutragen; ich muß meine damaligen Angaben nachträglich wesentlich einschränken. Gestützt auf eine Fülle klinischen Materials war ich früher der Überzeugung, daß eine sicher tuberkulös kranke Niere keinen Farbstoff auszuscheiden vermöge. In den letzten Jahren habe ich aber verschiedene tuberkulös kranke Nieren beobachten können, die nicht nur Blau ausgeschieden hatten, sondern bei denen auch der Unterschied gegenüber der gesunden Seite so klein oder verschwindend gering war, daß das Ergebnis sowohl in positivem als in negativem Sinne gedeutet werden konnte, ja in vereinzelten Fällen konnte ich eine ganz normale Indigokarminausscheidung nachweisen, bei einwandfrei nachgewiesener Tuberkulose der Niere. Solche Versager sind schon von verschiedener Seite mitgeteilt worden; auch sind sie mit anderen funktionellen Methoden beobachtet, insbesondere mit der Zuckerprobe. Sie sind — wie ich schon im allgemeinen Teil ausführte — nicht weiter auffällig. Doch sind sie bemerkenswert; würden sie alle mitgeteilt oder könnten sie alle festgestellt werden, so könnten wir um so sicherer den tatsächlichen Wert der Funktionsprobe erkennen. Jedenfalls verlieren die Funktionsproben mit jedem neu erwiesenen Versager mehr und mehr an Bedeutung. Bei meinen ca. 8 Fällen der letzten 2 Jahre, bei denen die Funktionsproben schlecht angaben und versagten, handelte es sich zum Teil um sehr weitgehende tuberkulöse Prozesse. Praktisch verpflichten sie uns zu der Auffassung, daß man der Funktionsprobe nie ausschlaggebende Bedeutung zubilligen darf; von einem Wertmaße für den Grad einer Parenchymschädigung kann vollends keine Rede sein. Ich für meine Person muß mich also gegenüber den Angaben von Wildbolz, daß es fast immer gelinge, mit Hilfe der Funktionsproben die Größe des Parenchymausfalles zu bestimmen, als Zweifler bekennen. Die Schlußfolgerungen Suters aber, der ein deutliches Abhängigkeitsverhältnis zwischen dem Ablauf der Indigkarminprobe und den anatomisch-makroskopischen Veränderungen sehen will, in der Art, daß die Größe des tuberkulösen Herdes genau aus dem zeitlichen Eintritt der Blaufunktion geschätzt werden könne, muß man doch als mit den klinischen Beobachtungen unvereinbar und mit unseren wissenschaftlichen Voraussetzungen unhaltbar ablehnen. Auf die theoretischen Gegeneinwände will ich nicht nochmals eingehen. Bei meinem Urteil leiten mich objektive Tatsachen und Erfahrungen der letzten 15 Jahre. Im übrigen ist es bei unserem gegenwärtigen therapeutischen Standpunkte bezüglich der Nierentuberkulose gar nicht notwendig, sich ein möglichst getreues Bild von dem Grad der anatomischen Organveränderung zu verschaffen. Die Niere muß — den Standpunkt nehmen wir wenigstens zur Zeit noch ein — auf alle Fälle exstirpiert werden. Trotz diesen Einschränkungen behalten die Funktionsproben ihren Wert, aber er muß eben relativ bleiben. Bei der Indigokarminprobe ist ein nicht zu unterschätzender Vorteil die Möglichkeit schnellster Übersicht. Wie oft haben wir bei günstig gelagerten Fällen eine Diagnose mitsamt genauer Anzeige in einer $^1/_2$stündigen ambulanten Untersuchung mit ihr durchgeführt!

Nicht minder nachteilig als die Versager sind die negativen Ergebnisse der Proben. Da fast alle Funktionsproben, soweit sie einen Wert in ihrer praktischen Verwendung beanspruchen können, auf vergleichsweiser Schätzung beruhen, so sind sie nach meinem Dafürhalten wenigstens unverwendbar und unbrauchbar, wenn sie keine vergleichbaren Unterschiede zwischen beiden Nieren ergeben. Bei der Tuberkulose kommt dies gar nicht so selten vor, es ist sogar bei weiter fortgeschrittenen Fällen die Regel.

Erkrankungen der zweiten Niere sind nicht gerade selten und sehr vielgestaltig; toxische Nephritis, Pyelitis und Pyelonephritis, echte Nephritis und die tuberkulöse Erkrankung kommen in Frage. Bei der „toxischen Nephritis“ findet man fast ohne jede Ausnahme eine Albuminurie im zentrifugierten

Harn, deren Wert zwar gering ist, aber doch auf bis 1 pro mille steigen kann. In dem Sediment kommen Formelemente vor, Leukozyten, Erythrozyten, stets wenige vereinzelte hyaline und granulierte Zylinder. Diese Erscheinungen sind eine Folge einer Beeinflussung durch Überlastung infolge der alleinigen Arbeit, oder eine Folge von Vergiftungen durch Zell- und Bakteriengifte und der Resorption von Entzündungs- und Zersetzungsprodukten, die aus der anderen tuberkulös kranken Niere stammen. Die Entscheidung, ob es sich um eine toxische Nephritis oder um eine ernste echte Nephritis-Albuminurie handelt, ist sehr schwierig, und da die toxische Erkrankung keine Gegenanzeige für die Nephrektomie abgibt, im Gegenteil nur eine rechtzeitige Beseitigung des Bazillenherdes Gesundheit und Leistungsfähigkeit der anderen Niere gewährleistet, so muß die toxische Nephritis vorher diagnostisch fest gestellt werden. Ähnliche Erscheinungen machen die pyelitischen und pyelo-

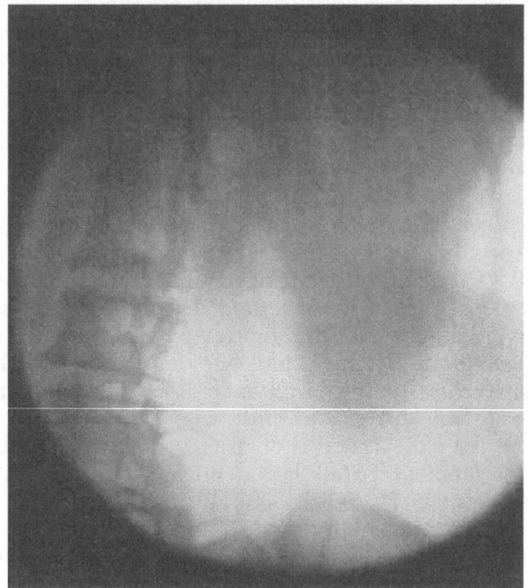

Abb. 183. Kompensatorische Hypertrophie einer Niere bei Tuberkulose der andern.

nephritischen Prozesse der zweiten Niere, die gewöhnlich durch eine Mischinfektion von der kranken Blase aufsteigen. Der Eitergehalt des Urins ist oft sehr erheblich. Die genaue bakteriologische Untersuchung muß ergeben, welche Seite tuberkulösen und welche nur pyelitischen Eiter erzeugt und bei doppelseitigem Bazillenbefund ist stets eine Prüfung darüber nötig, ob er sich nicht erklärt aus der Vereinigung einer Tuberkulose der einen Niere mit spezifischer aszendierender Infektion des zweiten Ureters, ohne Erkrankung der zugehörigen Niere. Bei beiden Erkrankungen findet man zuweilen eine kompensatorische Vergrößerung, die oft schon zu Fehlschlüssen geführt hat (s. Abb. 183). Von noch ernsterer Bedeutung und schwerer in ihrer Erkennung sind die anderen sonstigen Erkrankungen der zweiten Niere. Es sind die chronische Nephritis — die Entwicklung zur großen weißen Niere ist selten — die amyloide Degeneration und die Tuberkulose der zweiten Niere. Größere Eiweißmengen, zahlreiche Zylinder des durch Sondierung gewonnenen Harns, erregen den Verdacht auf die beiden erstgenannten Affektionen, sind aber nicht für ihr Vorhandensein beweisend, da die pathologischen Beimengungen auch bei der toxischen Form, wie oben erwähnt, in gleichem Maße vorhanden sein können. Israel zieht hier zur Feststellung, ob echte Nephritis, ob nur toxisch bedingte, die Blutdruckmessung hinzu. Steigerung des Blutdrucks spricht für echte Nephritis.

Die Tuberkulose der zweiten Niere entscheidet der Tierversuch des mittels doppelseitigen Ureterenkatheterismus gewonnenen Harns. Bazillenhaltiger Urin beider Nieren bei hoch eingeführtem Katheter ist im allgemeinen beweisend für die Doppelseitigkeit der Tuberkulose, klinisch ist sie durch wenig Harn charakterisiert.

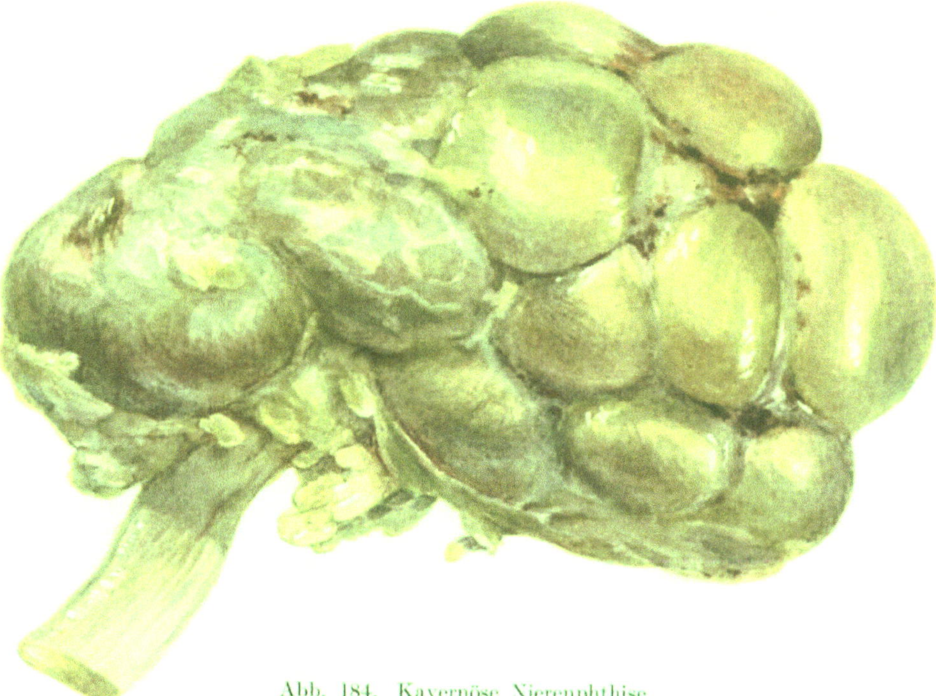

Abb. 184. Kavernöse Nierenphthise.

Bei den Erkrankungen der zweiten Niere interessiert uns nun vielmehr als ihr anatomisches Verhalten ihre Funktionsfähigkeit resp. ihre Rückbildungsfähigkeit. Genügt die andere Niere allein für die Erhaltung des Lebens? Sind die Funktionsprüfungen positiv, so hat man hierauf eine brauchbare Antwort; wenn sie sich auch gelegentlich als falsch erwiesen. Aber nicht selten sind sie bei den Grenzfällen negativ und sind dann gerade unbrauchbar. Auch der Blutkryoskopie darf man keinen ausschlaggebenden Wert beimessen. Kümmell stützt sich auf eine weitgehende Erfahrung und ein großes Material; doch wird der Wert seiner Methode, den Kümmell gerade für die bilateralen Erkrankungen hervorhebt, von anderer Seite bestritten. Er verwirft grundsätzlich die Nephrektomie bei einem Blutgefrierpunkt über $\delta = 0{,}60^0$. Ein normaler Blutgefrierpunkt sei ein Beweis, daß zum Stoffwechsel genügendes Nierengewebe vorhanden und sei bedingt durch ein, wenn auch nicht intaktes, doch funktionsfähiges und arbeitstüchtiges Organ. Dieser

Auffassung darf entgegengehalten werden, daß es nicht zulässig ist, den Hauptanteil der geleisteten Arbeit ohne weiteres nur einer Niere zuzuschreiben, es ist doch möglich, daß beide Nieren krank sind und ihre Leistungen gegenseitig sich so ergänzen, daß eben noch das nötige Maß herauskommt. Oder gar, wie es uns in dem auf S. 203 angeführten Falle begegnet ist, das ganze funktionierende Nierengewebe war in der Niere, die wir exstirpierten, der Blutgefrierpunkt war innerhalb normaler Grenzen, die zurückbleibende Niere war vollständig zerstört. So wie die Verhältnisse gegenwärtig liegen, müssen wir uns meines Erachtens ruhig eingestehen, daß wir kein Mittel haben, mit Sicherheit die Vorhersage genügender Arbeitsfähigkeit zu ermöglichen. Jedenfalls aber ist es nicht gestattet,

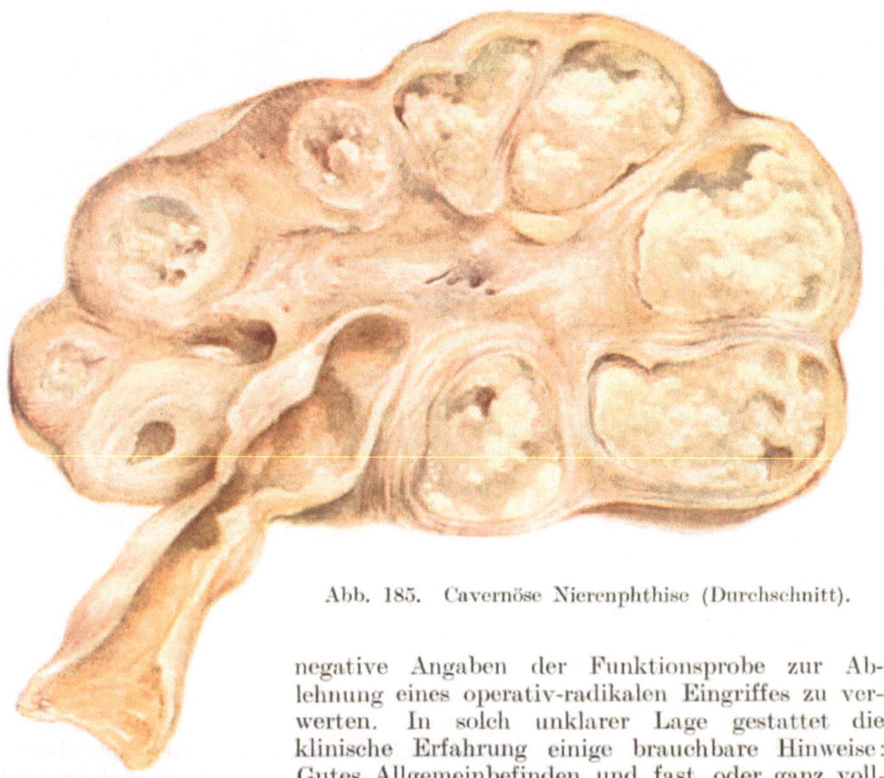

Abb. 185. Cavernöse Nierenphthise (Durchschnitt).

negative Angaben der Funktionsprobe zur Ablehnung eines operativ-radikalen Eingriffes zu verwerten. In solch unklarer Lage gestattet die klinische Erfahrung einige brauchbare Hinweise: Gutes Allgemeinbefinden und fast oder ganz vollständige Zerstörung einer tuberkulösen Niere gibt Grund zur Annahme, daß die zweite Niere schon längere Zeit die ganze Arbeit leistete und diese noch besser leisten wird, wenn die wertlose kranke Niere entfernt ist. Mikroskopisches Freisein des Ureterharns von Albumen, Blut, Eiter und Bakterien und zeitweises Verschwinden des Eiterharns sprechen für die gleiche Annahme. Auch das Röntgenlicht hat man in besonders schwierig gelagerten Fällen mit herangezogen. Ich erachte es als zweckmäßig, in allen strittigen Fällen von beiden Nierengegenden ein Röntgenbild anzufertigen; man erhält doch hie und da wertvolle Hinweise und kann auch vor Irrtümern bewahrt bleiben. Tuberkulöse Herde der Nieren können nämlich bei günstig gelagerten Verhältnissen auf der Platte hervortreten. Man sieht dann innerhalb des gewöhnlichen normalen Nierenschattens geringe

Verdünnungen desselben oder andere deutlich feinfleckige und feinstreifige, zartere dünnere Schatten, geringe Aufhellungen, ohne scharfe Begrenzung, im Parenchym gelegen, oft ziemlich diffus im ganzen Nierenschatten, große Gebiete der Niere durchsetzend. Das sind käsige Herde, kavernöse Räume. Die Kavernenzeichnung ist besonders deutlich, wenn in ihnen Kalkniederschläge vorhanden sind. Dann sind im Bilde besonders die Randpartien

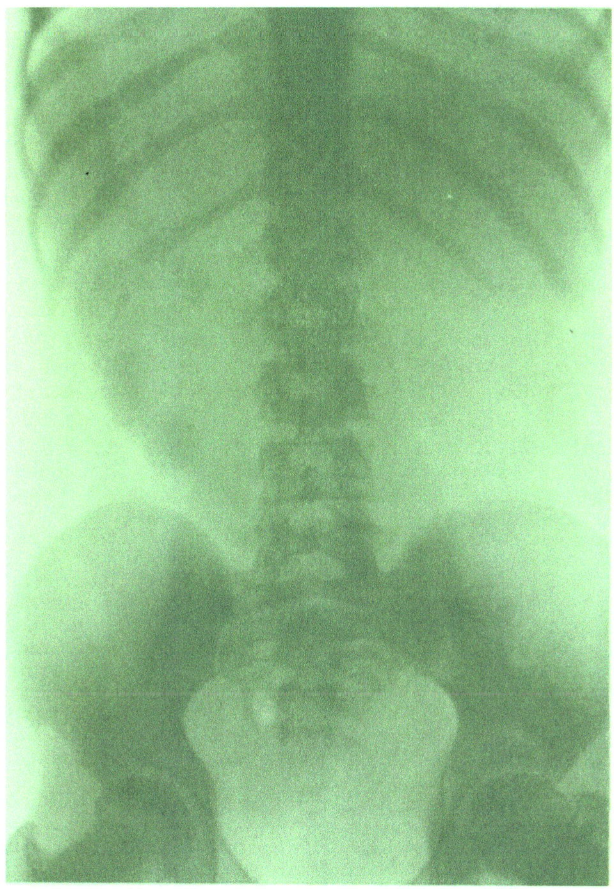

Abb. 186. Kindliche kavernöse Nierenphthise. Im oberen Drittel des Nierenschattens sieht man helle, rundliche, scharf gezeichnete, gesprengelte Flecke von Kirschgröße, dicht nebeneinander liegend, im unteren Teil größere Schatten von unregelmäßiger Dichte und feine, segmentale Vorbuckelungen am äußeren bogenförmigen Rande. Es sind dies die halbkugelig vorspringenden Kavernen. (Röntgenbild zu Abb. 184 u. 185).

stärker hervortretend, da die Kalkkonkremente eine sattere Schattengebung bedingen; sie sitzen mit Vorliebe in den Wänden der Kaverne in halbkreisförmiger Anordnung. (Forsel und Sörderlund haben hierüber Mitteilung gemacht.) Ich habe in letzter Zeit der Darstellung der Tuberkulose auf der Röntgenplatte größere Aufmerksamkeit geschenkt und es ist mir öfters gelungen, tuberkulöse Herde deutlich auf die Platte zu bringen und ihre Zahl und Größe vor der Operation festzustellen.

Bei einem 12jährigen Kinde mit sicherer Tuberkulose der Harnwege, bei dem beide Nieren etwas vergrößert deutlich palpabel und druckschmerzhaft waren und zystoskopisch Unsicherheit bestand, welche Niere die tuberkulöse war (s. Abb. 154 und 155), ergab das Röntgenbild ohne allen Zweifel, daß die linke Niere in sechs pflaumengroße Kavernen aufgegangen war, während die andere gesund schien. Das beifolgende Röntgenbild (Abb. 186) zeigt gruppenweise angeordnete fleckenförmige kleine distinkte Schatten im oberen Pol und halbkreisähnliche Vorbuckelungen an der Peripherie; das beigefügte Präparat (Abb. 184 und 185) erweist klar, daß die röntgenologisch festgestellten Verdichtungsherde wirklich dem pathologisch-anatomischen Prozeß der Niere entsprechen. Noch in verschiedenen anderen Fällen ist ein ähnlicher Nachweis gelungen.

Es ist also durch die Röntgenplatte eine sichere Lokaldiagnose möglich, wenn uns andere Untersuchungsmethoden im Stiche lassen. Es herrschen allerdings Meinungsverschiedenheiten darüber, ob die tuberkulöse Kaverne auch darstellbar sei ohne Kalkinkrustation. Meine Erfahrungen gehen dahin, daß wir auch ohne Kalkeinlagerungen ganz deutlich kreisrunde Aufhellungen bekommen. Der eben erwähnte Fall hatte als Inhalt nur Eiter und Detritusmassen ergeben, nirgends Verkalkungen. Noch in anderer Hinsicht wird das Röntgenbild diagnostisch in Anspruch genommen. Normale Größe, Form, Lage, Gleichmäßigkeit und Struktur des Nierenschattens auf der gesunden Seite läßt mit einem gewissen Recht das Vorhandensein einer gesunden und funktionstüchtigen Niere annehmen; namentlich wenn der Kranke sonst in gutem Allgemeinzustand sich befindet und die andere Niere nachweislich so schwer krank scheint, daß sie praktisch nicht mehr für den Stoffwechselhaushalt in Frage kommt. Eine solche Deutung und Auslegung eines positiven normalen Nierenschattens ist allerdings nur unter Vorbehalt und mit äußerster Vorsicht zulässig und verwertbar.

Der schon mehrfach erwähnte Fall (Abb. 152 u. 153, S. 203) ist in dieser Hinsicht sehr lehrreich und zeigt schlagend die Möglichkeit verhängnisvollen Irrtums. Die Nierentuberkulose war klinisch sicher erwiesen, da im Gesamtharn Eiter, Blut und Tuberkelbazillen nachweisbar vorhanden waren. Die rechte Niere war mannsfaustgroß, die linke nicht zu tasten. Zystoskopisch war der rechte Uretermund klaffend, sonderte reichliche Eitermengen ab; die Funktionsprüfung förderte während 30 Minuten kein Blau, keinen Zucker zutage. Ein linker Uretermund war inmitten einer schweren diffusen Zystitis nicht zu erkennen, auch konnte er nicht durch Blauinjektionen festgestellt werden. Ich schlug deshalb ein Röntgenbild beider Nierengegenden vor, und überlegte, daß bei Vorhandensein eines deutlichen Nierenschattens auch eine linke Niere vorhanden sein müsse, die eventuell imstande sei, die Funktion allein zu übernehmen. Die Röntgenaufnahme ergab links einen anscheinend normalen Nierenschatten und erwies mit Sicherheit auch das Vorhandensein einer zweiten Niere, was nachzuweisen auf anderem Wege nicht gelungen war. Zur Sicherheit schlug ich aber noch die doppeltseitige Freilegung vor. Bei der lumbalen Freilegung und „Befühlung" ohne „Besichtigung" unterlag der Operateur einer Täuschung. Die Niere war vorhanden, sie schien nach Form, Größe und Konsistenz gesund, so daß die Entfernung der großen und rechtsseitigen Pyonephrose berechtigt schien. 4 Tage später ging die Frau urämisch zugrunde, die exstirpierte Pyonephrose enthielt allein noch das wenige funktionierende Parenchym. Links war eine Mörtelniere gefunden. Das Röntgenbild hatte zwar das Vorhandensein richtig angegeben, aber die veränderte Struktur nicht erkennen lassen. Bei späterer Kontrolle der Platte konnte ich allerdings im Lichtkasten die verkalkten Herde doch feststellen, was der oberflächlichen Betrachtung entging.

Die Nutzanwendung aus dieser Krankheitsgeschichte für die Röntgendiagnose geht dahin, daß anatomisch schwer veränderte Nieren einen normalen Nierenschatten geben können, man ist deshalb nicht berechtigt, einen normalen Schatten als Beweis einer gesunden Niere in Anspruch zu nehmen.

Es kommen aber immer wieder Fälle vor, wo alle klinischen Untersuchungsmittel und Überlegungen versagen. Der Verdacht oder die Wahrscheinlichkeit einer Nierentuberkulose ist zwar erbracht, aber es fehlt jeder Hinweis auf eine bestimmte Seite infolge Mangels eines weiteren maßgebenden Symptoms, wie Schmerz, Palpationsbefund, anatomisch lokalisierte Veränderungen der Blase, positives Röntgenergebnis. Der beiderseitige negative Ausfall der Funktionsprobe sagt nichts über den Sitz der spezifischen Erkrankung aus. Wir wissen nicht, ob beide Nieren krank sind oder ob nur eine spezifisch, die andere pyelitisch, nephritisch oder toxisch erkrankt ist. Noch viel weniger sind wir, wollen wir therapeutische Richtlinien geben, orientiert darüber, ob nach der Exstirpation der einen Niere die übrigbleibende funktionstüchtig ist. Manchmal sind wir nicht einmal darüber aufgeklärt, ob eine zweite Niere überhaupt existiert. Und endlich ist die Frage zu regeln, ob bei der Doppelseitigkeit der Nierentuberkulose oder bei anderweitiger schwerster Erkrankung der anderen Niere ein operativer Eingriff erlaubt ist, und wenn ja, an welcher Seite er zuerst einzusetzen hat. Solche diagnostischen Schwierigkeiten liegen nicht oft vor, immerhin kommen sie vor. Ist ein solcher Fall gegeben, so verlangt er eine bis ins Einzelne gehende Diagnose wegen Therapie und Prognose. Hier bleibt uns nur die probatorische Freilegung übrig. Der hierzu einzuschlagende Weg ist ein verschiedener; der beste ist wohl der doppelseitige Lumbalschnitt mit Luxierung der Niere, mit Besichtigung, Abtastung, Inzision, mit eventuellem Sektionsschnitt und Probeexzision. Zunächst wird die vermutlich bessere freigelegt, darauf die zweite; falls diese spezifisch krank erscheint oder kränker ist, kann gleich die Exstirpation angeschlossen werden. In den meisten Fällen wird dieses Vorgehen genügenden Aufschluß geben, sofern das operative Ergebnis positiv ist. Jedenfalls ist die Freilegung der zweiten Niere insofern wichtig, als man mit größerer Ruhe als ohne ihre Besichtigung ihre genügende Funktion voraussetzen kann, wenn sie äußerlich normal erscheint. Aber es ist möglich, daß die Oberfläche oft nichts Pathologisches zeigt und daß die Nierenspaltung die tuberkulösen Erkrankungen zufällig nicht trifft und Schnittfläche und Nierenbecken können gesund erscheinen. Auch ist die Feststellung und Erkennung beginnender Tuberkulose, besonders der Tuberkel an den Papillenspitzen und im Mark oft sehr schwer und erst das Mikroskop ist entscheidend. Auch die Unterscheidung miliarer Tuberkel und keilförmiger tuberkulöser Infarkte von miliaren und keilförmig angeordneten eitrigen Ausscheidungsherden kann sehr schwer sein und die tuberkulöse Pyelonephritis kann für akut embolische Herdnephritis gehalten werden. Da die Inzision unter Umständen sehr weitgehend sein muß und damit der Eingriff und die Gefahr der diagnostischen Nephrotomie sehr groß ist, und ihre Angaben auch unzuverlässig sein können, hat man noch andere Wege beschritten. Man hat sich mit der Probelaparotomie begnügt und die Nieren betastet. Daß die palpatorisch gewonnene Rechenschaft über Vorhandensein und Funktionstüchtigkeit der zweiten Niere nicht unter allen Umständen sicher ist, ja, daß sie verhängnisvolle Irrtümer und schwere Mißgriffe ermöglicht, darf man nicht außer acht lassen. Auch wir haben es einmal erleben müssen, ich verweise wieder auf den Fall S. 203. Ferner hat man eine suprapubische Blasenfistel angelegt und den Ureterenkatheter durch die Schrumpfblase eingeführt. Meines Erachtens ist das Auffinden und Sondieren der Ureteröffnung in der durch hohen Schnitt eröffneten Blase viel schwerer als bei der Zystoskopie, besonders wenn Ulzerationen bestehen. Das Vorgehen hat oft einen Mißerfolg, es kann auch eine Blasenfistel zurückbleiben.

Auch der operative Nierenverschluß durch Abklemmen des kranken Ureters mit Prüfung der Gesunden durch Injektion von Phloridzin und Indigkarmin wurde vorgeschlagen. Vor der Operation wird ein Katheter in die Blase gelegt. Die vermutlich kranke Niere wird freigelegt und luxiert, der kranke Ureter abgeklemmt. Indigkarmin und Phloridzin gibt in positiven Fällen Gewißheit über Vorhandensein und Funktion der zweiten Niere.

Auch diese Methode ist zu eingreifend und zu unsicher und das Verfahren auf der kranken Seite ist nicht gut. Wesentlich besser ist die Pyelotomie der gesunden Seite mit operativer Freilegung des gesunden Ureters im oberen

Teil und Eröffnung desselben, Einführen eines Ureterenkatheters in einen operativ gesetzten schmalen Schlitz mit Vorschieben ins Nierenbecken und Auffangen des Urins unter Prüfung der Funktion durch Blaustoff oder Phloridzin und nachfolgende Vernähung des Schlitzes.

Bei unseren diagnostisch schwierigen Fällen sind wir verschieden vorgegangen:

Bei einem 28jährigen Mann, bei dem wegen hochgradiger ulzeröser Schrumpfblase und enger Harnröhre ein Ureterenkatheterismus unmöglich war, die Blaufunktion aber an beiden Ostien negativ, das Spülwasser erst nach 20 Minuten einen Stich ins Grüne hatte, nach 40 Minuten grün war, aber nie bläute, wurde die linke Niere getastet mit der durch einen kleinen Laparotomieschnitt am linken äußeren Rektusrand eingeführten Hand. Da Größe, Lage, Konsistenz und Form normal erschien, wurde sie als gesund angesprochen, und die rechte Niere, die vorher durch schmerzhafte Vergrößerung als die kranke vermutet war, entfernt. Dem Patienten ging es nach 8 Jahren noch gut, er war 1916 als Soldat eingezogen.

Bei einem 32jährigen Fräulein war ich infolge einer Verwechslung der Urine bei der Untersuchung zur doppelseitigen Freilegung genötigt. Die Patientin erkrankte Weihnachten 1907 mit dumpfen Schmerzen der rechten Nierengegend, Urindrang und tropfenweiser Entleerung, die Beschwerden steigerten sich bei der Menstruation besonders heftig. Die Zystoskopie ergab eine schwere diffuse Zystitis; der linke Ureter klaffte, war mit ödematösen Schleimhautwülsten umgeben; der rechte war kraterförmig, klaffend. Die Funktionsprüfung ergab links nach 12 Minuten schwach blau, rechts erst nach 25 Minuten, aber dann sehr intensive Blaufärbung. Ureterenkatheterismus: rechts klarer, mäßig konzentrierter, später stark verdünnter Harn. Links wässeriger, etwas getrübter Harn. Die beiden Urinproben wurden der pathologischen Abteilung zur Verarbeitung übergeben und die Patientin bis zum Ergebnis des Tierversuchs entlassen. Tierversuch ergab einseitige Tuberkulose. Die Seite aber war nicht sicher anzugeben, da die Seiten nicht protokolliert und die Möglichkeit einer Verwechslung vorhanden war. Deshalb bei der Wiederaufnahme am 19. VIII. 1910 nochmals Wiederholung des Ureterenkatheterismus: rechts trüber, gut konzentrierter Harn. Albumen positiv, viel Leukozyten, keine Tuberkelbazillen. Harnstoffgehalt 0,01. Links: wässeriger Harn; vereinzelte Leukozyten, keine Tuberkelbazillen. Harnstoffgehalt 0,03. Operation: rechtsseitiger lumbaler Flankenschnitt, weil die Schmerzen nur rechts waren. Niere äußerlich normal. Sektionsschnitt: Nierenbecken und Ureter normal. Katgutnaht, Verschluß der Wunde. 3 Wochen später linksseitiger Flankenschnitt. Äußerlich keine Besonderheiten. Nephrektomie. Auf der Schnittfläche mehrere haselnußgroße Käseherde; mikroskopisch tuberkulös. Nachuntersuchung 1918: ausgezeichnetes Wohlbefinden.

Zu einer Probefreilegung werden wir uns um so leichter entschließen können, weil sie ja nicht bloß im diagnostischen Interesse liegt. Gewöhnlich können wir auch zugleich die zielbewußte Therapie einleiten. Man wird sich aber im allgemeinen doch nie zu diesem Vorgehen entschließen, wenn nicht ein wirklich begründeter Verdacht und klinisch nachweisbare Unterlagen dafür vorhanden sind, daß mindestens eine Niere erheblich krank ist und daß, wenn auch keine Tuberkulose, so doch stets ein anderer, operative Hilfe erheischender Prozeß, ein Stein, Tumor, eventuell Nephritis vorliegt. Allerdings soll der Hintergedanke operativer Diagnosenstellung uns nicht abhalten, alle diagnostischen Hilfsmittel zu gebrauchen. Wenn ich nun auch auf dem Standpunkt stehe, dieses diagnostische Verfahren als letztes anzuwenden, wenn uns alle anderen Hilfsmittel im Stich gelassen haben, so verlange ich es andererseits bei allen strittigen Fällen. Eine Weigerung der Klärung durch probatorische Freilegung durch den Arzt ist manchmal gleichbedeutend mit dem Fällen eines Todesurteils, und eine Ablehnung der Operation auf Grund der funktionellen Ergebnisse ist nicht berechtigt.

Differentialdiagnose. Je nach dem Bild, das die Nierentuberkulose darbietet, gibt sie entsprechend dem Vorherrschen dieser oder jener klinischer Einzelmerkmale Veranlassung zu den verschiedensten Verwechslungen.

Stehen Harnstörungen, funktionelle Blasenbeschwerden und anatomische Veränderungen der Blase im Vordergrund, wie es ja bei der großen Mehrzahl der Nierentuberkulosen der Fall ist, so erfolgt am häufigsten eine Verwechslung mit der chronischen Zystitis und Zystopyelitis. Diese Fehldiagnose wird dem Untersucher nicht unterlaufen, der sich ein für allemal den klinischen Grundsatz zu eigen gemacht hat, jeden chronischen Blasenkatarrh, da er an sich verdächtig darauf ist, von einer kranken Niere herzukommen und unterhalten zu werden, nicht bis zur Klärung der ätiologischen Verhältnisse aus der Beobachtung zu lassen. In vielen Fällen wird durch den Nachweis spezifischer Erreger die Entscheidung rasch getroffen werden können. Allerdings weiß man damit erst, daß der chronische Katarrh tuberkulöser Natur ist, aber der Beweis für den Sitz in einer Niere ist noch nicht erbracht. Doch dürfen wir von vornherein, gestützt auf klinische Erfahrung, eine primäre tuberkulöse Blasenerkrankung als ziemlich unwahrscheinlich ausschließen, denn sie ist, wie erwähnt, ein seltenes Leiden, während die einseitige Nierentuberkulose sehr häufig vorkommt. Im übrigen wird die Zystoskopie fast stets weiter helfen. Ist mit ihrer Hilfe eine lokale Ursache in der Blase — Vorsteherdrüsenvergrößerung, Divertikel, Innervationsstörungen der Blase, Durchbruch einer der Blase benachbarten Eiterung, instrumentell gesetzte Entzündung und der Stein (den Stein darf man nicht mit der Inkrustation der tuberkulösen chronischen Zystitis verwechseln!) — ausgeschlossen, so ist die renale Quelle ziemlich gesichert.

Es besteht dann noch die Möglichkeit, daß es sich um eine einfache eitrige Pyelitis und Zystitis handelt. Auch die eitrige, nicht spezifische Pyelitis ruft einen zystitischen Symptomenkomplex hervor, der aus höherer Quelle kommt und von dieser unterhalten wird und der die Anatomie der Blase ganz ähnlich umgestaltet. Die endoskopischen Bilder lassen auf den ersten Blick den Veränderungen nicht ansehen, ob sie spezifischer oder rein pyogener Natur sind; auch ist es bei beiden Leiden zuweilen schwierig, Eiter und die in Frage kommenden Mikroben einwandfrei nachzuweisen. Für die Annahme einer tuberkulösen Eiterung kommen eine Reihe von Besonderheiten in Frage: Der Eiterharn der Nierentuberkulose zeigt fast stets mikroskopisch oder auch makroskopisch Blutbeimengungen, die sich unabhängig von Bewegungen hinzugesellen. Dabei ist er vielfach sauer, behält seine Reaktion ziemlich lange bei und ist auf gewöhnlichen Nährböden steril, wohingegen der Pyelitisharn ohne Blutbeimengung oft seine saure Reaktion verloren hat, jedenfalls nicht so lange beibehält, vielmehr häufig schon früh ammoniakalische Gärung und in der Regel in der bakteriellen Kultur eine Auskeimung pyogener Erreger zeigt. Allerdings kann bei der Gonorrhöeerkrankung der oberen Harnwege das bakterielle Ergebnis negativ sein, und umgekehrt kann sich der Tuberkulose eine Mischinfektion hinzugesellen, und harnstoffzersetzende Bakterien die Tuberkelbazillen überwuchern, so daß jeder Unterschied fortfällt. Findet sich eine Schrumpfblase mit einem Fassungsvermögen von 80 ccm und darunter, sind Geschwüre in der Blase vorhanden, hält sich der Katarrh trotz therapeutischer Maßnahmen hartnäckig, so ist dies ein weiterer Hinweis auf die tuberkulöse Genese. Aber auch bei der Pyelitis kann gelegentlich eine Blase kontrahiert und ulzeriert sein und trotz geeigneter Maßnahmen der Katarrh lange stationär bleiben. Gelegentlich finden sich auch andere Zeichen, die auf eine Tuberkulose hinweisen, so tuberkulöse Primäraffektionen, besonders an Knochen und Gelenken, am Hals und an den Bronchialdrüsen, an Lunge und Pleura und am Urogenitalsystem, und vor allem regelmäßige abendliche Fieberbewegungen, während hiergegen bei der eitrigen Pyelitis der primäre Herd, von dem die Verschleppung nach der Niere ausgegangen ist, sich meist anamnestisch nachweisen läßt und die Fieberbewegungen wohl im akuten Anfall vorhanden sind, aber im chronischen Verlauf nur gelegentlich vorkommen, sich aber nie regelmäßig finden. Es sind dies allerdings Unterscheidungsmerkmale, mit denen für die genaue Diagnose nicht allzuviel anzufangen ist. Absolut sichere Unterscheidungsmerkmale besitzen wir in dem zystoskopischen Nachweis von Tuberkeln und tuberkulösen Geschwüren und im positiven Tierversuch, den wir mit allen drei Harnen — dem Gesamtharn und den beiden getrennt aufgefangenen Nierenharnen — anzustellen haben. Finden sich zystoskopisch trotz vorhandener Blasenbeschwerden anatomisch normale Verhältnisse, so ist damit der Hinweis auf eine von der kranken Niere fortgeleitete Empfindung und damit die Wahrscheinlichkeit eines einseitigen Nierenleidens gegeben.

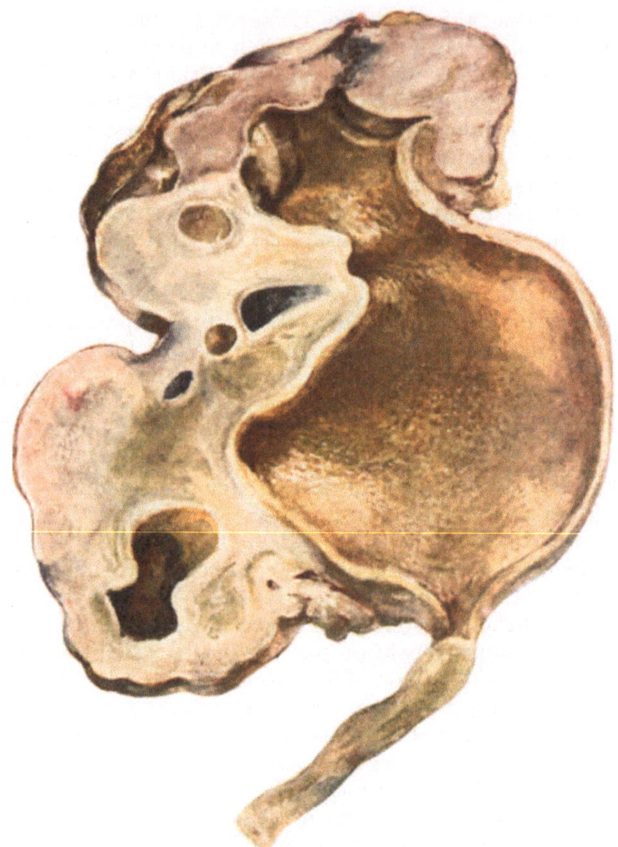

Abb. 187. Tuberkulöse Hydronephrose.

Dieser Blasenschmerz bei der Nierentuberkulose, neben dem sich zuweilen Blutungen einstellen, gibt, ebenso wie der Nierenschmerz ohne nachweisbare Veränderungen in der Blase, oft Veranlassung zur Verwechslung mit dem Nierenstein, und namentlich die Frühtuberkulose wird mit dem Stein verwechselt. Der aseptische Stein ist durch den regelmäßigen Befund roter Blutkörperchen in anfallsfreier Zeit, demgegenüber bei der Tuberkulose der Leukozytengehalt hervorsticht, zu unterscheiden. Der infizierte Stein läßt zwar diese Unterschiede vermissen, doch dürfte die Trennung beider Leiden durch den röntgenologischen Nachweis des positiven Steinbefundes ermöglicht sein.

Ist der Röntgenbefund negativ, so wird manchmal erst die Probefreilegung der Niere die Trennung beider Leiden möglich machen. Aber abgesehen davon, daß beide Leiden vereint vorkommen und eine sekundäre Steinbildung in der tuberkulösen Niere Platz greifen kann, muß man sich beim Lesen der Röntgenplatte vor Irrtümern in acht nehmen. Verkäste und verkalkte Herde der Niere können den Steinen ganz ähnliche Bilder machen. Inkrustierte Kavernen mit Kalkablagerungen geben zwar erbsen- bis bohnengroße, dünne, unebene Schatten mit ganz scharf gezeichneten Konturen. Eine Unterscheidung ist meist möglich, weil die Kavernen-Schatten gewöhnlich feinfleckiger, zarter und durchlässiger, weniger scharf gerändert sind und allmählich in den Nierenschatten

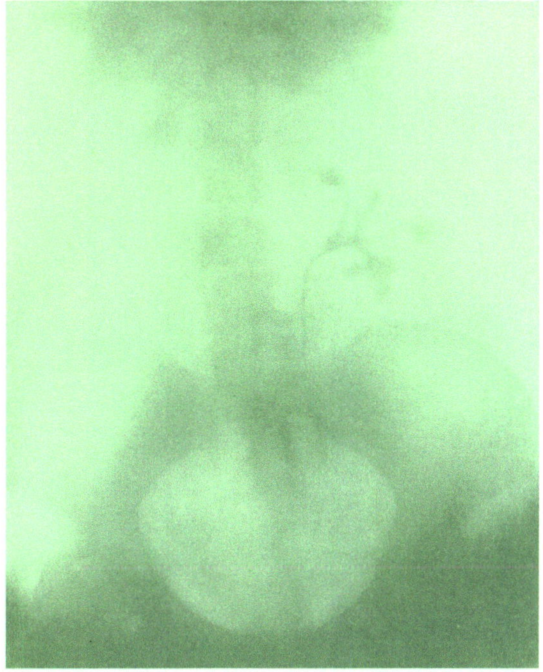

Abb. 188. Kavernöse Phthise der Niere. Nicht erweitertes Becken mit starker Vergrößerung der einzelnen Kelche. Die Schatten der Kelche erstrecken sich tief ins Gewebe hinein. Die einzelnen Fortsätze tragen an ihrem Ende große, rundliche Anhäufungen als Ausdruck für Kavernen, die mit den Kelchen kommunizieren.

übergehen und im Nierenschatten dem Rande genähert sind, während die Nierensteine meist im Nierenbecken liegen. Aber ich machte auch die Erfahrung, daß die reine kavernöse Form ohne Kalkablagerungen Schatten auf der Platte macht, die bei oberflächlicher Betrachtung für Steine gehalten werden können.

Neben dem Stein wird die Tuberkulose noch mit der Hydronephrose verwechselt. Denn die Tuberkulose kann dem hydronephrotischen Kolikanfall völlig gleichartige Schmerzen hervorrufen, und wenn die Hydronephrose infiziert ist, so fallen die Unterschiede im Harn zwischen beiden Erkrankungen fort. Die tuberkulöse Hydronephrose (Abb. 187), bei der, wie wir gehört haben, manchmal nur ganz vereinzelte Tuberkel im Nierenbecken zu finden sind, ist meist erst nach der operativen Freilegung und mikroskopischen Untersuchung nachzuweisen, wenn nicht schon vorher der Nachweis der Tuberkelbazillen im Harn gelingt. Auch die Trennung der seltenen Pyelitis und Pyeloneophritis granulosa ist meist nur durch den mikroskopischen Schnitt zu ermöglichen.

Steht eine Hämaturie im Vordergrunde, so muß man neben dem Stein auch noch die embolisch eitrige und glomerulonephritische Blutung und schließlich auch die Tumorblutung ausschließen. Die bakteriologische Untersuchung wird die akut eitrige, die zystoskopische Veränderung der tuberkulösen Blase die Tumorblutung ausschließen lassen; dagegen ist die nephritische Blutung in manchen Fällen durch diese beiden Maßnahmen nicht zu trennen

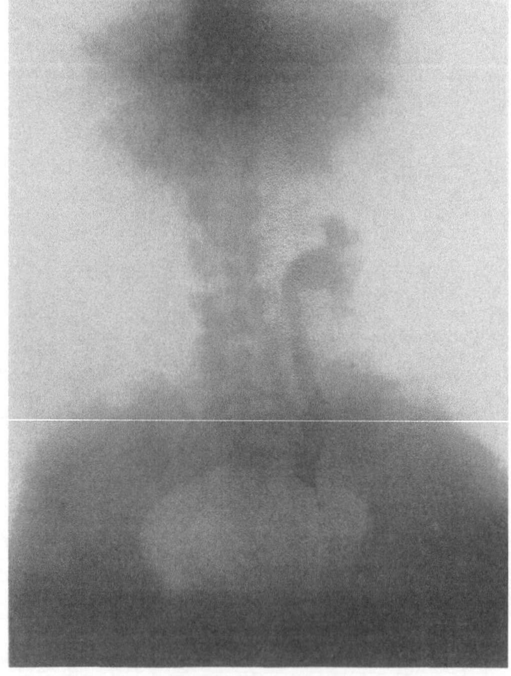

Abb. 189. Tuberkulöse Pyonephrose und Pyoureter.

und erst die probatorische Freilegung mit Inzision oder Exzision kleiner Stücke wird eine Trennung beider Blutungsarten ermöglichen.

Handelt es sich schließlich um große, pyonephrotische Säcke, so ist eine Differenzierung zwischen tuberkulöser und rein pyogener Erkrankung nur dann möglich, wenn der bakteriologische Befund positiv ist oder die Blasenerkrankung spezifischen Charakter zeigt; ist aber die Zystoskopie in bezug auf die Spezifität ergebnislos und mißlingt der Tuberkelbazillennachweis, dann ist mitunter durch die Pyelographie ein Unterscheidungsmerkmal gegeben. Infolge kavernösen Zerfalls der peripheren Teile ist die Kelchzeichnung und das Beckenbild eigentümlich verändert. Die tuberkulösen Kortikalkavernen stehen mit dem unregelmäßigen Becken durch zarte Kelchstiele in Verbindung (Abb. 188); und auch der starre und steile Verlauf des Harnleiters weist auf die Tuberkulose hin. Dieses Unterscheidungsmerkmal ist aber nicht immer stichhaltig, es gibt immer wieder Ausnahmen. Sowohl die nicht tuberkulösen Eiterungen können, wenn die Abszesse in der Rinde sitzen, ein gleiches pyelographisches Bild zeigen und umgekehrt können tuberkulöse Eiterungen ein den gewöhnlichen Pyonephrosen gleich gestaltetes Nierenbecken aufweisen (s. Abb. 189). In vereinzelten Fällen kann erst der örtliche Befund bei der Operation und die nachträgliche pathologisch-anatomische Untersuchung die ätiologische Frage klären.

Die Nierensyphilis.

Über die Syphilis der Niere habe ich keine eigenen Erfahrungen. Sie ist sehr selten beobachtet und nur in ganz vereinzelten Fällen Gegenstand chirurgischer Behandlung gewesen.

Wie die viszerale Lues überhaupt, äußert sich auch die Syphilis der Niere durch interstitielle Veränderungen und durch Bildung von Gummiknoten, die sich dann vereinzelt oder mehrfach zeigen. Israel und einige andere haben in einigen Fällen die luetische Natur der Erkrankung erkannt und vor der operativen Freilegung diagnostiziert. Die Krankheitsgeschichten, die Israel seiner Beobachtung zugrunde legte, waren zusammengefaßt folgende: Es handelte sich um eine Nierenerkrankung, die sich unter den subjektiven Zeichen einer Nephritis mit Schmerz, Durst und Urindrang entwickelte. Innerhalb von vier Wochen trat eine Geschwulst in der Nierengegend auf, doppelt so groß wie eine normale Niere. Der Urin zeigte die Veränderungen des Schrumpfungsharnes: die Farbe blaß, fast klar, die Menge vermehrt bis zu 2800 ccm, das spezifische Gewicht gering; er enthielt nur wenig körperliche Bestandteile, spärliche weiße Blutkörperchen, viel Epithelien und hyaline Zylinderfragmente. Eiweiß fehlte ganz oder trat nur in Spuren auf. Bei Druck auf die Niere wurde der Harn trüb und enthielt rote Blutkörperchen. Nach Jodkali wurde die anfänglich harte Geschwulst kleiner und weicher, und zwar so, daß starker Fingerdruck an der Oberfläche deutliche Dellenbildung hervorrief; anfänglich fixiert, fing sie wieder an, sich mit der Atmung zu bewegen. Die palpatorisch gesetzten Eindrücke rechtfertigten den Schluß, daß eine entzündlich-ödematöse, infiltrative Beteiligung der Nierenkapsel vorlag, die auffällige Verkleinerung der Geschwulst im Verein mit der positiven Anamnese, daß es sich um einen spezifischen Prozeß handelte.

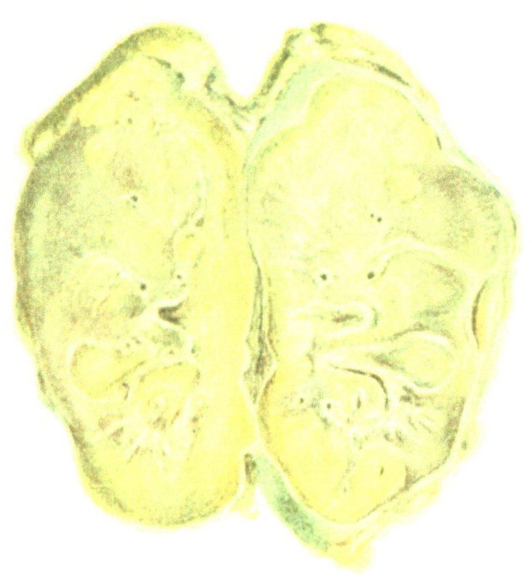

Abb. 190. Syphilis der Niere.

In einem anderen Fall zeigte die freigelegte Niere zahlreiche rundliche, konsistente, trockene, gelbe, prominierende Herde. Die Niere war verkleinert und lag eingebettet in eine knorpelharte, paranephritische Schwarte, von der ein Fistelgang nach außen führte.

Die Diagnose der Nierensyphilis ist demnach im allgemeinen nur dann möglich, wenn sie in Geschwulstform auftritt. Man findet dann eine Geschwulst von sehr harter Konsistenz, nicht ganz glatter Oberfläche und geringer Druckempfindlichkeit, der die respiratorische und manuelle Verschieblichkeit verloren gegangen ist. Das wichtigste diagnostische Zeichen dabei ist die therapeutische Beeinflußbarkeit durch Jodkali, das die Geschwulst kleiner und weicher macht und eine Dellenbildung bei der intensiven Oberflächenbetastung herbeiführt. Die gummöse Infiltration ist gekennzeichnet durch eine tiefliegende diffuse Resistenz von unglatter Oberfläche die die Nierengegend ohne scharfe Begrenzung ausfüllt, deren Charakter aber erst dann erkennbar ist, wenn sie, wie es gelegentlich vorkommt, nach außen durchbricht, eine Fistel bildet und bröcklige, weißgelbe Massen nach außen entleert, wodurch dann eine mikroskopische Untersuchung ermöglicht wird.

Im allgemeinen dürfte also eine Diagnose erst erlaubt sein nach der operativen Freilegung, wenn eine Lues im fortgeschrittenen Stadium vorliegt, wenn andere entzündliche Prozesse ausgeschlossen werden können und wenn eine spezifische Kur nicht nur das fortschreitende Wachstum der Geschwulst aufhält, sondern sie auch zum Schwinden bringt.

Differentialdiagnostisch mag der Befund einer geschwulstartigen, entzündlichen Erkrankung der Nierengegend, die sich in die bisherigen bekannten Geschwulstbilder nicht leicht einreiht, den Gedanken an die luetische Natur wachrufen. Gegen solide Tumoren, an die man bei der bedeutenden Größe und Härte denken muß, um so mehr, da die Lues nach Israel hochgradige Abmagerung der Kranken bedingen kann, spricht das Kleinerwerden der Geschwulst durch Jodkali bis zum vollen Verschwinden, das man bei soliden Tumoren nie beobachtet hat. Auch gegen die andersartigen, geschwulstbildenden entzündlichen Prozesse ist die Beeinflußbarkeit der Größe durch Jodkali und die Möglichkeit der Zusammendrückbarkeit diagnostisch zu verwerten.

Die Aktinomykose.

Auch bei der Aktinomykose der Niere fehlen mir eigene Beobachtungen. Es sind darüber nur ganz wenige Mitteilungen vorhanden; Israel hat die primäre und sekundäre Form nachweisen und diagnostizieren können.

Die Bauchaktinomykose kann über das retroperitoneale Fett auf die Nierenfettkapsel und weiterhin auf die Niere übergreifen. Wir haben dann das Bild der geschwulstartigen Schwielenbildung in der Nierengegend mit Erweichungsherden, mit multiplen Fistelgängen und kleinen Abszeßhöhlen, die sich in der infiltrierten Haut vorbuckeln und beim Aufbruch die charakteristischen Eiterkörner mit dem Strahlenpilze enthalten (chronische suppurative, fistulöse Para- und Perinephritis actinomycotica).

Die primäre Aktinomykose dagegen ist ganz analog der Tuberkulose eine Ausscheidungsmykose. Sie ist — ich beziehe mich bei allen meinen Angaben auf den Fall Israels — gekennzeichnet durch kontinuierliche Schmerzen, tiefliegende Resistenz mit Druckschmerz und Ödem, eitrig-schwielige Perinephritis und Harnveränderungen, besonders auch Blutungen. Die aktinomykotische Natur einer kleinapfelgroßen Granulationsgeschwulst der Niere wurde erkannt durch den Befund der Drusen im Fisteleiter und in den aktinomykotischen Ausscheidungen im Harn, der staubgrießartige Partikel enthielt, die aus runden Kurzstäbchen und Kokkenkolonien bestanden, in der Mitte zum Teil verkalkt und außen von einem Leukozytenmantel umgeben waren.

Die Steinkrankheit der Niere.

Obwohl die Steinkrankheit schon im Altertum bekannt war und ihre klinische Symptomatologie in unserer neueren Zeit auf Grund einer Fülle von Beobachtungen und operativ gesammelter Erfahrungen gefördert und ausgebaut wurde, blieb ihre Diagnose doch stets, wie Israel mit Recht sagt, Wahrscheinlichkeitsdiagnose oder sie war nur auf dem Wege des Ausschlusses möglich. Durch die photographische Darstellung des Steines auf der Röntgenplatte werden jetzt alle sonst verwertbaren Symptome an Sicherheit weit übertroffen. Die diagnostische Arbeit des Untersuchers hat zwar durch diesen technischen Fortschritt viel an Reiz und Feinheit eingebüßt, doch bleiben bei der chirurgischen Steinerkrankung noch eine Reihe wichtiger Fragen der Klärung durch die Diagnose übrig. Abgesehen davon, daß ein gewisser Prozentsatz der Steine der Aufdeckung durch das Röntgenlicht entgeht und daß die Röntgendiagnose selbst die Möglichkeit von Irrtümern in sich schließt, können wir die übrigen Untersuchungsmethoden nicht entbehren, da der Nierenstein ja nach seinem zeitlichen Entstehen, nach Gattung, Größe und Form, Härte und Oberflächengestaltung besondere Eigentümlichkeiten aufweist und auf die anatomische Gestaltung der Niere die verschiedenartigsten Einflüsse ausübt. Der Stein setzt als Fremdkörper Reize und Schädlichkeiten aller Art. Das Nierenparenchym wird chronisch entzündlich verändert und die Kapseln zeigen hyperplastische Wucherungen. Vor allem sind es die Folgezustände der durch den Stein gesetzten Abflußhemmnisse und hinzugetretene Infektion, die sich in allen Teilen der Niere, in ihren Hüllen und am Ureter geltend machen können. Je nachdem die mechanischen oder die entzündlichen Vorgänge oder beide vereint Platz greifen, werden in den vom Stein befallenen Nieren Veränderungen hervorgerufen, wie wir sie schon zum Teil bei der Hydronephrose und den eitrigen Erkrankungen der Niere kennen gelernt haben.

Klinisch werden die Steine in zwei Gruppen getrennt: aseptische und infizierte Steine.

Bei keinem anderen Nierenleiden sind so regelmäßig und so oft subjektive Beschwerden und Schmerzen die ersten und wichtigsten Wegweiser für die Diagnose wie beim Nieren-Harnleiterstein. Von allen krankmachenden Ursachen ruft der Stein am häufigsten Koliken hervor. Deshalb spricht man auch von der „klassischen Steinkolik". Es sind ganz plötzliche, oft mitten in völliger Gesundheit auftretende, zum ersten Male ganz ungekannte, heftige Beschwerden und Schmerzen, die sich vorwiegend in einer Lendengegend zeigen. Sie beginnen mit Frostgefühl, in der Regel ohne nachfolgende Temperatursteigerung und sind häufig begleitet von Erbrechen. Von der kranken Niere strahlen die Schmerzen in die gleichseitige Flanke und Bauchhälfte aus, ziehen den Harnleiter entlang nach der Blase, nach dem Penis, besonders der Eichel und dem Hoden, beim Weibe in den Schoß, nach dem Ovarium, der Scheide und den Schamlippen und dann weiter hinab an die Außen- und Innenseite des Oberschenkels. Der Schmerz ist manchmal so überwältigend, daß der Kranke mit schwerster Störung des Allgemeinbefindens unter kaltem Schweißausbruch ohnmächtig wird und glaubt, er müsse sterben. Der Leib ist schmerzhaft aufgetrieben, der Stuhl angehalten, Winde fehlen, den Kranken quält heftiger Harndrang, der nur mit einigen wenigen Tropfen oder gar nicht befriedigt werden kann. In vereinzelten Fällen kommt es zu einer ikterischen Verfärbung der Haut und der sichtbaren Schleimhäute. Der Anfall ist von verschieden langer Dauer. Er hält oft über einen Tag an, dann nur über Stunden, bleibt nicht immer auf derselben Höhe, klingt ab, um von neuem aufs heftigste wieder anzusteigen. Der Eintritt der Schmerzen kann jederzeit erfolgen, am Tage wie in der Nacht, doch schließt sich die Kolik gewöhnlich an besonders auslösende Momente an. Heftige Gemütsbewegung, Bewegungen aller Art, Körpererschütterungen durch Fahren oder Reiten können als Gelegenheitsursache der Auslösung des Anfalles nachgewiesen werden. Er wird durch längeres Herumgehen oder durch Druck gesteigert, durch Ruhe gemindert. Ausnahmsweise kommt er auch in voller körperlicher Ruhe, bei Nacht, ohne jede Ankündigung in gleicher Heftigkeit vor. Zuweilen setzt er nur einmal ein, ein anderes Mal folgen sich mehrere Anfälle rasch hintereinander; die Zwischenpausen können Monate und Jahre dauern. Der höchste Grad von Schmerz sitzt meist in der Lendengrube unterhalb der 12. Rippe, an einer oder beiden Seiten der Wirbelsäule. Der Anfall bricht plötzlich ab oder aber er verliert sich allmählich. Ist er vorüber, so fühlen sich die Patienten meist wohl und keinerlei Erscheinungen weisen auf den Stein hin.

Innerhalb dieser Schmerzart zeigen sich nun die verschiedensten Variationen, sowohl was den ersten Sitz als auch die Ausstrahlung anbelangt. So werden öfters Ausstrahlungen in die Schulter beobachtet, in den Bauch, in die Magengrube, bald mehr nach vorn unter den Rippenbogen, bald mehr nach hinten in den Rücken und ins Kreuz. Auch Ausstrahlungen in die Blase kommen vor und halbseitig gelagerte Blasentenesmen. Bevorzugt ist der Sitz in der Ileozökalgrube oder mehr vorn unter den Rippenbögen, hart hinter der Leber oder Milz. Die Ausstrahlungen können auch ganz fehlen. Kurz, es herrscht die größte Mannigfaltigkeit in der Art, in der Mächtigkeit, Dauer, Häufigkeit und namentlich auch in der Lagerung der Schmerzempfindung.

Neben den Koliken finden sich noch andere Schmerzen, nach Art und Charakter wenig ausgeprägt. Zuweilen besteht nur ein unbestimmtes, dumpfes Schmerz- und Druckgefühl, oft lange anhaltend oder immer wiederkehrend, dann wieder dauernde seßhafte Beschwerden und Schmerzen in der Lende, bald milde, bald in lebhafterer Form. Dies ist besonders bei dem chronischen Steinleiden der Fall, wo man vielfach große, das Nierenbecken ausfüllende Steine findet. Es gibt aber auch Steinkranke, die von ihrem Leiden nichts wissen, nichts fühlen und die sich zum mindesten eines leidlichen Wohlbefindens erfreuen, jedenfalls frei sind von ernsteren Beschwerden, die ihre Aufmerksamkeit auf eine Niere lenken könnten. Dieser subjektiv vollkommen symptomlose Zustand findet sich gewöhnlich nur dann, wenn ein aseptischer, ruhender Stein in einem Kelch oder im Nierenbecken festsitzt.

Ist eine Kolik ärztlich beobachtet oder wird sie durch den Kranken in all ihrer Eigenart geschildert, so gilt die erste Frage der Klärung ihres Ausgangsortes. Die Schmerzverlagerung vorwiegend in der Nierennische und in der Lende, sein höchster Grad dort, seine Ausstrahlungen entlang dem Ureter nach dem Hoden und Nebenhoden, bei der Frau nach dem Ovarium und den Schamlippen, wird stets unseren Verdacht auf die Niere lenken müssen. Der Verdacht wird bestärkt, wenn sich weitere objektive und subjektive Merkmale vorfinden: auf der Schmerzseite ist oft eine ausgesprochene Hyperästhesie der Lendenhaut vorhanden, dazu eine für Auge und Hand wahrnehmbare Spannung und Starre der Lendenmuskulatur und Empfindlichkeit auf Druck und Stoß, besonders am Außenrand des Rückenstreckers und am unteren Rand der 12. Rippe. Die Druckempfindlichkeit ist auch in der Flanke oder der zugehörigen Bauchseite, insbesondere im ganzen Verlauf des Ureters vorhanden; oft ist auch der gleichseitige, reflektorisch heraufgezogene Hoden druckschmerzhaft. Nie darf man versäumen, Niere und Uretergegend bei einer Kolik auf ihre Druckschmerzhaftigkeit zu prüfen. Die Niere wird häufig eine ausgesprochene, diffuse Schmerzhaftigkeit bei Druck von vorn und hinten erkennen lassen und die Druckempfindlichkeit des Ureters findet sich vor allem an den

Lieblingsstellen der Steinbildung, am Abgang des Ureters am Nierenbecken, am Eintritt in das kleine Becken und in die Blase. Bei einer großen Reihe von Nierensteinen ist diese geschilderte Art der anfallsweise auftretenden kolikartigen Schmerzen mit dem objektiven Befunde in der Lende die erste und für lange Zeit die einzige klinische Äußerung. Wir müssen deshalb der initialen Kolik unsere ganze Aufmerksamkeit schenken und stets ihrer Quelle nachgehen. Dies ist nicht immer eine so leichte Aufgabe. Von vornherein sind subjektive Angaben des Kranken mit Vorsicht zu verwerten, besonders wenn er die Koliken auf ein bestimmtes Bauchorgan zurückführt. Die Bauchorgane lokalisieren ungemein schlecht; und bei voll entwickelter Kolik ist der primäre Sitz öfters kaum mehr zu erkennen. Wenn die Schmerzen nach allen Richtungen im ganzen Bauche in andere Nervengebiete ausstrahlen, so werden erfahrungsgemäß die verschiedensten Organe — Magen, Galle, Darm, Appendix, Unterleibsorgane — vom Kranken und vom Arzt ursächlich angeschuldigt, bei echten Nierenkoliken sind häufig falsche Fährten aufgenommen worden.

Am häufigsten sind Verwechslungen mit der Kolik bei Appendizitis und bei Gallenblasenentzündung, an die man denkt, wenn der Schmerzanfall mehr in die Ileozökalgegend oder unter den rechten Rippenbogen nach der Leberpforte oder der Schulter zu ausstrahlt oder wenn Ikterus hinzutritt.

Die Trennung zwischen Appendizitis und Nieren- und Uretersteinerkrankung kann außerordentlich schwer sein, vollends wenn erstere ohne Fieber verläuft und sich kein örtliches Exsudat ausbildet; in der Hauptsache wohl deshalb, weil die Appendix infolge ihrer verschiedenen Lage bald hoch oben im Bauch, unter der Leber, bald tief unten im kleinen Becken, Symptome verursachen kann, die man sonst ausschließlich der Nierenkolik zuzurechnen geneigt ist, so den Hoden- und Blasenschmerz mit Harndrang und Harnentleerungsbeschwerden, wenn der periappendizitische Entzündungsprozeß den peritonealen Blasenüberzug ergriffen hat, ferner Druckempfindlichkeit der Uretergegend, dessen Druckpunkt ja mit dem Mac Burneyschen zusammenfallen kann. Der für die Nieren- gegen Appendizitiskolik sprechende Befund der Harnveränderung, das Auftreten roter Blutkörperchen im Urin oder gar einer makroskopischen Hämaturie gibt in vereinzelten Fällen kein Unterscheidungsmoment. Wir wissen, wie Anschütz mitgeteilt hat, daß im Gefolge der Appendizitis eine embolisch akute Nephritis oder eine retrozökal fortgeleitete Nierenerkrankung auftreten kann und daß durch eine auf den Ureter fortgeleitete Entzündung mit Adhäsionen und Abszessen ein pathologischer Urinbefund hervorgerufen werden kann. Wohl wird vaginale und rektale Palpation des Ureters vereinzelt eine größere Druckempfindlichkeit des Ureters nachweisen lassen, wenn nicht schon vorher beide Schmerzpunkte durch ihre verschieden oberflachliche Lage zu trennen waren, aber Appendix oder Ureter als Resistenz sicher zu erkennen, ist immer schwer. Für gewöhnlich dürfte nur die weitere Beobachtung des klinischen Verlaufes, die Entwicklung eines in der Appendixgegend lokalisierten schweren Krankheitsprozesses mit Fieber und von längerer Dauer für die Appendizitis entscheiden.

Ein belehrendes Beispiel, wie es in der Praxis vielfach beobachtet wird, möchte ich anführen. Es handelte sich um eine 40 Jahre alte Frau. Ein Bruder war an Lungentuberkulose im Alter von 22 Jahren, eine Schwester an Darmtuberkulose, ein Bruder an Nierentuberkulose im Alter von 22 Jahren gestorben. Im Alter von 15 Jahren hatte die Kranke Koliken, Fieber, Erbrechen. 8 mal „appendizitischer Anfall“, mit 4—5wöchentlicher Bettruhe behandelt. Im Alter von 19 Jahren Appendix entfernt, nur Kotstein gefunden und die Schmerzen blieben bestehen. Es traten Blasenbeschwerden auf und es bestand Druckschmerz entlang dem rechten Ureter. Im Alter von 21 Jahren wurde sie von einem Frauenarzt „wegen Eierstockgeschwulst“ operiert; auch diese Operation brachte keine Hilfe, besonders im 26. Lebensjahr traten Koliken mit hohem Fieber und Schüttelfrösten auf. Einige Jahre Ruhe. Dann bei einem Spaziergang plötzlich einsetzende, heftige Schmerzen links entlang dem Harnleiter; wieder nur gynäkologisch ohne Erfolg behandelt. Nun 5jährige böse Leidenszeit. Gelegentlich einer selbst gemachten Urinuntersuchung fand die Patientin Eiweiß, ging zum Arzt und sagte ihm, alle ihre bisherigen Beschwerden müßten von der Niere kommen und sie befürchte einen Stein zu haben. Sie wurde einem namhaften Urologen überwiesen, der aber eine Zystitis für die Ursache erklärte. Ein zweiter Urologe stellte Pyelitis fest und machte Nierenbeckenspülung, 2mal wöchentlich 5 Jahre lang; dadurch trat zwar eine Besserung ein, aber die Koliken blieben bestehen. Nun wurde die Patientin nach Wildungen geschickt und hatte während der Kur heftigste Anfälle. 1913 ging sie selbständig zum Röntgenologen und ließ sich die Niere röntgen. Er konnte einen Stein im Harnleiter nachweisen. Im November 1913 wurde der Stein durch Pyelotomie entfernt.

Die Trennung gegenüber der Gallensteinkolik wird ermöglicht durch die Harnuntersuchung; auch dürfte der Nachweis der größten Druckempfindlichkeit vorn unter dem rechten Rippenbogen in der äußeren Rektuslinie und die relativ oberflächliche Lage derselben eine Entscheidung möglich machen. Öfters gelingt es vor allem in halber Seitenlage Gallenblase und Niere gesondert zu tasten.

Auch die die Nierenkolik gelegentlich begleitenden eigentümlichen Funktions- und Sekretionsstörungen benachbarter Organe können bei deutlicher Ausprägung unseren Blick von der eigentlichen Quelle der Kolik fortleiten; ich meine Ikterus, Blähungs- und Darmfunktionsstörungen usw. Besonders irreführend ist, wenn sich zur Kolik eine Darmparese zugesellt, die zu den Symptomen eines Ileus Anlaß gibt. Schon mancher Nieren- und Ureterstein ist dringlich laparotomiert und mit Anus praeternaturalis behandelt, wenn dem Ileus zugehörige Merkmale der reflektorischen Darmlähmung, meteoristisch aufgetriebener Leib, abnorme Bauchdeckenspannung, diffuse Schmerzhaftigkeit des Leibes, vollkommene Aufhebung der Darmpassage, Fehlen von Winden, ja sogar Kotbrechen mit kaltem Schweiß und schwerstem Kollaps aufgetreten waren.

Die Trennung der Nieren- von der Darmkolik ist nicht allzu schwierig, wenn man nur die Gelegenheit wahrnimmt, die einzelnen Züge der Kolik zu beachten. Der alte Grundsatz, frisch eingelieferte Kranke bei aller Dringlichkeit erst unter allen Umständen einige Stunden im Bett zu beobachten, kommt auch hier zu seinem Recht. Die Kolik des Steines hält ununterbrochen über mehrere Stunden an, in ihrer Heftigkeit mehr oder weniger schwankend. Die Darmkolik erstreckt sich, entsprechend der Welle einer einmaligen Darmsteifung, nur über Minuten, kehrt immer wieder in frischen kurzen Schüben, ist auf der Höhe der Steifung am stärksten ausgesprochen und klingt mit Lösung derselben wieder ab. Dazu kommen dann noch zur Trennung die besonderen Merkmale der beiden Erkrankungen, hier die zugehörigen Harnbeschwerden und Veränderungen, bei völligem Fehlen von Darmsteifungen, dort durch Streichen der Darmwand hervorzurufende Steifungen und die zunehmenden Erscheinungen der Darmsperre. Viel häufiger noch als die echte Kolik werden die dumpfen Schmerzen des chronischen latenten Steinleidens verkannt.

Ist aber eine Kolik als Nierenkolik einwandfrei festgestellt, so ist nicht gesagt, daß wir es mit einer Steinkolik zu tun haben. Denn wir wissen, daß die Kolik mit all ihrem klassischen Zubehör auch bei vielen anderen Nierenerkrankungen vorkommt. Dies wird ohne weiteres verständlich, wenn man den Ursachen der Kolik in der Steinniere nachgeht. Nicht immer ist es die Steinwanderung selbst, die infolge der sie begleitenden krampfhaften Zusammenziehungen des Nierenbeckens und Ureters die Kolik auslöst; häufiger sind es andere Störungen mechanischer und Störungen entzündlicher Natur. Der plötzlich beweglich gewordene Stein verlegt den Becken- und Kelcheingang. Die dadurch einsetzende allgemeine oder partielle Harnstauung führt zur Überdehnung des Nierenbeckens oder des Kelches, zur venösen Blutüberfüllung der Niere und zur Dehnung der fibrösen Kapsel. In ergebnislosen Krämpfen bemüht sich die Nierenbecken- und Uretermuskulatur, des Hindernisses Herr zu werden, das immer größer wird durch neuen Zustrom von den sezernierenden Elementen der Niere. Ein anderes Mal sind es rein entzündliche Vorgänge durch Reizung der Schleimhaut, Anschwellung und Arrodierung, die die Anwesenheit des Steines begleiten. Ganz den gleichen pathologischen Zuständen begegnen wir aber, wie wir in den vorigen Kapiteln schon gehört haben, auch bei anderen Nierenerkrankungen, besonders bei den Hydronephrosen auf anderer Basis und bei den akut und chronisch entzündlichen Erkrankungen der Niere aller Art und Ausdehnung. Auch bei Tumoren finden wir die Kolik auf Grund der Unwegsamkeit des Ureters; es sind dann nicht Steine, sondern Eiter, Blutgerinnsel und Tumorteile, die das Hindernis abgeben. Alle diese Nierenerkrankungen müssen, sofern wir nur eine Kolik zum Ausgangspunkt unserer diagnostischen Schlüsse vor uns haben, erst ausgeschlossen werden, bevor wir mit Sicherheit wissen, daß wir mit einer Steinkolik zu rechnen haben. Die Notwendigkeit dieser Ausschlußdiagnose zeigt uns aber auch, daß der klassischen Steinkolik nicht viel spezielle Merkmale bleiben, die sie als Steinkolik gegenüber der Kolik aus anderen Krankheitsursachen charakterisieren. Einzig und allein die Erfahrung am Krankenbett, daß die Nierenkolik am häufigsten beim Stein beobachtet ist und daß die Steinkrankheit die häufigste Erkrankung der Niere überhaupt ist, macht dieses empirisch erprobte Symptom für die Praxis wertvoll und brauchbar. Wir müssen ihm um so mehr Wert beimessen, da wir mit Hilfe der Palpation recht wenig erreichen.

Nierensteine sind in den seltensten Fällen direktem Gefühl durch die gut entwickelten Bauchdecken hindurch zugängig. Es sind unter besonderen Bedingungen schon verschiedene Male Steine festgestellt worden; so wenn sie im erweiterten Nierenbecken lagen, monströse Formen annahmen, das ganze Nierenbecken ausfüllten und in Korallenform auftraten. Sie fielen dann durch ihre harten eckigen Vorsprünge und durch ihre steinartige Härte auf. Stets aber wird das direkte Fühlen der Steine oder ihr Nachweis durch Geräusche beim Aneinanderreiben mehrfacher Steine ein seltener und deshalb praktisch wenig brauchbarer Befund sein; ich erinnere mich selbst nie dieses Befundes. Die direkte Betastung des Steines ist ja selbst bei den operativ freigelegten Nieren auch bei größeren Steinen manchmal außerordentlich erschwert, wenn sie durch verdickte knotige, lipomatöse Massen umhüllt im Nierenbecken liegen. Dagegen kann man vereinzelt Uretersteine tasten, besonders wenn sie an tiefer Stelle sitzen. Dann und wann gelingt auch mal der Nachweis durch die Bauchdecken hindurch, zumal bei bimanueller Untersuchung in Beckenhochlagerung. Öfters sind sie so gelagert, intramural oder hart neben der Blase, daß sie per vaginam et rectum zu tasten sind, manchmal ganz deutlich, manchmal sind sie nur durch ein vermehrtes Widerstandsgefühl zu mutmaßen. Aber wie gesagt richtet man mit der Palpation in der Erkennung der Steinniere wenig aus. Denn im allgemeinen, und zwar mit einer gewissen Regelmäßigkeit ist die Niere, solange sie aseptische Steine beherbergt oder an ihr nur geringe Entzündungserscheinungen sich abspielen, nicht oder kaum vergrößert. Ist in einem Kolikanfall die Palpation ergebnislos, so darf das negative Ergebnis mit einigem Recht für den Steinverdacht verwertet werden. Ist aber die schon vorher vergrößerte Niere im Anfall noch gewachsen, so läßt dies eher den Stein ausschließen. Nur wenn es infolge von Verstopfung des Ureters zur Erschwerung oder dauernder totaler Behinderung des Urinabflusses gekommen ist und durch die hinzugetretene Infektion sich, wie es meist der Fall ist, Hydro- und Pyonephrosen mit Hydro- und Pyoureter oder bei chronischer Steinkrankheit lipomatöse und sklerotische Entartung der Fettkapsel entwickelt haben, bilden sich große Tumoren aus, die bei der Palpation nach Größe, Gestalt, Konsistenz und Oberflächenbildung einen guten Einblick in die anatomischen Verhältnisse der Steinniere gestatten (s. Abb. 191, 192).

Gelegentlich breiten sich die Entzündungsvorgänge auf die Nachbarschaft aus und zeichnen sich hinten an der Lendengegend ab. Teigiges, diffuses Ödem, weitgehende sichtbare Schwellung, auch die Bildung einer Fistel durch Perforation sind beim Stein schon beobachtet worden. Aber all diese späteren Erscheinungen an der Steinniere, die gewöhnlich auch mit allgemeinen Krankheitserscheinungen einhergehen, bieten nichts Charakteristisches.

Für den aseptischen Stein ist neben der Kolik das wichtigste objektive Merkmal der Befund am Harn; denn ziemlich eindeutige Harnveränderungen gehören zu den häufigsten Symptomen der Steinkrankheit und gewähren, namentlich wenn die subjektiven Beschwerden fehlen, die wertvollsten objektiven Beweise. Wie bei jedem Nierenleiden, so muß besonders bei jedem Stein-

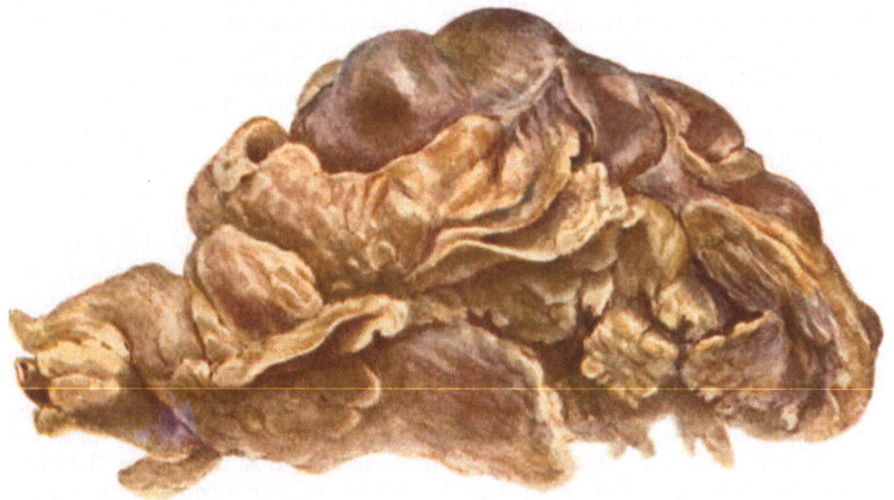

Abb. 191. Lipomatöse Steinniere. Starke geschwulstartige Vermehrung des Fettgewebes der Nierenkapsel, besonders an der Hilusgegend und um den Ureter. Auch auf der Schnittfläche war die Fettwucherung über das Nierenparenchym ausgedehnt.

verdacht, ganz gleich auf welches Moment er sich gründet, der Urin aufs genaueste und zu wiederholten Malen untersucht werden, sowohl in der anfallsfreien Zeit als auch ganz besonders während einer Kolik und unmittelbar nach derselben. Es gehört zur Regel, daß dabei krankhafte Befunde erhoben werden. Der fast immer vorhandene Befund bei der Steinkrankheit sind mikroskopisch nachweisbare rote Blutkörperchen im Sediment. Man findet fast ohne Ausnahme frische oder farblose ausgelaugte Blutkörperchen, sog. Schatten, in doppelt oder schlecht konturierten, eigentümlich veränderten Formen. Der Nachweis geschieht aus der schwachen, kaum sichtbaren Wolke oder dem Belag, die sich beim Sedimentieren oder Zentrifugieren als Bodensatz bildet. Da der Stein durch Reizung und Druck auf die Schleimhaut die Blutung hervorruft, so ist der Blutgehalt in gewissem Grade von Ruhe und Bewegung abhängig. Steinträger, die gewöhnlich über Tag außer Bett sind und ihrer Beschäftigung nachgehen, lassen diesen Befund nie vermissen, während im Morgenurin nach der Nachtruhe Blut und Albumen verringert sind. Bei künstlich gesteigerter Bewegung tritt sofort höherer Blutgehalt auf. Im Verein mit den roten finden sich fast stets wenige weiße Blutkörperchen, vereinzelte hyaline, keine granulierte Zylinder, geringfügige Albuminurie. Der Blutgehalt kann sehr gering sein. Der Urin hat zuweilen nur einen Stich ins rötliche, manchmal sieht man eine dünne Blutschicht, zuweilen fallen aber die Blutungen makroskopisch auf. Denn auch beim Stein sind echte Hämaturien beobachtet. Sie verdanken ihr Entstehen Schädigungen der Schleimhaut durch den Stein; in der Regel sind körperliche Bewegungen vorausgegangen, die den Stein in seiner Ruhe aufgestöbert haben, und sie schließen sich an Koliken an, wenn der Stein ein Weghindernis für den Urin gebildet hat und nun ergebnislose heftige Zusammenziehungen stattfinden. So treten denn in der weitaus größten Mehrzahl der Fälle die Hämaturien bei Stein im Anschluß an eine Kolik auf, sie sind schmerzhaft und klingen auch bald nach dem Ende des Anfalles ab. Schon mancher Stein hat sich vor dem Schmerz und der Kolik durch eine initiale Blutung verraten. Der Arzt muß mit den gewöhnlichen Zeichen der Steinblutung vertraut sein, da sich der Nierenstein lediglich durch Hämaturien kundgeben kann. Der Blutung geht die Kolik voraus, äußere Einflüsse rufen beide hervor und man kann sie durch dieselben hervorrufen. Die Steinblutung ist meist ohne Gerinnsel, selten massenhaft, nur in den seltenen Beobachtungen war sie es, wo das Nierenhauptgefäß durch den Stein arrodiert wurde. Ist die Blutung abgeklungen, so finden sich stets für längere Zeit Beimengungen von Blut im Harn; dazu wenige dem Blutgehalt entsprechende weiße Blutkörperchen, solange wenigstens der Stein aseptisch ist.

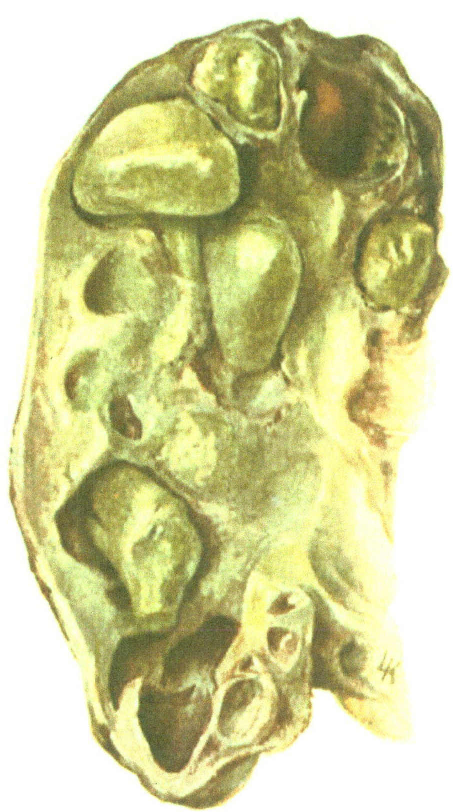

Abb. 192. Steinpyonephrose.

Neben den bisher erwähnten Harnbefunden finden sich gelegentlich sandartige oder größere kristallinische Niederschläge, die deutlich fühl- und erkennbar sich im frisch gelassenen Harn niederschlagen. Es sind scharfkantige harte Körperchen, die sich im Sediment ansammeln und aus charakteristischen Kristallen von Harnsäure, oxalsaurem Kalk usw. bestehen. Diese Niederschläge haben für die Diagnose der chirurgischen Steinkrankheit wenig Bedeutung. Die große Mehrzahl der von uns operierten Steinkranken hat anamnestisch nicht angegeben, daß ihnen Steingrieß oder Nierensand abgegangen ist. Andererseits findet man z. B. bei Gichtikern eine ausgesprochene Neigung zur Ausscheidung von Harngrieß. Diese kristallinischen Harnausscheidungen sind also an sich weder für noch gegen die Diagnose „Stein" zu verwerten. Nur wenn größere Konkremente im Urin abgegangen waren, vollends von Nierenkoliken begleitet —

vor gewollten und ungewollten Täuschungen muß man sich in acht nehmen! —, so ist der sicherste Beweis für das Bestehen von Steinen in den Harnwegen gegeben; allerdings kann der abgegangene Stein der letzte gewesen sein. Aber auch wenn der Harn ganz gesund aussieht, sollen wir uns nicht abhalten lassen, fortlaufende mikroskopische Untersuchungen anzustellen. Gerade das Zusammentreffen von klarem Urin mit ausgelaugten und frischen Blutkörperchen, deren Zahl von Ruhe und Körperbewegung abhängig ist, und geringe Spuren von Eiweiß hält Israel charakteristisch für die aseptische Steinniere und ich kann das nach meinen Erfahrungen bestätigen.

Während sich also in der schmerzfreien Periode diese wichtigen Veränderungen des Harns oft finden — die Blutbeimischung ist konstant und kehrt fast stets in gewissen Zeitabständen wieder —, so bieten die Beschaffenheit des Urins und die Art der Entleerung auch während und nach der Kolik eindeutige Merkmale. Der in oder nach der Kolik oft unter schmerzhaft gebieterischem, unaufhörlichem Harndrange und starkem, brennendem Gefühl in der Harnröhre tropfenweise entleerte, dunkel gefärbte hochgestellte dicke Harn hat einen viel erheblicheren Sedimentgehalt. Die vorher in mäßiger Zahl vorhandenen morphologischen Elemente treten jetzt in großer Menge auf, insbesondere ist der Gehalt an roten Blutkörperchen gesteigert; es bildet sich für gewöhnlich eine Blutschicht am Boden und auch die Harnsalze (Ziegelmehl) sind vermehrt. Fehlen nach der Kolik im Katheterharn die roten Blutkörperchen, so dürfte mit größter Wahrscheinlichkeit ein Stein auszuschließen sein, mit der einzigen Beschränkung, daß der Harnkanal überhaupt wegsam sein muß. Denn die Harnabsperrung auf der kranken Seite durch kleine, an den physiologischen Engen, besonders im pelvinen Teil sich in die Schleimhaut einpressenden Steine oder große, wachsende, allmählich die ganze Lichtung ausfüllende Steinmassen verhindert natürlich die Ausscheidung pathologischer Bestandteile nach außen. So wird ein normaler Harnbefund vorgetäuscht, trotzdem schon weitgehende pathologische Veränderungen in einer Niere Platz gegriffen haben können und durch die Harnsperre geht manchmal das wertvollste Symptom — der positive Blutbefund im Urin — völlig verloren.

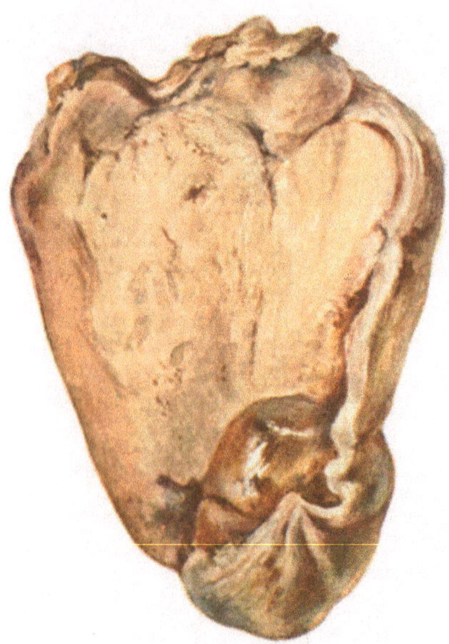

Abb. 193. Lipomatös entartete geschrumpfte Steinniere.

Ähnlich verhält es sich mit dem Leukozytenbefund. Solange der Stein aseptisch ist, steht der Befund nur vereinzelter weißer Blutkörperchen in strengem Gegensatz zu dem Befund bei der akuten Pyelitis und Tuberkulose und er berechtigt ohne weiteres zum Ausschluß der beiden letzten Erkrankungen. Dieses wertvolle diagnostische Merkmal büßt seine Bedeutung fast vollständig ein, wenn Infektionen in der steinkranken Niere sich eingestellt haben. Sekundäre Nierenbecken-Infektion durch aufsteigende und hämatogene Pyelonephritis nach Infektionskrankheiten und instrumenteller Behandlung, akut einsetzende eitrige Perinephritis und Abszeßentwicklung sind ja bei der Steinerkrankung nicht selten und fast stets bei längerer Krankheitsdauer zu erwarten. Hierbei spielen die üblichen Eitererreger eine Rolle, vor allem Koli, Staphylokokken und Streptokokken; sie sind dann stets neben den Leukozyten im Urin nachweisbar. Eine Trennung des infizierten Steins und der Tuberkulose auf Grund des Harnbefundes ist in solchen Fällen nicht möglich, um so mehr, da auch der übrige Harnbefund, sofern der Tb-Bazillenbefund negativ ist, keine weiteren Unterscheidungsmerkmale bietet. Der Eiweißgehalt übersteigt beim Stein selten $^1/_2$ pro mille und entspricht meist dem Blutgehalt. Höhere Grade lassen nur darauf schließen, daß Infektionen hinzugetreten sind oder daß interstitielle Prozesse sich an der Steinniere finden. Granulierte und Blutzylinder sind in der Regel, da das Blut beim Stein fast stets aus Kelch und Becken strömt, nicht nachzuweisen. Sind sie vorhanden, so sprechen sie gegen Steine. Tritt eine Infektion oder nephritische Prozesse auf, so fällt dieses Unterscheidungsmerkmal fort.

Neben den erwähnten morphologischen und chemischen Veränderungen zeigen sich auch solche der Menge des Harns. Es besteht namentlich kurz nach dem Anfall eine vermehrte Harnentleerung. Diese Polyurie ist als Reflexwirkung auf die gesunde Niere aufzufassen; es ist vorwiegend die Arbeit der gesunden Niere, die reflektorisch angeregt ist. Die Klarheit des polyurischen Harns, der bis zum Eintritt der Kolik pathologische Bestandteile enthielt, ist ein Beweis für die Gesundheit der zweiten Niere. Der kranke Harn ist abgesperrt und nur der gesunde wird entleert. Mitunter tritt der Stein dem Arzt unter dem Bilde der Anurie entgegen, wenn ein Stein den Ureter gänzlich verlegt. Daß die Anurie bei der Steinkrankheit besonders häufig auftreten kann, muß besonders unterstrichen werden. Sie wurde mit und ohne urämische Symptome beobachtet. Wie bei allen Anurien gilt es, die Frage zu entscheiden, ob ein doppelseitiges oder nur ein einseitiges Hindernis besteht und ob beide Nieren einen Stein beherbergen oder ob nur die eine Sitz eines Steines ist und die zweite, gesund und funktionstüchtig, ohne Abflußhindernis, reflektorisch gestört wurde oder schließlich ob bei Mangel einer Niere der Weg zur Einzelniere verlegt ist. Ist der Arzt dringlich vor die Aufgabe gestellt, die Ursache der Anurie aufzudecken, so hilft vielleicht der anamnestische Hinweis eines länger dauernden Leidens, mit Koliken und gelegentlichem Abgang von Grieß, ferner lokalisierter spontaner oder Druckschmerz einer Niere, einseitige Bauchdeckenspannung, ergebnisreiche Untersuchung per rectum s. vaginam, letzten Endes die Zystoskopie, Ureterenkatheterismus und Röntgenbild, Sitz und Ursache des Steins zu ergründen. Gelingt die Diagnose nicht, ist sofortige operative Freilegung mit Nephrotomie notwendig, damit der für die Operation günstige Zeitpunkt nicht versäumt wird.

Ein 59 Jahre alter Mann hatte anamnestisch 1890 und 1903 „Gallenstein“koliken. 1905 Koliken der linken Bauchseite. Im blutigen Urin Steinabgang. 1906 Wiederholung der Anfälle, bald rechts, bald links, mit Steinabgang. Im letzten Anfall mit kolikartigen heftigen Schmerzen seit 26 Stunden ohne Urin in die Klinik eingeliefert. Kopfschmerzen, Apathie, Arrhythmie, unreine Herztöne, bronchitische Erscheinungen. Starkes Schmerzgefühl beider Lenden. Urinsekretion vollkommen aufgehoben. Zystoskopie: im linken Ureter steckt ein erbsengroßer Stein, der durch den Ureterenkatheter beiseite geschoben wird. Der Ureterenkatheterismus ergibt zuerst trüben, dann mehr und mehr sich klärenden Harn. Rechts trifft der Ureterenkatheter dicht hinter der Ureteröffnung auf einen unüberwindlichen Widerstand; auch hier handelt es sich wahrscheinlich um einen Stein. Links Liegenlassen des Ureterenkatheters für 6—8 Stunden; starke Harnflut aus demselben, am 18. II. werden 2000 ccm entleert. Am 19. II. und 20. II. je 6000 ccm; im Urin sind zwei kleinere, erbsengroße Steine abgegangen. Im Röntgenbild keine Steine mehr.

Der diagnostische Wert der Zystoskopie bei der Steinkrankheit ist nicht zu unterschätzen. Ihr verdanken wir in manchen Fällen wertvolle, bei Ureterstein in Blasennähe ausschlaggebende Hinweise. Beim aseptischen Nierenbeckenstein hat man in der Blase keine Veränderung zu erwarten. Tritt ein Eiterungsprozeß in den Vordergrund, so sieht man oft auch die Zeichen der Entzündung in der Blase, und es erlaubt einen Rückschluß auf die Seite des Leidens, wenn die eitrige Sekretion auf eine Uretermündung beschränkt ist. Man sieht jenes Bild, das ich bereits für die leichte und schwere eitrige Ureteritis gekennzeichnet habe, ohne daß in irgendeiner Weise die Steinätiologie hervortritt. Wir sehen, ob und in welcher Art beide Uretermündungen arbeiten, ob klarer oder getrübter, und aus welcher Niere der krankhaft veränderte Harn kommt. Wir erhalten also neben dem Nachweis der Seite, was wegen des gelegentlich beobachteten kontralateral verlegten Schmerzes nicht zu unterschätzen ist, auch Anhaltspunkte für die therapeutisch überaus wichtige Frage, ob der Nierenstein infiziert ist, und welcher Niere wir unser Hauptaugenmerk zu schenken haben.

Sitzt der Stein in Blasennähe oder in der Blasenwand, so bedingt er Veränderungen an der Ureterblasenmündung, die man im Blasenbilde leicht erkennt und die für die Uretersteindiagnose absolut beweisend sind. Die Ureterblasenwand wird durch den in ihr sitzenden Fremdkörper tumorartig vorgetrieben; manchmal kann man direkt den deutlichen Abklatsch der Steinform erkennen. Hierbei kann die Ureterenmündung wenig verändert sein oder aber sie klafft, ihre Schleimhaut ist prolabiert, ihre Lippen sind geschwollen und bullöses Ödem zeigt sich in ihrer Umgebung Nicht mit Unrecht sagt man, daß jede geschwulstartige Vortreibung der Uretermündung mit Ödem steinverdächtig ist (s. Abb. 41, S. 53). In vereinzelten Fällen hat man das Glück, den Stein im Durchschneiden zu beobachten, wie er eben in die Blasenöffnung eintritt. Man kann diesen Vorgang in verschiedenen Sitzungen längere Zeit studieren, wie bei jedesmaliger Kontraktion aus dem klaffenden Uretermund das untere Steinsegment hervortritt und nach fruchtlosen Zusammenziehungen wieder zurückgeht. Alle diese Erscheinungen sind keine seltenen Vorkommnisse. In der Klinik hatte ich Gelegenheit, eine ganze Reihe derartiger Beobachtungen zu machen. Näheres werden wir bei der Diagnose der Uretersteine hören.

Manchmal ist man erst nach Durchtritt des Steines in der Lage, zu zystoskopieren, sei es, daß der Kranke in der Kolik den Stein verloren und nach außen befördert hat, sei es, daß man diesen nun in der Blase vorfindet. Hier liegende Steine verraten, abgesehen vom anamnestischen Nachweis, ihre Herkunft durch ihre Form. Haben sie längere Zeit im Ureter gelegen, so haben sie Dattelkernform; erst wenn sie längere Zeit in der Blase liegen, können sie rauh und stachelig werden und durch Ansetzen von Kalksalzen deformiert sein. Auch der Uretermündung sieht man an, daß ein Stein durchgetreten ist. Verschiedenste anatomische Veränderungen sind festzustellen; neben dem einfachen Klaffen ohne weitere Entzündungserscheinungen (nur vielleicht dann und wann eine stärkere Gefäßinjektion) finden sich schwere Verletzungen, wenn der Stein größer war, eine rauhe Oberfläche hatte und längere Zeit im intramuralen Teil eingeklemmt lag. Zuweilen weist die Uretermündung in frischen Fällen Zerreißungen auf und ist blutunterlaufen (Abb. 250, S. 320); später kommt es in solchen Fällen hier zu Narbenbildungen. Ausdrücklich aber muß hervorgehoben werden, daß Steine durch die Uretermündungen hindurchtreten können, ohne hier Veränderungen hervorzurufen. Ich habe oft nach Steindurchtritt zystoskopiert und keine Unterschiede gegenüber der gesunden Seite feststellen können.

Auf einige weitere zwar seltene Befunde in der Blase, die aber immerhin für die Diagnose bedeutungsvoll werden können, möchte ich an dieser Stelle noch aufmerksam machen. Bei der infizierten Steinniere kommt es, wenn trüber, eitriger, bakterienüberladener Harn sich andauernd über die Uretermündung ergießt, zuweilen zur Bildung von kleinen entzündlichen Tumoren. Es sind das die schon öfters erwähnten, polypös gestielten feinen Gebilde, die ich für entzündliche Reiztumoren halte und hauptsächlich bei Frauen mit chronischer Infektion der Harnwege gefunden habe. Hierher gehört auch der gelegentliche Befund der Pyelitis und Ureteritis granulosa, deren zystoskopisches Bild wohl charakterisiert ist. Auch diese Veränderungen bin ich als pathologischen Reizzustand, wie er chronisch entzündlichen Vorgängen in den Harnwegen eigentümlich ist, zu betrachten geneigt. Beide genannte pathologische Veränderungen habe ich einige Male beim infizierten chronischen Nierenstein gesehen.

Sonst sehen wir bei infizierten Steinnieren öfters schwere diffuse Zystitien mit massig eitrigem Sekret und mit Hämorrhagien in der Schleimhaut. Diese Feststellung sagt uns außer dem Nachweis der Infektion des Steines noch, daß eine schwere Zystitis das Leiden kompliziert. Nicht gerade selten wird die chronische Zystitis von einem Stein der Niere unterhalten und dieser Zusammenhang ist für die Diagnose bemerkenswert; fragen wir nach der Ursache dieses Katarrhs, so weist die Zystoskopie zuweilen andere Veränderungen nach, die dann differentialdiagnostisch für oder gegen Steinannahme von Wert sind. Insbesondere fällt der Zystoskopie häufig die Aufgabe der Klärung der Differentialdiagnose zwischen Stein und Tuberkulose zu. Sie muß auch hier durch den Ureterenkatheterismus unterstützt werden.

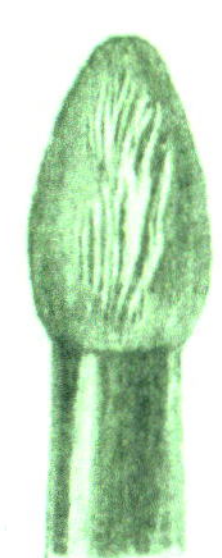
Abb. 194. Wachssonde Kelly's.

Der Ureterenkatherismus führt durch Nachweis der Unwegsamkeit des Ureters zur Feststellung eines Hindernisses. Ist vorher ein begründeter Steinverdacht vorhanden, so kann dieses Hindernis mit einer gewissen Wahrscheinlichkeit in diesem Sinne gedeutet werden. Das wirkliche Vorhandensein oder Fehlen eines verdächtigen Steines wird aber durch den gewöhnlichen Ureterenkatheterismus in keiner Weise erwiesen. Alle Hilfsmittel zur Erkennung eines mechanischen Hindernisses als Stein haben wenig Nützliches gebracht. Auch die von Kelly sinnreich erdachte, mit Wachs modellierte Uretersonde (s. Abb. 194), wie die zur Erzeugung von Geräuschen eingeführte Metallsonde sind nicht beweisend. Am meisten leistet noch das persönliche feine Gefühl bei der Sondierung, das bei absoluter Unwegsamkeit der eigentümlich rauhe und harte Widerstand den Fingerspitzen mitteilt. Auch hier sind Irrtümer möglich, denn auch weiche Schleimhauthindernisse können unüberwindliche Hindernisse für die Sonde erzeugen, und entzündliche Narben geben oft einen äußerst harten schabenden Widerstand. Viel mehr leistet die Sonde im Verein mit der Röntgenaufnahme zur Klarstellung der Lage eines verdächtigen Steinschattens zur Niere und zum Harnleiter. Hier ist sie absolut ausschlaggebend für oder gegen Stein. Eine nicht minder wichtige Aufgabe des Ureterenkatheterismus aber ist die Feststellung der verschiedensten Grade der Harnstauung. Mit seiner Hilfe können wir uns ein ungefähres Bild von dem pathologisch-anatomischen Zustand der Steinniere verschaffen; ein Moment, das um so wertvoller ist, da die Funktionsprüfung uns in der Regel über die Ausdehnung und Eigenart der Krankheit nicht viel aussagt; immerhin kann sie die Diagnose in mancher Beziehung erleichtern und ergänzen, weil Koliken, Steinwanderungen, Einklemmung und die häufige Infektion gewöhnlich sehr erheblich die Funktion beeinflussen. Die Indigkarminprobe ist ein guter Anzeiger. Selbst kleinste Steine können reflektorisch einen solchen Reiz auf die Niere ausüben, daß ein völliges Versagen der Blauausscheidung zeitlich zutage tritt. Ich habe es einige Male bei erbsengroßen Steinen, wo nach der selbstbeobachteten Ausstoßung desselben wieder volle Funktion einsetzte, feststellen können. Die Beobachtung, daß im Kolikanfall die Funktionsproben negativ sind, ist ziemlich regelmäßig, so daß eine im Anfall beobachtete gute Funktion gegen Nierensteinerkrankung spricht. Dieses Versagen ist beim Stein oft nur mechanisch bedingt durch die Harnsperre, durch Schleimhautverschwellung oder durch Steinverschluß, wie er sowohl oben im Becken als auch im ganzen Verlauf des Ureters zustande kommen kann. Sonst kann man beim Ureterstein häufig einen dünnen, feinen Blaustrahl beobachten. In gewöhnlichen Fällen ist die Funktion der steinbeherbergenden Niere gegenüber der gesunden Seite nachweisbar schlechter gefunden. Irgendein Rückschluß auf die Ausdehnung des Prozesses in der Niere lassen die Funktionsproben nicht zu. Nur bei eitrigen Retentionszuständen oder bei weit fortgeschrittener Hydronephrose ist die Funktion aufs schwerste geschädigt. Ebensowenig klärt sie uns auch immer auf über den Zustand der zweiten Niere und hierüber sollen wir uns stets Aufklärung verschaffen.

Bekanntlich ist die zweite Niere bei der Steinerkrankung nicht unerheblich gefährdet. Einmal disponiert auch sie zur Steinbildung — Legueu schätzt 50% Doppelseitigkeit —, zum anderen Mal besteht für sie die Gefahr, bei infizierten Harnwegen sekundär aufsteigend oder hämatogen infiziert zu werden. Auch eine reflektorische Beeinflussung der gesunden Niere durch die Steine beherbergende kranke Niere ist möglich. Die Diagnose ist erst vollständig, wenn die Doppelseitigkeit erkannt oder ausgeschlossen ist Dies ist meist erst möglich durch eine vollständige Untersuchung mit Röntgenbild.

Alle bisher erwähnten klinischen Merkmale werden weit überholt durch die Nutzbarmachung einer vervollkommneten Röntgentechnik; denn der Röntgennachweis des Steines bildet eine viel sicherere Grundlage für die Diagnose. Ich will deshalb der Röntgendiagnose den breitesten Raum zuweisen, weil sie das einzig objektiv sichere Zeichen darstellt. Das Röntgenbild kann ganz allein für sich, wenn Koliken fehlen, der Urin frei von pathologischen Veränderungen ist und das Zystoskop nichts Positives leistet, mit großer Sicherheit die Steindiagnose erhärten. Über die Technik ist bereits das Notwendigste gesagt (S. 78 u. ff.). Die Deutung der Röntgenplatte ist eine besondere diagnostische Kunst und erfordert große Erfahrung und Übung. Vorsichtiges Urteil ist stets am Platze. Irrtümer sind immer möglich, Fehldiagnosen gehören keineswegs zu den Seltenheiten; selbst der Vorsichtigste und Kundigste kann straucheln.

Der Steinschatten zeigt sich meist dreiquerfingerbreit von der Wirbelsäule entfernt, um die 12. Rippe herum oberhalb oder ganz wenig unterhalb derselben (Abb. 198). Diese Stelle entspricht der Gegend des Nierenbeckens, die ungefähr auf den Schnittpunkt einer durch die Mitte des 2. Lendenwirbelkörpers gelegten Horizontalen mit der 12. Rippe fällt. Allerdings ist die Lage zur Wirbelsäule wenig maßgebend, da sie oft wechselt. Die Lagebestimmung des Steines geschieht deshalb am besten durch Feststellung seiner Beziehung zum meist sichtbaren Nierenschatten. Die Schärfe des Steinschattens entspricht seiner Dicke und Größe und vor allem seiner Undurchlässigkeit für X-Strahlen (Radioopazität). Aus den durch den Stein gegebenen Schattenrissen und seinen gut sichtbaren scharf gezeichneten Begrenzungslinien und seiner Lagebeziehung zum Nierenschatten kann man auf der Platte mannigfache, für die Diagnose wichtige Einzelheiten auch anatomischer Art herauslesen. Ein gut gelungenes Bild gestattet Schlüsse auf die Lage des Steines, Form, Zahl und Zusammensetzung, Platzwechsel und auf die anatomische Beschaffenheit der Niere. Da sich die Steine den Raumverhältnissen anpassen, sind sie häufig der Ausguß ihrer Umgebung, und lassen so durch ihre Konfiguration Schlüsse auf ihren Lagerungsort zu, ob sie sich im Nierenparenchym, Nierenbecken, oberen und unteren Pol oder im Harnleiter befinden. Sind sie oben breit und unten spitz zulaufend, den spitzen Teil in den Ureter hineinsteckend, so sitzen sie mit größter Wahrscheinlichkeit im Nierenbecken; an ihrer herzförmigen Kontur ist gerade der abwärtsgekehrte Sporn charakteristisch (s. Abb. 96, S. 139 u. Abb. 195). Der isolierte Kelchstein ist durch eine Form, die dem nichterweiterten Kelch entspricht, und durch seine Lage innerhalb des Nierenschattens mehr nach der Peripherie zu gekennzeichnet. Der Parenchymstein verrät sich auch dadurch, daß er im Nierenschatten weiter ab von der Wirbelsäule liegt (s. Abb. 90, S. 134). Steine in Eiternieren verändern ihre Form in mannigfachster Weise. Sie wachsen im Becken, schicken Fortsätze in die erweiterten Kelche und Auswüchse in den Nierenbeckenhals. So bilden sie stark verästelte zackige Steinausgüsse, wobei ein in den Ureter hineinragender Sporn schräg nach unten ragt und die spitzen Ausläufer in den Kelchen sitzen; es ist die typische Geweih- und Korallensteinform (Abb. 196 u. 197). Auch die Hemdenknopfform ist in gewisser Weise charakteristisch. Der knopfförmig angeschwollene Teil stellt einen Kelchfortsatz dar. Durch die Veränderung der Lage des Nierenbeckens verändern auch die Steine ihre Lage, senken sich nach der tiefsten Stelle des Nierenbeckens und können so weit nach dem kleinen Becken in die Nähe der Beckenschaufel herunterrücken. Hier muß man sich vor Irrtümern bezüglich des Sitzes hüten. Die Steine werden häufig, obwohl sie noch im Nieren-

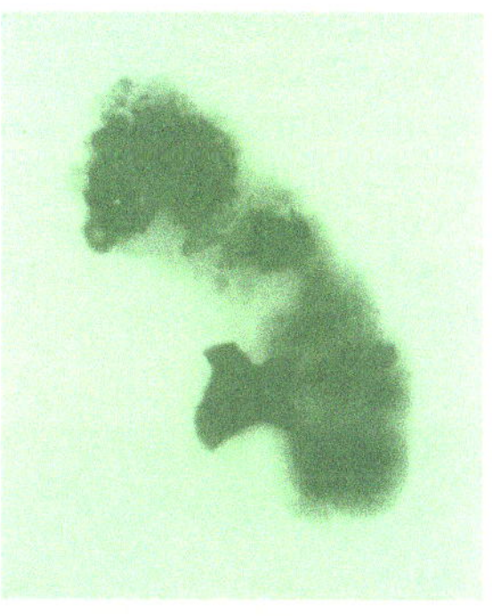

Abb. 195. Beckenverschlußstein und angehäufte feinste sandartige Körner.

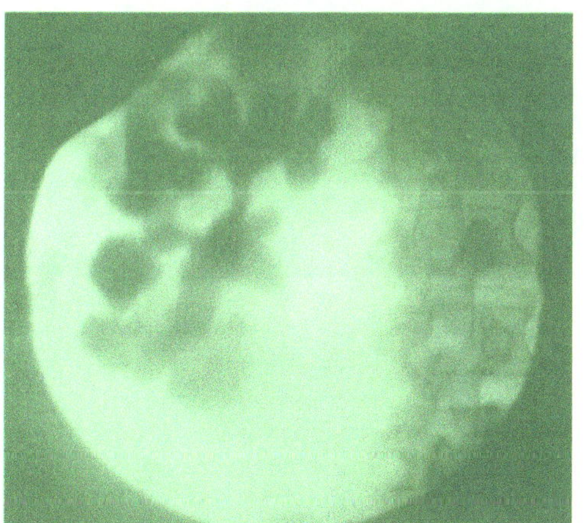

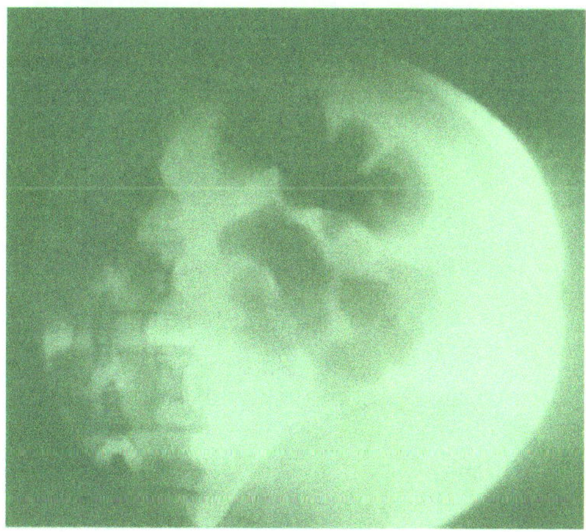

Abb. 196 u. 197. Doppelseitige Korallensteine, geweihartig verästelte Steine, deren Ausläufer in den Kelchen sitzen, mit verschiedenen langen, stark verästelten Fortsätzen, die an den engen Kelchhälsen eingeschnürt sind und an ihren freien Enden in den Kelchhöhlen knopfförmig angeschwollen sind.

becken liegen, für Uretersteine gehalten. Der Ureterstein ist gekennzeichnet durch seine mehr längliche als breite Form. Auch die dichte Anhäufung feinster sandartiger Körnchen gibt auf der Platte Steinschatten (Abb. 195).

Bei der Bestimmung der Zahl der Steine, die oft wichtig bei der Operation ist, darf man nicht vergessen, daß auch einzelne Steinschatten sich decken können. Was die Zusammensetzung anlangt, so gibt der Oxalatstein den stärksten Schatten, Rumpel weist aber darauf hin, daß die Steine im allgemeinen keine wesentlichen Unterschiede in ihrer Durchleuchtung zeigen, da sie sich für gewöhnlich aus den verschiedenen Bestandteilen zusammensetzen. Große Steinschatten und ein kleiner Nierenschatten lassen die Zerstörung des Nierenparenchyms, große oder mehrere nebeneinanderliegende Steinschatten mit vergrößertem Nierenfelde eine Steinpyonephrose vermuten. Schließlich ist es auch wichtig zu wissen, ob ein Stein ruht oder wandert; kleine Steine können in einem erweiterten Becken täglich ihre Lage wechseln.

Fehlt ein Steinschatten auf der Platte, so soll man den Steinverdacht, wenn er sonst hinreichend begründet ist, nicht einfach bei Seite schieben, vor allem nicht, wenn das Röntgenbild technisch nicht gut gelungen ist. Ein einmaliger

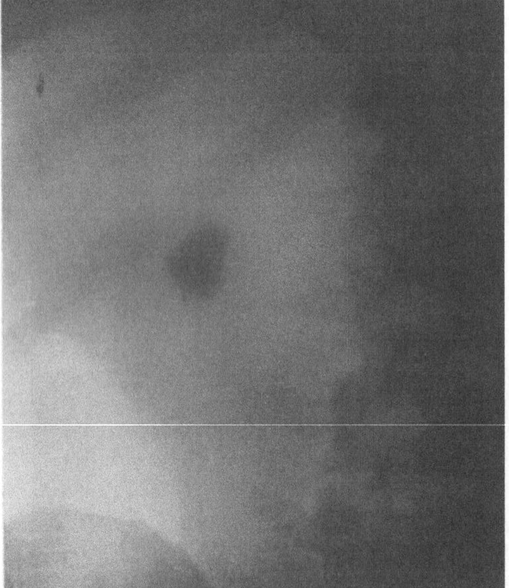

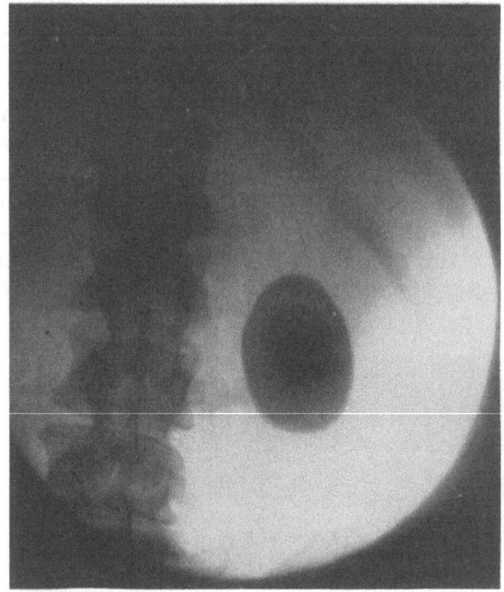

Abb. 198 und 199. Nierenbeckenstein.

negativer Befund auf der Röntgenplatte berechtigt noch keineswegs zum sicheren Ausschluß eines Steines. Ist die Platte negativ und ist man nicht sicher in der Deutung eines verdächtigen Schattens, so soll die Aufnahme mehrere Male wiederholt werden. Findet sich dann ein steinverdächtiger Schatten auf derselben Stelle, von gleichbleibender Dichte und Umgrenzung, so ist diese „konstante Kontur“ in wiederholten Bildern ein außerordentlich für Stein sprechendes Ergebnis. Fehlt der Schatten dagegen wiederholt, wenn alle technischen Erfordernisse erfüllt sind, so muß ein klinisch begründeter Steinverdacht mindestens in Frage gestellt werden. Hier kann zuweilen nur die operative Freilegung die Berechtigung des Steinverdachtes nachweisen. Man muß aber daran denken, daß eine ganze Reihe von Steinen nicht auf der Platte erscheinen. Sehr kleine Steine erscheinen zuweilen nicht auf der Platte, namentlich im Anfangsteil des Ureters und wegen dicker Decken oder weil sie häufig mit einem Rippenschatten zusammenfallen. Ganz abgesehen von äußeren Gründen wie Fettleibigkeit und technische Unvollkommenheiten können selbst große Steine auf der Platte fehlen. Es sind namentlich die weichen Uratsteine, die für X-Strahlen in hohem Grade durchlässig sind und deshalb auffällig schwachen Schatten geben oder wenigstens so wenig distinkt erscheinen, daß der Ungeübte ihre Anwesenheit gar nicht wahrnimmt und auch nicht in Erwägung zieht. Auch bei den sekundären phosphorsauren Bakteriensteinen — Ablagerungen und Eindickungen des eitrigen Harnes, wenn im stagnierenden alkalischen Harn Phosphate ausgeschieden werden — kommt dieses Versagen der Röntgenplatte vor, vor allem bei starker Fettkapselentwicklung, oder wenn sie in Eiter eingebettet liegen. Auch die Zystinsteine entziehen sich oft der Darstellung.

Diagnostische Irrtümer sind aber weniger häufig durch das gelegentliche Entgehen eines Steinschattens auf der Platte verursacht, als vielmehr in der

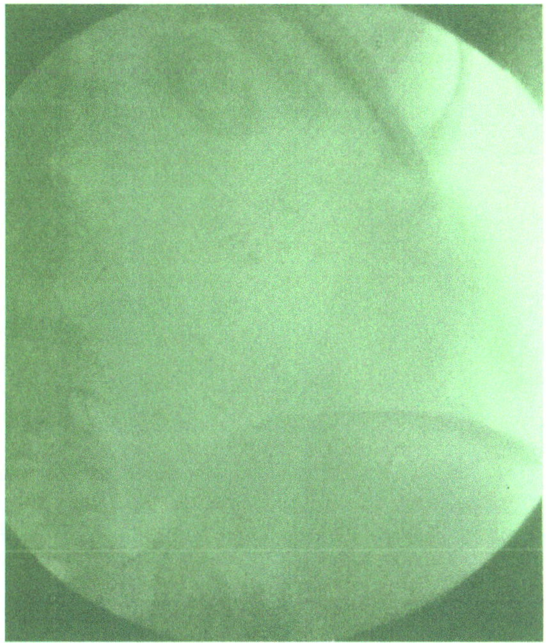

Abb. 200. Tuberkulöse Kaverne, die als Nierenstein gedeutet wurde.

falschen Deutung eines vorhandenen begründet. Es finden sich im Bereich des Nierenfeldes oder im Verlauf des Ureters Schatten, die von einem Steinschatten nicht oder nur schwer zu unterscheiden sind und leicht als solche gedeutet werden können. Die häufigsten Fehldiagnosen werden verursacht durch verknöcherte Rippenknorpel, die bei der Aufnahme in den Nierenschatten hinein projiziert sind, ferner durch verkalkte intra- und retroperitoneal gelegene Mesenterialdrüsen, die vom Querfortsatz des 2. Lendenwirbels abwärts längs des äußeren Psoasrandes bis zur Crista ilei sich finden. Ein Irrtum ist leicht zu umgehen im ersten Falle, wenn man den Blendenrahmen unterhalb der 12. Rippe einstellt, im zweiten Falle, wenn man weiß, daß die Mesenterialdrüsen nicht gleichmäßig dicht sind, sondern flockig, maulbeerförmig, wie aus Bröckeln zusammengesetzt; auch sind sie beweglich, und haben deshalb in verschiedener Aufnahme verschiedene Lage (Abb. 257). Pankreas- und Gallensteine sind durch zwei Aufnahmen mit verschiedener Projektion aus dem Nierenschatten heraus zu lagern, bewegt sich ein verdächtiger Schatten mit dem Nierenschatten, so liegt er in der Niere. Endlich geben abgesprengte und verdickte Wirbelfortsätze, in vereinzelten Fällen auch noch Kotsteine, die stets von einer Gasblase umgeben sind, Veranlassung zur Täuschung. Es gibt noch eine große Anzahl anderer Gebilde, die Steine vortäuschen können. Ihre Aufzählung ist unnötig, man soll eben stets gewarnt sein. Praktisch haben diese steinverdächtigen Schatten hauptsächlich dann Bedeutung, wenn sie mit klinischen Steinsymptomen zusammenfallen. Ich möchte hier einen Fall erwähnen, bei dem ein verdickter Wirbelquerfortsatz für einen Nierenstein angesprochen und die Niere freigelegt wurde, weil die Patientin an mehrmonatiger Hämaturie litt (Abb. 201).

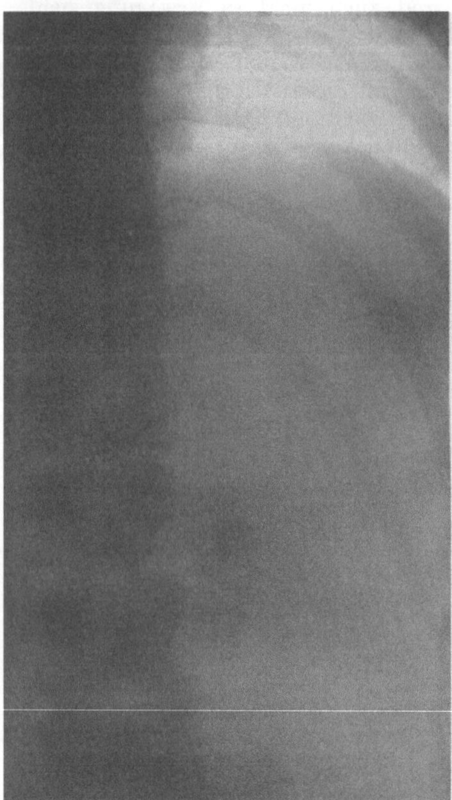

Abb. 201. Verdickter Wirbelquerfortsatz mit Verdacht auf Harnleiterstein.

Neben solchen außerhalb der Niere liegenden Erkrankungen, die einen Steinschatten vortäuschen können, sind differentialdiagnostisch noch Erkrankungen der Niere selbst von Wichtigkeit. Es gibt krankhafte Prozesse in der Niere, die deutliche Schatten im Bereich des Nierenschattens verursachen, die aber keine echten Konkremente sind. Besonders wichtig sind die vorzüglich bei käsiger Tuberkulose vorkommenden Höhlenbildungen mit Kalkeinlagerungen (s. Abb. 200). Der mörtel- und kittartige Inhalt gibt einen steinverdächtigen Schatten. Auch feinste Strukturveränderungen des Nierenparenchyms sollen nach Israel einen zirkumskripten Steinschatten hervorrufen können. Es handle sich hierbei um abgegrenzte Partien mit feinster, mikroskopisch nicht erkennbarer Veränderung der Struktur, die das Durchlässigkeitsvermögen der Niere herabsetzen. Einen ähnlichen Befund hatten wir in der Klinik.

Es handelte sich um eine 36 Jahre alte Patientin, die im März 1917 nephrektomiert wurde wegen Pyonephrosis calculosa dextra. Am 10. II. 1919 hatte sie wieder zwei heftige Koliken der linken restierenden Niere mit Schüttelfrost, Blasenschmerzen und trübem Urin. Leib weich, nicht druckempfindlich. Niere nicht sicher palpabel. Das Röntgenbild ergab einen pfirsichgroßen Stein im Parenchym (Abb. 202). Operation: die freigelegte Niere ist ins Becken herabgestiegen und stark verwachsen. Sondierung des Steins mit Punktionsnadel ohne Erfolg. Deshalb Nephrotomie; auch jetzt ist ein Stein nicht nachweisbar, dagegen ist die Niere im Bereich des „Steinschattens“ zystisch.

Es handelte sich demnach um eine „zystische Kaverne“; einige Monate später war der Schatten viel kleiner geworden (Abb. 203). Auch in Tumoren der Niere hat man konkrementartige Bildungen nachgewiesen und als verkalkte Gerinnsel angesprochen. Die Fehlerquellen auszuschalten, sind verschiedene Verfahren angegeben. Man macht mehrere Aufnahmen mit veränderter Lichtrichtung durch seitliche Verschiebung der Röhre und verbindet die Röntgenaufnahme mit Sonde, Pyelographie und stereskopischer Darstellung.

Noch ein kurzes Wort über die Treffsicherheit der Röntgendiagnose! Rumpel und Kümmell haben die Behauptung aufgestellt, deren Berechtigung sie auf Grund wertvoller Arbeiten nachgewiesen haben, daß in der weitaus größten Mehrzahl der Fälle der Steinnachweis auf der Platte gelingt und demnach der positive oder negative Plattenbefund diagnostische Beweiskraft habe. In neuerer Zeit sieht sich Kümmell mit zunehmender Erfahrung zu einer Einschränkung seines Standpunktes veranlaßt. Er rechnet jetzt mit 10% Versagern. Der einwandfrei positive Befund hat absolute Beweiskraft, der negative nur mit einer gewissen Einschränkung. Sind Steinsymptome vorhanden, so spricht die negative Platte zwar nicht gegen Stein, bleibt sie aber nach wieder-

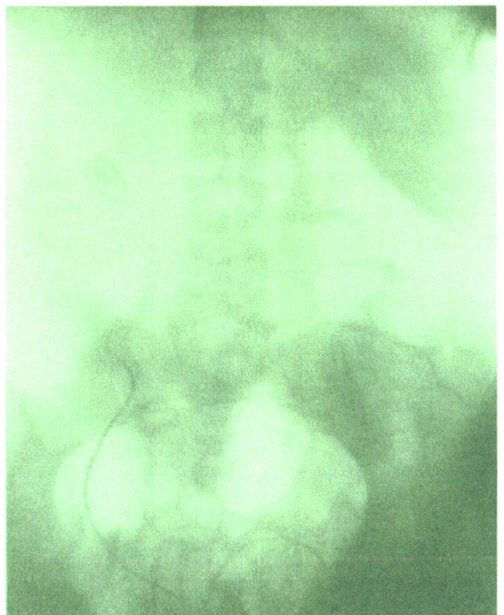

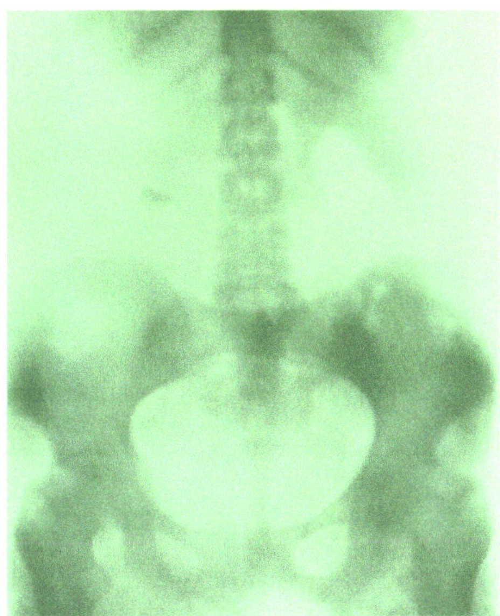

Abb. 202 und 203. Zystische Kaverne der Niere. Verdacht auf Stein.

holter Aufnahme negativ, so darf man mit großer Wahrscheinlichkeit den Stein ausschließen. Man mache es sich also zum Grundsatz, das Röntgenbild nicht für sich allein zu betrachten, sondern stets das ganze klinische Bild zur Beurteilung heranzuziehen. Nur so werden sich Irrtümer vermeiden lassen. Bei Steinverdacht raten wir, stets die Aufnahme beider Nieren, beider Ureteren und der Blase zu machen. Die Übersichtsbilder bieten die größtmöglichste Auskunft und Sicherheit. Diese Forderung ist auch schon deshalb begründet, weil häufig beiderseitig Steine trotz fehlender klinischer Merkmale vorhanden sind und andererseits der Sitz des Steines in der Niere oder dem Ureter keine bestimmten Sondermerkmale hat. Dabei ist man auch am ehesten vor Irrtümern bewahrt und ein Übersehen des Steines ist unmöglich. Kümmell hat einen neuen Weg angegeben, um auf der Platte nicht sichtbar zu machende Steine mit Sicherheit zu erkennen, indem er die oberen Harnwege mit Kollargol auffüllt. Man macht dann eine Woche nach der Kollargoleinführung, nachdem die Lösung vollständig durch den Urin ausgeschieden ist, ein 2. Röntgenbild.

Der Stein hat sich in seiner Randschicht mit der Lösung durchtränkt und, früher für die Strahlen durchlässig, erscheint er jetzt in der Silberhülle scharf umgrenzt in klarer Form. Wenn es gelingt, den Ureterenkatheter am Stein vorbei in das Nierenbecken einzuführen, so gibt der pyelographische Ausguß durch den Nachweis der Entfernung oder Einbeziehung eines verdächtigen Schattens im Bereich des aufgefüllten Nierenbeckens und durch Veränderung der Begrenzung desselben schöne eindeutige Bilder über die Ortsbestimmung des Steins im Becken, Kelch oder Rinde und über den Grad der destruktiven Prozesse in der Niere, insbesondere für die Hydro- und Pyonephrosen; es gibt sonst keine Methode, die uns eine genügende Auskunft gibt über die Frage, wie die Niere aussieht, die den Stein ausgestoßen hat. Bei der Pyelographie der Steinniere darf man nicht vergessen, daß die sonst brauchbare Methode, wenn man sie in unklaren Fällen zur Klärung eines Steinschattens heranzieht, geeignet ist, erst die Ursache von Irrtümern zu schaffen. So haben wir hier in der Klinik einmal wegen eines restierenden Kollargolfleckens eine Niere als steinverdächtig freigelegt und nephrotomiert.

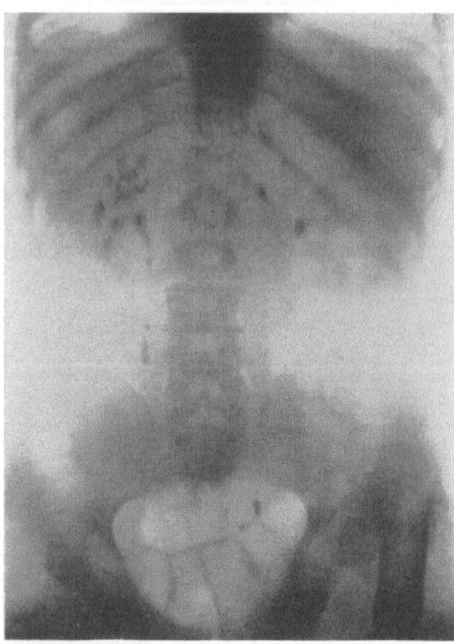

Abb. 204. Vielfache Nieren- und Uretersteine beiderseits nach schwerer Beckenhüftschußverletzung. Alle Steine gingen im Verlauf $^{1}/_{2}$ Jahres unter Koliken und geringen Hämaturien spontan ab.

Führen alle diagnostischen Hilfsmittel nicht zur Feststellung des verdächtigen Steines, so hat man die Wahl, die Diagnose durch die Operation zu ergründen. Die luxierte Niere wird unter Daumen- und Zeigefingerkompression auf erhöhte Resistenz untersucht; ist diese Untersuchung negativ, was besonders bei im verfetteten Nierenbecken liegenden Steinen der Fall ist — auch ein Lipom kann fälschlicherweise als Stein angesprochen werden — so kann man die Nadelpunktion oder den Nephrotomieschnitt machen. Eventuell kann auch die bimanuelle Betastung der Nierenwände von Erfolg sein, insbesondere die Einstülpung des Beckens in den Hilus mit Gegendruck auf den Konvexrand (Israel).

Differentialdiagnose. Die Diagnose des Nierensteines wird sich nur dann sicher stellen lassen, wenn der Röntgenplattenbefund ein einwandfreies Ergebnis hat. Sind klinisch zwar Steinsymptome vorhanden, fehlt aber auch nach wiederholten Aufnahmen der positive Röntgenbefund, so können neben verschiedenen, außerhalb der Niere liegenden krankhaften Prozessen des Bauches eine ganze Reihe anderer chirurgischer Nierenerkrankungen differentialdiagnostisch in Frage kommen. Über die ersteren — es sind vor allem die Cholezystitis und Appendizitis und in seltenen Fällen kann die verdächtige Kolik vom Magen und Duodenum und vom Pankreas und anderen Bauchorganen ausgehen — habe ich schon vorn ausführlich berichtet; die fraglichen Nierenerkrankungen sind die Hydronephrose, der Tumor, die

Tuberkulose, die Nephritis colica et haematurica, die akut eitrige Nephritis und endlich die Stenose des Harnleiters. Bei der Abtrennung all dieser Leiden vom Stein sind die Verhältnisse und die sich darauf aufbauenden Überlegungen ganz verschiedene, je nachdem wir einen aseptischen oder infizierten Stein vor uns haben.

Bei dem aseptischen Nierenstein, bei dem Koliken und mikroskopische Blutbeimengungen vorhanden sind, müssen wir bei ergebnisloser Röntgenuntersuchung vor allem, wenn wir die differentialdiagnostisch in Frage kommenden Krankheiten ihrer Häufigkeit und Wichtigkeit nach anführen wollen, an die Frühstadien der Tuberkulose und der Hydronephrose denken .Wenn auch die Beobachtung bald nach Ablauf des Verschlußanfalls einsetzender wieder ganz reiner Harnverhältnisse für die Hydronephrose spricht, während der Nierenstein auch im freien Intervall konstant mikroskopische Blutbeimengungen finden läßt, so können die ersten, der Palpation entgehenden Entwicklungsgrade einer latenten Hydronephrose erst sicher erkannt werden mit Hilfe des Ureterenkatheterismus im Anfall oder der Auffüllung des Nierenbeckens durch Kollargol. Die Pyelographie hat hier ausschlaggebenden Wert, sei es, daß sie durch Imbibierung des verborgenen Steines mit einer Silberschicht oder durch den Nachweis eines dilatierten Nierenbeckens die Vorstellungen nach beiden Seiten hin klärt.

Die Frühtuberkulose kommt dann in differentialdiagnostische Erwägung, wenn ein abgeschlossener tuberkulöser Parenchymherd ohne Verbindung mit dem Nierenbecken besteht, oder wenn sie zwar eine offene, die Tuberkelbazillenausscheidung aber nur eine seltene und geringe ist, so daß ihr Nachweis auch öfteren Untersuchungen entgeht, und endlich wenn die Ausscheidung von Eiter eine auffallend geringgradige ist. Solche Verhältnisse habe ich zweimal gesehen, bei einer Papillenspitzentuberkulose und bei einer tuberkulösen Hydronephrose, bei der ganz vereinzelte Knötchen im erweiterten Nierenbecken saßen und die sich klinisch nur durch fortdauernde, sich über Monate erstreckende Blutungen ohne erkennbar hervortretende Pyurie darbot. Wenn auch hier der Befund frischer oder abgelaufener Tuberkulose an anderen Körperstellen sowie abendlicher Fieberanstieg die Annahme der Tuberkulose berechtigt erscheinen läßt, so ist doch eine einwandfreie Diagnose, da zystoskopische brauchbare Hinweise ganz fehlen können, einzig und allein durch die operative Freilegung und Besichtigung der Niere von außen und innen möglich.

Der gleiche diagnostische Weg über das Messer wird uns schließlich auch für die Erkennung der mit Blutungen oder Koliken verlaufenden Nephritis, bei der wir keinerlei andere Handhabe zur Abtrennung haben, allein übrig bleiben. Hierbei wird häufig die operative Besichtigung allein nicht genügen, sondern erst die eingehende mikroskopische pathologisch-anatomische Untersuchung ausgeschnittener Stückchen den nephritischen Prozeß nachweisen lassen.

Bei dem miliaren Rindenabszeß sind wir schließlich auch auf die Autopsie in vivo angewiesen, namentlich wenn wir einen ersten Kolikanfall zu beurteilen haben und uns die Anamnese betreffs einer vorausgegangenen ursächlichen peripheren Eiterung im Stiche läßt und der bakteriologische Nachweis mißlingt.

Nicht viel besser daran sind wir bei der mechanischen und entzündlichen Ureterstenose. Da sie auch durch Verschwellung der Schleimhaut, durch akute Kongestion — namentlich an den physiologischen Engen — durch vorausgegangene mechanische Schädigungen des Lumens nach Operationen oder durch entzündliche Adhäsionen von außen zu ganz heftigen Koliken führen und mit geringen Blutbeimengungen zum Urin einhergehen kann, kommt sie zuweilen differentialdiagnostisch gegenüber dem Stein in Frage. Das positive

Ergebnis einer Stenose durch Ureterenkatheter und Uretersonde ist stets anfechtbar bezüglich des Urteils über die Art des Hindernisses; erst die Freilegung und Bougierung der engen Stelle und der Nachweis, daß nicht andere pathologische Prozesse in der Niere Platz gegriffen haben, wird eine der Kritik standhaltende Diagnose ermöglichen.

Endlich können auch der kleine, abgekapselte maligne Tumor der Nierensubstanz mit Blutungen in dieselbe oder mit Gerinnselbildung im Ureter, und die im Nierenbecken und am Abgang oder Blaseneingang des Ureters sitzende Zottengeschwulst mit dem aseptischen Nierenstein verwechselt werden, da auch sie vor allem Koliken und mikroskopische Blutungen veranlassen Die Zystoskopie wird die intravesikal gelegene Zotte sofort erkennen lassen; die Zottengeschwulst im Nierenbecken könnte durch sehr viel reichlichere Blutungen mit Gerinnselbildung, durch den gelegentlichen Nachweis von Tumorzellen und Geschwulstfetzen und vor allem durch den Befund der schwankenden Nierengröße infolge einer intermittierenden Hämatonephrose erkannt werden. Bei dem abgekapselten Nierentumor kann man, wenn nicht die Mächtigkeit der Blutung, ihre Schmerzlosigkeit und die rasche Wiederkehr vollkommen klarer Harnverhältnisse einen bestimmten Verdacht erlauben, in ernste differentialdiagnostische Schwierigkeit kommen; auch hier wird erst die Operation die tatsächlichen Verhältnisse nachweisen.

Beim infizierten Stein, bei dem zu den Koliken und dem mikroskopischen Blutbefund im Urin Bakterien und Eiter hinzutreten, kommen die eitrige Pyelitis und Pyelonephritis, die infizierte Hydronephrose, die eitrige Ureteritis und schließlich die tuberkulöse Pyurie differentialdiagnostisch in Frage.

Ist die renale Pyurie durch den (doppelseitigen) Ureterenkatheterismus einwandfrei nachgewiesen, so wissen wir bei negativem Röntgenbefund nicht, ob die Eiterung selbständig ist, ob sie nicht durch Ureterunwegsamkeit, der eine intermittierende Hydronephrose oder eine Ureterstenosierung zugrunde liegt, unterhalten wird oder ob nicht doch ein Stein dahinter steckt, der primär oder sekundär sein kann — die sekundären Bakterienphosphatsteine sind ja auf der Röntgenplatte sehr schlecht darstellbar. Die Pyelographie wird die Ureterstenose durch eine Dilatation oberhalb des Sitzes darstellen und die intermittierende Hydropyonephrose durch Erweiterung des Nierenbeckens und der Kelche nachweisen lassen. Auch den Stein wird sie eventuell durch Imprägnierung besser darstellbar machen; sonst wird der Verlauf des Leidens und die erfolglose Therapie immer den Verdacht wachrufen müssen, daß der chronische Eiterprozeß, wenn nicht durch Abflußstörungen, doch durch einen Stein unterhalten wird. Ist der Eitergehalt im Anfall außerordentlich gering, nach demselben steigend, so spricht dies für Pyelonephritis Auch Anschwellungen der Niere oder eine große Geschwulst im Anfall ist gewöhnlich ein Zeichen für die Pyelonephritis und spricht gegen den Stein.

Der infizierte chronische Stein und die Tuberkulose werden sich für gewöhnlich durch die Zystoskopie auseinanderhalten lassen. Bei beiden Leiden können allerdings einseitige Schmerzen in der Blase und beim Wasserlassen bestehen; der Eiterdurchtritt durch die Uretermündung, der in der Nachbarschaft liegende Stein ebenso wie das tuberkulöse Virus können eine einseitige Ureteritis mit Ödem, Schwellung und Hämorrhagie hervorrufen, der man im endoskopischen Bild nicht ohne weiteres ansieht, welcher von beiden Ursachen sie ihre Entstehung verdankt. Die Blasenveränderungen kommen aber bei der Tuberkulose viel häufiger und regelmäßiger vor, sind, wenn es sich um am Ureter gruppiertes Ödem handelt, mit wenigen Ausnahmen tuberkulöser Natur und lassen meist durch ausgedehnte Geschwürsbildungen, durch Schrumpfblase oder spezifische Tuberkelbildungen ihren wahren Charakter ohne weiteres erkennen. Meist wird sich in solchen Fällen fortgeschrittener Tuberkulose auch die Verdickung des Ureters per vaginam et rectum und fast regelmäßig der Tuberkelbazillus im Gesamtharn nachweisen lassen. Immerhin ist auch das vereinte Vorkommen von Stein und Tuberkulose möglich; hier muß man stets daran denken, daß eine tuberkulöse Kaverne mit Inkrustation auf dem Röntgenbild einen Stein vortäuschen kann. Eine Fehldiagnose ist aber nur bei oberflächlicher Betrachtung oder schlechter Plattenausführung möglich.

Die „chirurgische“ Nephritis.

Auch die Nephritis tritt mitunter in die Reihe der Erkrankungen, die chirurgischer Hilfe bedürfen. Ich meine hierbei das Krankheitsbild, bei dem zwei Symptome als Folgen akuter Kongestion der Niere vorherrschen: der Schmerzanfall und das Blutharnen, wobei jedes für sich allein oder beide vereint vorkommen können. Man hat diese chirurgische Nephritis sonst mit den verschiedensten Namen belegt; die essentielle Nierenblutung, angioneurotische Blutung, nephralgie hématurique, renal Epistaxis, sofern die Massenblutung im Vordergrund stand und Nephritis colica, Nierenneuralgie, wenn der Schmerzanfall das Bild beherrschte. Wir verdanken die nähere Kenntnis dieser Erkrankung vor allem den Arbeiten Israels. Er hat durch das operative Ergebnis festgestellt, daß es sich hierbei meist um nephritische Prozesse handelt. Auf die Streitpunkte in dieser Frage will ich mich nicht einlassen, sondern nur ihre Diagnose besprechen.

Die Diagnose stützt sich auf den Schmerzanfall, der in all seinen Zügen voll und ganz der typischen Nierenkolik gleicht. Der Kranke wird, ohne daß irgendwelche nachweisbare Erkrankung der Niere vorausgegangen wäre, plötzlich von der heftigsten, in die Nierengegend verlegten Kolik heimgesucht, deren Heftigkeit, Dauer, Sitz, Ausstrahlungen in Ureter, Blase und Harnröhre sowie Wiederkehr in verschiedenen Zeitintervallen sich in nichts von der klassischen Steinkolik unterscheiden.

Ein andermal ist die Blutung das hervorstechende Merkmal. Der Blutgehalt kann sich auf eine geringe Menge von roten Blutkörperchen beschränken oder aber es finden sich stärkere Blutungen in allen Abstufungen bis zur Massenblutung. Dann treten sie unvermutet, ohne auffällige Ursache, in großer Heftigkeit und Menge auf, es kommt zur Gerinnselbildung und Harnwegeverlegung, Verstopfung von Ureter, Blase und Urethra; die Blutungen können lebensbedrohend sein. Wir haben also Blutungen vor uns, die den Charakter der Tumorblutung zeigen.

Kolik und Blutung veranlassen uns, nach der ätiologischen Seite hin zu sehen und nach greifbaren pathologisch-anatomischen Veränderungen in der Niere zu fahnden.

Eine Nephritis als Ursache wird man um so weniger mutmaßen, als beide eben genannte Symptome vieldeutiger Natur sind und die sonstigen Veränderungen und Krankheitserscheinungen, die im Bilde der Nephritis auftreten, wenig oder gar nichts für die Diagnose zu bedeuten haben. Der Eiweißgehalt ist verschieden, bald finden sich größere Mengen, bald fehlt er ganz. Ebenso ist es mit den Zylindern, die zwar nicht fehlen, aber nach Menge und Art sehr verschieden sind. Die Harnmenge ist zwar meist verändert — oft findet sich eine Oligurie infolge der schlechten Funktionsleistung der kranken Niere —, sie kann aber auch eine ganz normale sein. Auch die Blutdrucksteigerung läßt keinerlei Schluß zu auf Vorhandensein und Umfang eines nephritischen Prozesses. Palpation, Zystoskopie, Ureterenkatheterismus und Funktionsprüfungen ermöglichen ebenfalls keine positiven sicheren Schlüsse. Im Anfall ist zwar oft eine schmerzhafte Spannung und Druckempfindlichkeit der Nierengegend vorhanden, die aber höchstens die Seite des Sitzes verrät, wobei es immerhin auch möglich ist, daß die Schmerzempfindung auf die entgegengesetzte Seite verlegt ist; und eine zystoskopisch einseitig beobachtete Nierenblutung schließt die Erkrankung der zweiten Niere nicht aus. Die Funktionsproben ergeben in der Regel keine brauchbaren Unterschiede zwischen beiden Seiten, und auch der durch den Ureterenkatheterismus getrennt aufgefangene Harn gibt uns meist keine weiteren Anhaltspunkte.

Die Diagnose bewegt sich erst dann auf etwas sichererem Boden, wenn pathologisch-anatomische Veränderungen, die gewöhnlich Koliken und Hämaturie veranlassen, sicher ausgeschlossen werden können. Hier kommen Stein, akut und chronisch entzündliche Prozesse und Tumoren in Frage. Die Unterscheidung gegenüber dem Stein bleibt stets schwierig, denn wir wissen, daß gerade die kleinen, auf der Platte schlecht oder nicht darstellbaren Steine oft die heftigsten Koliken machen. Kümmell schlägt zur Überwindung der technischen Schwierigkeit bei der Röntgenaufnahme die Einführung von Kollargol vor. Der kleine Uratstein sauge die Silberlösung auf und sei, wenn nach Einschiebung einer achttägigen Pause das Kollargol abgeflossen sei, sicher darstellbar. Casper glaubt, durch genaue und wiederholte Harnuntersuchungen in größeren Zwischenpausen Stein und Nephritis voneinander trennen zu können. Beim Stein verliere sich nach seinen Untersuchungen einige Zeit nach dem Anfall Blut, Eiweiß und Zylinder; sie sind auch durch Anstrengungen nicht hervorzurufen. Bei der Nephritis dagegen, namentlich bei der Glomerulonephritis, finden sich diese Harnveränderungen auch in der anfallsfreien Zeit; nach schwerer Arbeit treten sie in vermehrter Zahl auf. Auch soll die der Steinkolik folgende Polyurie der Nephritiskolik fehlen, und während die Nierensteinkranken sich nach Beendigung des Anfalls bester Gesundheit erfreuen, seien die Nephritiker nie dauernd beschwerdefrei; immer würden sie ein leises Unbehagen und lokales, mitunter doppelseitiges Schwächegefühl der Lende verspüren.

Der embolische Nierenrindenabszeß ist in der Regel durch die positive bakteriologische Untersuchung des blutigen Harns und durch den ätiologischen Nachweis der Ursprungsstelle der Eiterung auszuschließen. Gegenüber der Tuberkulose im Frühstadium ist die Entscheidung oft unmöglich, wenn wiederholte Untersuchung auf Tuberkelbazillen negativ, die Blase rein ist und eine nur mikroskopische Pyurie besteht. Die Abgrenzung gegen den Nierentumor endlich ist auch meist schwer, namentlich wenn der Kolik eine Massenblutung vorausgegangen ist, die eine starke Anämie verursacht hat, und wenn die heftigen Schmerzen und der darniederliegende Appetit eine Abmagerung und Kachexie herbeigeführt haben und es sich um ältere Leute handelt. Bei beiden letzten Erkrankungen ist die Diagnose selbst noch an der frei gelegten Niere sehr schwer, denn ein Tumor kann sich so verstecken oder die Struktur der Niere so wenig verändern, daß er makroskopisch nicht entdeckt wird und auch die Papillenspitzentuberkulose entgeht leicht der Beobachtung.

Außerdem sind die nephritischen Herde, die bei oberflächlicher Betrachtung mit der Heftigkeit der klinischen Erscheinungen, namentlich mit der der Blutung gar nicht in Einklang zu stehen scheinen, auch noch mikroskopisch schwer nachweisbar.

Ein Fall möge die differentialdiagnostischen Schwierigkeiten dartun. Eine 38jährige Frau, hereditär mit Tuberkulose belastet, erkrankte 1919 nach der Geburt des 1. Kindes und blieb hinfällig und schwach. 1910 Lungenspitzenkatarrh. Sommer 1914 wegen Verschlimmerung ins Seebad. 1916 Zwillingsgeburt. 6 Wochen später Schmerzen der rechten

Seite, mit Miktionsbeschwerden und heftigsten Kopfschmerzen. Vom Arzt Blinddarmentzündung angenommen. 1918 im Seebad zufällig Blut im Urin entdeckt. Winter 18/19 Bauchtuberkulose mit Gewichtsabnahme. Röntgenbehandlung. September 1919 heftigste Erkrankung mit Fieber. Urinbeschwerden, Ausscheidung von Blut und Eiweiß. Im November zystoskopierte ich die Kranke, fand aber eine annähernd reine Blase und da die Nieren keine funktionelle Differenz ergaben, konnte ich eine Tuberkulose nicht annehmen. Anfang Dezember traten stärkere Harnblutungen auf, andauernd, über 6 Wochen anhaltend; die bei Bettruhe sich zwar besserten, aber bei der täglichen Besorgung der Haushaltung sich immer wieder verschlimmerten. Die Kranke wurde sehr anämisch, magerte erheblich ab, verlor weiterhin an Gewicht bis auf 83 Pfund. In sehr ausgeblutetem Zustand sah ich sie zum zweiten Male am 24. I. 1920. Zystoskopisch blutete diesmal nur die rechte Niere. Die linke Ureteröffnung sonderte anscheinend klaren Harn ab. Die Blutung verlangte sofortige operative Hilfe. Ich operierte in der Annahme einer Tuberkulose, obwohl die Harnuntersuchung keine Tuberkelbazillen ergab. Nur vorsichtshalber habe ich

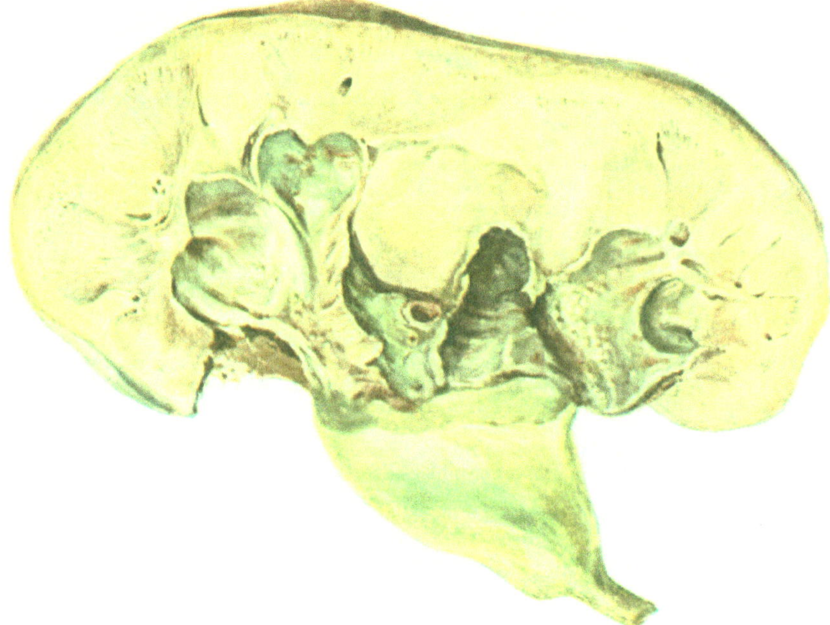

Abb. 205. Tuberkulöse Hydronephrose oder Pyelitis granulosa.

dem Manne der Kranken die Möglichkeit eines Tumors oder einer Nephritis erwähnt; ein Stein war durch Röntgenbild, und weil anamnestisch Nierenschmerzen fehlten, auszuschließen. Nach der Freilegung der Niere fand ich zunächst außer einem erweiterten Nierenbecken nichts. Die Oberfläche der Niere schien auch nach dem Abziehen der Kapsel völlig gesund. Einen Nierensektionsschnitt unterließ ich, weil ich bei der multiplen Tuberkulose von einer tuberkulösen Infektion überzeugt war und andererseits die Blutung einen radikalen Eingriff rechtfertigte. Die weitere Untersuchung ergab nun makroskopisch eine miliare Aussaat hirsekorngroßer Knötchen, eine tuberkulöse Hydronephrose (Abb. 205).

Die histologische Untersuchung zeigte zirkumskripte, geschwulstähnliche Ansammlungen von Rundzellen mit großem bläschenförmigen Kern, über die das Epithel hinwegzieht, keine Tuberkel.

So gilt also bei der Schwierigkeit der Abtrennung der genannten Krankheiten als Hauptregel, die Nephritis nicht eher anzunehmen, als bis alle mit Kolik und Blutung einhergehenden Nierenerkrankungen ausgeschlossen sind. Kommt man dann zu der Überlegung, daß eine einseitige Nephritis vorliegen könnte, so werden die operative Freilegung mit genauer Betrachtung und Befühlung der ganzen Niere und die nachträgliche mikroskopische Untersuchung die Diagnose ermöglichen. Weitergehende diagnostische Schlüsse zu ziehen, ist bei dem heutigen Stande unseres Wissens bei dem vorgezeichneten Krankheitsbild von vornherein verfehlt; es kann sich hier immer nur um Wahrscheinlichkeitsdiagnosen und Vermutungen handeln. In der Klinik hatte ich Gelegenheit, eine ganze Reihe von hierhergehöriger Nephritiden zu beobachten, von denen ich aber nur zwei anführen möchte.

Ein 56 Jahre alter Landarbeiter war vor 5 Jahren mit heftigem Brennen, Stechen und Reißen der linken Nierengegend erkrankt, das sich in das Kreuz hinzog; hierbei bestand auch Stechen in der Harnröhre. Urin unverändert, weder trübe noch blutig. Seit 2 Jahren Verschlimmerung: links heftige Nierenkoliken, besonders nachts, ebenfalls mit starkem Harndrang. Status: an beiden Nieren nichts Krankhaftes festzustellen. Urin: trübe; Albumen positiv; im Sediment Erythrozyten. Zystoskopisch: ohne Befund. Funktion normal. Ureterenkatheterismus: rechts: Albumen positiv $\Delta = -0{,}49^0$; links: Albumen positiv $\Delta = -0{,}49^0$, hyaline Zylinder. Während des Aufenthalts in der Klinik hat Patient nachts heftige Koliken, er schreit laut auf, stemmt die Hand in die linke Flanke und rennt gekrümmt im Krankensaal umher. Operation: Die Fettkapsel ist fest mit der fibrösen Kapsel verwachsen. Auf der Oberfläche narbige Einziehungen und Unebenheiten, Vorbuckelungen und Vertiefungen wechseln miteinander ab. Makroskopisch sieht die Niere wie eine Granularatrophie aus. Exzision eines Stückes. Histologisch: Zeichen der Nephrose. Quellung der Epithelien, wabig geronnene Massen im Kanälchenlumen, einzelne kleine Lymphozytenherde teilweise perivaskulär und periglomerulär gelegen. Sklerose der kleinsten Gefäßarterien, vereinzelte rote Blutkörperchen in den Harnkanälchen. Nach der Operation Eiweiß beiderseits positiv. Im Sediment mäßig zahlreiche Erythrozyten, einzelne Epithelien. Rechts vereinzelte hyaline Zylinder. Koliken geschwunden.

Eine 37 Jahre alte Frau mit 3 gesunden Kindern hatte Frühjahr 1904 5tägige Hämaturie ohne Schmerzen in der Nierengegend, kein Steinabgang. Wiederholung im August 1904 mit 12tägiger Dauer. In der Zwischenzeit fühlte sie sich durchaus wohl, hatte immer klaren Harn. 2. August 1908 erneute Blutung, mit dicken schwarzroten Gerinnseln, die am 5. VIII. zu vorübergehender Harnröhrenverlegung führten und Katheterismus notwendig machten. Am 6. VIII. bei der Aufnahme in die Klinik dunkelroter blutiger Urin mit dicken Gerinnseln und heftigen Schmerzen der linken Nierengegend gegen die Blase zu ausstrahlend, mit mehrmaligem Erbrechen. Mikroskopisch fanden sich frische rote Blutkörperchen, massenhaft ausgelaugt; vereinzelt Leukozyten und Epithelien. Der Harn war sauer ohne Albumen und Zylinder. Bei der Zystoskopie kommt links in sonst normaler Blase ein braunrot gefärbter Urin. Funktionsprüfung: links keine Blaufärbung. Röntgenuntersuchung: ohne Ergebnis. Da das Röntgenbild gegen Stein, die normale Blase gegen Tuberkulose spricht, schwankt die Differentialdiagnose zwischen Tumor und nephritischer Blutung. 14. VIII. Freilegung der Niere. Die Niere ist etwas vergrößert und bläulich verfärbt. Auf dem Sektionsschnitt zeigen sich in den Nierenkelchen und im Nierenbecken schwarze Blutgerinnsel, auch im Parenchym sind deutlich größere und kleinere fleckige schwärzliche Blutungen zu sehen. Exzision eines Parenchymscheibchens. Naht. Mikroskopische Untersuchung ergab eine „hämorrhagische Nephritis“. 23. VIII. Eine stürmisch aufgetretene eitrige Infektion verlangte die Nephrektomie am 1. XI. 1919. Nach 11 Jahren geht es der Patientin ausgezeichnet.

Die Massenblutung ins Nierenlager.

Die Diagnose der Blutung ins Nierenlager will ich der Nephritis anschließen, weil zwischen der renalen und perirenalen Massenblutung in ätiologischer Hinsicht eine weitgehende Übereinstimmung besteht.

Beide Blutungen verdanken ihre Entstehung wohl vor allem einem nephritischen Prozeß. Wenn auch in vereinzelten Fällen der spontanen, nicht traumatischen Blutung ins Nierenbecken als primäre Nierenerkrankung eine Tuberkulose, eitrige Nephritis, eine Neubildung oder Hämophilie zugrunde lag, so müssen wir doch, wie Coenen in seiner Monographie ausführt, der chronischen Nephritis den ersten Platz einräumen — eine Erfahrungstatsache, die durch die Neigung der Nephritis zur Blutung wegen abnormer Zerreißbarkeit der Gefäßwände und wegen des gesteigerten arteriellen Blutdruckes ihre Erklärung findet.

Pathologisch-anatomisch handelt es sich um eine Blutgeschwulst in der Umgebung einer Niere, außerhalb der Nierenoberfläche, teils zwischen dieser und der fibrösen Kapsel (Abb. 206), teils zwischen Niere, Fettkapsel und dem retroperitonealen Bindegewebe. Die Blutungen stammen aus der Niere und zeigen sich entweder chronisch schubweise oder ganz akut als einmalige Massenblutung.

Das Krankheitsbild ist wohl charakterisiert; wir verdanken Döll, Laewen und Coenen seine Kenntnis:

Heftigster, plötzlich einsetzender Schmerz, anscheinend ursachlos, ist das früheste und meist regelmäßige Merkmal. Er setzt anfallsweise kolikartig ein, bei der chronischen Form sich oft nach größeren schmerzfreien Zwischenpausen sich wiederholend oder sich nach dem Ausbruch dauernd auf großer Höhe haltend. Er zeigt sich vorwiegend in der befallenen Lende, im Kreuz oder der seitlichen Flanke, hat Ausstrahlungen in Schulter und Hüftgelenksgegend oder ist, was differentialdiagnostisch wichtig ist, diffus im ganzen Bereiche des Bauches ausgebreitet. Infolge des starken Blutverlustes ist der

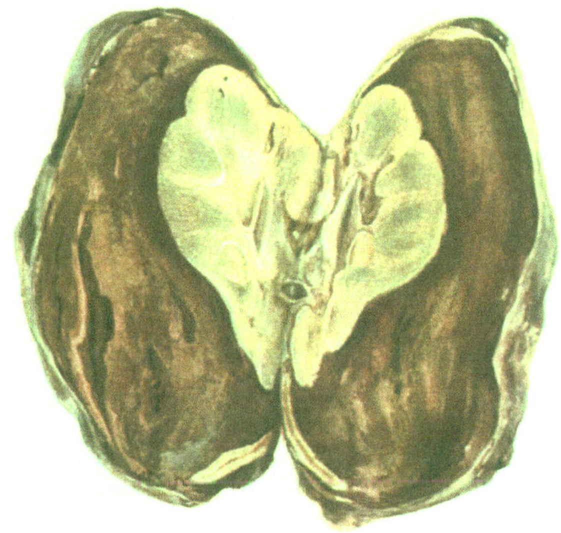

Abb. 206. Massenblutung zwischen Nierenoberfläche und fibröser Kapsel.

Schmerzanfall, der bei jedem frischen Blutnachschub erneut eintritt, von Übelkeit, Erbrechen, Schwindelgefühl, Kleinheit und Schlechterwerden des Pulses, beschleunigter Atmung, Blässe, Ohnmacht, Unbesinnlichkeit und raschem Krafteverfall begleitet.

Da sich ein retroperitonealer Hämatom ansammelt, findet man als zweites wichtiges Merkmal eine sehr empfindliche Resistenz von unklaren, verschwommenen Grenzen in der befallenen Lende oder der seitlichen Bauchgegend oder es ist eine wachsende, rasch an Größe zunehmende Geschwulst im retroperitonealen Raum perkutorisch und palpatorisch nachweisbar. Die physikalischen Erscheinungen sind entsprechend den nach Entstehung, Größe, Wachstum, Richtung, Lage und Bau von einanderabweichenden Blutsäcken verschieden. Beschränkt sich die Lage des Hämatoms auf Nierenoberfläche und fibröse Kapsel, so hat man nur den Eindruck einer vergrößerten Niere. Ist die Kapsel durchbrochen oder das Blut durch die hämorrhagisch infarzierte, schwartig veränderte Kapsel per diapedesin durchgesickert, so kann sich durch Flüssigbleiben des Blutes eine richtige Blutzyste entwickeln, die ein oder mehrere

Liter Inhalt umfaßt. Oder aber die Blutung erfolgte vorwiegend in die Nieren-Fettkapsel und die geronnenen Cruormassen umgeben die Niere, erstrecken sich in das retroperitoneale Bindegewebe, es blutig infarzierend und es entstehen durch Organisation schließlich mächtige, entsprechend ihrem Entstehen in Schüben geschichtete Blutfettgeschwülste mit bindegewebigen, hämorrhagischen, derben Schwielen und Schwarten und sulzig weichen Massen. Diese beschränken sich entweder auf die Gerotafaszie oder drängen, Kopf- oder Brotlaibgröße annehmend, die Zwerchfellkuppe empor, reichen bis in die Blasengegend, die ganze Flanke und die Mitte des Bauches einnehmend. In solcher Größe und Ausdehnung sind sie deutlich als harte, derbe Tumoren nachweisbar.

Durch Blutungen in das Kolon, als Folge der mechanischen Verdrängung des Querkolons und der Flexur, durch langsame blutige Diffusion der Darmwandungen des Zökum, Colon ascendens und descendens und der unteren Ileumschlingen können ausgesprochene peritonitische Erscheinungen auftreten: Darm- und Bauchdeckensymptome, starker spontaner Bauchschmerz, vermehrte Druckempfindlichkeit, diffuse Bauchdeckenspannung, Erbrechen, Kollapstemperatur, Blutstühle, Meteorismus, Wind- und Stuhlverhaltung. Die Darmfunktionsstörungen sind nicht nur mechanisch durch den akut einsetzenden Druck des schnell wachsenden Hämatoms und infolge der Ernährungsstörung durch die blutige Imbibierung bedingt, sondern sie sind auch reflektorisch ausgelöst durch Reizung des Darmhemmungsnerven, des Splanchnikus.

Der Schmerz im Verein mit einer stark einsetzenden Anämie, der palpatorische Nachweis einer Resistenz oder eines Flüssigkeitstumors in den seitlich abhängenden Partien, vorwiegend in der Nierengegend, die Blutunterlaufungen der Lenden-, Leisten- und Hodensackhaut werden den Kenner der Krankheit instand setzen, die Diagnose zu stellen.

Die Richtigkeit dieser Annahme wird noch weiter gestützt, wenn ein krankhaft veränderter Harn mit Eiweiß, Blut und Zylindern sich zeigt, und vor allem, wenn sich hochgradige Oligurie oder Anurie einstellen. Die sekretorische Harnunterdrückung ist eine Folge des Druckes der intra- oder extrakapsulären Blutansammlung und der reflektorischen Beeinflussung der zweiten Niere.

Die die Massenblutung begleitenden Komplikationen tragen zur Erkennung des Krankheitsbildes nichts bei, sondern sind eher geeignet, es zu verschleiern und die Differentialdiagnose zu erschweren: so das remittierende Fieber, die durch Zwerchfellverdrängung und Kompression verursachten Pleuropneumonien, die Diffusion von Blutfarbstoff in den Bauchraum und die Kompression der Mesenterialgefäße, die Entwicklung eines blutig-serösen Stauungsexsudates und schließlich die Infektion mit Vereiterung und Verjauchung des Hämatoms und dem Entstehen einer Peritonitis.

Differentialdiagnostisch kommen in Frage: das Aneurysma der Bauchaorta und der Nierenarterie, Blutzysten der Nebenniere, hämophile Psoasblutungen, Hydronephrose und Tumor der Niere und endlich der paranephritische Abszeß. Beim Vorherrschen bedrohlicher Zeichen innerer Blutung mit diffuser Ausbreitung des Schmerzes im ganzen Bauche und den Erscheinungen des Ileus wird man an eine Organruptur oder an das Platzen eines Bauchaortenaneurysmas denken können. Das Aneurysma der Nierenarterie war man in den wenigen beobachteten Fällen auszuschließen nicht imstande, da es sich um heftige Schmerzen und die Entwicklung einer schnell wachsenden Blutgeschwulst ohne Veränderungen des Harns handelte. Nur die Pulsation, die aber selten ist, da der Puls der kleinen Arterie durch den großen Blutsack nicht durchdringt und heftige Blutungen aus dem Nierenbecken können eine Wahrscheinlichkeitsdiagnose ermöglichen.

Gegenüber der seltenen Blutzyste der Nebennieren wird als Unterscheidungsmerkmal das schnelle Wachstum des perirenalen Hämatoms und die brüske Verdrängung der Nachbarorgane angeführt. Doch kann sich die Blutzyste ähnlich entwickeln wie die chronische Form der perirenalen Massenblutung, in Schüben und unter Schmerzanfällen; in solchen Fällen wird erst die operative Freilegung die Klärung bringen. Bei der hämophilen Blutung des Ileopsoas mit sekundärem Übergreifen auf den Retroperitonealraum und das Nierenlager (Sauerbruch) könnte der Beginn der Schmerzen in der Leisten- und Hüftgegend die Art der Ausbreitung der Blutung vorwiegend im kleinen Becken unter dem Lig. Pouparti und der Oberschenkelmuskulatur eine Diagnose ermöglichen, wenn die hämophile Grundlage feststeht.

Ist das Hämatom infiziert, hat sich durch Einfließen eines bakterienbeladenen Urins eine Urinphlegmone entwickelt und sind septische pyämische Zustände mit hohem Eiterfieber eingetreten, so ist eine Verwechslung mit paranephritischen Eiterungen verschiedenen Ursprungs möglich: mit einer von der Niere, von einem appendizitischen oder cholezystitischen Abszeß ausgehenden oder von einem osteomyelitischen oder tuberkulösen Prozeß der benachbarten Skeletteile oder des Psoas entspringenden. Anamnese, klinischer Verlauf und Berücksichtigung des ätiologischen Momentes werden im Einzelfall eine Trennung beider Leiden ermöglichen.

Die Geschwülste der Nieren.

Die Diagnose der Nierengeschwülste gehört trotz ihres gar nicht seltenen Vorkommens zu den schwierigsten Aufgaben. Es hat dies verschiedene Gründe. Den Neubildungen ist oft eine ausgesprochene Latenz eigentümlich. Im Anfang ihres Entstehens machen sie in der Regel keine oder nur sehr geringe, nicht eindeutige und dem diagnostischen Nachweis schwer zugängliche klinische Erscheinungen. Es können Jahre vergehen, ohne daß der Träger einer Geschwulst etwas von seinem Leiden verspürt; oft kommt er erst dann zum Arzt, wenn sie ihm durch ihre Größe Unbehagen bereitet oder jenseits der Grenze aussichtsvoller Operabilität, wenn bereits lokale oder entfernte Metastasierungen aufgetreten sind. Aber auch bei weiter fortgeschrittenem Leiden, wenn sich große Geschwülste entwickelt haben, kann die Diagnose selbst dem Erfahrenen noch große Schwierigkeiten machen und ist oft nur auf dem Wege der Ausschließung oder erst durch den Probeschnitt möglich.

An der betrüblichen Tatsache unseres diagnostischen Versagens haben die wissenschaftlichen Forschungen, fortgeschrittene Kenntnis der pathologischen Anatomie und vielseitigste operative Erfahrung der letzten Jahrzehnte wenig geändert. Der alte Traum der Chirurgen, eine verfeinerte klinische Beobachtung und verbesserte Untersuchungsmethodik bringe uns die Frühdiagnose der Nierengeschwulst, ist immer noch nicht in Erfüllung gegangen. Wie überhaupt in der Geschwulstlehre, sind wir auch hier auf diesem Gebiet diagnostisch nicht viel weiter gekommen. Gerade die funktionellen Prüfungsmethoden, von denen man so viel erhoffte und denen so viel Wert beigelegt wird, versagen ungewöhnlich oft. Eine Frühdiagnose ist nur möglich beim Zusammentreffen ganz besonders günstiger Umstände und verdankt bis heute ihre Feststellung für gewöhnlich nur einer Zufälligkeit.

Ehe wir uns mit den diagnostischen Einzelheiten beschäftigen, ist es unerläßlich, in Kürze einige pathologisch- und topographisch-anatomische Gesichtspunkte der Geschwülste der Niere anzuführen. Sie beeinflussen die physikalischen Ergebnisse wesentlich und sind deshalb für die Diagnose von Wert und Wichtigkeit.

Die Neubildungen der Niere nehmen ihren Ausgang vom Parenchym, dem Nierenbecken, der Kapsel und der Nebenniere. Sie wachsen infiltrierend, wobei die Niere unter Erhaltung ihrer Gestalt ohne besondere Volumenvergrößerung oder im Umfang nur mäßig vergrößert gleichmäßig von der Geschwulstmasse infiltriert und durchwachsen wird. (Seltene infiltrierende Form des Wachstums.) Oder sie wachsen knotig, wie das in der überwiegenden Mehrzahl der Fall ist. Hierbei entwickelt sich ein Hauptknoten, gewöhnlich in eine Kapsel eingeschlossen, zu immer größerem Wachstum, nach und nach verschieden große Teile der Niere zerstörend. Der Sitz ist meist an einem der Pole oder aber das Mittelstück ist befallen; ein Teil der Niere hat Gestalt und Struktur wenig verändert und ist dabei gewöhnlich noch deutlich erkennbar. Die Niere wird schließlich zu gewaltiger Größe umgebildet und ist dann entweder regelmäßig abgerundet oder zeigt entsprechend der Entwicklung kleinerer und größerer Nebenknoten zahlreiche Höcker und Vorbuckelungen; eventuell sitzt ihr als Anhängsel ein kleiner, noch gut erhaltener Nierenrest auf. Schließlich ist die Niere mehr oder weniger vollständig in den Tumor aufgegangen und nur auf dem Durchschnitt sind noch kleine, das Tumorgewebe umsäumende Parenchymreste vorhanden; oder aber das Nierengewebe ist makroskopisch vollkommen geschwunden.

Während die infiltrierenden Formen die Neigung haben, frühzeitig in die Kapsel hineinzuwachsen, sie zu sprengen und auf die benachbarten Gebilde überzugreifen, durchbricht und zerstört die knotige Form die Kapsel erst nach langer Zeit und bei enormer Größe, meist erst in den letzten Stadien der Krankheit. Gewöhnlich geht das Tumorwachstum innerhalb der eigenen und der Nierenkapsel vor sich; die letztere ist oft selbst in Mitleidenschaft gezogen und durch entzündliche Veränderungen schwartenartig verdickt; besonders an den Berührungsstellen mit dem Tumor, den vorgebuckelten und erweichten Stellen ist sie verändert und nicht mehr deutlich abgrenzbar oder mit der Tumoroberfläche verwachsen. Beide Formen machen lokale und entfernte Metastasen: lokale an Nierenkapsel, Lymphdrüsen, Peritoneum und den Nierengefäßen, der Hohlvene und Aorta (Geschwulstthrombosierung); oder indem sie einbrechen in die Blutbahn, entferntere in Knochen, Lungen, Pleura und Leber; oder sie verbreiten sich, nach der Seite des geringsten Widerstandes wachsend, absteigend in die Harnwege. Außerdem neigen sie zu Verwachsungen mit den Nachbarorganen, besonders mit den Gedärmen.

Die bösartigen Nierentumoren stellen das weitaus größere Kontingent und überragen an klinischer Wichtigkeit die gutartigen. Deshalb beziehen sich meine Ausführungen auf die malignen Tumoren.

Die Diagnose der Nierengeschwulst gründet sich auf drei Haupterscheinungen: Geschwulst, Blutharnen und Schmerz. Von diesen dreien ist die Geschwulstbildung die wichtigste, denn der Nachweis einer soliden, der Niere angehörenden Geschwulst ist der sicherste Beweis für die Diagnose. Die Aufgabe, einen Nierentumor palpatorisch zu erkennen, ist meist nicht leicht; fast stets hat man hierbei Veranlassung zur Anwendung verschiedenster Methodik. Auch spezialistische Hilfsmittel sind zuweilen erforderlich, um seine Herkunft und Art zu erkennen. Die klinische Beobachtung erstreckt sich meist über mehrere Tage; oft sind wir gezwungen, eine Reihe von eingehenden Untersuchungen an anderen Organen und Geweben zu machen, um erst auf dem Wege des Ausschlusses die Niere als das Organ einwandfrei nachzuweisen, dem die festgestellte Geschwulst angehört. Die Palpierbarkeit der Nierengeschwülste ist ganz verschieden je nach Lage, Größe, Ausdehnung und Wachstumsrichtung der Geschwulst. Die Ausführung der Technik und die Deutung der gewonnenen Eindrücke ist ausführlich im allgemeinen Teil behandelt worden.

Geschwülste der Niere sind naturgemäß nur dann tastbar, wenn sie an Teilen sitzen, die für eine Palpation erreichbar sind. Man wird also vor allem die dem unteren Nierenpol und dem mittleren Drittel angehörenden Geschwülste fühlen können. An der Vorderfläche der Niere oder an der konvexen Kante sind sie durch die weichen seitlichen und vorderen Bauchdecken hindurch leichter den Händen zugänglich als an der Hinterseite, wo die straffe Lendenaponeurose und das dicke Muskelpolster natürlich schwer überwindbare Widerstände bilden können. Isolierte Knotenbildungen mit dem Sitz zwischen Kapsel und Nierenoberfläche heben die Kapsel empor und machen harte, höckerige, halbkugelige Vorsprünge und sind, besonders unter günstiger Lagerung, die ein Eindringen der Hände und Finger zwischen Rippenbogen und Nierenoberfläche gestattet, gelegentlich palpabel, während Knoten im Innern der Nierensubstanz, allseits von normalem Nierengewebe umschlossen, nicht festzustellen sind, da sie gewöhnlich keine Umgestaltung der Oberflächen und keine erkennbare Konsistenzveränderung mit sich bringen. Erfahrungsgemäß bekommt man denn auch die Nierengeschwülste in solch frühem Stadium selten zur Diagnose. Verschiedene Untersucher haben zwar sehr kleine solitäre Knoten palpatorisch nachweisen können; so teilt uns Israel mit, daß er Tumoren von halber Kirschgröße habe feststellen können. In der Praxis wird der einzelne nie eine solche Fertigkeit erringen können. Unter der stattlichen Reihe von Nierengeschwülsten, die mir zu Gesichte kamen, habe ich nicht einen einzigen derartigen Frühfall vorgefunden, wenigstens ist mi: nie dessen Nachweis palpatorisch gelungen.

Gleich ungünstig sind die Palpationsresultate bei den infiltrierend wachsenden Tumoren. Während in vereinzelten Fällen eine Schrumpfung des Organs eintreten kann, macht die Niere hier gewöhnlich den Eindruck eines gleichmäßig vergrößerten Organs. Diese Dickenzunahme sagt aber an sich wenig und für die Diagnose des Tumors gar nichts; höchstens daß einmal eine feste harte Konsistenz entfernt an eine maligne Entartung denken ließe.

In der großen Mehrzahl der Fälle hat man es mit umfangreichen Tumoren zu tun; die Niere ist oft um die Hälfte und mehr ihres Umfanges vergrößert. Da hinten die Faszie und Muskulatur, vorn die Rippen, Leber und Milz, oben das Zwerchfell dem Wachstum der Nierentumoren natürliche Grenzen setzen und ihrer Entwicklung bestimmte Richtung geben, pflegen sie ihre Hauptausdehnung nach der freien Bauchhöhle zu nehmen und bieten sich meist als Bauchtumoren dar. Oft sind sie schon dem Auge bei oberflächlicher Betrachtung ohne weiteres zugänglich, denn sie machen bei besonderer Größenentwicklung asymmetrische Vorwölbungen des Bauches, treten vorn mit der vorderen und seitlichen Bauchwand, hinten mit der Lendenwand in innige Berührung und zeichnen sich bei mageren Menschen an diesen Berührungsstellen deutlich sicht- und fühlbar ab. Man kann sie ohne viel Mühe durch grobe Betastung als bösartige Nierengewächse erkennen durch die vorwiegend seitliche Lagerung, durch ihre Zugehörigkeit zum Hypochondrium, durch die Wachstumsrichtung aus der Lende heraus nach der Mitte des Leibes zu, mit ihrem mehr vertikal gestellten größeren Durchmesser, durch die vorwiegende Tastbarkeit von hinten her im Winkel zwischen 12. Rippe und Wirbelsäule und durch die Oberflächengestaltung mit verschieden großen, ungleich harten, halbkugeligen Vorbuckelungen.

Diese sicht- und fühlbaren Eindrücke sind besonders vorhanden und noch ausgeprägter und nachhaltiger, wenn die Geschwulstniere durch ihre Schwere ihre Lage verändert hat. Das Gewicht der Geschwulst macht durch allmähliche Dehnung des Faszienlagers die Niere mobil, sie sinkt herab, tritt besonders bei Lagewechsel aus liegender in aufrechte Körperstellung aus dem Bereich des Hypochondriums heraus, unter dem Rippenbogen hervor und rutscht namentlich in Seitenlage nach der vorderen Bauchwand, wo dann die Unebenheiten und Konsistenzveränderungen wesentlich besser erkannt werden können.

Solche Lageverhältnisse findet man öfters bei den Geschwülsten der rechten Seite, weil die massige Leber die Niere auf diese Bahn zwingt. Links dagegen liegen die Dinge schwieriger. Hier kann der Tumor des oberen Pols die Milz beiseite drängen, nach oben nach dem Zwerchfell zu wachsen und sich erst zu ganz gewaltiger Größe entwickeln, ehe er unter dem Rippenbogen hervortritt. In solchen Fällen hilft der alte Vorschlag, die Niere bimanuell unter Ausnutzung der Atmungsphasen aus ihrem Lager herunter zu holen. Gelegentlich kommt man dann auch zum Verdacht einer Geschwulst, weil das Gewächs des oberen Pols die Niere herabgedrängt hat und man einen größeren als normalen Anteil der sonst unfühlbaren unteren und mittleren Nierenhälfte zu tasten bekommt.

Hat sich die Geschwulst in einer Wanderniere oder in einer angeborenen ektopischen Niere festgesetzt, so ist sie zwar gegebenenfalls der Palpation leicht zugängig, aber ihre Erkennung ist zuweilen dadurch erschwert, daß sie ihre sie zur Nierengeschwulst stempelnden Merkmale verlieren kann. Namentlich, daß die erstere die Beweglichkeit verliert, ist irreführend; die Geschwulst rückt mehr nach unten und der Mitte, und die kranke Lende ist ebenso leer und leicht eindrückbar wie die gesunde. Allerdings würde der erfolgreiche Versuch, sie in ihr Lager in der Lendengrube zurückzubringen, ohne weiteres die Zugehörigkeit zur Niere erweisen; nicht selten ist aber auch diese manuelle Verschieblichkeit zugleich mit der respiratorischen verloren gegangen.

Während für gewöhnlich die Nierengeschwulst bei tiefem Ein- und Ausatmen in beschränktem Maße auf- und absteigt und einige Zentimeter Verschiebung des unteren Nierenpols sich palpatorisch und perkutorisch feststellen lassen, und während man durch den Nachweis des Ballottements — die Geschwulst wird durch Stöße, die man ihr in der Lende versetzt, nach vorn geschleudert und von der zweiten unter dem Rippenbogen aufgelegten Hand gefühlt — über ihre Größe, Konsistenz, Oberflächengestaltung und ihren Tiefenabstand wertvolle Vorstellungen bekommt, verlieren sich alle diese Zeichen bei gewaltiger Größenentwicklung der Geschwulst und durch Verwachsungen mit der Kapsel und mit der Nachbarschaft infolge entzündlicher Vorgänge oder durch örtliche Metastasenbildung. Die Abwesenheit dieser palpatorischen Merkmale ist dann höchstens für den Nachweis des Ergriffenseins der Nachbarschaft durch Metastasenbildung zu gebrauchen, wenn aus anderen Zeichen der Nierentumor festgestellt ist. Aber der Charakter der Geschwulst kann vollständig verwischt werden und die Lageverhältnisse können sich so ungünstig gestalten, daß jede Organabgrenzung erschwert oder gar unmöglich gemacht wird. Natürlich können auch starke Fettleibigkeit, feste dicke äußere Decken, die auch noch bei malignen Tumoren vorhanden sind, besondere Empfindlichkeit, unvernünftiges Pressen und Spannen, Miterkrankungen von Leber und Milz, eine ergiebige Palpation unmöglich machen. Die Narkose läßt einen Teil dieser erschwerenden Widerstände ausscheiden.

Man hat die verschiedensten Hilfsmittel herangezogen, um den Nachweis der Zugehörigkeit zur Niere zu sichern und eine Trennung von den anderen Unterleibsgeschwülsten zu ermöglichen.

Ein gelegentlich brauchbares Vorgehen ist die Feststellung der Lage des Kolons zu der verdächtigen Geschwulst. Vielfach ist die Lage des Kolons rechts und links zu den Nierentumoren eine bestimmte. Die Nierengeschwulst verdrängt die Darmanteile — Colon ascendens und descendens — beide nach der Mitte, rechts von unten außen nach oben, links von oben außen nach unten.

Untersucht man an verschiedenen Tagen, so findet man zuweilen die Darmschlinge perkutorisch und palpatorisch über der Geschwulst; man sieht Steifungen oder weist Luft nach, oder sieht, wenn der Darm gefüllt ist, bei weichen Bauchdecken einen dicken Strang vor der Geschwulst oder, wenn er leer ist, ein solides Band hinüberziehen. Bläht man durch Luftgebläse auf, so ist der Nachweis erleichtert; man kann bei dem allmählichen Einströmen der Luft mit Blähung des Darms seine Lage und Konturen besser verfolgen; der Nierentumor versteckt sich zuweilen hinter der geblähten Schlinge und wird undeutlicher. Aber ganz abgesehen davon, daß viele Ausnahmen vorkommen, daß die Nierengeschwülste die Gedärme in eine andere Richtung verdrängen können — rechts, wo das Colon ascendens nur wenig Zentimeter an dem unteren Nierenpol in senkrechter Richtung hinaufläuft, wird der Darm anstatt an die vordere Bauchwand nach unten und innen verschoben, links, wo die Flexur höher sitzt, wird die Geschwulst öfters eingerahmt von Colon transversum und descendens; sie ziehen über ihr und lateralwärts vorbei —, unterläuft zuweilen eine Täuschung in der richtigen Erkennung der Darmpartien und außerdem machen alle retroperitoneal gelegenen Geschwülste eine gleiche Verdrängung der Gedärme.

Vereinzelt hat man die palpatorische Albuminurie mit herangezogen. Wird ein unklarer Bauchtumor mit beiden Händen 1—2 Minuten massiert und tritt eine Eiweißausscheidung auf, oder vermehrt sich eine vorher bestehende im bald darauf abgesonderten Harn in erheblicher Weise, so darf man sich den Schluß erlauben, daß es sich um eine der Niere angehörige Geschwulst handle. Dieses Verfahren hat einen größeren Wert, wenn es mit dem doppelseitigen Ureterenkatheterismus kombiniert wird. Die durch den Druck geschädigten Nierenepithelien scheiden infolge Blutdrucksteigerung und Lymphstauung Eiweiß für die Zeit von einer Stunde aus, wobei Zylinder im Blut fehlen. Immerhin muß man berücksichtigen, daß der Ureterenkatheterismus allein schon durch artifizielle Blutbeimischungen geringe Albuminurie hervorrufen kann, ja auch ohne Beimengung von Blutkörperchen ist sie, offenbar reflektorisch, gefunden worden.

Am meisten macht man, um die Zugehörigkeit einer fraglichen Geschwulst zur Niere zu erweisen, von den Funktionsproben Gebrauch und stellt die Behauptung auf, daß eine Bauchgeschwulst unklarer Herkunft mit guter Funktion der gleichseitigen Niere kein Nierentumor sein könne, während die schlechte Funktion diese Herkunft sicher erweise. Auch ich habe mich zusammen mit Rumpel auf Grund unserer damaligen klinischen Beobachtungen dieser Auffassung im großen und ganzen angeschlossen. Allerdings hatte mich A. Bier schon vorher darauf aufmerksam gemacht, daß seine Erfahrungen in der Privattätigkeit unseren obiger Auffassung zustimmenden Befunden aus der Klinik entgegenstünden. Er hatte mehrere Male falsche Funktionsergebnisse beobachtet. Es handelte sich um kopfgroße Bauchgeschwülste mit unklarer Herkunft, bei denen prompte funktionelle Leistung gegen einen Ausgang von der Niere entschied und wo bei der Operation doch ein Nierentumor nachgewiesen wurde. Die Mitteilungen Biers haben in der Folgezeit recht behalten. Es steht zwar für einen kleinen Prozentsatz der Nierengeschwülste außer Zweifel, daß die Funktionsprüfungen in der Differentialdiagnostik von unklaren Bauchgeschwülsten schnell und hinreichend sicher für oder gegen die Niere als Sitz entscheiden können, aber die Erfahrungen aus der Praxis schränken den tatsächlichen Wert der Proben ganz erheblich ein. Denn die funktionelle Leistung einer Tumorniere ist vielfach kaum oder gar nicht geschädigt im Vergleich zur gesunden Niere, und es finden sich häufig gar keine Unterschiede, während bei einer Reihe nicht in der Niere sitzender Bauchgeschwülste sich eine erhebliche Funktionsbeeinträchtigung der gleichseitigen Niere gefunden hat. Bei großen Bauchgeschwülsten ist der Schaden eines falschen funktionellen Ergebnisses nicht groß, denn sie bedürfen unter allen Umständen operativer Inangriffnahme — nur daß dann die operative Schnittführung anfänglich eine falsche ist, wofern man grundsätzlich extraperitoneal vorgehen will. Viel unangenehmer ist das praktische Ergebnis der Funktionsproben, weil es uns jede Hoffnung nimmt, Frühanfänge der Nierentumoren mit ihrer Hilfe zu erkennen; es ist selbstverständlich ganz unwahrscheinlich, daß kleine und kleinste solitäre Tumoren die Nierenfunktion irgendwie beeinflussen werden, wenn es überkopfgroße nicht regelmäßig tun. Bei einem kleinen Dermoid der Niere, das wir durch die Funktionsprüfung nachgewiesen zu haben glaubten und worüber ich in meiner Arbeit über die Indigkarminprobe berichtete,

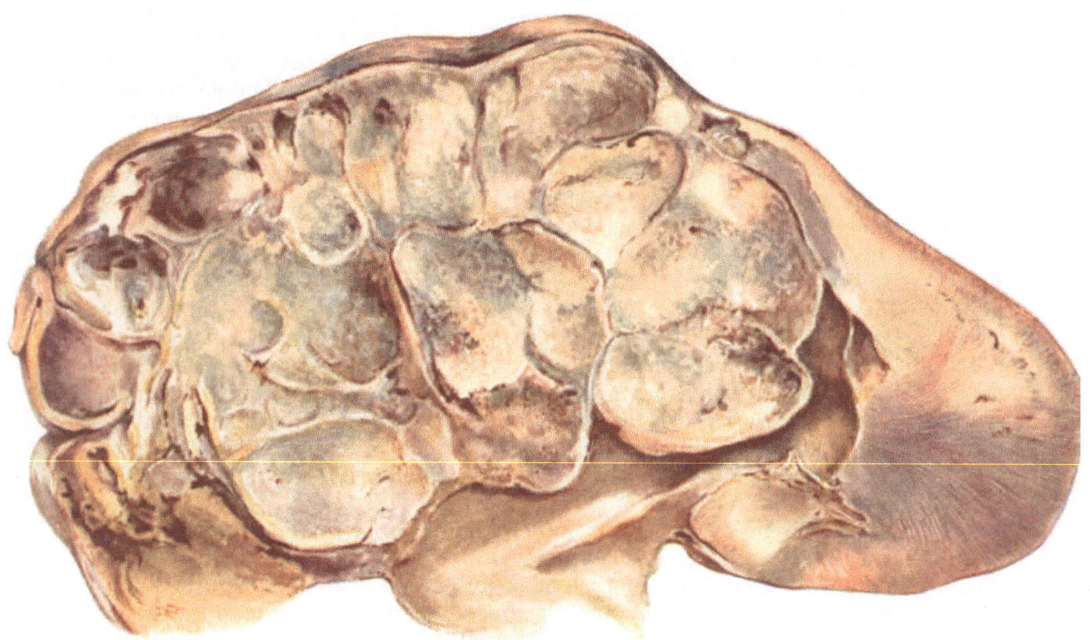

Abb. 207. Hypernephrom.

mußte nachträglich die Niere wegen schwerer nephritischer Veränderungen entfernt werden; der Funktionsausfall ist also wahrscheinlich zu Lasten einer schon damals bestehenden Nephritis zu setzen. Die verwirrende Unsicherheit der funktionellen Ergebnisse bei den Tumoren wird aber noch wesentlich gesteigert durch die objektive Tatsache, daß auch außerhalb der Niere befindliche Geschwülste verschiedener Art und Herkunft einen funktionshemmenden Einfluß auf die gleichseitige Niere ausüben können. In den letzten Friedensjahren haben sich hier in der Klinik die Versager nach beiden Seiten hin gehäuft und Sarkome des Duodenums, Echinokokkus der Leber, Gallenblasenvergrößerung mit Riedelschem Lappen, eine große Stauungsmilz und andere Tumoren sind auf Grund der schlecht ausgefallenen Funktion für Nierentumoren gehalten, andererseits ein Echinokokkus, der die ganze Niere in seinen Sack einschloß und verschiedene kopfgroße Sarkome und Karzinome der Niere auf Grund guter Funktion als nicht der Niere angehörig angesprochen worden.

Ich könnte die Reihe dieser Irrungen, für die die Funktionsproben verantwortlich sind, beliebig vermehren und mit praktischen Erfahrungen Zeugnis stehen. Doch möchte ich hier nur einige Fälle erwähnen, bei denen trotz weitgehendster Tumorzerstörung die Funktion eine gute war.

Ein 56 Jahre alter Mann, der vor Jahren eine einmalige Hämaturie hatte, wurde in die Klinik während einer außerordentlich schweren Hämaturie eingeliefert. Die während der Blutung vorgenommene Zystoskopie war ergebnislos, da die Blase nicht klar zu bekommen war. Nach mehrtägiger Bettruhe sistierte die Blutung ganz plötzlich; der Urin war vollkommen klar, ohne pathologische Bestandteile. Die erneut vorgenommene Zystoskopie ergab keinen positiven Befund. Die Indigkarminprobe ergab auf beiden Seiten gleichstarke Bläuung innerhalb normaler Zeit, ebenso auch die Phloridzinprobe keinerlei Differenz in der Zuckerausscheidung. Der Ureterkatheterismus ergab beiderseits goldgelben, klaren, gut konzentrierten Harn mit gleicher Gefrierpunktserniedrigung und keinerlei Differenz zwischen den einzelnen Urinproben im Sediment. Ich schlug bereits doppelseitige probatorische Nierenfreilegung vor, da subjektive Hinweise auf eine Seite vollständig fehlten, der ernste und schwere Charakter der Blutung mir sehr für Tumor zu sprechen schien, das palpatorische Ergebnis aber bei enormer Dickleibigkeit und Bauchspannung vollkommen negativ war, als eine doppelseitige Röntgenaufnahme eine Vergrößerung der einen Niere nachwies — der rechte untere Nierenpol hat 1 cm Abstand vom Beckenkamm, auf der gesunden 4 cm — (Abb. 208), und damit die Seite des Geschwulstsitzes wahrscheinlich machte. Das operativ gewonnene Präparat zeigte, daß die ganze Niere bis auf einen schmalen Saum in ein Sarkom aufgegangen war.

Das Präparat Abb. 207 stammt von einer Patientin, bei der die Funktionsproben vollkommen normale Verhältnisse ergeben hatten. Der kleine noch erhaltene Nierenrest war mikroskopisch interstitiell entzündlich verändert. Im Herbst 1919 überwies mir A. Bier das Präparat einer Niere, bei der ebenfalls in normaler Zeit Blaufunktion einsetzte, obwohl das Nierenparenchym bis auf einen kleinsten Rest erhaltenen Parenchyms am unteren Pol durch Tumor zerstört war.

Ausdrücklich feststellen möchte ich, daß ich diese irreleitenden Funktionsresultate mit den verschiedensten Funktionsproben erhalten habe, sowohl mit der Blauprobe, dem Ureterenkatheterismus und der Kryoskopie, und mit der Zuckerprobe, über die übrigens ganz ähnliche Beobachtungen von anderer Seite mitgeteilt sind. Ich habe diesen funktionellen Verhältnissen, die in einem schroffen Gegensatz stehen zu der geltenden Anschauung, die Funktionsprüfungen seien ein Wertmesser für die Größe des erhaltenen Parenchyms, seit Jahren meine Aufmerksamkeit geschenkt und mich bemüht, ihren Ursachen nachzugehen. Es kann jedenfalls auf Grund meiner klinischen Erfahrungen und der operativ gewonnenen Präparate gar keine Rede davon sein, daß die Werte der Funktionsproben, weil abhängig von der Zahl der vorhandenen Parenchymzellen, den Grad anatomischer Zerstörung anzuzeigen imstande wären. Bezüglich der Gründe komme ich immer wieder zu derselben Auffassung und denselben Gedankengängen zurück. Die Nierenfunktion ist abhängig nicht bloß von der Menge des sezernierenden Parenchyms, sondern auch von mechanischen und besonders auch nervösen Einflüssen. Der „infizierende Reiz", der die Funktion schädigt, ist bei den Tumoren nicht so erheblich, wie bei anderen anatomischen Veränderungen der Nieren. Die nervösen Einflüsse sind allerdings zur Zeit nicht kontrollierbar. Meine Anschauungen über den Wert der Funktionsprüfungen bei den Tumoren haben sich folgerichtig mit zunehmender Erfahrung wesentlich geändert. Sie zwingen mich zu einem fast ganz ablehnenden Standpunkt. Denn da die Ergebnisse bald positiv, bald negativ sind, und es im Belieben eines jeden steht, sie sich in seinem Sinne zurecht zu legen, ist mit ihnen nicht viel anzufangen. Für die praktische Nutzanwendung mahne ich deshalb zur äußersten Vorsicht, sowohl für die Diagnose als auch für die Differentialdiagnose: Eine normale Funktion schließt den Nierentumor nicht aus und eine schlechte kann auch durch außerhalb der Niere liegende Erkrankungen bedingt sein. Sind wir aus anderen Merkmalen sicher, daß wir eine Nierengeschwulst vor uns haben, so spricht eine gute funktionelle Leistung mit großer Wahrscheinlichkeit für einen echten Tumor, die schlechte Funktion dagegen spricht eher für einen Tumor entzündlicher Natur, für eine Pyonephrose. Eine entscheidende Rolle für die Ortsdiagnose kann ihnen aber unter gar keinen Umständen zugebilligt werden.

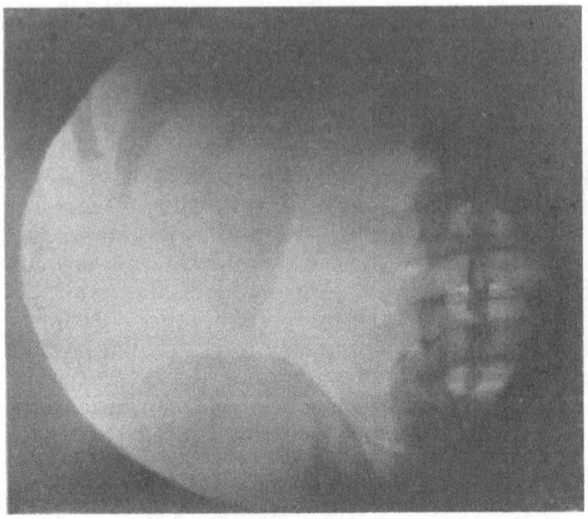

Abb. 208. Vergrößerung des Nierenschattens bei Hypernephrom.

Auch das Röntgenverfahren hat man zuweilen mit Erfolg zur Organlokalisation herangezogen. Auf einer technisch gut ausgeführten Platte gelingt es, die Konturen einer vergrößerten, manchmal auch formveränderten Niere nachzuweisen (Abb. 208). Kombiniert man noch die Röntgenaufnahme mit der Lufteinblasung durch das Rektum, so erhält man meist noch eine bessere Übersicht (Abb. 227 s. S. 294). Findet man einen vergrößerten Nierenschatten, so hat man in strittigen Fällen einen kleinen Notbehelf. Dieser scheinbar positive Befund einer einfach vergrößerten Niere hat aber schon Anlaß zu Irrtümern gegeben in Fällen, wo der vergrößerte Schatten eben nur einer einfachen, kompensatorisch vergrößerten Niere entsprach. Hat man umgekehrt einen normalen Nierenschatten und ist er auf beiden Seiten in gleicher Höhe, so kann eine große, gleichseitig nachgewiesene Geschwulst nicht von dieser Niere ausgehen. In vereinzelten unklaren Fällen hat mir die Schirmdurchleuchtung eine schnelle Auskunft verschafft. Ich versuchte, die in das Nierenbecken eingeführte, schattengebende Sonde und den verdächtigen Tumor palpatorisch unter dem Schirm voneinander fortzudrängen; gelang es, so konnte die Geschwulst nicht der Niere angehören.

Auch aus der Verlagerung des Dickdarms hat man Schlüsse auf den Sitz der Geschwulst gezogen. Stierlin hat die mediane Verdrängung des Dickdarms bei Neubildungen der Niere als ein wichtiges, typisches diagnostisches Moment angesehen und angegeben. Bei vermuteter Zökumverdrängung verabreicht man die Kontrastmahlzeit per os 8 Stunden vorher; bei solcher des Colon descendens ist die Einführung per rectum vorzuziehen, da Füllungszeit und Füllungsdauer immer schwanken. Die abnorm bewegliche oder vergrößerte Niere kann die Flexura hepatica oder lienalis in typischer Weise eindellen oder vorstülpen und zeitweise komprimieren. Die Abb. 209 zeigt das Colon descendens stark nach rechts verdrängt, über die Mittellinie heraus; es erscheint in seiner Lage der kugeligen Form des Tumors angepaßt und bildet um den etwa kindskopfgroßen Tumor einen Dreiviertelkreis und zeigt nur einen schmalen Wismutstreifen.

Es wurde bei einem 60 Jahre alten Patienten gemacht. Er litt seit 1914 an Arteriosklerose. 1916 hatte er einen Schlaganfall. In letzter Zeit viel Kreuzschmerzen. Erkrankte plötzlich mit heftigem Übelsein und Magenschmerzen und Erbrechen. Der Arzt stellte eine Geschwulst der linken Seite fest, die der Kranke nicht bemerkt hatte, da sie nie irgend welche Beschwerden gemacht hatte. Status: kindskopfgroßer, nach der Seite zu unverschieblicher Tumor der linken Oberbauchseite mit geringem Ballottement. (Präparat s. Abb. 211).

Ist aber der Dickdarm und sein Mesokolon mit dem Tumor verlötet, oder ist das Colon transversum und descendens dem linken Nierentumor seitlich angelagert, so verlieren sich die Unterscheidungszeichen. Aber auch der differentialdiagnostische Wert dieser Verdrängungsbilder ist nicht einwandfrei, denn auch andere O gane und ihre Neubildungen können ganz gleiche Verdrängungs-

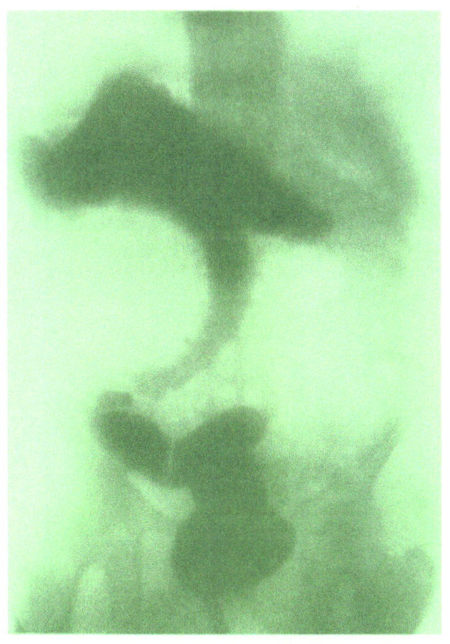

Abb. 209. Dickdarmverdrängung bei linksseitigem Nierentumor.

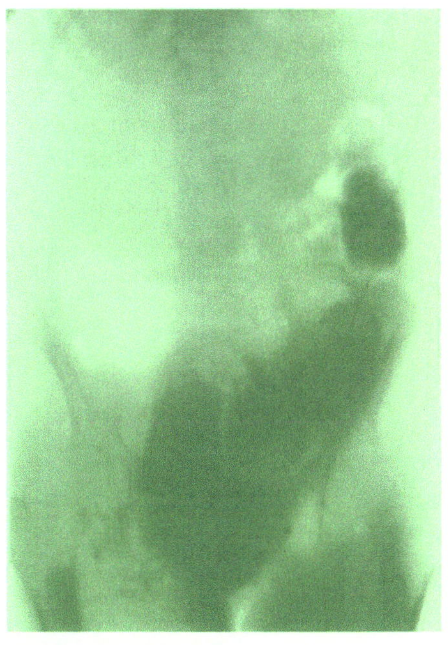

Abb. 210. Darmverdrängung durch einen Tumor der Leber.

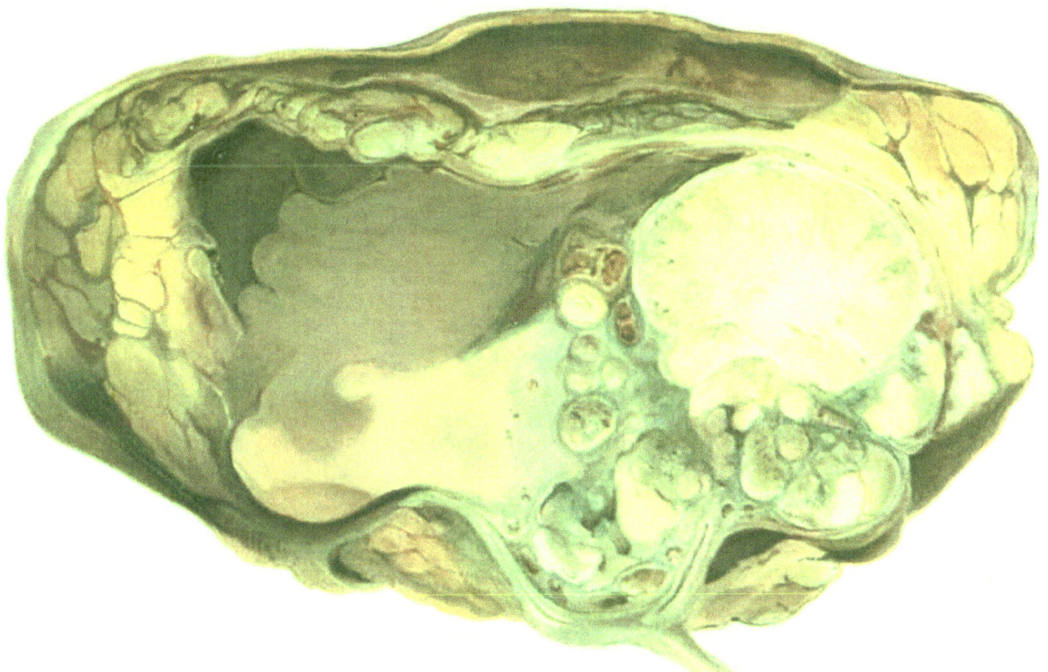

Abb. 211. Hypernephrom mit Verdrängung und Kompression des Nierenbeckens.

bilder hervorrufen und, da sie durch ihre Größe die Niere oft mitverdrängen, den Irrtum noch vergrößern. Denn dann machen die Röntgenogramme erst recht den Eindruck von Nierentumoren. So kann insbesondere eine gesenkte Leber ganz gleiche Wirkungen auf das Kolon ausüben wie die Niere. In Abb. 210 sind die Darmschlingen alle nach unten und links verdrängt, bandförmig komprimiert, einen abwärts und links konvexen Bogen bildend, der dem unteren Tumorpol entspricht.

Hier handelte es sich um eine 48 Jahre alte Frau, die in der rechten Bauchseite einen kindskopfgroßen Tumor hatte, der bis an die Mittelinie heranreichte, Ballottement zeigte, und deutlich der Lumbalgegend anlag; Darmteile waren ihm vorgelagert. Obwohl die Funktionsprüfung normale Verhältnisse ergab und der Urin frei war von pathologischen Bestandteilen, wurde ein Nierentumor angenommen, da das Pyelogramm

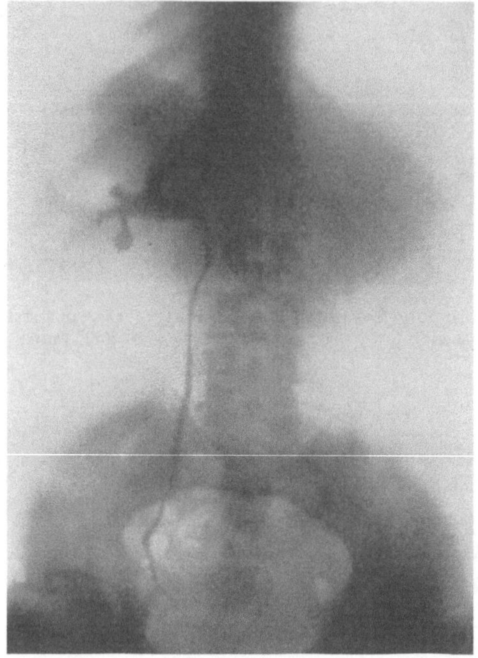

Abb. 212. Veränderung des Nierenbeckens bei einem Nierentumor.

ein tiefstehendes und zusammengedrücktes Nierenbecken ergab, an das der Ureter umgebogen ansetzte. Bei der Operation durch schrägen Nierenschnitt erwies sich, daß der Tumor der Leber angehörte; die transperitoneale Besichtigung ergab ein Adenosarkom der Leber. Die 5 Wochen nachher erfolgte Sektion zeigte nun, daß die Lebergeschwulst die leicht bewegliche Niere nach unten bis ins Becken gedrängt, um ihre Achse gedreht und ihr Nierenbecken zusammengedrückt hatte.

Endlich hat man auch die Pyelographie für die Herkunftsbestimmung eines Tumors herangezogen und auch manchmal einen positiven Beweis erhalten. Liegt der Nierenschatten mit einem normal gestalteten Nierenbecken an normaler Stelle, so soll dies für gewöhnlich einen Nierentumor ausschließen. Doch ist diese bestimmte Fassung viel zu weitgehend, denn es gibt selbst große Tumoren, die ein normal gelegenes und gestaltetes Nierenbecken aufweisen. Deshalb ist auch der pyelographische Befund eines weit heruntergerückten Nierenbeckens nur mit Vorbehalt für den Tumor am oberen Pol zu verwerten. Eher aufschlußreich ist der radiographische Nachweis eines mißgestalteten Nierenbeckens. Der wachsende Tumor verdrängt allmählich das Nierenbecken, drückt es zusammen in den verschiedensten Durchmessern, nimmt Teile desselben ein und füllt sie aus und es kommen die merkwürdigsten Gestaltsveränderungen von Becken und Kelchen zustande (s. Abb. 211 u. 212). Die Nierenbecken sind klein, unförmig, stehen sehr tief und hängen wie abgeknickt am Ureter, manchmal sind sie umgedreht und schicken ihre Ausläufer nach der entgegengesetzten Richtung (Abb. 228 S. 295). Die mechanischen Verdrängungen und die Mißgestaltung des Nierenbeckens sind aber auch nicht beweisend; denn auch außerhalb der Niere liegende Tumoren können das Nierenbecken mitsamt der Niere verdrängen und ihm eine ganz veränderte Gestalt geben, wie ich eben in dem angezogenen Beispiel erwähnte.

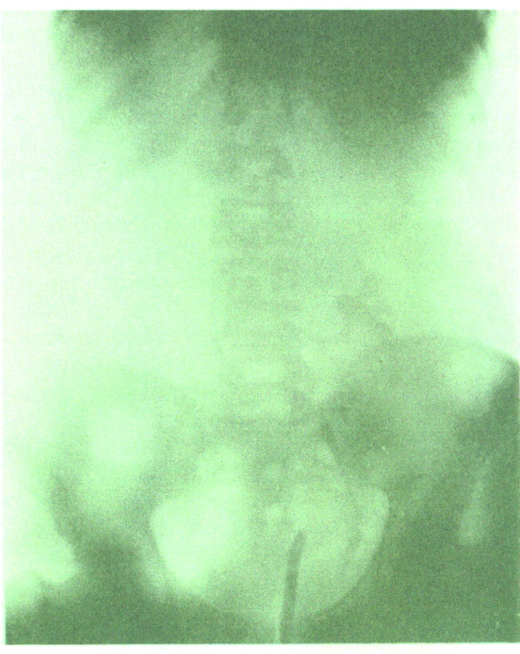

Abb. 213. Verlagerung und Mißgestaltung des Nierenbeckens bei einem Leberkarzinom.

Die Abb. 213 stammt von einer Patientin, bei der ein großes Leberkarzinom die Niere verdrängt hatte und die Abb. 214 von einem 34jährigen Patienten, der infolge Drüsenmetastasen nach Hodensarkom eine weitgehende Verlagerung des Harnleiters nach außen (sicheres Zeichen des extrarenalen Tumors) und der Niere und eine abnorme Zeichnung des Nierenbeckens aufwies.

Wachsen die Tumoren zapfenförmig in das Becken und den Ureteranteil hinein oder komprimieren sie den Ureter, so ist es nicht möglich, das Nierenbecken pyelographisch zu füllen. Diese Nichtdarstellbarkeit des Nierenbeckens infolge rückläufigen Kollargols hat uns öfters bei vorhandenen Tumoren in dem Gedanken an einen Nierentumor bestärkt und die Annahme einer Ureterkompression durch den Nierentumor selbst oder die zapfenförmige Geschwulstbildung gestattet. Allerdings kann die Ureterkompression auch durch einen extrarenalen Tumor bedingt sein.

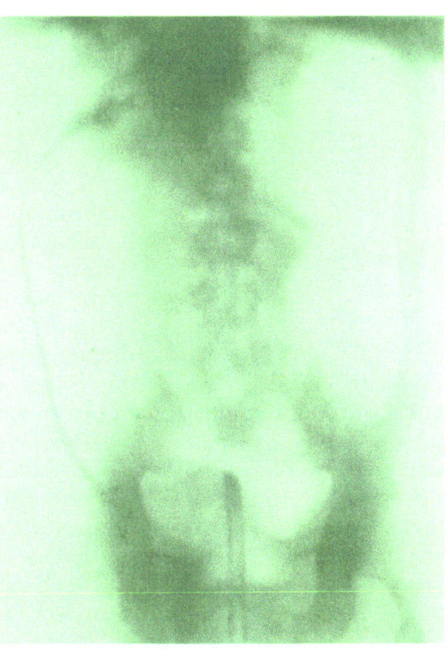

Abb. 214. Verlagerung der Niere und des Harnleiters durch extrarenalen Tumor (Drüsenmetastasen nach Hodensarkom), als Folge Mißgestaltung des Nierenbeckens.

Endlich wird man in vereinzelten Fällen, wenn alle anderen Hilfsmittel versagen, die Entscheidung über den Herkunftsort einer Geschwulst dem Messer überlassen müssen.

Stellt der Nachweis einer soliden, palpablen Geschwulst der Niere das einzig zuverlässige diagnostische Merkmal dar, so ist das Blutharnen in mancher Hinsicht ungleich wertvoller, weil es häufig sehr frühzeitig auftritt und so zum Verdacht und zur Aufdeckung einer Geschwulst führen kann, die sonst erst viel später wahrgenommen würde. Das Blutharnen ist in der größten Mehrzahl der Fälle, wenigstens beim Erwachsenen, vorhanden und ist nicht gerade selten das erste subjektive Zeichen überhaupt, das den Patienten darauf hinweist, daß etwas nicht ganz in Ordnung ist. Es tritt in jedem Stadium der Krankheit auf, in der frühesten Zeit, lange Jahre vor jedem anderen objektiv nachweisbaren Symptom, ganz besonders vor jedem wirklichen Geschwulstsymptom; oft aber auch erst, und das stets zum Schaden des Patienten, im späteren Verlauf des Leidens — wenn die Geschwülste schon sehr groß sind, und dann in gesteigerter Form. In der Berufsarbeit, bei der alltäglichen gewöhnlichen Befriedigung des Harnbedürfnisses, gewahrt der Patient gelegentlich, daß er blutigen Urin entleert. Ohne Vorboten, oft ohne jegliches persönliche Unbehagen, scheinbar aus voller Gesundheit heraus, wird der Kranke von der Blutung überrascht. Sie kann zu jeder Zeit eintreten und kommt, wie der Dieb in der Nacht, ganz spontan, also unabhängig von Ruhe und Bewegung. Nur in seltensten Fällen wird die Blutung ausgelöst durch Gelegenheitsursachen, durch äußere Einflüsse usw., durch Diätfehler, Obstipation, Menstruation oder starke Beanspruchung der Bauchpresse. Der blutig entleerte Urin zeigt seine Rötung in verschiedener Stärke. Zuweilen ist nur ein grünlicher Schimmer oder bräunlicher Farbenton zu sehen, oder der Harn ist fleischwasserähnlich. Gewöhnlich aber ist er von Anfang bis Ende gleichmäßig und innig mit Blut vermischt und stark blutig verfärbt. In vielen Fällen sieht er wie reines Blut aus (Abb. 215) und ist mit dicken, frischen und alten geformten Gerinnseln vermischt (Pflaumenbrühe). Die Dauer der Blutung ist verschieden; gewöhnlich dauert sie nur einige Tage — öfters ist schon am anderen Tage der Urin wieder blutfrei —, ja, in vereinzelten Fällen ist sie nur auf eine Urinentleerung beschränkt. Manchmal wechseln täglich bluthaltige Harnentleerungen mit blutfreien ab; in wieder anderen Fällen hält die Blutung in heftigster Weise tage-, wochen- und monatelang an. Der Wechsel vom blutigen zum blutfreien Harn geschieht zuweilen ganz plötzlich, ohne jeden Übergang. Auch die Zahl der Blutungen und ihre jedesmalige Stärke wechselt ungemein. In vereinzelten Fällen erscheint nur eine Blutung, um nie oder wenigstens für viele Jahre nicht wiederzukehren. Diese einmaligen Blutungen sind, besonders wenn sie frühzeitig auftreten, außerordentlich bedeutungsvoll: sie sind die Verräter der Geschwulsterkrankung und können eine Frühdiagnose möglich machen. Die Blutungen können außerordentlich stark sein, so mächtig, daß die harnabführenden Wege

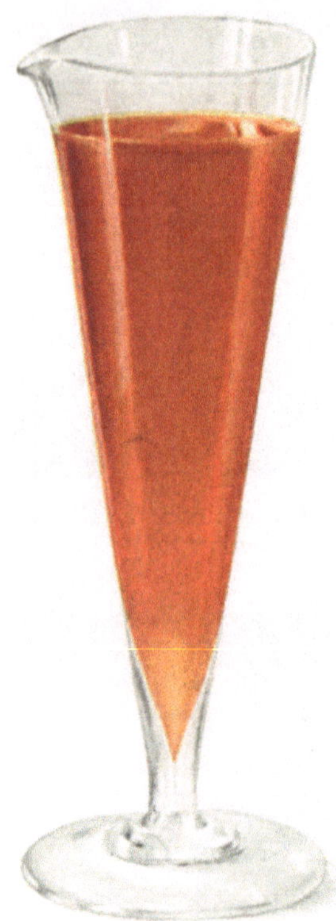

Abb. 215. Blutharn.

den Abfluß nicht bewältigen können und es bald zur Gerinnung im Nierenbecken, im Harnleiter und in der Blase kommt. Dann sind Ureter und Blase mit Koageln angefüllt, Blasenhals und Harnröhre verstopft. Schwierigkeiten der Urinentleerung mit heftigsten kolikartigen Schmerzen in Niere, Ureter und der Blase treten auf, oft ist es dem Patienten überhaupt unmöglich, Wasser zu lassen, so daß die angestauten Blutmassen angesaugt oder durch Sectio alta entfernt werden müssen. Während und nach einer solchen Massenblutung werden dann im Urin regenwurmartige Gerinnsel und madenförmige Blutstücke beobachtet. Die langen Gerinnselbildungen tragen ihr Kennzeichen, daß sie aus der Niere stammen. Man muß sie von den Harnröhrengerinnseln zu trennen verstehen, die kurz und dick — madenförmig — gestaltet sind, während die wurmförmigen dünne und mehr als 10 cm lange Ausgüsse darstellen. Findet man sie nach abgelaufener Blutung im sonst klarem Harn, so ist die renale Blutung sicher erwiesen. Neben diesen Gerinnselbildungen, die zwar für eine Nierenblutung sprechen, aber nichts über ihre Ursache aussagen, außer daß sie am häufigsten bei den profusen Tumorblutungen beobachtet werden, hat Israel noch eine andere Art von Blutbestandteilen gefunden, die für Nierentumor pathognomonisch sein sollen. Es handelt sich um rötliche, schwach gelbliche oder weiße bis durchscheinende, ganz weiche Gerinnsel, die die Form und Größe von Maden resp. die Stärke von dicken Tripperfäden aufweisen. Manchmal sind sie bis zu 2 cm lang, bei einer Breite von $2^1/_2$ mm. Stellenweise sind sie eingeschnürt, dazwischen etwas aufgebauscht. Mikroskopisch bestehen sie aus faseriger und körnig fibröse· Grundlage, in welcher verschieden zahlreiche zellige Elemente eingelagert sind: rote und weiße Blutkörperchen, Fettkörnchen und Kugelepithelien, die hauptsächlich bei ins Nierenbecken durchbrechendem Tumor gefunden worden sind.

Im Krankenhaus hat man nicht allzu häufig Gelegenheit, den Kranken in der Blutungsperiode in Behandlung zu bekommen und die Hämaturie in ihrem ganzen Verlauf vom Anfang bis zu Ende beobachten zu können. Gewöhnlich kommt der Patient erst nach Ablauf derselben und man ist auf die mehr oder minder genauen Angaben angewiesen. Stets muß man sich von der Zuverlässigkeit dieser Angaben überzeugen, ob die Blutung eventuell von einem Arzt beobachtet und bestätigt wurde. Besonders wichtig ist dies bei Frauen, wo bekanntlich Beschmutzungen aus dem inneren Genitale immer möglich sind. Eine neue Blutung abzuwarten, ist ja in der Regel nicht möglich. Ist die Blutung anamnestisch erwiesen oder klinisch einwandfrei beobachtet, stets hat man die Entscheidung zu treffen, ob sie aus einer und aus welcher Niere stammt, und dann, ob ihr eine Neubildung zugrunde liegt. Für die Klärung dieser Fragen leistet die Zystoskopie am meisten; namentlich, wenn wir die Blasenspiegelung im Stadium der Blutung vornehmen, werden wir nach Ausschluß der vesikalen Blutung die Seite der Nierenblutung feststellen können. Die Durchleuchtung ist allerdings in manchem Falle gar nicht ausführbar, weil die Blutung trotz Spülung und Blutstillungsmittel nicht soweit zu stillen ist, daß sie auch nur eine kurze, flüchtige Innenbetrachtung gestattet. Andererseits kommt man öfter mit der Endoskopie infolge des plötzlichen Abbruchs der Blutung zu spät, was um so bedauerlicher ist, als man nicht auf eine neue Blutung warten und sie durch körperliche Bewegung oder Pressen hervorrufen kann.

In der Blutung sieht man, wie ich schon im Kapitel der Zystoskopie ausgeführt habe, wie ein blutig gefärbter Harnspritzer sich aus einer Uretermündung entleert, oder bei starker Blutung, wie dicke, breite, wolkige Schwaden heraustreten, die sich träge zu Boden senken. Ist es schon zur Gerinnung gekommen, so kann man Gerinnsel sehen, wie sie allmählich geboren werden oder aus der

Mündung heraushängen. War die Blutung sehr ergiebig, kann man Stücke und Klumpen alten oder auch frisch geronnenen Blutes vorfinden. Sind sie adhärent und lassen sie sich nicht fortspülen, liegen sie in der Nähe der Uretermündungen oder verdecken sie dieselben, muß man sich vor Verwechslungen und Mißdeutungen sehr hüten und darf sie nicht für Blasentumoren halten. Ein Koagel kann in massiger Wirkung mit deutlichem Schlagschatten oder durch flottierende Anhänge, vor allem aber durch die verschiedenen Farbentöne infolge Zersetzung des Blutfarbstoffs irrtümlicherweise für einen Tumor der Blase angesprochen und dieser für die Hämaturie verantwortlich gemacht werden. Solche Fehlschlüsse wurden verschiedentlich gemacht. Leider unterlag auch ich, obwohl mir die Gefahr eines Fehlschlusses wohl gegenwärtig, einer solchen Täuschung. Es war in einem Falle, wo ich als Zystoskopiker in Anspruch genommen war und nur diese Aufgabe ausführte, ohne mich um die übrige Untersuchung zu kümmern. Die Abb. 216 gibt den zystoskopischen Befund. Man sieht an der rechten hinteren Blasenwand, den Ureter verdeckend, ein tumorartiges Gebilde, gelblich, lederfarben, von fester Konsistenz mit deutlichem Schlagschatten; es war so groß, daß es nicht in das Gesichtsfeld herein ging. Es handelte sich um einen festgeballten Blutklumpen. Mikroskopisch bestand er aus Fibrinmassen mit festem, derbem Gefüge. Die alte Regel, stets alle Harnorgane zu untersuchen, verschafft sich immer wieder ihre Geltung durch Nackenschläge, die dem oberflächlichen Untersucher versetzt werden.

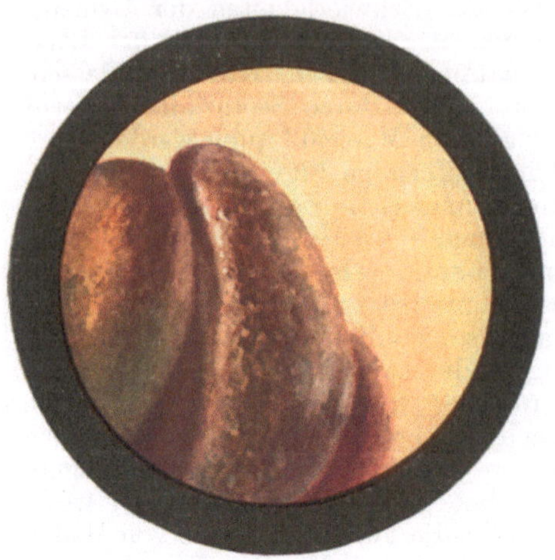

Abb. 216. Blutklumpen. Pseudotumor.

Die endoskopische Feststellung der einseitigen renalen Blutung rechtfertigt, im Verein mit dem positiven Befund einer soliden Geschwulst, die Folgerung, daß die dem blutenden Ureter zugehörige Niere der Sitz der Geschwulst sei. Immerhin hüte man sich auch dann noch vor vor-

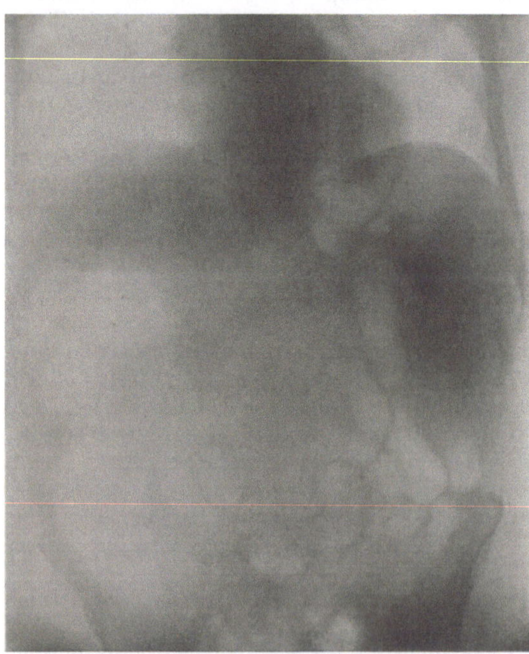

Abb. 217. Milzvergrößerung mit renaler Hämaturie.

eiligen Schlüssen, denn auch wenn diese Zeichen, noch verbunden mit anderen Veränderungen des Urins und mit Kachexie, in ziemlich vollständiger Weise vorhanden sind, kann doch bloß eine einfache Stauung der Niere vorliegen und die fühlbare Geschwulst einem ganz anderen Organ angehören.

Bei einem 50jährigen Mann traten im Sommer 1916 heftige Blasenbeschwerden auf mit Harndrang, gehäuftem Wasserlassen und tropfenweiser Entleerung. Juli 1917 traten Harnblutungen hinzu, anfänglich in größeren Zwischenräumen, später häufiger hintereinander. Juli 1918 dauerte mit kolikartigen Beschwerden die Harnblutung 4 Wochen an. Die Zystoskopie erweist die Blutung als eine renale. Bei der Palpation kopfgroßer linksseitiger Tumor. Für den Augenblick gewinnt man den Eindruck, daß es sich um einen Nierentumor handelt, aber weil der Tumor eine charakteristische Einkerbung und einen harten derben Rand hat, so verrät er sich als Milz. Im Röntgenbild erweist sich die Geschwulst durch die Aufblähung der Gedärme mit Luft als der Milz angehörig (Abb. 217), auch die Probefreilegung ergibt die Richtigkeit der Annahme.

Hat man keinen sicheren palpatorischen Anhaltspunkt für eine Geschwulst, hat man nur die Blutung vor sich, so ist dem endoskopischen Bilde der Blutung nichts abzusehen, was die Genese der Blutung bestimmen könnte. Ich habe manchmal im zystoskopischen Bilde die renale Quelle einer Blutung feststellen können, ohne im Augenblick auch nur den geringsten Schritt in der Diagnose weiter gekommen zu sein.

Die Zystoskopie im blutfreien Intervall ist in der Regel ergebnislos. In einzelnen Fällen sieht man zwar geringfügige Ureterveränderungen, denn der massenhafte Blutaustritt mit festen Gerinnseln bringt den Ureter zum Klaffen und setzt gelegentlich auch nachweisbare Reize — Rötung, Schwellung — in seiner allernächsten Umgebung. Diese geringfügigen Reizerscheinungen, die sich im Vergleich zu der anderen Seite auffällig zeigen, lassen sich gelegentlich bei sicher vorausgegangener Nierenblutung für die Ortsdiagnose verwerten. In einer sehr großen Anzahl von Fällen aber findet man in der Blase ganz normale Verhältnisse; auch nicht das geringste Zeichen deutet die Seite der stattgehabten Blutung an. Auch das Ergebnis des Ureterenkatheterismus, der dann und wann zum Ersatz eintritt, ist stets, namentlich bei geringer, nur mikroskopisch wahrnehmbarer Blutung zweifelhaft. Finden sich im Katheterharn alte Blutkörperchenschatten aus den oberen Harnwegen, so dürften diese wohl als pathologische im Gegensatz zu den artifiziellen Blutungen angesprochen werden.

Hat man also schon zystoskopisch nicht immer das Glück örtlich die blutende Niere feststellen zu können, so ist die Lösung der Frage nach dem Aussehen und der Krankheit der blutenden Niere noch viel schwerer. Denn aus der sonstigen Beschaffenheit des Urins allein ist nicht viel für die Diagnose zu gewinnen. Im blutfreien Intervall ist der Harn oft völlig frei von pathologischen Bestandteilen, ein Verhalten, das sich gegenüber der Tuberkulose und der Steinkrankheit in gewisser Beziehung verwerten läßt. In einer Anzahl von Fällen finden sich weiße Blutkörperchen, besonders bei Tumoren, die im Nierenbecken sitzen und in dasselbe hineingewachsen sind, oder auch bei entzündlichen Prozessen im tumorfreien Nierenteil, ferner verfettete Epithelien, dann und wann Zylinder, die den vom Tumor verschonten, aber durch Druck oder Stauung toxisch veränderten Nierenpartien entstammen. Auch Albumen fehlt häufig im filtrierten Harn, tritt oft während oder nach der Hämaturie auf und entspricht dann dem mikroskopischen Blutgehalt. Mitunter entstammt es nephritischen Prozessen, oder aber es ist als „Ausschwitzungsprodukt" des malignen Tumors aufzufassen. Im späteren Verlauf ist es stets vorhanden, bedingt durch Tumorzerfall oder eintretende Kachexie. Wenn eine sekundäre Infektion der Tumorniere oder pyelonephritische Erkrankung dieser oder der gesunden Niere eingetreten ist, so können die Eiterbeimengungen im Urin sehr vermehrt sein. In ganz vereinzelten Fällen konnte man Tumorzellen nachweisen. Es sollen eigentümlich polygonale, pigmentierte Zellen mit Kernen sein, mit zuweilen massenhaft auftretenden Fettkörnchenkugeln, ganz den zerfallenen, verfetteten, pigmentierten der chronischen Nephritis gleichend. Der Tumorzellennachweis aber ist, abgesehen von seiner Seltenheit, ziemlich unsicher, jedenfalls darf auf die Anwesenheit isolierter Tumorzellen nicht allzu großer Wert gelegt werden, denn in den Harnwegen finden sich schon normalerweise die verschiedenst geformten Epithelien. Nicht viel anders ist es mit dem Nachweis von Geschwulstpartikeln, die so selten gefunden werden, daß sie praktisch kaum in Frage kommen.

Am ehesten gibt noch das klinische Bild der Blutung mit der Zusammenfassung all ihrer Eigentümlichkeiten Anhaltspunkte für die Tumorgenese: die Mächtigkeit, der hinterlistige Eintritt, das unmotivierte Kommen und Gehen ohne erkennbare Ursache und ohne Schmerzanzeige, die rasche Verlaufsweise, der schnelle Wechsel von klarem und blutigem Urin oft in zwei aufeinanderfolgenden Miktionen, das pflaumenbrühartige Aussehen des Harns, sein normales Verhalten in der blutfreien Zeit, das Auftreten von Nieren- und Blasenkoliken während und nach der Blutung, die durch die plötzliche Überdehnung des Nierenbeckens durch die Blutmassen und Verstopfung des Ureters, durch die Anfüllung der Blase und Verlegung der Harnröhre zustande kommen.

In all diesen Momenten liegen mehr oder minder brauchbare Beweise dafür, daß der Blutung eine Neubildung in der Niere zugrunde liegt, und zugleich auch Gegenbeweise gegen die Blutung aus anderer Ursache, besonders gegen die bei Stein, Tuberkulose und Nephritis. Hat man diese drei häufigsten Möglichkeiten ausgeschlossen, so ist die Wahrscheinlichkeit der Tumorblutung noch größer. Allerdings können alle genannten Eigentümlichkeiten fehlen, und auch die nach Eintritt der Blutung einsetzenden Koliken können fortfallen. Der Blutabgang kann, wenn er freie Passage hat, weiterhin vollkommen schmerzlos von statten gehen und die Gerinnselbildung braucht keine Kolik auszulösen.

Wenn also weitere, den Tumor wahrscheinlich machende Merkmale fehlen, wenn nichts vorliegt, was die Diagnose der Tumorblutung irgendwie fördert oder ermöglicht, so muß der gewissenhafte Arzt in jedem Fall sich unbedingt von Art und Herkunft durch andere Mittel zu überzeugen suchen; unter keinen Umständen darf er den Patienten vor hinreichender Klärung aus den Augen lassen. Die Erkennung einer unmotivierten Blutung schließt die einzige Möglichkeit einer Frühdiagnose ein. Die wegen der Folgen gefährlichste Fehldiagnose besteht darin, daß man für eine stattgehabte Hämaturie eine harmlose Erklärung findet und das ernste Grundleiden übersieht. Ich entsinne mich zweier Fälle aus der Klinik, die Kranken hatten als einziges Symptom eine außerhalb beobachtete Hämaturie anamnestisch aufzuweisen. Eine genaue Untersuchung mit anschließender Zystoskopie ließ uns das eine Mal eine Prostatahypertrophie, das andere Mal einen kleinen, auf der Röntgenplatte nicht ganz eindeutigen Ureterstein annehmen. Wir begnügten uns mit diesen, auch mit den sonstigen klinischen Erscheinungen zu vereinbarenden Feststellungen und sahen darin die Blutungsquelle. Der prostatektomierte Patient erlag 1—2 Jahre später einem Hypernephrom. Bei dem anderen wiederholte sich zu seinem Glück die Hämaturie $^1/_2$ Jahr später. Dieses Mal wurde die Niere freigelegt und ein kleiner Tumor des Nierenbeckens gefunden. Man hüte sich also jedenfalls vor zu rascher Entscheidung und beruhige sein Gewissen nicht voreilig durch Ermittlung einer harmlosen Erklärung.

Der Ausschluß einer vesikalen Blutungsquelle ist ja in der Regel leicht. Aber gelegentlich finden sich doch pathologisch-anatomische Veränderungen, z. B. schwere diffuse hämorrhagische Katarrhe, ulzerierte Prostataknoten, variköse Erweiterungen, die namentlich im blutfreien Intervall irrtümlicherweise eine Deutung, daß durch sie eine vorausgegangene Blutung verschuldet sei, leicht zulassen. Das zystoskopische Ergebnis ist deshalb immer mit Vorsicht zu verwerten, denn es besteht stets die Gefahr, daß vesikale Nebenbefunde bei nichterkanntem Zusammentreffen mit einer Nierengeschwulst ganz falsche Schlüsse veranlassen.

Bei diesen Erörterungen tritt mir eine nicht kleine Zahl von anamnestisch und ärztlicherseits einwandfrei festgestellten Nierenblutungen vor Augen, bei denen ich auf Grund eingehender Untersuchungen schließlich zu einer harmlosen Begründung kommen mußte: Trauma, Hämophilie, toxische Nephritis u. a. m., obwohl mich dieses diagnostische Schlußurteil, weil es aus Mangel an anderen Kennzeichen unter einem gewissen Zwang geschah, keineswegs befriedigte. Verwechslungen und falsche Deutungen sind immer möglich und leider auch häufig zum Schaden der Kranken vorgekommen. Man kann bei einer stattgehabten Blutung eben nicht mit gleicher Überzeugung und mit gleichem Nachdruck ein sonst klinisch negatives Resultat verwerten, wie einen positiven Nierenbefund. Ich habe mir in solchen wenig geklärten Fällen immer wieder damit geholfen, daß ich die Kranken viertel- oder halbjährlich nachuntersuche, sie über ihr Befinden ausfrage und sie erneut zystoskopisch untersuche, nachdem ich sie über das mich nichtbefriedigende erste Ergebnis voll aufgeklärt habe. Wenn man auch einen meinem entgegengesetzten Standpunkt einnehmen mag, so erscheint es mir unverantwortlich, wenn man der Blutung eine harmlose Erklärung gibt, nur um den Kranken zu beruhigen oder um sich selbst die Verantwortung vom Hals zu schaffen, sofern nicht einwandfreie Beweise für ihre Harmlosigkeit vorhanden sind.

Man sollte also in allen unklaren Fällen von renaler Hämaturie, in denen eine andere Erkrankung der Niere nicht nachgewiesen werden kann, auf einer Probefreilegung der Niere bestehen und seine ganze ärztliche Autorität einsetzen, um das Einverständnis des Patienten zu diesem Vorgehen zu gewinnen. Der unser Handeln bestimmende Gedanke muß sein, daß das Leben des Patienten von der richtigen Erkenntnis der Blutung abhängt, und hier ist es wirklich besser, die Niere einmal zuviel freizulegen, als den passenden Zeitpunkt für eine lebensrettende Operation zu versäumen. Subjektive Angaben, zystoskopische Beobachtung der Blutungsquelle wird die richtige Seite erkennen lassen. Ist man auf die falsche Seite gekommen, so bleibt kein anderer Weg als auch die zweite Niere freizulegen.

Neben der Geschwulst und dem Blutharnen schließt der Schmerz als drittes wichtiges Glied die Kette der Beweisführung. Es gibt zwar ganz unempfindliche Nierengewächse. Ich habe Patienten gesehen, die mehrere — einer sogar 8 Jahre lang — Träger einer bösartigen Geschwulst waren, ohne daß sie die leiseste Spur von Unbehagen verspürt hätten. Aber bei der Mehrzahl der Fälle sind doch Schmerzen vorhanden, die dann einen Hinweis auf die Seite der Erkrankung geben. Einmal wirkt die Geschwulst durch ihre raumbeengende Masse und macht andauernd einen lästigen Druck und das schmerzhafte Gefühl von Schwere; ein anderes Mal zeigen sich echte Koliken mit all ihrem Zubehör, mit Ausstrahlungen in benachbarte Gebiete, je nach der Wachstumsrichtung, bald mehr nach der Leberpforte hin oder in der Magengegend oder ins Hypochondrium, zuweilen auch diffuser Natur, meist im Verein mit oder im Gefolge von Blutungen, sei es, daß eine Blutung in das Nierenparenchym erfolgt, sei es, was das Häufigste ist, daß ein Blutgerinnsel den Ureter verlegt — ein Geschwulstpartikelchen kann in seltenen Fällen zum selben Ergebnis führen —, sei es, daß Blase und Harnröhre verstopft und eine erschwerte Harnentleerung herbeigeführt wird, wie es bei Massenblutungen der Fall ist. Ein drittes Mal endlich sind heftigste neuralgische Schmerzen von bohrendem, wühlendem Charakter vorhanden, die den Kranken wochen- und monatelang Tag und Nacht peinigen, das Leiden ins Unerträgliche steigern und das Leben verleiden. Diese neuralgischen Schmerzen, die sich anfallsweise steigern und mit Ausstrahlungen nach dem Gesäß und Oberschenkel verbunden sind, stehen manchmal so im Vordergrund, daß man von einer neuralgischen Form der Nierengeschwulst gesprochen hat. Sie werden hervorgerufen durch Druck und Zerstörung der in der Lende und der Bauchwand verlaufenden Nerven durch den Tumor und seine Metastasen oder durch das Geschwulstwachstum nach der Wirbelsäule zu durch Hineinwachsen in die Wurzeln und Spinalganglien. Bevorzugt sind der 12. Dorsalnerv und Zweige des Plexus lumbalis. Solche Schmerzen sind ein untrügliches Zeichen der malignen Geschwulst, ihre Feststellung allerdings im Stadium der Hoffnungslosigkeit der Krankheit nur von geringem Wert.

Von den sonstigen, im Bilde der Nierentumoren auftretenden und gelegentlich die Diagnose ermöglichenden Symptomen sind noch die Kachexie, die Metastasenbildungen und das Fieber zu nennen.

Auffallende Abmagerung ohne ersichtlichen Grund, fortschreitende Schwäche, schlechtes Allgemeinbefinden, fahles gelbliches Aussehen, Darniederliegen des Appetites und Anämie sind als Zeichen der Kachexie auch häufige Begleiter der Nierentumoren. Man darf aber nicht vergessen, daß nicht selten verhängnisvollerweise zwischen dem tatsächlichen Ernst der Lage und dem subjektiven Befinden ein Mißverhältnis besteht; mancher Nierentumor wuchert im blühenden Körper.

Lokale Metastasen, die ihrerseits meist durch Verlust der manuellen und respiratorischen Verschieblichkeit nachzuweisen sind, können, da sie zuweilen Neuralgien oder durch besondere Lokalisation infolge Druck und Verlegung des Harnleiterlumens Ureterkoliken veranlassen, auf das Vorhandensein einer Nierengeschwulst aufmerksam machen. Sie können aber auch andererseits so in Vordergrund treten, daß man den Primärtumor in der Niere übersieht. Das Ergriffensein der Umgebung spricht für seine Malignität und für die Hoffnungslosigkeit der Therapie. Auch entfernte Metastasen haben schon die Diagnose auf einen Primärtumor der Niere hingeleitet, so der Knochentumor und auch die zystoskopisch festgestellte Implantationsmetastase am zugehörigen Ureter.

Auf das Fieber als wichtiges diagnostisches Merkmal hat Israel aufmerksam gemacht. Es findet sich im Frühstadium, wo es als erste und für lange Zeit einzige Krankheitsäußerung auftreten kann, bevor noch die Geschwulstentwicklung und irgendwelche andere Zeichen zu erkennen sind. Daneben zeigt es sich als interkurrierendes zu irgendeiner Zeit während des Verlaufes und schließlich als finales bei fortgeschrittener Kachexie. Der Charakter ist bald anhaltend als Febris hectica, bald rekurrensähnlich. Das Fieber soll uns Veranlassung geben, an einen Nierentumor zu denken, wenn alle anderen gewöhnlichen Ursachen desselben, insbesondere bakterielle Infektionen, ausgeschlossen sind. „Es ist ein Produkt der Malignität, unabhängig von bakteriellen und nekrotischen Zersetzungsvorgängen im Tumor selbst, wahrscheinlich bedingt durch den Untergang normaler Zellen bei großer Wachstumsenergie.“ Man tut gut, sich diese bemerkenswerte Tatsache einzuprägen, um gegebenenfalls Gebrauch von ihr zu machen und eine Frühdiagnose zu stellen. Ich glaube mich eines Herrn aus der Privattätigkeit Rumpels zu erinnern, der mehrere Monate wegen hektischen Fiebers in einem Tuberkulosesanatorium behandelt wurde, bis Rumpel nachweisen konnte, daß dem Fieber ein Hypernephrom zugrunde lag. Auch gegenüber der Pyonephrose ist das Fieber zu beachten. In einem Fall von Hypernephrom verleitete mich das hohe Fieber, lange Zeit an eine Pyonephrose zu denken.

Schließlich kommen noch andere Krankheitsäußerungen einer Geschwulst für die Diagnose in Frage. Es sind dies Erscheinungen, die als Folgen eines wachsenden, raumbeengenden, nach vorn zustrebenden Bauchtumors durch Druck auf die Nachbarorgane und Gewebssysteme ausgelöst werden. Wenn sie

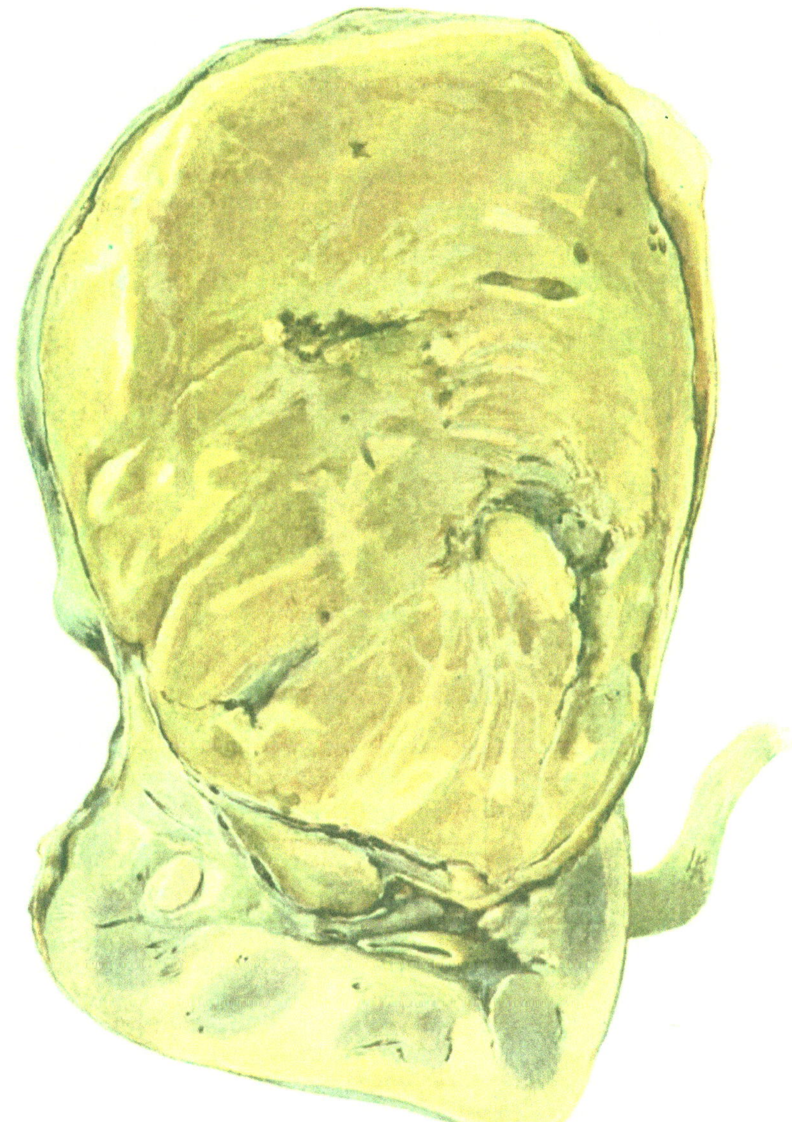

Abb. 218. Kapsellipom. Ausgegangen von der fibrösen Nierenkapsel, hat es das Nierengewebe nur zurückgedrängt, nicht zerstört und ist von ihm durch eine Kapsel getrennt.

auch von vornherein selten an ihren Ausgangspunkt von einer Niere erinnern, so geben sie uns doch Veranlassung zu einer genauen palpatorischen Untersuchung und machen, wenn sie auffällig rasch einsetzen, die maligne Ursache wahrscheinlich. Es sind Störungen des Magendarmkanals mit Erbrechen und Ikterus durch Druck auf den Magenausgang, das Duodenum und die Gallengänge;

Obstipation und chronischer Darmkatarrh durch Druck und entzündliche, band- und flächenartige Verwachsungen; ausgesprochene Venenerweiterung der Unterbauchgegend, begleitet von Ödem und Aszites, durch Wirkung auf die großen Venenstämme. Auch ein anderes Stauungssymptom, die Varikozele, verdient gelegentlich Beachtung, wenn sie rechtsseitig und in spätem Alter auftritt. Sie ist aber selten und ist selbst dann nicht konstant, wenn Geschwulstteile in die Vena spermatica hineingewachsen sind. Schließlich gibt auch die auffallende starke Pigmentanhäufung der Haut, die braun ist, wie bei Morbus Addisoni, Veranlassung, an den Nierentumor zu denken. Alle diese Fernwirkungen stehen natürlich in einem außerordentlich losen Zusammenhang mit dem Grundleiden und sind in diagnostischer Beziehung von oberflächlichem Wert; aber man muß sie, wie ich schon vorne im allgemeinen Teil ausführte, doch kennen, da sie das klinische Bild so beeinflussen können, daß man gar nicht an ihren Zusammenhang mit der Niere denkt.

Bei den bisherigen diagnostischen Ausführungen habe ich nur wenig Bezug genommen auf die anatomische Eigenart einer Geschwulst und ihren primären Ausgangspunkt. Die gutartigen Geschwulstarten der Niere haben eigentlich nur pathologisch-anatomisches und wenig oder gar kein klinisches Interesse. Sie sind außerordentlich selten und lassen sich gewöhnlich auch nicht diagnostizieren. Ein Nierenlipom (Abb. 218), das wir zu beobachten Gelegenheit hatten, will ich kurz erwähnen. Was den histologischen Bau der malignen Geschwulst und die Feststellung des primären Sitzes in der Niere anlangt, so habe ich diese Fragen mit Absicht so wenig erörtert, weil der klinische Befund in der Regel in gar keiner Beziehung zu ihnen steht; eine Trennung der Geschwulst nach Sitz und Eigenart ist stets schwierig oder ganz unmöglich; oft sind diese Erhebungen selbst am makroskopischen Präparat und mikroskopisch erst nach längeren Untersuchungen zu ermöglichen. Im allgemeinen dürften die bisher erwähnten diagnostischen Grundsätze in großen Zügen auch für alle anatomischen Differenzen nach Art und Sitz gelten.

Einige bestimmtere, für die Diagnose in dieser Richtung verwendbare Gesichtspunkte sollen aber noch angeführt werden: die Nierentumoren bei Kindern, ausgezeichnet durch außerordentlich rasches Wachstum, Neigung zu beträchtlicher Größenentwicklung, Verwachsungen mit den Nachbarorganen und seltener Metastasenbildung, meist ohne Hämaturie sind in der Regel embryonale Drüsengeschwülste und Sarkome. Im mittleren Alter spielt das Hypernephrom die beherrschende Rolle. Große Zeiträume zwischen den ersten Symptomen und dem Endverlauf des Leidens, also lange Anamnese und Dauer der Krankheit, sowie große Geschwulstbildungen dürften für Hypernephrome sprechen. Vorgeschrittenes Alter, auffallend rasches Wachstum, frühzeitige metastatische Drüsengeschwülste und Kachexie machen die Karzinome wahrscheinlich.

Der Nachweis, ob Niere, Nierenbecken, Nierenkapsel oder Nebenniere primär der Sitz der Geschwulst sind, ist ebenfalls außerordentlich schwer, oft unmöglich. Den Geschwülsten des Nierenbeckens, die meist papillären Bau haben, teils gut, teils bösartig sind und oft eine mächtige Entwicklung zeigen mit Ausbreitung über die ganze Schleimhaut des Nierenbeckens und der Kelche und auch auf das Nierenparenchym übergreifen, sind besonders starke Hämaturien eigentümlich. Die gelegentliche Verlegung des Ureterhalses durch die Zottengeschwulst bringt eine Entwicklung zu Hämato- und Hydronephrose mit sich. Treten also im Bild des Tumors die Zeichen der intermittierenden Hydro- und Hämatonephrose hinzu — so Abschwellen der Geschwulst mit ergiebigen Blutabgängen und Schmerznachlaß, Anschwellen der Geschwulst mit Abnahme und Verschwinden des Blutgehalts — dann kann man an einen Zottentumor denken. Finden sich im Urin oder beim Ureterenkatheterismus Geschwulstzotten oder Tumorzellen, ergibt die Zystoskopie am Ureter papilläre Wucherungen, oder zeigt das Pyelogramm den Tumorzotten entsprechende Aussparungen, so ist die Diagnose zweifelsfrei.

Die Nebennierentumoren könnten vereinzelt durch ihren besonders bösartigen Charakter zu mutmaßen sein: schnelles Wachstum, frühzeitige Entwicklung lokaler und entfernter Metastasen, heftigste Neuralgien infolge Ergriffenseins der an der Wirbelsäule austretenden Nervenwurzeln sind ihnen eigentümlich. Eine Abgrenzung von den Nierentumoren ist bei den nahen räumlichen Beziehungen meist unmöglich, da beide Organe in die Geschwulstmasse miteinbezogen, gleichartig krank und oft miteinander verschmolzen sind, auch der Harn keine Unterschiede bietet.

36 Jahre alte Frau, stets gesund. Im März 1911 bemerkt Patientin eine Geschwulst unter dem linken Rippenbogen, die schnell an Größe zunahm und heftigste, nach der Scheide zu ausstrahlende neuralgische Schmerzen verursachte. Starke Gewichtsabnahme. Status: Unter dem linken Rippenbogen eine in der Nierengegend sitzende Geschwulst, hart, faustgroß, höckrig, ballottierend, der Nierenform entsprechend. Urin frei von pathologischen Bestandteilen. Zystoskopie: normale Blase, normale Funktion. Operation: lumbaler Schrägschnitt. Der Tumor scheint intraperitoneal zu liegen, deshalb transperitoneales Vorgehen; da er sich als mit der Aorta fest und unlöslich verwachsen erweist, wird die Operation abgebrochen. Sektion erweist einen kugelrunden, faustgroßen Tumor nach vorn und median von der linken Niere, ohne jeden Zusammenhang mit derselben. Auf dem Durchschnitt nierenartiges, streifiges Aussehen der peripheren Schichten; aus einer Mischung von rot und gelb bestehende Zerfallshöhle in der Mitte. Linke Nebenniere nicht auffindbar. Tumor aufs innigste mit Aorta und Nierenvene verwachsen. Keine Metastasen. Mikroskopisch: Hypernephrom.

Es bleibt also das Beste, sich hier diagnostisch nicht festzulegen; es fehlt noch viel, was wir zum sicheren Urteil brauchen. Jede bestimmte geformte Vermutung ist unsicher. Praktisch ist die Frage nach der Wesensart der Geschwulst und nach dem Sitz in der Niere von ganz untergeordneter Bedeutung, da eine operative Inangriffnahme für alle Fälle in Frage kommt.

Differentialdiagnose: Findet sich in einem gegebenen Fall ein mehr oder weniger lückenloses Zusammentreffen der vorher erörterten Symptome, so kann die Diagnose eines bösartigen Nierengewächses mit bestimmtester Sicherheit gestellt werden. Aber wie ich schon eingangs ausgeführt habe, trifft das vollzählige Zusammentreffen zusammengehöriger Krankheitsäußerungen nicht häufig — meist nur in den Endphasen des Leidens — ein, und dann fällt mit der schnellen Ermöglichung einer richtigen Diagnose häufig zugleich im Stadium der Hoffnungslosigkeit das Eingeständnis unseres therapeutischen Unvermögens zusammen. An derartigen, für die Therapie unzugänglichen Schulfällen hat sich aber in der Praxis unser ärztliches Können nicht zu erproben, sondern es gilt, die früheren Stadien zu diagnostizieren. Bei diesen aber fehlt stets ein oder das andere Symptom, und da die drei Hauptzeichen jedes für sich allein oder vereint bei der Mehrzahl anderer chirurgischen Erkrankungen vorkommen können, wir andererseits kein einziges sicheres pathognomonisches Merkmal für die Geschwulst haben, so ist der Differentialdiagnose die vielseitigste Aufgabe gestellt. Je nachdem eines der drei Hauptzeichen vorherrscht, ist auch das differentialdiagnostische Problem ein sehr verschiedenes.

Ist nur ein ausgesprochener Schmerz in der Nierengegend vorhanden, so ist er selbstverständlich wie alle Gemeingefühle, die der Kranke auf innere Bauchorgane zurückführt, außerordentlich vieldeutig. Ganz abgesehen davon, daß er auf andere Bauchorgane bezogen werden kann, ist auch eine Trennung der verschiedenen Ursachen in der Niere nur auf Grund der besonderen Eigenart nicht möglich, und nur andeutungsweise sind gewisse Auslegungen erlaubt.

Für den Tumorschmerz spricht im allgemeinen nur seine neuralgische Form, besonders der von den hinteren Rückenmarkswurzeln ausgehende Schmerz spricht für frühzeitige Tumormetastase. Sind Nieren- und Ureterkoliken vorhanden und fehlt die Blutung, so dürfte dies gegen die Annahme eines Gewächses zu deuten sein; denn nur in ganz wenigen Fällen kommen Koliken ohne Blutung beim Tumor vor. Auch ist der Schmerz beim bösartigen Gewächs durch seinen scheinbar ursachlosen Eintritt auch während Innehaltung strengster Ruhe besonders gekennzeichnet.

Die Steinkolik ist fast stets die Folge äußerer Einflüsse; sie tritt in Ruhe, vollends in der Nacht, selten auf.

Die Kolik der Frühtuberkulose wird durch Zystoskopie und Urinbefund aufgeklärt werden müssen. Der Kolik der Hydronephrose ist die Periodizität eigentümlich, das Einsetzen mit kürzeren oder längeren Pausen in deutlichem Zusammenhang mit ursächlichen Momenten, wie z. B. beim Weibe mit der monatlichen Blutfülle der Beckenorgane.

Die Kolik der Wanderniere, durch Niereneinklemmung, ist meist durch die Vorgeschichte und, nach dem Anfall, durch den Nachweis einer beweglichen Geschwulst nachzuweisen, die Kolik der Verletzung der Niere durch den Tatbestand der einwirkenden Gewalt.

Die größten differentialdiagnostischen Schwierigkeiten bietet die Nephritiskolik, die mit und ohne Blutungen auftritt. Hier wird häufig erst die probatorische Freilegung eine sichere Abtrennung gegen die Tumorkolik ermöglichen.

Die hysterische Nierenneuralgie will ich nur kurz erwähnen; abgesehen vom Fehlen jeder pathologischen Veränderung des Harns werden sich auch andere hysterische Stigmata finden, die Klärung bringen. Im allgemeinen wird man erst dann an die hysterische Form denken dürfen, wenn alle sonstigen Ursachen sicher auszuschließen sind.

Steht eine Hämaturie im Vordergrund der Erscheinungen, so sind die diagnostischen Möglichkeiten außerordentlich zahlreich, denn es gibt kaum eine interne und chirurgische Nierenkrankheit, bei der es nicht gelegentlich einmal zu einer Blutung kommen könnte. Der sichere Ausschluß auf Grund der klinischen Zeichen ist in manchen Fällen gar nicht, oft nur eine Einengung möglich, und in vereinzelten Fällen wird erst die ein- oder doppelseitige Freilegung der Niere mit angeschlossener Nephrotomie die endgültige Diagnose ermöglichen; ja manchmal hat selbst diese eine völlige Klärung erst nach eingehendster pathologisch-anatomischer Untersuchung gebracht.

Die Blutungen bei Stein, Tuberkulose, Hydronephrose, Nephritis, Pyelitis, Trauma und Hämophilie, sie alle müssen in den Kreis diagnostischer Erwägungen gezogen bzw. erst ausgeschaltet werden, ehe die Deutung der Blutung im Sinne einer neoplastischen eine endgültige ist.

Die Differentialdiagnose zwischen Stein- und Tumorblutung dürfte nur in vereinzelten Fällen gelingen, wenn wir nur die Art der Blutung zum Vergleich heranziehen. Die Steinblutung weicht in wesentlichen Zügen von dem vorn entworfenen Bilde der Tumorblutung ab. Sie ist nicht so ergiebig und langdauernd, mächtig und lebensbedrohend; nur wenige Ausnahmen sind beobachtet, wo eine lebensbedrohende Blutung durch Usur der Arteria renalis durch Steinperforation zustande kam. Der Steinblutung fehlen selten vorausgegangene auslösende Momente, auch sind Schmerzen und Koliken, die dem Tumor oft fehlen, ihre steten Begleiter. Nach dem Ablauf des Bluthamens wird man beim Stein im Gegensatz zur Geschwulst im sonst klaren Harn stets frische und ausgelaugte Blutkörperchen finden. Eine strenge Scheidung beider Leiden ist aber trotzdem nur auf Grund anderer klinischer Erscheinungen möglich, denn diese oben genannten Unterschiede, besonders die der Blutung vorausgegangenen Vorgänge, Grieß, kleiner Stein, können sich alle verlieren; so findet man auch bei Stein eine Blutung ohne Kolik und ohne daß ein sichtbarer Grund vorausgegangen, und die Tumoren bluten im Anschluß an eine körperliche Bewegung und andererseits können beim Nierenbeckentumor dauernd mikroskopische Blutbeimengungen vorhanden sein. Der positive Ausfall der Röntgenaufnahme bildet die wichtigste Unterlage. Aber selbst dann ist noch ein Irrtum möglich, denn inkrustierte Tumormassen oder verkalkte Tumorgefäße können steinverdächtige Schatten abgeben (Rumpel).

Auch die Nierentuberkulose wird mit dem Tumor verwechselt, da auch bei ihr heftige Blutungen mit und ohne Koliken vorkommen. Ja die tuberkulösen Blutungen können wie die Tumorblutungen ungewöhnlich heftig sein, lange Zeit, über Monate anhalten trotz Ruhe und sich anscheinend ganz ursachlos wiederholen. Da solche schweren Blutungen besonders im Frühstadium der Tuberkulose auftreten, so ist der Urinbefund negativ, wenigstens können Tuberkelbazillen fehlen, der Eitergehalt kann gering und die Blasenableuchtung ergebnislos sein. In solchen Fällen müssen andere klinische Erhebungen die Differentialdiagnose fördern: die Berücksichtigung des Allgemeinzustandes, des Alters des Patienten und des Fiebers, aber auch hier kann bei beiden Leiden eine auffällige Übereinstimmung herrschen, denn wir haben schon gehört, daß auch der maligne Tumor, ganz abgesehen davon, daß er jugendliche gesund aussehende Menschen treffen kann, auch typisch hektisches Fieber hervorruft. Überbleibsel alter tuberkulöser Herde, frische tuberkulöse Prozesse und der doppelseitige Tierversuch werden schließlich eine Trennung beider Leiden ermöglichen müssen.

Auch die akut eitrige Nephritis mit miliaren Rindenabszessen kann sehr mächtige Blutungen verursachen, infolge der akuten Kongestion und gesteigerten Parenchymdrucks. Anamnese, der akute klinische Verlauf und der Nachweis bakterieller Erreger im Blutharn läßt die pyelonephritische Blutung von der Tumorblutung meist trennen.

Die durch abnorme Beweglichkeit der Niere hervorgerufene, auf einer Drehung des Nierenstiels beruhende Hämaturie kann auch mal Gelegenheit zu einer Verwechslung geben. Hier wird die Anamnese, die ein sehr lange dauerndes, schmerzhaftes, mit häufigen Koliken einhergehendes Leiden nachweist, das Palpationsergebnis und schließlich der therapeutische Erfolg der Nephropexie den Tumor ausschließen lassen.

Auch von der Hydronephrose haben wir gehört, daß sie gelegentlich bluten kann und zwar, namentlich wenn Verschlußanfälle sich häufen, in langer Dauer und größerer Heftigkeit. Der Ureterenkatheterismus wird durch die Entleerung eines blutig gefärbten Residualharnes mit Abnahme der Geschwulst oder die Punktion auf der Höhe eines Anfalls eine Trennung beider ermöglichen.

Die infolge Verletzung entstandenen Hämaturien können sehr erheblich sein, lange anhalten, immer wieder auftreten und gerade durch diese Spätblutungen den Gedanken an eine Tumorblutung wachrufen. Der Tatbestand des Unfalls und die Abschätzung der einwirkenden Gewalt auf ihren reellen Wert muß die Entscheidung bringen.

Auch die Nephritis, akut und chronisch, und die Nephritis haematurica können eine Tumorblutung vortäuschen. Die ersten sind meist doppelseitig und durch die übrigen klinischen Befunde, vor allem die Harnbefunde, zu erkennen. Die Erkennung der Massenblutung dagegen ist wohl meist nur auf dem Wege der operativen Freilegung und Besichtigung möglich. An Hämophilie darf nur gedacht werden, wenn eine wirkliche Tendenz zu Blutungen vorhanden ist, wozu noch andere Zeichen der hämorrhagischen Diathese gefunden werden müssen, und vor allem erst dann, wenn jedes andere anatomisch nachweisbare

Nierenleiden ausgeschaltet werden kann. Die selten beobachteten Blutungen bei Appendizitis werden sich leicht durch die klinische Beobachtung und den weiteren Verlauf des Leidens ausschalten lassen.

Endlich werden auch noch die Blutungen der Blase mit solchen der Nierentumoren verwechselt. Die genaue eventuell wiederholte Zystoskopie wird meist eine sichere Trennung beider Quellen ermöglichen.

Ist schließlich eine Geschwulst vorhanden und nachgewiesen, so ist eine Verwechslung mit einer solchen außerhalb der Niere oder mit anderen in der Niere sitzenden krankhaften Zuständen möglich und oft vorgekommen. Die Verwechslung mit letzteren ist deshalb verständlich, weil die Nierengeschwülste die größten Verschiedenheiten nach Lage, Form, Konsistenz, Oberflächengestaltung und Beweglichkeit zeigen und so gelegentlich in einem wesentlichen hervorstechenden Zug den anderen Nierenerkrankungen gleichen können.

Ist die Zugehörigkeit einer Geschwulst zur Niere außer allem Zweifel und hat man die für das Gewächs charakteristische Oberflächengestaltung und Konsistenz nachgewiesen, so kommen nur solche Nierenerkrankungen differentialdiagnostisch in Frage, die neben einer Vergrößerung auch noch durch Härte, Erhöhungen, Einsenkungen und Höckerungen Geschwulstcharakter vortäuschen können. Es sind vor allem die akut und chronisch entzündlichen Retentionsgeschwülste — die Pyonephrose —, die originäre oder sekundäre, oder infolge Steins, die durch ihre Härte und Lappung, durch die grobhöckerige Oberflächengestaltung, besonders aber durch ausgedehnte Verwachsungen mit der Nachbarschaft, durch Bildung derber, perinephritischer Schwarten und durch knotige, lipomatöse Kapselwucherung den Charakter einer soliden Geschwulst annehmen können. Auch ein altes Schwartenexsudat kann grobhöckerig sein.

Für ihre Unterscheidung von echten Geschwülsten wird die Berücksichtigung der Vorgeschichte mit dem Nachweis eines jahrelangen, quälenden Leidens ohne schwere Schädigung des Allgemeinbefindens, ferner das ätiologische Moment ausschlaggebend sein. Stets werden sich in der Entwicklung und im Verlauf der Krankheit entzündliche Erscheinungen lokaler und allgemeiner Art gezeigt haben — Schmerzhaftigkeit, Fieber mit remittierendem und intermittierendem Typus, auffällige Schwankung der Form und Größe, mikroskopische und makroskopische Veränderungen des Harns — und werden die untrüglichen Beweise einer entzündlichen Geschwulst darbieten. Im Notfall geben Zystoskopie, Ureterenkatheterismus, Röntgenphotographie mit Sonde und Pyelographie für den durch Eiterretention gebildeten Tumor positive Merkmale.

Die gleichen Unterscheidungsmerkmale gelten auch für die tuberkulöse Pyonephrose. Frühtuberkulosen kommen ja nicht in Frage, da der kortikale Sitz ohne Verbindung mit dem Nierenbecken kaum eine nennenswerte Vergrößerung der Niere hervorrufen dürfte. Große Nieren und klarer Harn sprechen schon an sich gegen die Tuberkulose; eine Ausnahme von dieser Regel machen nur die geschlossenen, spezifischen und nicht spezifischen Pyonephrosen, bei denen es nach dem Fortfall der eitrigen Zystitis durch Harnstauung und Infektion zur Bildung großer pyonephrotischer Säcke kommen kann. Hier wird die Anamnese mit dem Nachweis, daß zu irgendeiner Zeit doch schwere katarrhalische Erscheinungen der oberen und unteren Harnwege bestanden haben, die lange Dauer und sonst gutartige Entwicklung des Leidens sowie der zystoskopische Befund eines erworbenen narbigen Verschlusses der Harnleitermündung den wahren Sachverhalt aufdecken.

Ist die fragliche Geschwulst weich, wechseln härtere mit weicheren Partien oder ist die Geschwulst sogar zystisch, fluktuierend, so kommen differentialdiagnostisch die hydronephrotischen und zystischen Geschwülste der Niere in Frage. Die Hydronephrose kann den absolut gleichen Symptomenkomplex darbieten: Tumor, Koliken und Hämaturien. Veränderungen des Harns nach Zusammensetzung und Menge mit Schwankungen der Nierengröße in einem dem Umfange der Harnmenge entgegengesetzten Verhältnis, Einsetzen der Blutung erst nach der Kolik, baldige Klärung des Harns nach Aufhören der Kolik und die Periodizität der Schmerzanfälle kombiniert mit An- und Abschwellung des Nierenbeckens, zuweilen nur in bestimmter Körperstellung,

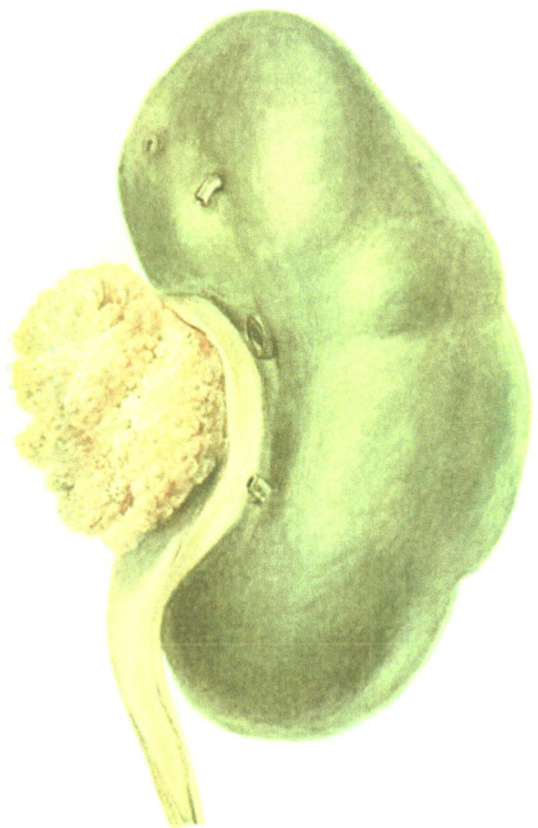

Abb. 219. Nierenbeckenpapillom.

entscheiden für Hydronephrose. Im äußersten Notfall gibt eine Punktion auf der Höhe des Anfalls Aufschluß über den Inhalt der zystischen Geschwulst. Die Sondierung des Nierenbeckens, seine Eichung und die pyelographische Auffüllung bei offenem Ureter geben auch noch Unterscheidungsmerkmale gegen den Tumor. Nur bei Kombination des Tumors mit der Hydronephrose ist die Trennung schwer, aber praktisch nicht so wichtig, da beide Erkrankungen einen operativen Eingriff verlangen.

So kann bei den papillären Geschwülsten des Nierenbeckens vorübergehend eine bewegliche Zotte den Uretereingang ins Becken verlegen, solide Tumoren wachsen entgegen dem geringsten Widerstand ins Nierenbecken hinein und bilden solide konische Zapfen, die sich in den Ureterhals hineinlegen, und endlich kann ein Tumor durch sein Wachstum den Ureter von außen komprimieren oder durch bindegewebige Adhäsionen zur Abknickung bringen, die Folge ist allemal Harnstauung und die Entwicklung einer Erweiterung des Nierenbeckens.

An das Zusammentreffen beider Leiden, der Geschwulst und der Harnretention, wird man denken müssen, wenn neben den Geschwulstzeichen Harnstauungssymptome vorhanden sind, Schwankungen der Harnmenge und Koliken, besonders solche ohne Blutung, ferner wenn starke Hämaturien auftreten,

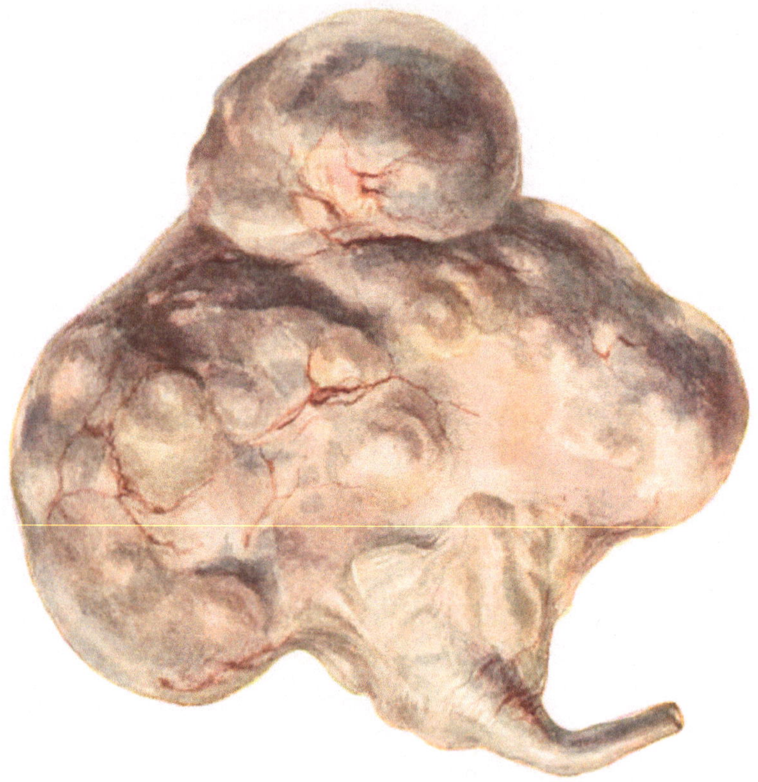

Abb. 220. Hypernephrom.

große angesammelte Blutungen abfließen, wobei die Geschwulst kleiner wird und die Schmerzen nachlassen; eine gewisse Sicherheit erhält die Diagnose erst durch die Pyelographie.

Ich habe von allen diesen Möglichkeiten Beispiele erlebt und will zwei kurz erwähnen:

Bei einer 65jährigen Frau zeigte sich am 29. XII. 1917 eine plötzlich einsetzende heftige Blutung mit starken Schmerzen der rechten Seite. Seit dieser Zeit wiederholten sich die Koliken, hielten mehrere Stunden an. Der Urin blieb fast immer blutig. Die Palpation ergab einen großen höckerigen Tumor. Zystoskopisch entleerten sich aus dem r. Ureter Blut und Blutfetzen. Funktion rechts schlecht. Pyelographie: Eine Nierenbeckenfüllung ist nicht möglich, das Kollargol fließt sofort ab, nur der Ureter ist eine Strecke weit gefüllt; deshalb Verdacht auf einen Tumor, der den Ureter von außen oder von innen verlegt. Das bei der Operation gewonnene Präparat zeigt die Geschwulst, die sich mit einem konischen Zapfen in den Anfangsteil des Harnleiters hinein erstreckt (s. Abb. 220 u. 221).

Bei einer anderen Patientin, einer 56jährigen Frau, war die Geschwulstdiagnose klar. Bei der Einführung der Uretersonde stieß ich auf ein scheinbar unüberwindliches Hindernis in halber Höhe des Harnleiters. Ich vermutete deshalb eine Kompression des Harnleiters durch den Tumor oder bindegewebige Verwachsungen bis zur Hindernisstelle und ein er-

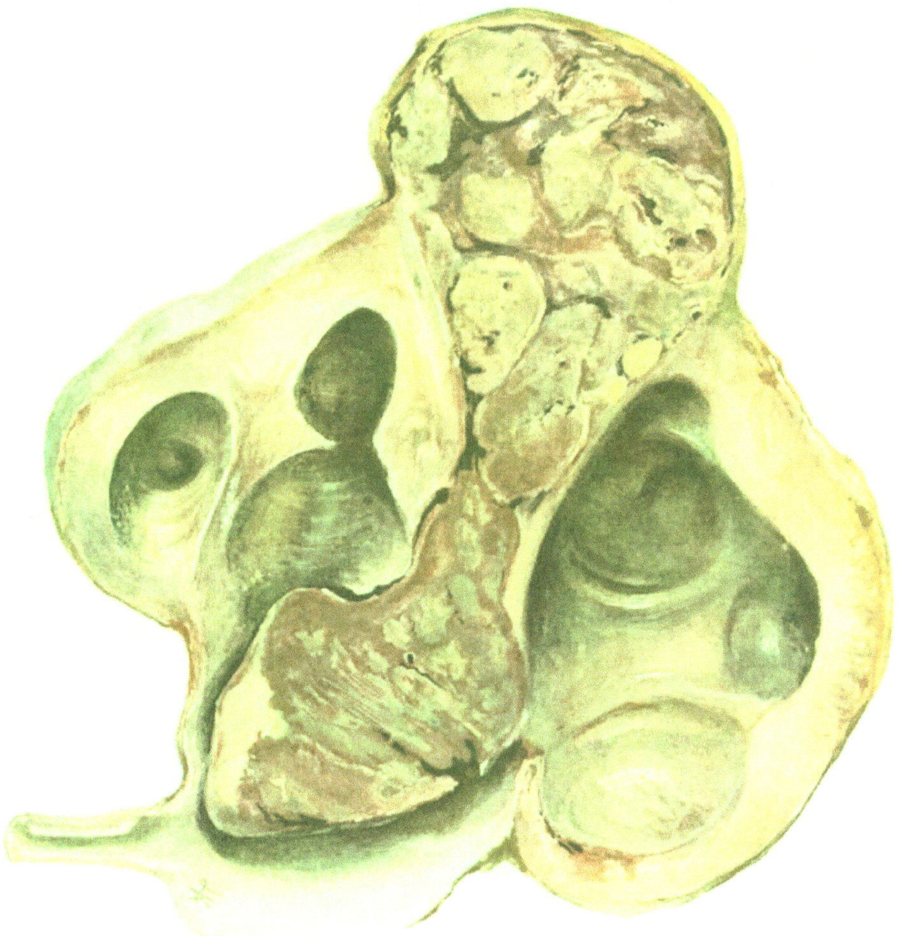

Abb. 221. Auf dem Durchchnitt: Hydronephrose infolge Hineinwachsens eines konischen Geschwulstzapfens ins Becken mit intermittierendem Verschluß.

weitertes Nierenbecken. Eingespritztes Kollargol drang an der Verlegungsstelle vorbei bis ins Becken und ergab die Richtigkeit meiner Annahme (s. Abb. 222 u. 223).

Die Zystenniere ist in der Regel doppelseitig, hat stets beiderseitig schlechte Funktion, auch finden sich häufig noch besondere Begleiterscheinungen, zystische Degeneration der Leber, Schrumpfnierenerscheinungen, Gefäßstörungen usw.

Ist der Nierentumor außerordentlich beweglich oder sehr erheblich verlagert, so ist er häufig nicht erkannt und eben nur für eine einfach verlagerte Niere angesprochen worden, wie man auch umgekehrt die einfach herabgesunkene und mobile ganz gesunde Niere einzig auf Grund ihrer Lageveränderung für einen Tumor gehalten hat, weil sie, in der Nähe der Bauchdecken und voll umgreifbar, vergrößert erscheint. Die gründliche Palpation, genaue Erhebung der Krankengeschichte, insbesondere das Vorausgehen typischer Koliken durch intermittierende Okklusion, die volle Gesundheit der Niere in den Zwischenpausen, Besserung nach Ruhe wird den Tumor von der einfachen mobilen Niere wohl unterscheiden lassen.

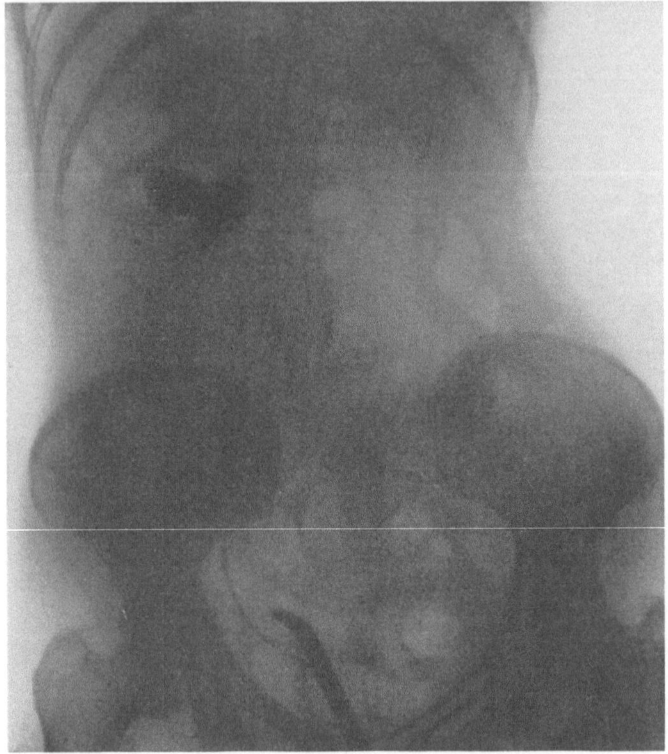

Abb. 222. Pyelogramm eines Nierentumors mit Hydronephrose infolge Ureterkompression.

Die Differentialdiagnose der bösartigen Nierengeschwulst ist mit dem bisher Erörterten keineswegs abgeschlossen; sie wird erst nach Ausschließung von Bauchtumoren verschiedensten Sitzes eine endgültige.

Es liegt dies vor allem daran, weil die wachsende Nierengeschwulst infolge ihrer Lage und der anatomischen Gestaltung ihrer Nachbargewebe zur Entwicklung als Bauchtumor gezwungen ist. Auch wenn wir noch so geübte Diagnostiker sind, immer wieder sehen wir uns vor große Schwierigkeiten bei der Frage gestellt, ob die Niere das die Geschwulst beherbergende Organ ist oder ob nicht doch ein anderes extra- oder intraperitoneales Organ oder Gewebe als Ausgangsort möglich, wahrscheinlich oder sicher ist. Auch wenn viele Merkmale für die Nierengeschwulst zu sprechen scheinen, ja wenn die Symptome, die wir der Nierengeschwulst zuzurechnen gewohnt sind, in aller

Vollständigkeit vorhanden sind, so kann die Geschwulst doch einem anderen Organ angehören und die Erscheinungen von seiten der Niere sind eine für die Diagnose nur unwesentliche eher verwirrende Folge derselben.

Es gibt in der Tat kein extra- oder intraperitoneal gelegenes Organ oder Gewebe, das nicht gelegentlich als Sitz einer fühlbaren Geschwulst mit der

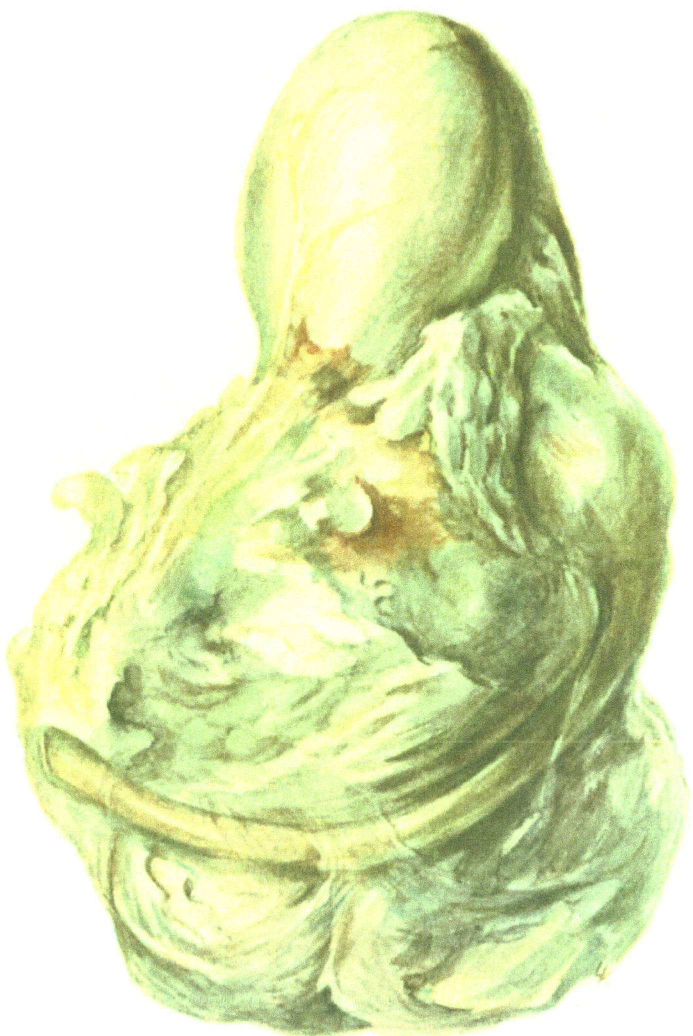

Abb. 223. Hypernephrom mit Ureterkompression und Hydronephrose.

Nierengeschwulst verwechselt worden ist und deshalb differentialdiagnostisch hier in Betracht gezogen werden müßte. Wollte ich aber alle Möglichkeiten der Irrungen aufzählen, so hätte ich hier fast die ganze Bauchdiagnostik zu besprechen. Einige wichtige Maßregeln für diese Ausschlußdiagnosen großen Umfangs will ich aber erwähnen. Man wird vor allem alle klinischen Symptome sammeln und alle Hilfsmittel anwenden, die ein für den Ursprungsort in der

Niere sprechendes Merkmal beizubringen imstande scheinen. Bei dieser Forderung stößt man aber gleich auf große Schwierigkeiten, wie wir ja schon vorn bei der Aufzählung diagnostischer Anhaltspunkte gehört haben.

Der Harnbefund ist, abgesehen davon, daß der Urin bei der Nierengeschwulst häufig chemisch und morphologisch rein ist, zuweilen bei der extrarenalen Geschwulst einschneidend verändert. Gehen wir, weil wir es als wichtigen diagnostischen Leitsatz kennen gelernt haben, diesem scharf in die Augen fallenden objektiven Befund nach, so kommen wir oft auf ganz falsche Wege. Es ist ja eine nicht allzu seltene Beobachtung, daß Bauchgeschwülste verschiedenen Ursprungs auf Nierenbecken und Ureter gedrückt und den Harn nach Zusammensetzung und Menge verändert haben. Da hierbei auch noch die Nierenfunktion sowohl mechanisch als reflektorisch eine schwere Schädigung erleiden kann, so ist noch mehr Grund für ein Weiterverfolgen des einmal eingeschlagenen falschen Weges vorhanden. Ja, auch Lage, Gestalt und Struktur der Niere können sekundär sehr wesentlich leiden und eine Nierenerkrankung nur als Folge ihrer Topographie auftreten.

Wir sind dann weiter gewohnt, die Angrenzung der Nachbarorgane, die bestimmte Lage bestimmter Teile des Bauches oder ihre Verdrängung zur Diagnose heranzuziehen. Aber auch hier walten ganz verschiedene Verhältnisse. Die Nierengeschwulst kann durch ihre besondere Gestaltung, durch frühzeitiges Inbeziehungtreten zu angrenzenden Organen, durch innige Verwachsungen, adhäsive Entzündungen, durch angeborene oder durch die Schwere des Tumors erworbene Lageveränderungen mit so ungewöhnlichen Organen in Verbindung treten, daß sie all ihre sie kennzeichnenden Merkmale verliert; durch ihre abnorme Wirkung durch Kompression mit Verdrängung und Verschiebung der Gedärme und Organveränderung kann sie klinische Erscheinungen hervorrufen, die man sonst nur bei Erkrankungen anderer Bauchorgane erwartet, so daß immer wieder Anlaß zu Fehldiagnosen vorhanden ist. Andererseits aber können Bauchtumoren durch ihre Masse, Beweglichkeit, Wachstumsrichtung, Sitz und Größe die innere Topographie so umgestalten, daß die Sicherheit der Untersuchung wesentlich beeinträchtigt wird und jede Unterscheidungsmöglichkeit fortfällt, besonders wenn sie Erscheinungen machen, die die schlechte Lage der Niere ganz verdecken. So verdrängt die Leber — um nur das Organ anzuführen, das, da es sich der rechten Niere und der Flexura coli anlehnt, am häufigsten Anlaß zu Verwechslungen gibt — wenn sie wächst und schwer wird, in erster Linie die Niere, tritt an ihre Stelle, nimmt Fühlung mit der hinteren und seitlichen Bauchwand und verdrängt den Darm. Damit gewinnt sie die sonst nur der Niere zukommenden Eigenschaften, besonders das Ballottement, und verwischt die tatsächlichen Verhältnisse noch mehr dadurch, daß sie die Niere vollständig überdeckt und ein Tasten derselben unmöglich macht.

Überlegt man noch, daß Bauchtumoren aller Sitze an Neben-, Begleit- und Folgeerscheinungen, insbesondere am Allgemeinzustand ganz gleiche Symptome darbieten können — vor allem Kachexie, Fieber, Stauungserscheinungen usw. —, so ist es ohne weiteres verständlich, warum die Ausschlußdiagnose eines Nierentumors so schwierig sein kann und warum sie die größte Sorgfalt, Überlegung und Arbeit erfordert.

Am häufigsten geben Tumoren der Leber und Gallenblase Anlaß zu Verwechslungen. Es sind dies Echinokokkus, Karzinome der Leber, Wanderleber, entzündliche und echte Gallenblasengeschwülste, besonders weit ausgezogene Leberlappen mit großem Empyemsack, und adhäsiver Pericholezystitis. Wichtige Unterscheidungsmerkmale für die Leber sind die deutlich ausgesprochene Asymmetrie, die Erweiterung der Thoraxapertur, der den Rippenbogen überragende, um 1—2 cm respiratorisch verschiebliche, scharfkantige, eingekerbte, zur Niere schräg verlaufende Leberrand. Ist es möglich, zwischen den Leberrand und einem fraglichen Tumor ein geblähtes Darmstück durch zwischengelagerte tympanitische Zone oder ein leeres Darmstück als einen soliden, der vorderen Bauchwand anliegenden Strang nachzuweisen, so ist damit gewöhnlich ein kontinuierlicher Übergang der Geschwulst in die Leber und somit ihre Zugehörigkeit zu derselben ausgeschlossen. Umgekehrt ist es möglich, nachzuweisen, daß eine Geschwulst teilweise innerhalb der Grenzen des Leberrandes liegt. Nur in den seltenen Fällen, wo die Geschwulst der unteren Leberfläche angehört, können sich zwischen sie und den Leberrand Gedärme einschieben. Gelingt es aber, mit der palpatorischen Hand zwischen dem Leberrand und dem verdächtigen Tumor einzudringen und seine nach oben abgerundete Kontur zu umfassen — den oberen Pol eines Lebertumors kann man nie umgreifen —, ihn festzuhalten oder in der Tiefe des Rippenbogens in die Lende hineinzuschieben, so ist der Nierentumor ziemlich sicher.

Die Gallenblase erkennt man an ihrer birnenförmigen Gestalt, an dem nach oben zur Leber hinziehenden Stiel, von dem sie nicht abzutrennen ist, an ihrer Verschieblichkeit von links nach rechts im Sinne des Perpendikels der Uhr, an der oberflächlichen Lage und Druckschmerzhaftigkeit. Schließlich gelingt auch die röntgenologische Trennung beider Organe, mit der Lufteinblasung ins Kolon oder mit dem Pneumoperitoneum nach Rautenberg.

Bei der Abgrenzung gegenüber der Milz, die als Bantimilz, als Sitz einer Tuberkulose, als Stauungsmilz, Milzechinokokkus und Malariamilz, schließlich auch einmal als gesunde, verlagerte Milz in Frage kommt, muß man in erster Linie die Wachstumsrichtung und ausgesprochene inspiratorische Verschieblichkeit der Milz ins Auge fassen. Das Wachstum erfolgt in diagonaler Richtung, die Achse der Geschwulst ist nicht vertikal, sondern schräg nach unten und rechts zum Nabel hin. Sonst wird uns besonders die Tastung des scharfen Randes mit der charakteristischen Kerbe, die relativ oberflächliche Lage, die man besonders bis zum Rippenbogen fühlen kann, das Fehlen der Lendenbeteiligung, die ovale Form und die abgestumpfte Spitze die Milz erkennen lassen. Da sie sich oft in die Zwerchfellkuppe hinein entwickelt und dort versteckt, ist ein Umgreifen nach oben unmöglich, besonders in unmittelbarer Nachbarschaft mit den Bauchdecken. Auch die Lagebeziehung zum Kolon wird stets zur Differentialdiagnose herangezogen: der Milztumor schiebt sich gewöhnlich vor das Kolon und verschiebt das Querkolon wenig oder gar nicht, die Flexur bleibt konstant, während der Nierentumor das Kolon vor sich hertreibt und meist medianwärts verdrängt.

Was nun die Abgrenzung gegen die Dünndarmgeschwulst anbelangt, so stellte mich eine vom Duodenum ausgehende Geschwulst vor eine besonders schwierige Aufgabe. Es handelte sich um ein Sarkom des aufsteigenden Schenkels, das der Klinik von interner Seite als Nierengeschwulst zur Nierenexstirpation geschickt wurde. Der Verdacht wurde auf eine Nierengeschwulst gelenkt, da Harnveränderungen bestanden. Die weitergehende Untersuchung ergab eine Funktionsstörung der Niere, das Pyelogramm eine geringe Ausweitung des Nierenbeckens. Es bestanden aber leichter Ikterus und Koliken. Die palpatorischen Ergebnisse fielen für die Annahme eines außerhalb der Niere liegenden intraabdominellen, auf die Niere und Gallengänge drückenden Tumors in die Wagschale.

Leichter ist die Trennung der Nieren- von der Kolongeschwulst. Letztere liegt für gewöhnlich viel oberflächlicher, ist infolge ihres langen Gekröses, besonders am Colon transversum, an der Flexura sigmoidea und des Dünndarms in allen Richtungen, besonders nach rechts und links und von oben nach unten viel leichter verschieblich und wechselt, sofern sie nicht verwachsen ist, auch spontan ihren Platz, weil die Darmschlingen sich je nach ihrem Füllungszustand leicht übereinander verschieben. Im klinischen Bilde zeigen sich Störungen, die auf ein Darmleiden hinweisen: Schwierigkeiten der Fortbewegung des Darminhalts, Gasauftreibung, katarrhalische Erscheinungen mit Abgang von Eiter und Blut, Steifungen und chronischer Ileus. Immerhin können auch Nierentumoren hartnäckige, lang anhaltende Darmstörungen solcher Art hervorrufen durch Kompression und Verdrängung von Darmteilen und durch chronische Entzündung entstandene Verwachsungen mit denselben. Ausschlaggebend dürfte die röntgenographische Darstellung mit Darmaufblähung sein.

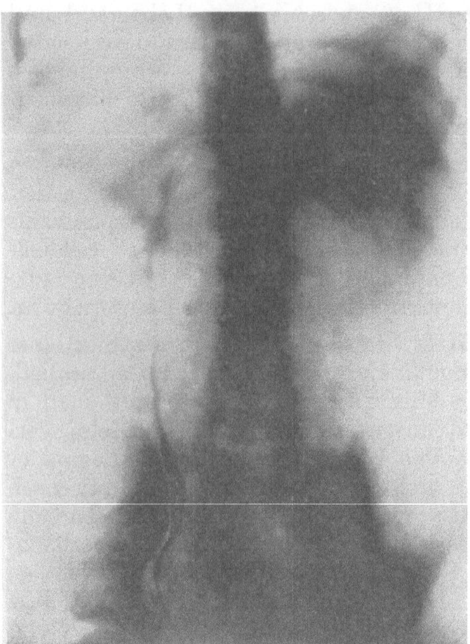

Abb. 224. Mißgestaltung und Verlagerung des Nierenbeckens bei einem außerhalb der Niere liegenden Tumor (malignes Lymphom).

Auch mit Netz- und Mesenterialgeschwülsten sind schon Verwechslungen vorgekommen. Eine starke passive Beweglichkeit nach allen Seiten, oberflächliche Lage und Fehlen subjektiver und funktioneller Störungen von seiten der Niere sind Merkmale dieser Geschwülste. Eine meiner Beobachtungen betraf eine Zyste, welche sich zwischen den Blättern des Mesokolons entwickelt hatte. Ihre Erkennung war, da sie bei einer ausgesprochen seitlichen Lage bequem nach der Lendengrube verschoben werden konnte, Ballottement zeigte und sich Dünndarmteile auf der Vorderwand des Sackes aufgelegt hatten, schwer. Nach wiederholten palpatorischen Versuchen in Seiten- und Rückenlage gelang es nun, neben der Geschwulst den unteren Teil der Niere zu fühlen.

Am meisten Schwierigkeiten bereiten die von der Radix mesenterii ausgehenden, retroperitonealen Geschwülste und die Drüsenmetastasen von Primärsarkomen des Bauchhodens. Ich hatte in der Klinik in den letzten Jahren Gelegenheit, mich bei mehreren Fällen von dieser Schwierigkeit zu überzeugen. Die Tumoren treten von vornherein durch die Urinveränderung und die fast gleiche Lagerung hinten in der Lendengrube, durch ihre Unbeweglichkeit und die gleiche Topographie zu den Nachbarorganen, besonders zu den Gedärmen, ganz unter dem Bilde der Nierentumoren auf. Die Geschwulst komprimiert den Ureter und macht Harnstauung und Harnretention, so daß der Urinbefund, Ureterenkatheterismus und Funktionsprüfungen im positiven Sinn für eine Nierenerkrankung ausfallen; ja sie verdrängt die Niere so, daß die herangezogene Pyelographie für den Nierentumor charakteristische Verzerrungen des Nierenbeckens in der Längs- und Querrichtung gibt. Denn ob nun das Lumen des Nierenbeckens von innen durch einen von der Substanz ausgehenden Tumor oder von außen durch einen extrarenalen Tumor gedrückt wird — es bilden sich Mißgestaltungen, die also sowohl für Nieren- als für extrarenalen Tumor sprechen können. So sind alle Anhaltspunkte für eine Unterscheidung hinfällig und die Probefreilegung muß schließlich die Entscheidung bringen.

Ein 12jähriger, aus gesunder Familie stammender Junge bemerkte im März 1919 zum ersten Male ziehende Schmerzen in der Magengegend und im Juni 1919 eine schnell wachsende Geschwulst im Leibe. In der linken Unterrippengegend fühle man in der Höhe der Flexur einen derben, harten, höckerigen Tumor von Kindskopfgröße, der die Mittellinie drei Querfinger breit überschreitet; er zeigte eine geringe respiratorische und manuelle Verschieblichkeit. Zystoskopie: Blase ohne Besonderheiten. Im Urin Leukozyten. Funktionsprobe beiderseits nach 12 Minuten positiv. Röntgenaufnahme, Kontrastbreieinlauf: Der Darm ist gut durchgängig, das Colon transversum ist nach oben verdrängt. Pyelographie: Das Nierenbecken ist verlagert und mißgestaltet (Abb. 224), der gestreckte Ureter ist nach außen verdrängt. Die Probelaparotomie ergab einen inoperablen retroperitonealen Tumor, wahrscheinlich malignes Lymphom.

Bei der sehr seltenen Pankreaszyste kommt die streng mediane Lagerung zwischen Leber, Milz und Magen nach oben und Colon transversum nach unten sowie das erste Auftreten in der Oberbauchgegend differentialdiagnostisch in Frage und dürfte für eine Pankreaserkrankung entscheidend sein.

Ich schließe die Reihe der möglichen Irrtümer mit den Ovarialgeschwülsten, die bei abnormer Größe mit zystischer und höckeriger Oberfläche aus dem Becken herausgestiegen sein und bei abnormer freier Beweglichkeit sogar bis in die Lendengegend gebracht werden können. Ihre Beziehung zu den Genitalorganen scheint bei oberflächlicher Betrachtung durch einen langen Stiel verloren und eine Verwechslung ist um so eher möglich, als die Nierentumoren umgekehrt ins kleine Becken hinabsteigen können. Die Figur der Dämpfungspartie, die eine nach oben abgerundete Kontur ergibt, der Nachweis irgendeines Anteils des Genitale durch die Untersuchung per vaginam et rectum, die Verdrängung der Därme von unten aus dem Becken heraus nach oben, zur Seite und nach hinten, in umgekehrter Richtung, wie sie die Niere verdrängt, und der Befund eines in der Geschwulst aufgegangenen Eierstockes dürfte die Trennung ermöglichen.

So dürfte es auf dem Wege des Ausschlusses oft möglich sein, eine endgültig richtige Diagnose zu stellen. Aber auch die genaueste Verwertung aller Symptome, die Beachtung aller differentialdiagnostischen Merkmale, die sorgsamste Technik, schützt nicht vor Irrtümern. Selbst der kundigste Arzt gerät mal wieder in Gefahr, mit seiner Diagnose zu scheitern. In unserer Klinik, wo wir zu Zwecken der klinischen Vorstellung oft die ganze Untersuchungstechnik in Anwendung bringen und die Diagnose wissenschaftlich und praktisch erschöpfend bearbeiten, müssen wir uns doch noch in vereinzelten Fällen zu der unfertigen Diagnose eines unklaren Bauchtumors bekennen und dem Messer die Klärung der Diagnose überlassen oder werden in der Operation darüber belehrt, daß wir eine falsche Diagnose gestellt haben.

Zystische Nierendegeneration.

Die chirurgische Bedeutung der Zystenniere ist nicht sehr groß, denn meist wird die Doppelseitigkeit des Leidens die chirurgische Hilfe ausschließen. Trotzdem ist die genaue Bekanntschaft mit dem Krankheitsbild für den Praktiker erwünscht und notwendig, weil es ihm vereinzelt entgegentritt und dann erhebliche differentialdiagnostische Schwierigkeiten bereiten kann. Auch soll sie vorzeitig erkannt werden um eine schädliche Operation zu vermeiden. Andererseits erkrankt auch die Zystenniere sekundär an Stein, Tumor, Tuberkulose und akut eitriger Infektion.

Da das Symptomenbild sehr wechselnd und wenig einheitlich ist, ist die sichere Erkennung mit nicht unerheblichen Schwierigkeiten verknüpft.

Das wichtigste Moment in der Diagnose der zystischen Nierendegeneration ist die Möglichkeit, eine Geschwulst zu tasten. Ist das Leiden voll ausgebildet, so findet man auf beiden Seiten Gewächse, die die Merkmale der Nierengeschwulst zeigen. Lage, Herauswachsen aus der Tiefe der Lende nach vorn, Ballottement, manuelle und respiratorische Verschieblichkeit und das Lage-

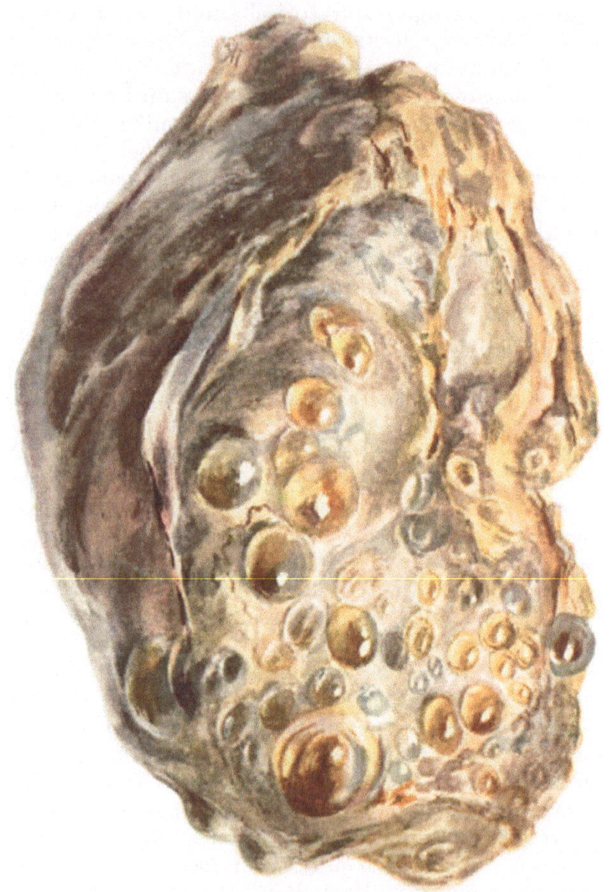

Abb. 225. Zystische Nierendegeneration mit starker Kapselverdickung.

verhältnis zum Darm, durch Luftaufblähung oder Kontrasteinlauf röntgenologisch dargestellt, lassen den Ausgang von der Niere erkennen; besondere Eigentümlichkeiten der Oberfläche, kleine und große halbkugelige Buckelungen und Höcker, in ziemlich regelmäßiger Anordnung sich über die ganze Niere erstreckend, ihre prallelastische Spannung, bei großen Buckeln ihre deutliche Fluktuation, machen den zystischen Charakter wahrscheinlich. Mit der einwandfreien Feststellung der Doppelseitigkeit einer so gearteten Geschwulst ist die Diagnose der zystischen Nierendegeneration gewöhnlich gesichert. Wesentlich schwieriger aber gestaltet sich die Diagnose, wenn die Entwicklung nur einseitig, d. h. rechts und links ungleichmäßig ist. Man findet auf der einen Seite die Geschwulst, während die andere eine nur mäßig vergrößerte oder anscheinend normal geformte Niere zeigt oder aber die Niere kann dort gar nicht gefühlt werden. Für gewöhnlich wird man bei mangelndem Nachweis der Doppelseitigkeit gar nicht auf den Gedanken einer besonderen Eigenart der Geschwulst kommen.

Wohl ist die Funktionsprüfung zuweilen imstande, auf das Leiden aufmerksam zu machen, wenn man überhaupt geneigt ist, negativen Funktions-

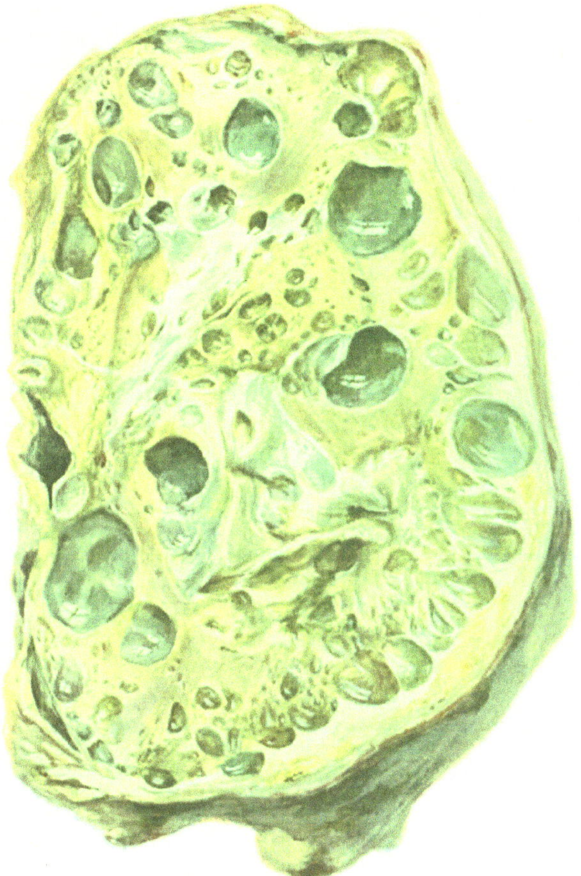

Abb. 226. Zystische Nierendegeneration (Durchschnitt).

ergebnissen diagnostischen Wert beizulegen. Es findet sich fast stets eine doppelseitige schlechte, ja sehr schlechte Funktion: auch bei langer Beobachtungszeit entleert sich gewöhnlich kein Farbstoff und wenn, so wird er nur meergrün ausgeschieden und die Zuckerwerte sind für Stunden sehr gering. Man ist also wieder auf die Oberflächenveränderungen der Niere angewiesen und die infolge der elastischen, halbkugeligen Hervorragungen bestehende Höckrigkeit kann uns auch bei der Einseitigkeit die Möglichkeit einer Zystenniere aufdrängen. Ich betone aber ausdrücklich, daß es sich nur um eine Möglichkeit handelt, denn meist wird man an andere geschwulstartige Erkrankungen der Niere denken, da die feinhöckerige Beschaffenheit der Oberfläche bei nur Stecknadelkopf- bis Kirschgröße der einzelnen Buckel meines Erachtens doch der Betastung für gewöhnlich entgehen dürfte.

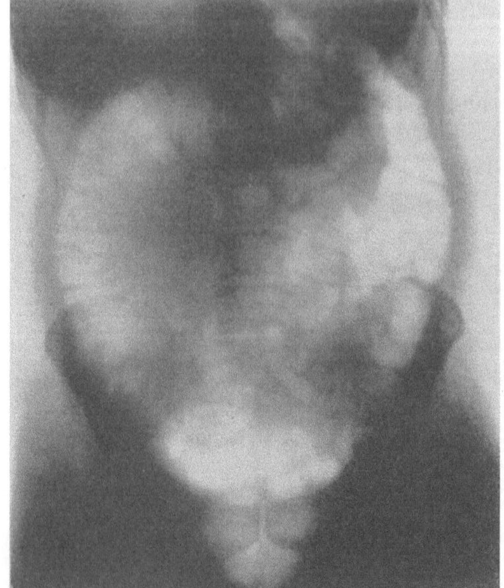

Abb. 227. Vergrößerter formveränderter Nierenschatten bei doppelseitiger zystischer Nierendegeneration. Im luftgeblähten Bauche sieht man beide Nierenschatten hinter dem Kolon; die rechte Niere ist etwas gesenkt, der Wirbelsäule genähert. An den bogenförmigen Konturen deutlich segmentale Ausbuckelungen und Einsenkungen (Zysten).

Auch Kapselverdickungen und ausgedehnte Verwachsungen können die Erkennung unmöglich machen, obgleich im allgemeinen eine starke Entwicklung der Fettkapsel und die Verwachsungen der Niere mit ihrer Kapsel und ihrer Umgebung bei der Zystenniere geleugnet wird. Israel weist auf dies pathologisch-anatomische Verhalten der Zystenniere hin und hält einen von Ewald mitgeteilten Fall für eine große Seltenheit.

In einer meiner Beobachtungen haben die starke entzündliche Schwartenbildung der Kapsel und ausgedehnte, harte, unnachgiebige Verwachsungen mit Mesokolon, Peritoneum und Lendenmuskulatur die zystischen Vorbuckelungen nicht fühlen lassen und mich sogar zum Verdacht einer bösartigen Tumorbildung und deshalb zur Nephrektomie veranlaßt, auch noch nach der operativen Feststellung der zystischen Degeneration.

Es war bei einer 51 jährigen Frau, die $1^1/_2$ Jahre zurück eine Geschwulst der rechten Bauchseite gewahr wurde. Im Anschluß an eine Erkältung traten heftigere Beschwerden auf, zeitweise ikterische Verfärbung und starke Gewichtsabnahme. Die Geschwulst war deutlich fühlbar, außerordentlich derb, wenig druckempfindlich, auch manuell wenig verschieblich, zeigte auch kein Ballottement. Das Röntgenbild zeigte nach Aufblähung des Dickdarms mit Luft deutlich den retroperitonealen Tumor und das vor ihm vorüberziehende Kolon (Abb. 227). Zystoskopisch o. B.; die Blaufunktion beiderseits verspätet, in Blasenurin reichlich Leukozyten und rote Blutkörperchen, kein Albumen. Freilegung der Geschwulst. Der kindskopfgroße Tumor war außerordentlich fest und innig mit seiner Umgebung verwachsen, besonders auch mit dem Peritoneum, seine Lösung von hier nur unter Opferung von Peritoneum möglich. An zwei Stellen war eine Perforation des Tumors erfolgt, nach der Lendenwand und nach dem Psoas, die nur scharf mit dem Messer zu trennen war, zwei talergroße geschwürige Defekte blieben zurück. Nach der Auslösung des unteren Pols zeigte dieser sich zystisch degeneriert; er enthielt Zysten von Haselnußgröße. Ich hatte nach der Freilegung unter Zustimmung eines anwesenden Pathologen den Eindruck, daß es sich um einen malignen Tumor handelte, dessen unterer Pol zystisch degeneriert war und exstirpierte die Niere. Erst nachdem dies geschehen war, faßte ich nach der anderen Niere und fand sie auch mit Zysten versehen.

In einem zweiten Fall, machte mir die Größe der Zysten gewisse Schwierigkeiten der Erkennung. Es handelte sich um eine 57 jährige Frau, die früher immer gesund, seit 1910 heftige Beschwerden der linken Lendengegend hatte, die kolikartigen Charakter annahmen und 1—2 mal jeden Monat auftraten. 1917 erlitt die Kranke einen Schlaganfall mit Lähmung der linken Seite. Vor ungefähr $1^1/_2$ Jahren bemerkte sie ein Dickerwerden des Leibes und fühlte hierbei „Bewegungen" als ob sie schwanger wäre. Status: In der linken oberen Bauchseite befindet sich ein kopfgroßer Tumor, der außerordentlich leicht beweglich ist. In Rückenlage reicht er bis handbreit unterhalb des Nabels und überschreitet nach rechts hin die Mittellinie noch um die Breite von 2 Querfinger. Beim Aufsitzen fällt die Geschwulst herunter und erreicht den Beckeneingang. In rechter Seitenlage kommt sie unter dem linken Rippenbogen hervor und ist in der rechten Bauchseite zu tasten. An der Geschwulst kann man vorne und hinten deutlich rundliche Zystensäcke von Kleinkindskopfgröße erkennen, zwischen denen eine unklar höckrige, derbere Masse als Niere anzusprechen ist. Die an ihrer Einkerbung deutlich erkennbare Milz sitzt dem vorderen Zystensack wie eine Kappe auf. Zystoskopie: Aus dem linken Ureter kommt kein Urin, aus dem rechten tropft klarer Urin rhythmisch ab. Im Sediment zahlreiche Bazillen, Sargdeckelkristalle, vereinzelte rote Blutkörperchen und Spuren von Albumen. Das Röntgenbild zeigt eine eigenartige Verdrängung des Colon descendens und Sigmoideum (Abb. 228), die Pyelographie eine Mißgestaltung und völlige Umkehrung des Nierenbeckens. Diagnose: pararenale Zysten. 16. VIII. 1919. Bei der Operation fand sich die in Abb. 229 dargestellte Zystenniere. 2. IX. Entlassen. Die Kranke hatte bald

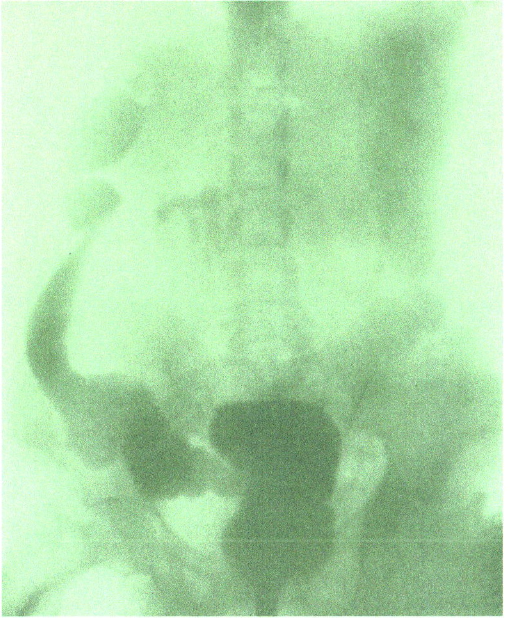

Abb. 228. Eigenartige Verdrängung des Colon descendens und Sigmoideum und Mißgestaltung des Nierenbeckens bei einer Zystenniere.

reichliche Harnmengen ausgeschieden; die rechte Niere fühlt man deutlich vergrößert und nach unten gelagert etwa ein Finger breit oberhalb des Nabels.

Das Merkwürdige dieses Falles besteht weniger in der überwiegenden Ausbildung der zystischen Degeneration auf einer Seite und abnormen Größe der Zysten, als vielmehr im Fehlen aller anderen Merkmale, die der Krankheit sonst zukommen sollen. Denn neben der Geschwulstentwicklung finden sich für gewöhnlich Erscheinungen, die sich mit dem klinischen Bilde der chronischen interstitiellen Nephritis decken.

Der Harn gleicht in Zusammensetzung und Menge ganz dem chronischen Nephritisharn; es zeigen sich vermehrte Harnmengen bis zu völliger Austrocknung des Körpers mit starkem, dauerndem Durstgefühl. Die Menge kann mehrere Liter täglich betragen. Der Harn ist im allgemeinen klar oder nur wenig getrübt, wässerig, sein spezifisches Gewicht sehr niedrig. Der Eiweißgehalt ist gering oder fehlt ganz; die festen Formbestandteile sind meist vermindert;

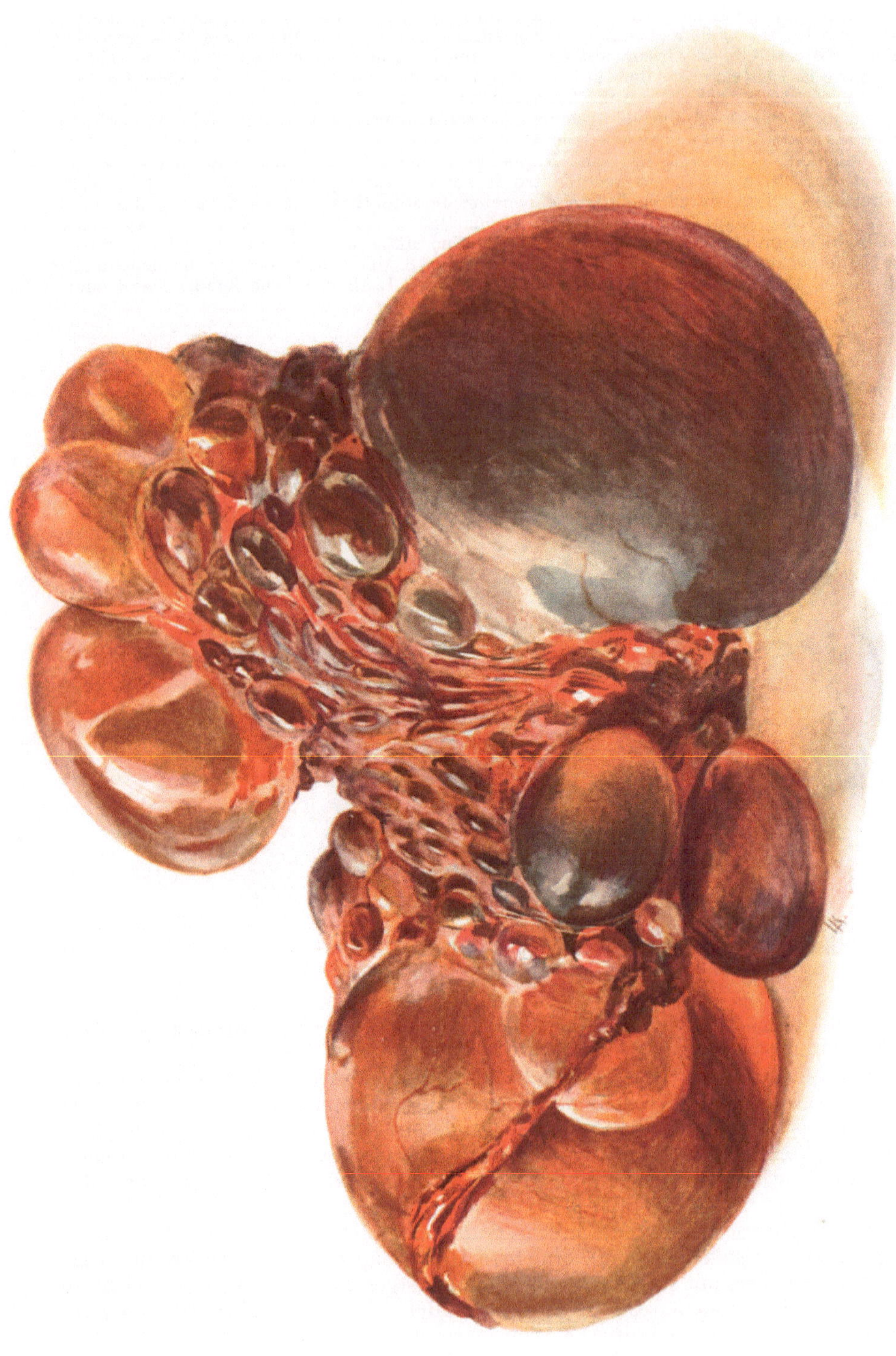

Abb. 220. Zystenniere.

ganz vereinzelt findet man im Sediment morphologische Elemente, spärliche hyaline Zylinder und Nierenepithelien, sehr selten rote und weiße Blutkörperchen. Die Ursache dieser Polyurie ist in dem Untergang zahlreicher Rindenkapillaren und der dadurch bedingten Druckerhöhung zu suchen. Zuweilen ist auch Blut im Harn, nicht nur in mikroskopischer, sondern auch in makroskopischer Menge; sogar schwere Hämaturien sind beobachtet. Wahrscheinlich sind sie die Folgen der nephritischen Prozesse, oder aber durch Platzen zystischer Scheidewände verursacht. Auf einen besonderen mikroskopischen Befund macht noch Israel aufmerksam: Im Sediment hat er konzentrisch geschichtete, rosettenartig konturierte Körper gefunden, die für die zystische Nierendegeneration absolut beweisend sein sollen.

Neben den nephritischen Harnveränderungen treten auch urämische Symptome auf, die Arzt und Patienten auf das Leiden aufmerksam machen und es vielleicht erkennen lassen; manchmal nur andeutungsweise und schleichend mit geringen nervösen Erscheinungen, leichten Kopfschmerzen, Schwindelgefühl und Übelkeit einhergehend, treten sie ein anderes Mal voll entwickelt mitten in völlige Gesundheit hinein mit Schläfrigkeit, Benommenheit, Magen- und Darmerscheinungen, Appetitlosigkeit und Erbrechen. Hierzu gesellen sich dann noch die mechanischen Momente erschwerter Zirkulation, die dem Schrumpfnierencharakter der Krankheit entsprechen: Herzhypertrophie, besonders des linken Ventrikels, mit Dilatation, erhöhtem Blutdruck, Stauungserscheinungen in den Hohlorganen als Hydrothorax, Hydroperikard und Aszites und Neigung zu Nasen-, Zahn- und Lungenblutungen.

Endlich machen sie auch subjektive Beschwerden, das Gefühl von Schwere und lästigem Druck, chronisch neuralgische Schmerzen in der Lende; auch echte Koliken sind beobachtet. Oder aber sie wirken durch ihre Masse raumbeengend und rufen durch Druck auf die Nachbarorgane besonders Magen- und Darmstörungen hervor. Die zystische Degeneration der Leber kann gleichzeitig vorkommen; mit ihren halbkugeligen Prominenzen auf der Leberoberfläche ist sie leicht festzustellen. Alle diese Erscheinungen können uns veranlassen, auch an die polyzystische Degeneration der Niere zu denken, nachdem wir die Schrumpfniere ausgeschlossen haben. Aber die vorn mitgeteilte Krankengeschichte zeigt, daß sie mitunter alle fehlen können. Besonders bemerkenswert war hierbei noch, daß 14 Tage nach der Exstirpation der Niere nach den Untersuchungen von Munk sich am ganzen Gefäßsystem keinerlei Krankheitszustände fanden, daß der Harn nach Zusammensetzung und Menge nicht von der Norm abwich und die Blutkryoskopie vor und nach der Operation normale Werte ergab.

Die solitäre seröse Zyste und die Blutzyste.

Die Diagnose der solitären Zyste mit serösem oder blutigem Inhalt ist nur ganz vereinzelt gestellt worden. Diese Erkrankung der Niere macht, abgesehen davon, daß sie sehr selten ist, meist auch eine langsame, dem Träger kaum merkbare Entwicklung durch. Erst bei weiter fortgeschrittenem Wachstum — Ausdehnung über die ganze eine Körperhälfte vom Zwerchfell bis zum Beckenkamm und einem Inhalt von mehreren Litern — kann die Zyste durch ihre Größe, durch raumbeengende und druckverursachende Wirkungen auf die Nachbarschaftsorgane, in vereinzelten Fällen durch spontane oder traumatische, in die Zyste hinein erfolgende Blutungen oder akut einsetzende Eiterungen klinisch in Erscheinung treten. Aber selbst dann ist sie schwer zu erkennen, da die klinischen Erscheinungen allgemeiner Natur sind und oft jeden Hinweis auf eine Niere vermissen lassen.

Eine Wahrscheinlichkeitsdiagnose ist denkbar, wenn der Nachweis eines zystischen, der Niere angehörigen Tumors gelingt und man hierdurch auf die Nierenzyste hingewiesen wird. Die zystische Natur wäre durch prall elastische Konsistenz, glatte Oberfläche, kugelige Gestalt und Fluktuation mit Dämpfung nachzuweisen; aber erhebliche Wanddicke und starke Spannung einerseits, Kleinheit und zentrale Lage oder straffe, schlecht palpierbare Bauchdecken andererseits machen dies Ergebnis oft unmöglich. Die Zugehörigkeit zur Niere

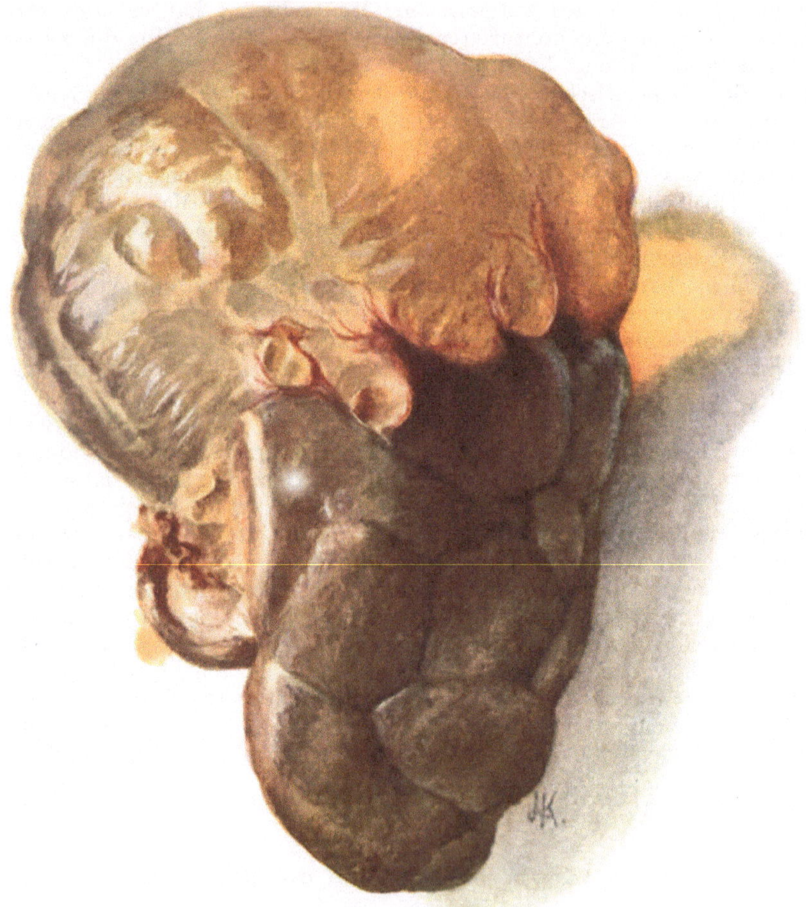

Abb. 230. Solitärzyste der Niere.

wäre durch die uns wohlbekannten Merkmale zu erweisen, doch machen die tatsächlichen Verhältnisse den Nachweis des Ausgangspunktes außerordentlich schwer, um so mehr, als die Harnverhältnisse fast stets normal sind — einige Male hat man Blutungen beobachtet — und Zystoskopie, Ureterenkatheterismus, Funktionsprüfung, Röntgenbild der Niere und das Verdrängungsbild des Darmes häufig keine für die Niere sprechenden Merkmale ergeben. Auch das Gefühl von Schwere und Druck, die Magen- und Darmstörungen infolge der Verdrängung dieser Organe, vereinzelt beobachtete Temperatursteigerungen, kolikartige Schmerzen infolge von Spannung der Zystenwände oder Harnstauung durch Kompression des Ureters, herabgeminderter Hämoglobingehalt und Anämie bei den Blutzysten werden im Einzelfall sich selten zu einer Diagnose verwerten lassen. Röntgenologisch wurde von verschiedener Seite die Zyste in Form einer scharf und gleichmäßig umschriebenen Kugel von regelmäßiger Dichtigkeit, die dem Nierenschatten ansaß, nachgewiesen.

Differentialdiagnose. Da eine Geschwulst, Harnveränderungen und Schmerzen zum diagnostischen Symptomenkomplex der zystischen Nierendegeneration gehören, ist öfter eine Verwechslung mit echten Tumoren vorgekommen. Fehlen die Begleitsymptome der zystischen Nierendegeneration, insbesondere das gleichzeitige Vorkommen der zystischen Degeneration der Leber, die Veränderungen am Gefäßsystem, die nachweisbare Doppelseitigkeit, und ist endlich die Kapsel verdickt und mit ihrer Umgebung verwachsen, so daß man die höckerige Oberflächenbeschaffenheit der Niere nicht nachweisen kann, so wird sich die Diagnose der zystischen Entartung erst nach operativer Freilegung ermöglichen lassen. Es dürfte sich empfehlen, hierbei die Hand durch einen kleinen Schlitz im Peritoneum einzuführen und sich von der normalen äußeren Gestaltung der anderen Niere zu überzeugen, ehe man die Niere entfernt.

Ist die zystische Natur der Geschwulst einwandfrei nachgewiesen, so sind Verwechslungen mit der Hydronephrose und dem Echinokokkus möglich und vorgekommen. Die Hydronephrosensäcke sind fast durchweg von glatter Oberfläche; auch wenn die Kelche verschieden ausgedehnt sind, so hat man doch immer den Eindruck gleichmäßiger, flacher Vorwölbungen. Sind die Zysten aber groß, wie in dem vorn erwähnten Fall, so kann doch immer ein palpatorischer Irrtum unterlaufen, namentlich wenn die zystische Geschwulst nur nach dem Hilus zu gefühlt wird. Ist sie dagegen an verschiedenen Seiten festzustellen, so wird man vor allem anderen an die zystische Nierendegeneration zu denken haben. Röntgenbild und Pyelogramm geben weitere Unterscheidungsmerkmale.

Die Unterscheidung vom Nierenechinococcus ist durch den Abgang von Blasen oder Haken im Urin gegeben. Nimmt man die Punktion des Zystensackes vor, so ergibt sie eine eiweißlose Flüssigkeit mit geschichteten Blasenmembranteilen oder Haken.

Sind endlich die Geschwülste auf beiden Seiten zu gewaltiger Entwicklung gekommen, wobei sie von der Zwerchfellkuppe bis ins kleine Becken reichen und in der Mittellinie zusammenfließen können, so ist auch schon die Verwechslung mit dem Aszites vorgekommen. Die aszitische Flüssigkeit zeichnet sich aus durch große Beweglichkeit; ihre seitlichen Dämpfungen verschieben sich bei Lagewechsel rasch und sind perkutorisch nachweisbar, während der doppelseitige Dämpfungsbezirk zystisch entarteter Nieren auf seinen Platz beschränkt bleibt.

Tritt endlich die Geschwulstentwicklung mehr in Hintergrund, findet sich wohl ein gespannter und aufgetriebener Leib, ist aber eine ergiebige Palpation ausgeschlossen und stehen Verdauungs- und Zirkulationsstörungen, insbesondere die chronisch-nephritischen Symptome, Durst und Urindrang im Vordergrund, so kann das Leiden mit einer Schrumpfniere verwechselt werden. Dieser diagnostische Irrtum ist aber meist ohne Folgen, jedenfalls in bezug auf die Therapie.

Echinokokkus.

Die Diagnose des Echinokokkus stützt sich auf den Nachweis einer zystischen Geschwulst, die sich glatt, kugelig, rund und prallelastisch anfühlt;

zuweilen ist deutliche Fluktuation nachzuweisen. Sie ist schmerzlos und entwickelt sich ganz langsam, aber stetig. Kleine, geschlossene Zysten werden, da sie meist symptomlos und ohne Harnveränderungen einhergehen, nicht zu erkennen sein. Liegt die Zyste oberflächlich und ist ihre Wand dünn und gespannt, umschließt sie dicht nebeneinander liegende Tochterblasen, so kann man Hydatidenschwirren nachweisen, ein eigentümliches Zittern, das sich dem klopfenden Finger durch Schwingungen des Balges mitteilt. Immerhin ist dies nur selten der Fall und auch bei anderen Zysten beobachtet. Es sind auch Fälle vorgekommen, die, durch ihre große Härte ausgezeichnet, vollkommen solide Tumoren vorgetäuscht haben. Zudem kommen öfters vorzeitige Verwachsungen der Zystenwand mit angrenzenden Organen, Leber, Milz, Darm und Magen vor und bei großer Entwicklung auch mit den Beckenorganen, und sekundäre Eiterungen treten hinzu, so daß die Geschwülste ihre manuelle und respiratorische Verschieblichkeit vollkommen verlieren können und der Nachweis ihres flüssigen Inhalts und des Ausgangs von der Niere sehr erschwert ist. Ist die Zugehörigkeit einer zystischen Geschwulst zur Niere durch die Lageverhältnisse, die wir bei den Nierentumoren und der Hydronephrose kennen gelernt haben, erwiesen, so kann nur dann die sichere Diagnose gestellt werden, wenn der Zysteninhalt nach unten gelangt, wenn also die Zyste geplatzt und in Verbindung mit dem Nierenbecken getreten ist. Der Durchbruch ins Nierenbecken im Anschluß an eine Infektion des Sacks oder durch Wandnekrose ist die Regel, in andere Höhlen und benachbarte Organe sehr selten. Es finden sich dann bei offenen Nierenechinokokken stets ganze Blasen, Hakenkränze und Membranstücke im Urin. Sie sind auch schon zystoskopisch in der Blase nachgewiesen worden. Der Eintritt des Durchbruchs, der spontan oder infolge einwirkender Gewalt einsetzt, kündigt sich durch Fieber und heftige Schmerzen an und wird von trübe zersetztem, übelriechendem, mit Eiter und Blut vermischtem Harn begleitet. Im Bodensatz finden sich schmutzig braune Membranen, durchscheinend, mit mikroskopischer Schichtung. Die Verbindung zwischen Nierenbecken und Zystensack ist verschieden groß, das Nierenbecken und der Ureter sind gewöhnlich erweitert und mit Blasen und Blasenfetzen angefüllt. Bleibt eine Blase im Ureter stecken, so macht sie Kolikanfälle, und da zuweilen auch ein massenhafter Einbruch erfolgt, kann es zu erschwerter Harnentleerung, zu Verstopfungsanurie und rückwärtiger Harnstauung kommen. Der Durchbruch in die Lungen und in die Därme ist klargestellt durch den Zysteninhalt im Auswurf und Kot. Gehen sie mit parasitären Ausscheidungen im Urin einher, so darf man mit ziemlicher Sicherheit auf den Sitz des Echinokokkus in der Niere schließen. Verkleinert sich nach dem Einbruch der zystische Tumor, so ist ein besonderer Hinweis auf einen Nierenechinokokkus gegeben. Wenn die Durchbruchstelle zwischen Sack und Nierenbecken sich wieder schließt, so vergrößert sich die Geschwulst bald wieder; die Urinverhältnisse können wieder normale werden. Öfters aber gehen die Blasen auch weiterhin in verschiedener Zahl und Größe und in verschieden großen Zeitabständen durch die unteren Harnwege ab, weil es immer wieder zu einem erneuten Durchbruch kommt. Wiederholter Durchbruch unterhält meist einen chronischen Blasenkatarrh, Pyelitis, Retention des Eiterharns und damit kontinuierliches Fieber. Auch die positive Punktion würde über Inhalt und damit über die Natur der Zyste einen sicheren Aufschluß geben können. Der Zysteninhalt ist wasserklar, reagiert alkalisch, enthält sehr wenig oder gar kein Eiweiß und, was einzig ausschlaggebend ist, Haken und Membranteile. Stehen die Zysten mit den Harnkanälchen oder dem Nierenbecken in Verbindung, können sie auch Harnbestandteile enthalten; Harn- und oxalsaure Niederschläge und auch Kristalle, Harngrieß und Harnsteine sind schon vorgefunden worden. Zysten der

Rinde und der Fettkapsel enthalten keinen Urin. Die Punktion ist aber wegen der Gefahr der Blutung und der Aussaat zu unterlassen. Gegenüber der Abtrennung des geschlossenen Echinokokkus, der eine beträchtliche Größe annehmen, den größten Teil der Bauchhöhle, die ganze eine Hälfte des Bauches ausfüllen und noch in die andere Hälfte herüberragen kann, von anderen zystischen Geschwülsten, wobei besonders die Hydronephrose, Ovarialzyste und Aszites in Frage kommt, sei darauf aufmerksam gemacht, daß man im allgemeinen an Echinokokken nur denken wird in Gegenden, wo solche endemisch sind, in Deutschland vor allem in Mecklenburg. Die Scheidung zwischen ihnen und zystischen Geschwülsten der Unterleibsorgane deckt sich ganz mit den Differentialdiagnosen, von denen wir bei den Tumoren gehört haben. In unserer Klinik wurde nur ein Fall von Echinokokkus beobachtet, der aber nicht diagnostiziert war. Die Zyste ging von der Nierenkapsel aus und hatte, ohne irgend welche Beziehungen zur Niere zu haben, diese vollkommen eingeschlossen.

Die Erkrankungen der Harnleiter.

Die Erkrankungen der Harnleiter sind zwar, da sie meist Begleit- und Folgeerscheinungen von Nierenerkrankungen sind, und da deshalb auch ihre klinischen Äußerungen im wesentlichen von den Krankheitszuständen der zugehörigen Niere abhängig sind, in den vorhergehenden Kapiteln bereits eingehend berücksichtigt worden.

Es gibt aber eine kleine selbständige Gruppe von Harnleitererkrankungen, wo die Niere erst in zweiter Linie in Mitleidenschaft gezogen ist, bei denen wenigstens die klinischen Erscheinungen fast ausschließlich den Harnleiter betreffen und die *lokalisierte Uretererkrankung* alleiniger Wegweiser für ihre Erkennung ist. Deshalb und einer besseren Übersicht wegen will ich eine kurz zusammengefaßte Darstellung der Diagnose aller chirurgischen Harnleitererkrankungen geben. Zum Verständnis sind die Kenntnisse über die Anatomie und Physiologie des Harnleiters notwendig, weshalb ich auf die vorne gegebenen Darlegungen nochmals hinweise.

Angeborene Bildungsfehler.

Viele der Bildungsfehler der Harnleiter haben nur pathologisch-anatomische und keine klinische Bedeutung; ihre vollständige Aufzählung gehört demnach nicht hierher. Praktisch wichtig sind die mißbildeten Harnleiter dann, wenn sie erkranken, die Niere in Mitleidenschaft ziehen und dadurch Zustände hervorrufen, die chirurgischer Abhilfe bedürfen. Ich will nur die Diagnose der Doppelung und Gabelung, der Kreuzung, der abnormen Ausmündung und der zystischen Erweiterung des vesikalen Teils besprechen.

Überzählige Harnleiter sind als Gelegenheitsbefunde vielfach beobachtet; sie können ein- und doppelseitig sein, mit vollständiger oder nur teilweiser Entwicklung der an normaler oder abnormer Stelle gelegenen Öffnungen (Abb. 231). Meist sind es harmlose anatomische Besonderheiten und nur zeitweise bekommen sie chirurgische Bedeutung, vor allem dann, wenn sie mit Entwicklungsfehlern der zugehörigen Niere vergesellschaftet sind, die ihrerseits wieder leicht erkranken. Zweien Uretermündungen entsprechen oft zwei getrennt verlaufende Ureteren und zwei getrennte Nierenbecken, mit anderen Worten: zweigeteilte getrennte Harnsysteme in einer zweigeteilten Niere. Man sieht bei der Zystoskopie getrennte Einmündungsstellen, zwei Öffnungen nebeneinander auf *einer* Seite, oder eine unter der anderen, die untere mehr nach der Mitte gerückt (Abb. 69 s. S. 101). Wenn diese ungleichzeitige Funktion zeigen, was man durch Blaustoffinjektion noch deutlicher machen kann, so ist der Schluß berechtigt, daß jeder Öffnung ihr eigener Harnleiter, ihr eigenes Nierenbecken und Kelchsystem zukommt, während gleichzeitige Funktion einem gemein-

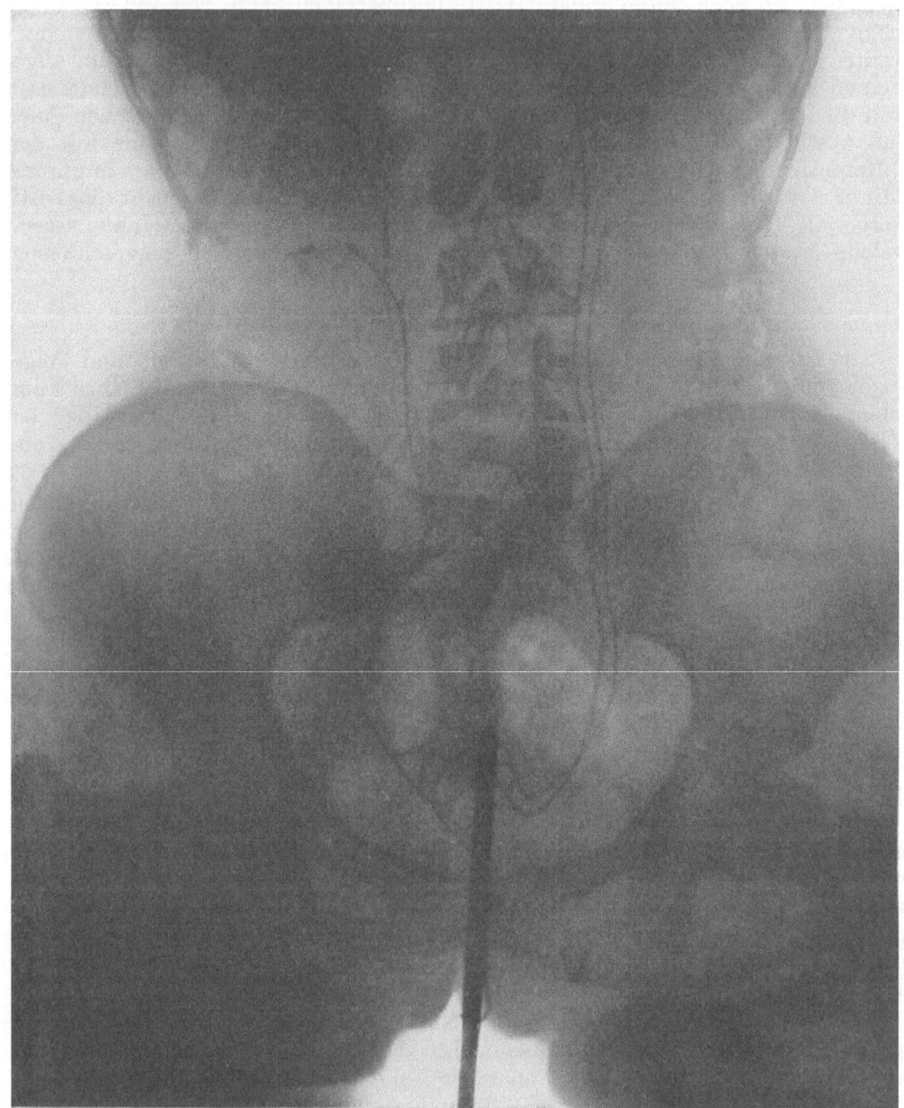

Abb. 231. 4 Ureteren.

samen Nierenbecken entsprechen würde. Eine in jede Uretermündung eingeführte, schattengebende Uretersonde geht ihren eigenen getrennten Weg; im Radiogramm sieht man sie getrennt verlaufen und an zwei untereinander gelegenen Stellen des Nierenschattens medial herantreten (Abb. 70 s. S. 101). Ist der eine Ureter und das zugehörige Nierenbecken erkrankt, so gibt der makroskopisch und mikroskopisch veränderte Harn aus dieser Uretermündung und die Auffüllung mit Kollargol meist auch die Art der Erkrankung des Ureters an.

Die zystoskopische Untersuchung ist ergebnislos, wenn ein doppelt angelegter Harnleiter sich oberhalb der Blase gabelt und beide Ureteren erst nach erfolgter Gabelung mit einer gemeinsamen Mündung in die Blase treten. Dann ist nur eine Uretermündung festzustellen und die Erkennung eines Doppelureters mit Y förmiger Gabelung (Abb. 71, S. 104) oft nur ein Zufallsbefund, wenn einmal zufällig der Ureter in einer Sitzung bei verschieden weit vorgeschobenem Katheter verschiedene Harne liefert. Solche Gabelungen kommen im ganzen Verlauf des Ureters vor und können von einer Einzelniere oder Verschmelzungsniere ausgehen oder zwei getrennten Nieren angehören. Findet man zwei Uretermündungen auf einer Seite und

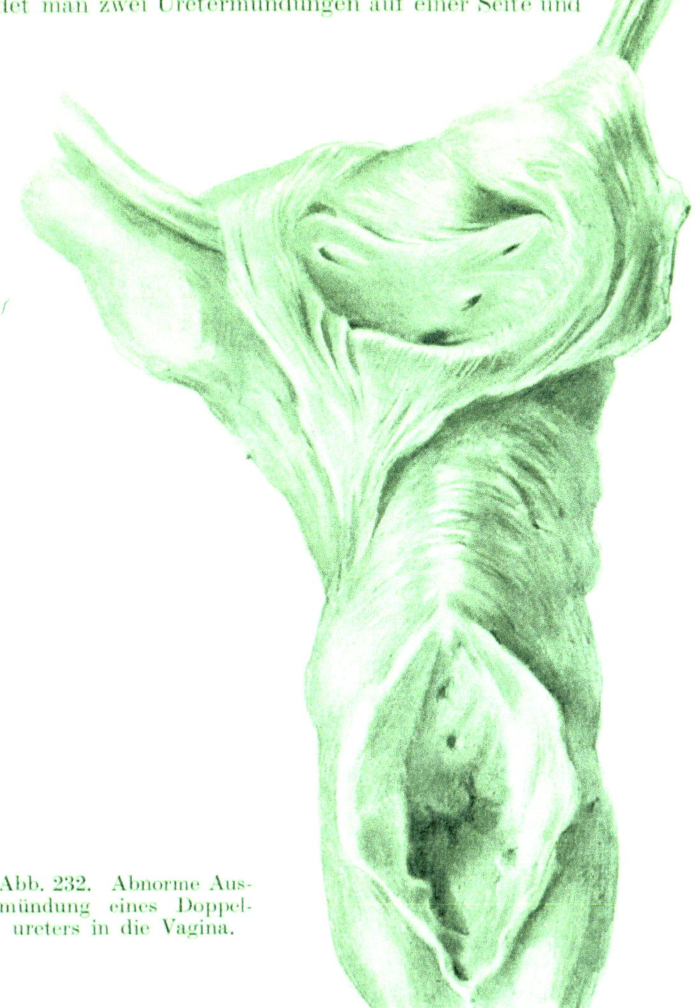

Abb. 232. Abnorme Ausmündung eines Doppelureters in die Vagina.

fehlt eine solche auf der entgegengesetzten Seite, so muß man daran denken, daß solche einseitige Doppelungen nicht immer einer gleichseitigen zweigeteilten Niere entstammen müssen, sondern daß auch einmal eine Verschmelzungsniere vorliegen kann, die beide ihr zugehörige Ureteren nach derselben Blasenseite schickt.

Während die Verschmelzungsniere für gewöhnlich ihre Harnleiter an der richtigen Stelle in die Blase einmünden läßt, kommt auch eine gekreuzte Nierendystopie vor, wobei beide Harnleiter einen einseitig lumbalen Ursprung haben, der eine davon die Mittellinie kreuzen muß, ehe er an seinen Normalplatz in der Blase kommt. Der Blasenöffnung dieses nach Form, Lage und Arbeit normalen, oben gekreuzten Harnleiters sieht man natürlich seinen Verlauf nicht an. Auch beim unverdächtig vorgenommenen Ureterenkatheterismus paßt sich der Katheter dem abnormen Verlauf an und ergibt an beiden Öffnungen ungleichzeitig Harn. Erst die Röntgenaufnahme mit eingelegtem Wismutkatheter oder mit Kollargolauffüllung bringt eine einwandfreie Aufklärung über die Kreuzung des Harnleiters (s. Abb. 67, S. 99).

Pathologische Ausmündungen der Harnleiter sind teils innerhalb, teils außerhalb der Blase festgestellt worden. Man findet sie in der Blase im Trigonum, an der Sphinktergegend oder am Blasenhals; außerhalb in der Urethra, besonders am prostatischen Teil, am Vas deferens, an der Samenblase, dem Ductus ejaculatorius, an der Vulva, im Vestibulum vaginae. Sie finden sich am häufigsten bei Doppelbildungen der Harnleiter; der überzählige Ureter endigt blind oder außerhalb der Blase in irgend einem Abschnitt des Harn- oder Geschlechtsapparats. In Abbildung 232 ist eine Verdoppelung beider Ureteren dargestellt. Der überzählige zweite rechte daumendicke Harnleiter mündet vorne unter dem Orificium externum der Harnröhre. Die zugehörige Niere war vereitert. Klinisch machen die abnormen Ausmündungen unwillkürliches Harnträufeln, gestatten aber, wenn sie in der Harnröhre münden, auch eine Entleerung im Strahl. Das Auffinden ist oft sehr erschwert, da sie ja nach ihrer Lage meist nicht der direkten Besichtigung zugängig zu machen sind und auch keinen Blaustoff ausscheiden, weil meist die zugehörige Niere funktionsuntüchtig ist. Hat man sie entdeckt, so ist der Schluß auf eine Nierenerkrankung gerechtfertigt, denn jede abnorm gelagerte und degenerierte Ausmündung eines Harnleiters macht auch eine abnorme oder kranke Niere wahrscheinlich. Die Ausmündungen sind oft eng und sekundäre Harnstauungen mit Infektion gewöhnliche Folgeerscheinungen.

Die zystische Erweiterung des Harnleiterblasenendes ist in der Nierendiagnostik von großer Bedeutung. Pathologisch-anatomisch handelt es sich um eine angeborene Enge des Ureter-Blasenwandteiles, die noch innerhalb der Blase oder dicht hinter dem Blaseneintritt des Ureters sitzen kann. Der einströmende, von der Niere zufließende Harn findet ein Hindernis und buchtet unter Dehnung der Blasenschleimhaut die Ureterteile aus. So entstehen zystische Erweiterungen des Harnleiterendes. Die Symptome zeigen sich vor allem in Störungen der Blasenfunktion und in Harnveränderungen: Harndrang, Blasentenesmen, Schmerzen beim Wasserlassen, erschwerte Harnentleerung, vorübergehende vollständige Harnverhaltung; makroskopische und mikroskopische abnorme Beimengungen zum Harn: Eiter, Blut und Nierenelemente. Zuweilen bestehen Schwankungen der Harnmenge mit Steigerung und Nachlassen der subjektiven Beschwerden, wenn sich renale Harnstauungen intermittierend oder dauernd geltend gemacht haben.

Die Diagnose stützt sich auf die zystoskopische Sichtbarmachung der abnormen Blasenuretermündung, die eine ganz charakteristische für den Beobachter, der sie einmal gesehen oder ihre Beschreibung kennt, unverkennbare

Veränderung zeigt: man sieht den Endteil des Harnleiters als blasenförmig abgehobene Geschwulst, die ins Blaseninnere vorgetrieben wird. Sie ist von zarter, glatter, mit deutlicher Gefäßzeichnung versehener Schleimhaut überzogen. Da sie Urin enthält, ist sie weich, eindrückbar und durchsichtig, was man besonders deutlich bei verschiedener Einstellung des Lichtes zu sehen bekommt. Die Größe und Form ist verschieden: spindelförmig, kugelig, zitzenartig, halbkugelig, birnenförmig; in den ersten Anfängen kirschkerngroß, kann sie bis zu Walnußgröße anwachsen. Für gewöhnlich sitzt auf der Höhe der Geschwulst eine abnorm enge, runde, schlitz- oder trichterförmig eingezogene Öffnung, aus der ein dünner Urinstrahl heraustritt. Die Ureteröffnung kann auch ganz fehlen und der Ureter blind endigen. Nun sieht man den Urin in gewissen Zwischenräumen in die zystische Geschwulst hineinschießen und sie eutermäßig zu praller Spannung füllen, während bei der Entleerung des dünnen Harnstrahles die Wände der Zyste wieder zusammenfallen. Dieses Bild mit Vortreibung und Erschlaffung der Geschwulst wechselt rhythmisch (Abb. 233). Die Anschwellung kann so beträchtlich sein, daß sie sich bis an die innere Harnröhrenmündung erstreckt und die andere Uretermündung verlegt; in vereinzelten Fällen ist sie vor die Harnröhrenmündung getreten und frei aus der Blase heraushängend gefunden worden. Die zystische Erweiterung kann ein- oder doppelseitig sein; sie ist öfters mit einer Ureterdoppelung und abnorm gelagerter Mündung vereint vorgekommen. Bei einer meiner Beobachtungen lagen besondere diagnostische Schwierigkeiten vor:

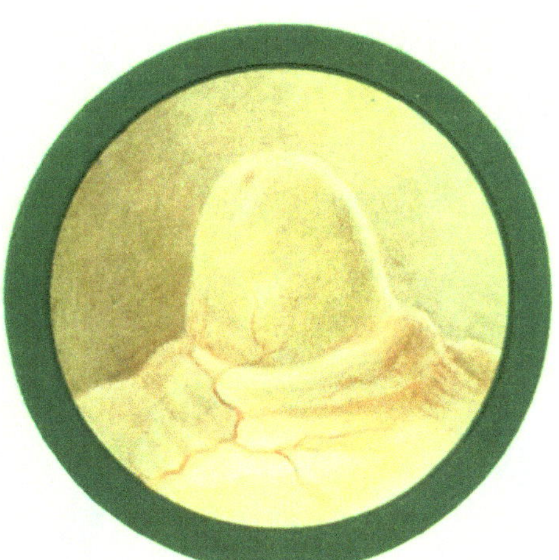

Abb. 233. Zystische Erweiterung des Harnleiterblasenendes.

Eine 30jährige Frau hatte im Jahre 1913 kolikartige Beschwerden; beim letzten Anfall wurde ein dattelkerngroßer Stein entleert. Oktober 1919 zystoskopierte ich die Patientin, da sie immer noch Beschwerden hatte, auch wissen wollte, wie es in ihrer Niere aussehe. Ich fand auf der rechten Seite neben einer schlitzförmigen Ureteröffnung mit rhythmischer Funktion etwas unterhalb und einwärts eine zweite lochartige Öffnung, torförmig klaffend, in Form eines umgekehrten U; durch sie blickte man in einen ungefähr haselnußgroßen Hohlraum und konnte dabei beobachten, wie die diesen Hohlraum begrenzenden Wände der Schleimhaut von Zeit zu Zeit wellenartig hin- und herbewegt wurden. Bei dem Versuch, dem Befund eine Klärung zu geben, kam ich auf den Gedanken, daß der seinerzeit unter Schmerz abgegangene Stein durch die hintere Wand des intramuralen Ureterteils durchgebrochen sei und die Blasenschleimhaut abgelöst und durchlocht habe. Der nun eingeführte Ureterkatheter verfing sich zwar anfänglich in der abgelösten Wandung, bekam aber bald eine bestimmte Richtung und konnte weiter nach oben geführt werden; eine Verbindung mit dem Ureter war also scheinbar vorhanden; aber ein zweiter zur Kontrolle in die obere normalgestaltete Ureteröffnung eingeführter Katheter konnte auch weit vorgeschoben werden. Es waren demnach zwei Ureteren vorhanden, und da auch verschiedener Harn austrat — der eine war klar, der andere wurde trübe in ununterbrochener Tropfenfolge entleert —, war auch sicher eine zweigeteilte Niere mit Erkrankung des einen oberen Nierenbeckens erwiesen. Der Stein stammte also aus der oberen Nierenhälfte, die hydronephrotisch entartet war, was auch noch durch die Pyelographie bestätigt wurde (Abb. 71 u. 72 s. S. 102). Während nun die torförmige untere Öffnung durch den Katheter verlegt war, sah man deutlich, wie die Wände sich ruckartig aufblähten und nach 2—3maligem Einschießen von Harn voll zystisch ausgedehnt waren (Abb. 234—236); dann lief der Harn am Katheter vorbei, und die Wände fielen wieder zusammen. Die Annahme einer Perforation der hinteren Wand des Ureters mußte fallen gelassen werden. Es handelte sich vielmehr entweder um eine angeborene zystische Erweiterung des einen Ureterendes und die ursprünglich enge Öffnung wurde durch den Steindurchtritt lochartig gedehnt, oder aber der Stein lag längere Zeit eingeklemmt im intramuralen Ureterteil und hatte ihn geweitet, zystisch vorgebuckelt und war schließlich durchgetreten.

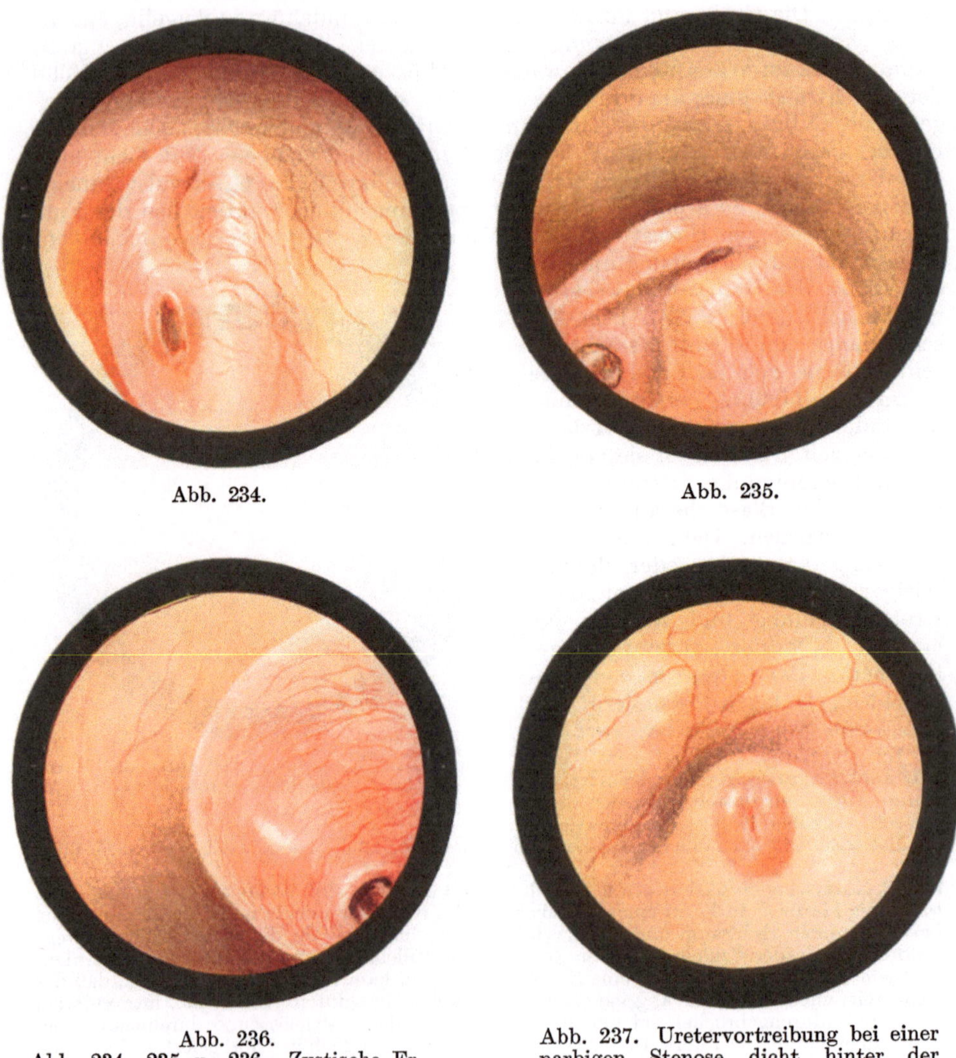

Abb. 234.

Abb. 235.

Abb. 236.

Abb. 234, 235 u. 236. Zystische Erweiterung eines Doppelureters in den verschiedenen Phasen.

Abb. 237. Uretervortreibung bei einer narbigen Stenose dicht hinter der Mündung.

Die zystischen Erweiterungen kommen nämlich auch erworben vor; sie sind dann meist bedingt durch ein materielles Hindernis peripher von der Zyste. Neben dem Stein sind es entzündliche Stenosen durch akute und chronische Eiterprozesse, geformte Eiter- und Blutgerinnsel oder auch Geschwulstzotten.

Die Harnleiterverletzungen.

Die Harnleiterverletzungen machen im allgemeinen für eine sichere Diagnose wenig verwertbare Merkmale. Hierzu kommt noch, daß das klinische Bild durch häufige Mitverletzungen anderer Bauchorgane verschleiert und getrübt ist, so daß die frische Ureterverletzung nur schwer erkannt wird.

Der gewöhnlich unter den Wirkungen eines schweren Traumas stehende Kranke bietet die Symptome der akuten stumpfen Bauchverletzung mit oder ohne Schockerscheinungen dar. Das erste subjektive Zeichen, das an eine Ureterverletzung denken ließe, ist der umgrenzte Schmerz, spontan und auf Druck, im Verlauf des Ureters. Objektiv findet man fast stets eine blutige Verfärbung des Harns; aber da der Harnleiter nur spärlich mit Gefäßen versorgt ist und bei wandständigen Verletzungen (Einrissen und Quetschungen) nur wenig Blut in die unteren Harnwege gelangen kann, so ist das Bluthamen meist nur geringgradig und verschwindet schon nach wenigen Tagen. Außerdem verliert sich dieses an sich unsichere Merkmal gänzlich, wenn eine schwere quere Zerreißung des Harnleiters vorhanden ist, weil das Blut dann nur in die Umgebung abfließt, oder in nur so geringer Menge nach unten sickert, daß es der Beachtung entgeht.

Da ein großer Teil des Harns in die Umgebung abfließen kann, ist zuweilen eine augenfällige Verminderung der Urinmenge zu beobachten. Aber auch dieses Zeichen läßt nicht selten im Stich, da die kompensatorisch einsetzende Mehrarbeit der dem unverletzten Ureter angehörenden Niere die Oligurie bald überholt.

In vereinzelten Fällen einer Ureterverletzung kommt es zu einer Anurie mit urämischen Symptomen — diese Anurie ist z. B. schon öfters nach gynäkologischen Operationen beobachtet. — Der Verdacht einer unbeabsichtigten doppelseitigen Ureterverletzung muß sofort aufsteigen; jedenfalls ist eine schnelle Entscheidung darüber herbeizuführen, ob beide Ureteren verletzt oder geknickt sind, ob der Ureter einer Einzelniere geschädigt ist, oder schließlich ob nur ein Ureter verletzt ist und die dem zweiten zugehörige Niere reflektorisch ihre Arbeit eingestellt hat. Zystoskopie und Ureterenkatheterismus, die überhaupt bei jedem Verdacht einer Ureterverletzung angewandt werden müssen, bringen rasche Aufklärung.

Die endoskopische Untersuchung zeigt den blutenden Harnleiter, wenn die Besichtigung kurz nach dem Unfall ermöglicht ist. Man sieht auf der Seite der Verletzung blutigen Harn austreten. oder die Ureteröffnung geht leer oder steht still. Die ergebnislosen, „trockenen" Zusammenziehungen ohne sichtbaren Harnspritzer sind ein sicheres Zeichen für eine teilweise Unterbrechung und lassen eine unvollständige Wanddurchtrennung annehmen. Die starre Leblosigkeit der Mündung aber weist darauf hin, daß der Zusammenhang zwischen Nierenbecken und Blase vollständig unterbrochen und der Harnleiter völlig durchtrennt ist; die Beweisführung ist aber erst dann eine vollständige, wenn der eingeführte Katheter oder die Uretersonde auf ein unüberwindliches Hindernis stößt. Die Verletzungsstelle hält sie fest, und auch noch bei mehrmaligen Versuchen ist der Widerstand nicht zu überwinden. Ist dagegen noch ein wandständiger Zusammenhang vorhanden, so gleitet mitunter der Katheter nach Überwindung eines leichten Widerstandes mit Schmerzäußerung des Kranken doch in höher gelegene Teile. Wird die Blaustoffprobe gemacht, so läßt der quer durchtrennte Ureter keinen gefärbten Harn nach unten gelangen, während der nur teilweise und unvollständig verletzte den gefärbten Urin verspätet und verdünnt in die Blase treten läßt.

Die Feststellungen durch Zystoskopie, Ureterenkatheterismus und Funktionsprüfungen lassen auch die Harnblase und die Niere differentialdiagnostisch als Sitz einer Verletzung ausschließen und erweisen also Art und Ort der Verletzung.

Bei einer 78 Jahre alten Frau wurde die Radikaloperation nach Wertheim ausgeführt. Am 6. Tag trat eine schmerzhafte Anschwellung der linken Bauchseite auf. Wegen Verdachts auf Hämatombildung Inzision Einige Tage später schien das Sekret urinös zu riechen. Zystoskopie: Ureter geht leer. Der Ureterenkatheter stößt in Höhe der Inzision auf ein Hindernis. Einige Tage darauf entleert sich kein Urin mehr aus der Fistel; augenscheinlich war durch den Ureter nur eine Naht geführt und diese war durch den Ureterenkatheterismus gesprengt. Bei der Entlassung normale Durchgängigkeit des Harnleiters.

Liegt die Ureterverletzung einige Tage oder längere Zeit zurück, so stellt sie uns vor andere diagnostische Aufgaben. Dann kann sich am Ort der Verletzung eine fluktuierende Geschwulst gebildet haben mit glatter Oberfläche und gedämpften Bezirk, oder es hat sich eine diffuse Infiltration der Weichteile eingestellt mit den Zeichen beginnender Urininfiltration oder bereits ausgebrochener Urinphlegmone mit zirkumskripter und diffuser Peritonitis.

Dem Sitz der Verletzung oben in der Lendengegend am Ureterursprung oder im weiteren unteren Verlauf des Ureters entsprechend sind die oben genannten Erscheinungen der Blut- und Uringeschwulst verschieden gelagert. Die Ansammlungen können eine große Ausdehnung annehmen und füllen zuweilen den ganzen retroperitonealen Raum aus, wobei es von Bedeutung ist, wie sich die dem verletzten Ureter angehörige Niere verhält.

Manchmal stellt sie — plötzlich ausgeschaltet — ihre Funktion sofort ein und es entwickelt sich keinerlei Blut- oder Uringeschwulst, oder sie arbeitet weiter, und wird um die angestauten Massen vergrößert und druckempfindlich. Manchmal bildet sich eine schwappende Retentionsgeschwulst, eine echte oder eine falsche Hydronephrose (s. S. 146 u. 147).

Ein 15 Jahre altes Mädchen wurde Dezember 1910 durch ein Automobil angefahren und fiel um; hinterher trat Erbrechen auf. Die rechte Bauchseite schwoll an; seit Juni 1911 war der Bauch dauernd angeschwollen. Es bestanden dauernde Schmerzen und sie war nicht mehr arbeitsfähig. Status: In der rechten Bauchseite ein kugelförmiger, glatter, deutlich fluktuierender, mannskopfgroßer Tumor, nach links über die Mittellinie hinausgehend und bis zur Mammillarlinie reichend, nach dem kleinen Becken zu mit rundlicher Kontur abgrenzbar. Nabel vorgewölbt und etwas verstrichen; Hautvenen erweitert. Zystoskopie: Blase o. B. Ureter: links normale Funktion; rechts keine Bewegung, kein Urin. In Höhe von 10 cm völlig undurchdringliche, traumatische Striktur des Harnleiters. Diagnose: traumatische, echte Hydronephrose. Operation: Die Niere ist in eine mannskopfgroße zystische Geschwulst verwandelt; papierdünne Wand. $6^1/_2$ l leicht getrübte Flüssigkeit mit Potain entleert. Ein Teil der Zystenwand wird abgetragen und der Rest eingenäht, da keinerlei Möglichkeit besteht, den flächenhaft verwachsenen dünnen Sack zu exstirpieren.

Schließlich tritt uns die Ureterverletzung unter dem Bilde der Ureterfistel entgegen, wobei die Leitung des Urins nach der Blase unterbrochen ist, sei es, daß sie durch perforierende Gewalt oder operativ durch direkte Verletzung oder erst sekundär durch Drucknekrose oder in der Geburt durch Quetschung des Ureters entstanden ist. Sie steht endständig oder wandständig mit der Außenwelt in Verbindung. Der Harn träufelt bei ungestörter Blasenfunktion und normalem Wasserlassen ununterbrochen nach außen an den verschiedenst gelagerten Mündungen (Mündung in eine Operationsnarbe, nach einem Hohlorgan — Blase, Scheide, Rektum usw.).

Die Erkennung geschieht meist durch Geruch und chemischen Nachweis, bei stark eitriger Sekretion und geringem Urinaustritt wird der Nachweis ihres Sitzes, der Seite und Höhe durch Einführung der Uretersonde mit Röntgen und Pyelographie und durch den Austritt von injiziertem Blaustoff aus der Fistel erbracht. Von der Ureterfistel aus kommt es öfter durch die zeitweilige Verlegung des zentralen Endes zur Urinstauung und damit zur Keimüberladung und Gefahr aszendierender Eiterung des Nierenbeckens und akuter miliarer

Pyelonephritis oder totaler Vereiterung der Niere und Nierenfettkapsel. Stets muß man an eine solche Komplikation denken, wenn sich beim Bestehen einer Fistel schwere akute septische Erscheinungen einstellen. Ihre Diagnose ist in dem Abschnitt der Niereneiterung bereits ausführlich besprochen.

Bei einem 32 Jahre alten Manne wurde am 14. IX. 1910 in Lumbalanästhesie eine Mastdarmresektion mit Parasakralschnitt und mit Eröffnung des Douglasschen Raumes wegen Karzinoms gemacht. Am 20. IX. erregte beim Verbandwechsel eine urinöse Durchnässung den Verdacht auf eine Ureterverletzung. Am 3. X. zeigte nach intramuskulärer Indigkarmininjektion der in die Sakralwunde gelegte Tampon deutliche Blaufärbung. Am 16. X. Zystoskopie: zwei normale Öffnungen, links ohne sichtbare Zusammenziehungen. Der Ureterenkatheter stößt auf ein Hindernis in Höhe von 4—5 cm. Diagnose: operative Ureterverletzung. Am 20. X. wird ein Vorschlag der Verpflanzung des Ureters in die Blase abgelehnt. Am 5. XI. plötzliche Temperatursteigerung bis 40°. Urin eitrig. Schwerste septische Erscheinungen. Am 12. XI. Zystoskopie: starke Zystitis, geformte Eitergerinnsel aus dem linken Ureter. Rechts normale Blaufunktion. Exstirpation der Niere, die mit massenhaften stecknadelkopf- bis haselnußgroßen Abszessen durchsetzt ist. 9 Jahre später Exitus an Karzinomrezidiv.

Die entzündlichen Uretererkrankungen.

Die akute und chronische Entzündung des Harnleiters ist nur selten eine selbständige Erkrankung; fast stets ist sie eine Begleit- und Folgeerscheinung eitriger Nierenerkrankungen und kann sich von Niere oder Blase ab- oder aufsteigend entwickeln. Nur in einer kleinen Anzahl von Fällen hat die Erkrankung eine gewisse Selbständigkeit: die Entzündung setzt sich isoliert am Harnleiter an, und erst nach längerer Zeit treten komplizierende Erscheinungen von seiten der Niere hinzu, deren Diagnose und Therapie dann aber nur durch Feststellung der Uretererkrankung möglich ist.

Diese selbständigen Ureteritiden sind stets seltene Beobachtungen geblieben, und ihre Diagnose dürfte immer eine schwierige sein. Sie entwickeln sich zuweilen in aller Stille, ohne auf ihren Ursprungsort hinweisende Merkmale zu machen, und werden meist erst erkannt, wenn sich ernstere Folgen an der Lichtung des Kanals geltend machen, wenn Harnstauung und Infektion Platz greifen und sich auf die Niere fortsetzen. In den letzten Jahren hatte ich Gelegenheit, einige hierher gehörende Beobachtungen zu machen, deren klinische Symptomatologie ich unter Berücksichtiguug der in der Literatur niedergelegten Mitteilungen der Besprechung der Diagnose zugrunde lege. Zum besseren Verständnis schicke ich eine kurze Erläuterung ihres Wesens und der Pathogenese voraus.

Die akut eitrige Entzündung des Ureters.

Wie in der Schleimhaut der Harnröhre, so kann sich auch an der Innenwand des Ureters eine akut pyogene Erkrankung festsetzen. Sie führt in der Folge zu schweren, narbigen Veränderungen, kallösen Wandverdickungen, Strikturen und soliden Verschlüssen. Mikroskopisch handelt es sich dann um eine konzentrische Wandverdickung aller Schichten — eine entzündliche Fibrose — die zu einer allmählichen Erdrosselung des Lumens führen und sekundär infolge Rückstauung des Harns Hydro- und Pyonephrosen bedingen kann.

Die Diagnose ist in der Regel schwer. Die subjektiven Störungen — Schmerzen, Koliken — und die objektiven Veränderungen des Harns weisen zwar auf eine Erkrankung der Harnwege hin, aber meist denkt man an andere Erkrankungen und sucht ihren Sitz gewöhnlich in der Niere. Nur wenn die zirkumskripte Entzündung im Blasenwandteil des Harnleiters sitzt, kann sie zystoskopisch erkannt werden. Die Fälle, die zu beobachten ich Gelegenheit hatte, sind folgende:

A. L., 30 Jahre alt, Lokomotivheizer, vollkommen gesund bis 1917. Oktober 1919 erkrankt mit häufigem Harndrang: jede halbe Stunde kamen einige wenige, am Ende blutige Tropfen Urin mit krampfartigen Blasenschmerzen. Es bestand eine Schleimabsonderung aus der Harnröhre. Nach Mitteilung des Spezialarztes ergab die mehrmals vorgenommene bakterielle Untersuchung Diplokokken; Gonokokken waren sicher auszuschließen. Bei der Untersuchung war palpatorisch nichts festzustellen. Die Zystoskopie ergab eine diffuse Zystitis mäßigen Grades; besonders am Blasenhals, in der Gegend des Trigonums, stärkere Reizung der Schleimhaut. Der linke Ureter war zart und schlitzförmig ohne Besonderheiten. Der rechte zeigte eine merkwürdige Veränderung: an seiner Stelle besteht eine solide geschwulstartige haselnuß- bis walnußgroße Vorwölbung, auf deren Höhe noch erkennbar die Harnleitermündung als ein zarter, eben angedeuteter Schlitz sitzt. Nach innen von der Vorwölbung an der nach dem Ligamentum interuretericum zu abfallenden Seite zeigen sich zwei weitere, je erbsengroße solide Erhabenheiten. Es drängte sich der Vergleich mit einem Prostatalappen auf. Die solide Vorwölbung ist von zarter, normaler Schleimhaut mit deutlicher Gefäßzeichnung überzogen; auf ihrem Gipfel sitzt eine halbkreisförmige Ureteröffnung. Beim Einführen eines Ureterkatheters Nr. 3 wird die papierdünne Vorderlippe der Ureterenmündung durch den Katheter auf eine Strecke von $^1/_4$ cm angehoben; ihn weiter vorzuschieben ist nicht möglich. Der Ureterkatheter sitzt fest und die Sonde wird beim Versuch sie vorzuschieben, durch elastischen Druck zurückgestoßen. Die Vorwölbung bleibt dauernd die gleiche, zeigt keinerlei Veränderungen in Form und Konfiguration und

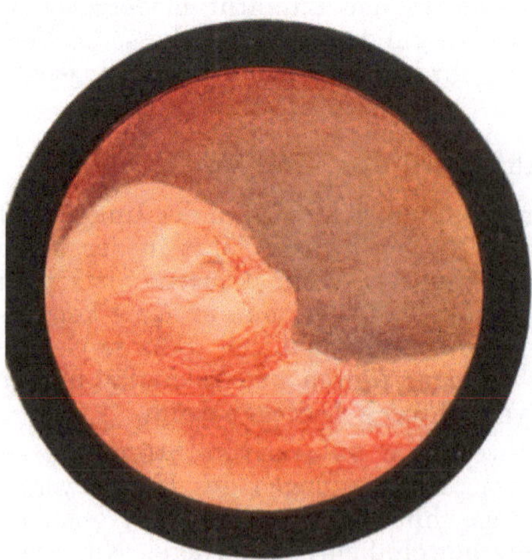

Abb. 238. Entzündlich-hyperplastischer solider Verschluß des Harnleiterblasenendes.

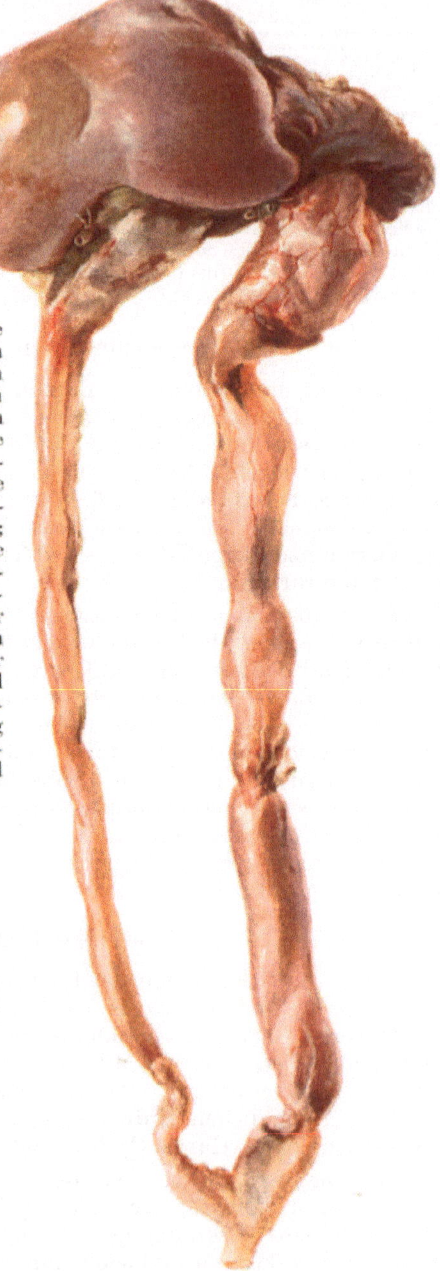

Abb. 239. Zweigeteilte Niere mit hydronephrotischer Atrophie und y-förmiger Gabelung der Harnleiter.

pulsiert auch nicht. Wenn man sie mit dem Zystoskopschnabel berührt, fühlt sie sich satt und solide an, sie ist auch nicht transparent und läßt sich nicht eindrücken. Es konnte sich also nicht um eine zystische Erweiterung handeln, vielmehr um eine solide, glattwandige, geschwulstartige Vorwölbung (Abb. 238). Das Röntgenbild ergab einen undifferenzierbaren, diffusen Schatten, dem unteren Teil des Ureters entsprechend, der, da ein Stein auszuschließen war, nur an eine inkrustierte Narbe denken ließ. Es mußte sich also um einen entzündlichen, proliferierenden Prozeß handeln, der zu einer tumorartigen soliden Induration des intramuralen Teils des Ureters geführt hatte. Da mir aus der Literatur eine entzündliche tumorartige Wandverdickung nicht bekannt war, lag mir viel an der Klärung des Falles. Ich schlug die Operation vor mit der Absicht, zuerst den Ureter anzugehen und, wenn die Harnleiterlichtung sich als unwiederherstellbar erwies, die zugehörige Niere freizulegen und eventuell zu entfernen. Die Operation ergab das in Abb. 239 dargestellte Präparat. Es handelte sich um eine angeborene Verdoppelung des Ureters und Nierenbeckens mit entzündlichem, hyperplastischem Verschluß des Ureters unterhalb der Gabelung im intramuralen Teil, der zystoskopisch in eine solide Vorwölbung des Uretermundes ausmündete. Der derbe, harte Knoten (in Abb. 239 nicht dargestellt) wurde zur mikroskopischen Untersuchung exzidiert; es fand sich eine entzündliche chronische Fibrose. Die Bindegewebsbündel lagerten sich zwischen die Muskelzüge und hatten das Lumen vollkommen eingeengt und nahezu erdrückt (Ceelen). Die Nachuntersuchung nach 6 Wochen ergab, daß noch eine ganz kleine Vorwölbung bestand, und nach eineinhalb Jahren fand sich an Stelle der Uretermündung nur noch eine faltenförmige Einziehung (Abb. 240).

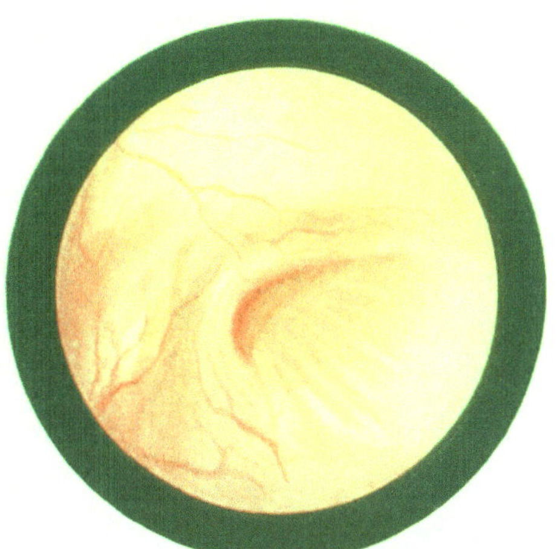

Abb. 240. Entzündlich hyperplastischer Verschluß des Harnleiterblasenendes (Abb. 238) $1^1/_2$ Jahre nach der Nephrektomie.

Bei einem zweiten Fall handelte es sich um eine Gonokokkeninfektion.

Ein 38 Jahre alter Herr erkrankte 1913 an Tripper, im Februar 1914 nach einjährigem Aufenthalt in den Tropen mit linksseitiger Kolik und Abgang von sandartigem Grieß und Blut; ein Konkrement war kleinlinsengroß. Im Februar 1916 wieder kolikartige Beschwerden, in Wildungen Besserung. Im November 1919 rechtsseitige schwerste Koliken; Abgang von Blut und Grieß. Starke Druckschmerzhaftigkeit entlang dem rechten Ureter; besonders ausgesprochener Schmerz am Mac Burney. Zystoskopisch: die rechte Blasenhälfte zeigt starke zystische Veränderungen. Die Uretergegend ist stark vorgetrieben, man sieht keine Kontraktionen und keinen Urinaustritt, hie und da scheint die Ureterpartie durch Pulsation erschüttert zu werden. Die Uretermündung selbst ist nicht mit Sicherheit festzustellen; sie ist in der entzündeten, mit Bläschen bedeckten Schleimhaut versenkt. Urin sauer, vereinzelte rote und weiße Blutkörperchen, steril. Röntgenbild negativ: Diagnose Ureterstein? Operation: Freilegung des Ureters. Beim Abtasten blasenwärts kommt man an eine harte indurierte Stelle. Etwas weiter oben wird der Ureter eröffnet und eine Sonde eingeführt, das Ureterlumen ist verengt, es wird gedehnt und es gelingt auch eine zweite Sonde daneben durchzuführen. Der Ureter wird nun auch nierenwärts abgetastet. Hierbei zeigt sich im oberen Drittel eine spindelförmige steinharte Verdickung, die den Verdacht auf einen hier eingeschlossenen Ureterstein erregt; es war aber nur ein derbes, sklerotisches periureterales Lipom. Jetzt wurde der Nierensektionsschnitt gemacht. Das Nierenbecken und die Kelche waren leer, aber in mäßigem Grade erweitert. Es handelte sich demnach um eine narbige Verengerung im Ureter. Nach 4 Wochen Heilung und nach $1^1/_2$ Jahren gutes Wohlbefinden.

Endlich möchte ich noch auf die auf S. 169 und 202 mitgeteilten Fälle hinweisen, deren Präparate sich in Abb. 132 und 150 finden. Im ersten Falle wurde im Eiter derfrisch operierten Niere allerdings kein Kokkenbefund erhoben. Der Ureter war schon hart am Halsteil obliteriert, es zeigten sich entzündliche, nichtspezifische Vorgänge bindegewebiger Natur mit Infiltration. Der Ureter war ein solider Strang. Es ist allerdings in diesem Falle nicht ganz sicher, ob die Nierenerkrankung nicht doch das primäre war.

Die chronisch entzündliche Erkrankung des Harnleiters im Blasenwandteil mit Verlust seiner Schlußfähigkeit.

Der Harnleiter verhindert mit seinem schrägverlaufenden, elastischen und muskulösen Wandteil und seiner lippenförmig geschlossenen Mündung einen rückläufigen Urinstrom nach den oberen Harnwegen; physiologischerweise ist ein Rücklauf von Urin aus der Blase in den normalen Harnleiter nicht beobachtet.

Zystoskopisch habe ich mit anderen Beobachtern öfters gesehen, daß kleine, weißliche Schleimbröckelchen der Harnwege bei der Atembewegung in einem Wirbel an die Uretermündung herangezogen und in die Mündung hineingeschlüpft sind. Aber ein Rücklauf des Urins kann erst eintreten, wenn chronisch-entzündliche Prozesse den Verschlußmechanismus des Ureters unfähig gemacht haben.

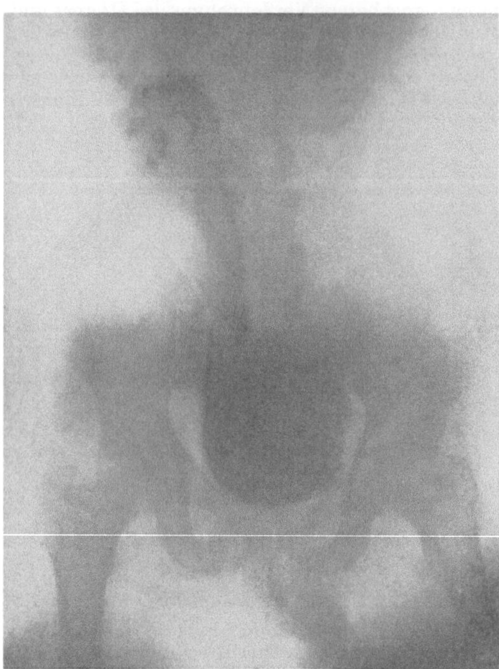

Abb. 241. Pyonephrose und Pyoureter. Die weitgehend zerstörte Niere, der starre darmdicke Ureter und die Blase bilden zusammenhängende Hohlräume.

Pathologisch-anatomisch handelt es sich vor allem um entzündliche Einlagerungen von Bindegewebe mit kleinzelliger Infiltration in den subepithelialen und muskulären Schichten der Ureterwand; aber auch das Schleimhautepithel kann schwer verändert sein. Die natürliche Folge ist ein Versagen der peristaltischen Kräfte und des Klappenapparates des Harnleiters. Klinisch bestehen: gesteigertes und schmerzhaftes Harnbedürfnis, gehäuftes Wasserlassen, heftige spontane Schmerzen der Blase, des Harnleiters. Nächtliche Inkontinenz, Ischuria paradoxa, Koliken mit Fieber und Schüttelfrösten und Retention.

Die Diagnose verdanken wir der Zystoskopie und dem Ureterenkatheterismus, ganz besonders aber dem pyelographischen Verfahren. Zystoskopisch sieht man, daß die Ureterenausmündungsstelle in der Blase ihre normale Konfiguration verloren hat; der rhythmische Lippenschluß ist aufgehoben. An Stelle des in der Ruhe geschlossenen, bei der Arbeit geöffneten Uretermundes sieht man ein dauernd klaffendes Loch, in das man weit hineinsehen kann (Abb. 181 s. S. 214). Diese kraterförmige Öffnung ist in absoluter Untätigkeit. Da der schräge Wandkanal auch in den Krankheitsprozeß mit einbegriffen ist, so ist auch dieser Teil mit retrahiert. Es sickert ununterbrochen schmutzig-eitrige, mit Flocken untermischte Flüssigkeit von der Niere herunter. Drückt man auf die Niere, so kommen größere Mengen dieses eitrigen Harns, das ganze Gesichtsfeld in massigem Schwall trübend.

Der Ureterenkatheter kann ohne jede Hemmung leicht eingeführt werden. Es entleeren sich im Strahl oder in untunerbrochener Tropfenfolge eitrige, trübe Flüssigkeitsmengen. Dann wird die Flüssigkeit klarer und wässeriger, und man bemerkt plötzlich, daß die Blase leer ist. Die Blasenflüssigkeit hat sich durch den im Nierenbecken liegenden Ureterenkatheter entleert. Will man sich hierüber Gewißheit verschaffen, so gibt man gefärbte Spülflüssigkeit in die Blase und kann dann sehen, wie sie aus dem Ureterenkatheter abtropft.

Die einwandfreiesten Beweise verschafft uns die Pyelographie. Der Kranke wird in üblicher Weise auf dem Röntgentisch gelagert, und man läßt durch einen Nelatonkatheter 300—600 ccm Kollargollösung in die Blase einlaufen. Die photographische Aufnahme zeigt nun, daß das gesamte Harnapparat-Hohlsystem, die ausgedehnte Blase, der erweiterte, oft bis zum Umfang eines Dünndarmrohres gedehnte Ureter, sowie die gewaltigen Hohlräume des Nierenbeckens und der stark erweiterten Kelche der schwer veränderten Niere sich mit Silberlösung angefüllt haben und ein zusammengehöriges Stromgebiet bilden.

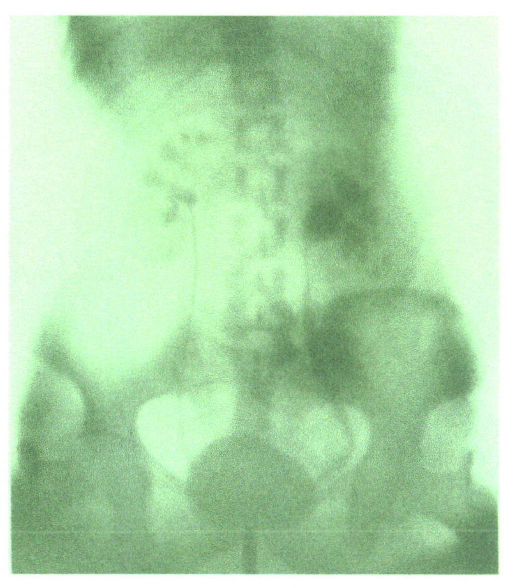

Abb. 242. Doppelseitige tuberkulöse Pyonephrose. Rechts sind Blase, Harnleiter und Nierenbecken angefüllt, durch bloße Blasenfüllung.

Die Möglichkeit mit hoch in das Nierenbecken eingeführtem Katheter die ganze Blase zu entleeren und durch einfache Blasenfüllung mit kontrastgebender Flüssigkeit auch die oberen Harnwege anzufüllen, ist ein sicherer Beweis dafür, daß der Harnleiter in seinem ganzen Verlauf seine Tätigkeit eingestellt hat und sein Sphinkterverschluß versagt. Der Ureter hat seine elastische Kontraktilität verloren und ist nur noch ein starres, untätiges Durchgangsrohr zwischen Nierenbecken und Blase.

Die Ureteratonie kann ein- oder doppelseitig auftreten. Sie ist beobachtet worden bei chronischer Eiterung durch Tuberkulose und nicht spezifische Erreger, beim Stein, wenn der Ureter durch lange Lagerung desselben gedehnt und geschädigt ist, bei Innervationsstörungen der Blase und bei peripheren Abflußhindernissen; auch ist sie angeboren vorgekommen. Zwei Beispiele mögen angefügt sein:

Ein 33 Jahre alter Kaufmann hatte als Junge im Alter von 10 Jahren einen Rittlingsfall auf die Dammgegend mit Entwicklung eines Harnröhrenabszesses, Urinfistel und Zystitis. Erst nach mehreren Jahren ärztliche Behandlung; 1901 mit Dauerkatheter. Nach 16 Wochen Fistel geschlossen; die Striktur, Pyurie und Zystitis blieben bestehen. 1902 trat auch eine Pyelitis hinzu. 1903 perinephritischer Abszeß. 1904 Boutonnière, nach der eine Fistel bestehen blieb, die noch zweimal erfolglos operiert wurde. 1908 Dehnungsbehandlung. 1910 bis 1912 regelmäßige Blasenspülungen, wobei Allgemeinbefinden gut. 1917 trat Harnträufeln auf, Patient war immer naß. Status: Am Damm mehrere Narben mit dauernd nässender Fistel der Harnröhre in ekzematösem Gewebe; starke unüberwindliche Striktur. Urin trübe, eitrig. Residualharn 350 ccm. Beiderseits Nierenschmerzen, stündliches Harnbedürfnis, nächtlicherweise Harnträufeln und Ischuria paradoxa. Dehnungsbehandlung bis 42. Während derselben mehrere Male Schmerzen der Nierengegend mit Temperatur bis 39°. Zystoskopie: Katarrhalische Erscheinungen besonders am Trigonum. Der Ureter ist links als solcher nicht zu erkennen; dauernd strömt ein mit massigen Eiterbröckeln untermischter Urinstrahl aus der Gegend. Bei der pyelographischen Auffüllung der Blase mit ca. 400 ccm zeigt sich, daß Blase, Ureter und Nierenbecken ein miteinander kommunizierendes Hohlsystem darstellen (s. Abb. 241).

Bei einer 44jährigen Frau mit chronischer tuberkulöser Pyurie wurde der auf S. 214 gezeichnete zystoskopische Befund erhoben (Abb. 181). Bei der Auffüllung der Blase mit Kollargol füllte sich auch der rechte Ureter und das zugehörige Nierenbecken (Abb. 242).

Die entzündliche Erkrankung des Harnleiterstumpfendes.

Der nach einer Nierenexstirpation zurückbleibende Harnleiter kann zwischen der Harnleiterabsetzungsnarbe und seiner Blaseneinmündung erkranken. Zuweilen kommt es im Stumpf blasenabwärts zu einer Verengerung oder Verlegung des unteren Teiles, zu einer Anstauung des eingeschlossenen Eiters und zu wurst-

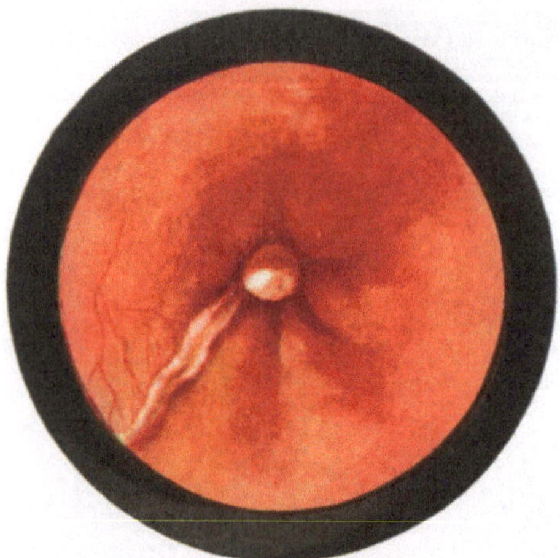

Abb. 243. Uretertuberkulose mit Ureterstumpfempyem. Klaffende starre lochartige Öffnung mit zernagten eingekerbten Rändern, trichterförmig eingezogen mit Eiterwurst 3 Jahre nach der Nephrektomie.

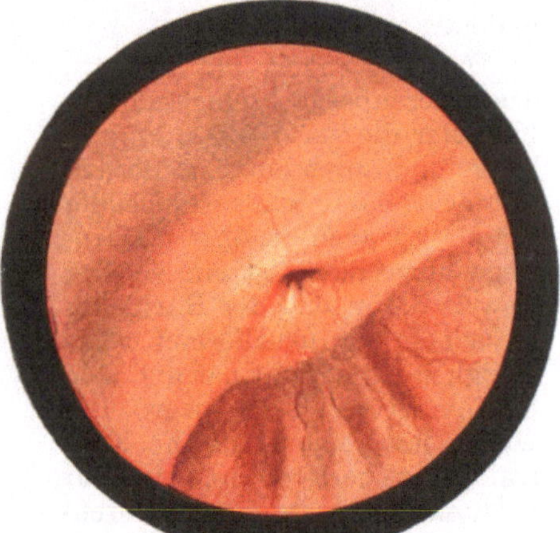

Abb. 244. Uretertuberkulose mit Ureterstumpfempyem. 18 Monate später nach Heilung durch Ureterstumpfexzision, Sonnen- und Tuberkulin Koch-Behandlung. Helle Narbenstreifen ziehen radiär zu der geschrumpften, noch mehr zurückgezogenen Öffnung hin.

förmiger Auftreibung, die zu Koliken, Fieber und schwerem Krankheitsgefühl führen können (sog. Harnleiterstumpfempyem); oder der entzündete Stumpf unterhält, wenn das Endstück durchgängig bleibt, eine eitrige Infektion der Blase mit heftigen, zystitischen Beschwerden Ein drittes Mal endlich entwickelt sich eine eitrig-urinöse Fistel nach der alten Operationsnarbe hin, wenn es an der Absetzungsstelle nicht zu einem narbigen Verschluß kommt, oder wenn alte geschwürige Prozesse wieder nach hinten durchbrechen.

Die Diagnose der Stumpferkrankung ist leicht. Der Urin enthält auch noch nach der Exstirpation der kranken Niere dauernd oder in Zwischenräumen Eiter in verschiedener Menge. Es bestehen Schmerzhaftigkeit, manchmal heftige, kolikartige Beschwerden und starke Druckempfindlichkeit im Gebiet des Harnleiterstumpfes. Dieser ist manchmal als wurstförmig verdicktes Organ bimanuell zu tasten. Zystoskopisch sieht man den Eiter meist in Wurstform aus der Ureteröffnung heraustreten, oder man kann ihn durch Druck auf den Stumpf herauspressen. Handelt es sich um geringgradige Eiterbildung, so ergibt der Ureter einen Harn, der mikroskopisch Eiter und Kokken enthält.

Man findet die Ureterstumpfeiterung besonders dann, wenn die zugehörige Niere wegen Tuberkulose oder chronischer Eiterung exstirpiert wurde und der weitgehend miterkrankte Ureter (Pyoureter) nicht gänzlich bis zu seinem Blaseneintritt mitentfernt wurde. Ich habe sie klinisch mehrere Male gesehen.

Der auf S. 141 Abb. 97 erwähnte Fall zeigte ein Ureterstumpfempyem; die im Blasenteil des Harnleiters eingeschlossenen Steine blieben sitzen und führten zu einem Verschluß. Bei der Patientin (s. Abb. 243 u. 244) handelte es sich um eine Ureterstumpfeiterung nach Tuberkulose; hier hatte sich eine 3 Jahre anhaltende Eiterung festgesetzt, und zeitweise kam es zu einem Durchbruch nach hinten in die alte Operationsnarbe und zur Entwicklung einer eitrig-urinösen Fistel. Die Auffüllung mit Kollargol ergab ganze schwarze Lachen in der Umgebung des Ureters und in seinem Verlauf.

Besonderer Erwähnung bedarf noch eine dritte Beobachtung: Es betraf den bereits erwähnten Fall der geschlossenen Diplokokken-Pyonephrose (S. 169 Abb. 132 u. 133). Nachdem sich de Patient glänzend erholt hatte, trat wieder eine Verschlechterung ein. Er hatte Schmerzen, manchmal kolikartig, und eine anhaltende Pyurie. Bei der mehrfach wiederholten Zystoskopie konnte ich feststellen, daß an Stelle der alten Uretermündungsnarbe sich eine ungefähr 3 cm lange, 2 cm breite, raupenförmige, geschwürartige, mit Eiter bedeckte Nekrose vorfand. Auf Blasenspülung und Diät verkleinerte sie sich allmählich. Im Urin fanden sich reichlich Diplokokken und Stäbchen. Im Februar 1910 kam Patient mit einer heftigen, 3 Tage anhaltenden Hämaturie wieder zu mir. Die noch während der Blutung unternommene Zystoskopie ergab, daß der bakteriell entzündete Ureterstumpf die starke Blutung verursacht hatte. Die zurückgebliebene Niere zeigte normale Funktion und gesunden Harn.

Die Verengerung und der Verschluß des Harnleiters.

Die Stenose des Harnleiters ist meist an den Folgen der Lichtungsverengerung zu erkennen. Die teilweise oder gänzliche Verlegung des Harnleiters macht Nieren- und Ureterkoliken mit Ausstrahlungen in Samenstrang und Hoden oder in das weibliche innere Genitale und mit Druckschmerzhaftigkeit, besonders ausgesprochen am Sitze der Stenose, aber auch an der Niere und im ganzen Verlauf des Harnleiters. Der angestaute Harn führt zu einer Erweiterung des Harnleiters und Nierenbeckens und zur Druckatrophie der Niere, und da bald eine Infektion im stagnierenden Harn hinzutritt, so entstehen Hydropyoureter und Hydropyonephrosen.

Diese Folgeerscheinungen der Stenosen können zu einer Untersuchung Veranlassung geben und zum Ausgangspunkt für die Diagnose werden. Bei einer Reihe von Fällen können aber Symptome ganz fehlen, da das Leiden sich schleichend entwickelt.

Die Festsellung einer Striktur macht keine Schwierigkeiten. Zystoskopisch kann man sie zuweilen an der veränderten Arbeit der Ureteröffnung erkennen. Da sich der Harn hinter der Stenose staut und erst wieder entleert wird, wenn das Hindernis durch den gesteigerten Druck des nachsickernden Harns überwunden wird, so hat man nicht stoßweise, sondern in großen Portionen selten und träge abfließenden Harn. Ist die Stenose eine vollständige, so geht der Uretermund leer oder bleibt leblos. Sitzt die Stenose im Blasenwandteil des Ureters, so ist sie zuweilen im zystoskopischen Bild erkennbar. Die eingeführte Uretersonde stößt auf ein Hindernis. Immerhin ist bei der Deutung Vorsicht nötig. Mechanische Hemmnisse der Uretersondierung sind bei Anfängern oft nur technische Fehler. Ureterspasmen und Verfangen in Schleimhautfalten usw. sind immer denkbar. Fehldiagnose schließt man aus, wenn man die Sondierung mit kleinerem Katheter in mehreren Sitzungen wiederholt und jedesmal an derselben Stelle im Harnleiter den Widerstand findet. Die schattengebende Sonde mit der Röntgenaufnahme gibt den Sitz der Striktur an. Die Auffüllung mit Kollargol zeigt den genauen Ausguß des Ureters, eventuell wenn sie nicht zu eng ist, auch oberhalb der Stenose, so daß man Ausweitungen sehen kann.

Die Diagnose der Stenose verlangt aber, wenn sie vollständig sein soll, die differentialdiagnostische Berücksichtigung der verschiedenen in Betracht kommenden Ursachen und eine feste Stellungnahme für eine derselben. Es ist dies eine wichtige Forderung, weil erst mit Entscheidung dieser Frage eine zielsichere Therapie möglich ist. Die Aufdeckung der Eigenart der Stenose und ihre wahre Ursache begegnet aber großen Schwierigkeiten.

Die Pathogenese ist eine außerordentlich vielseitige: es kommen angeborene und erworbene vor. Die beengende Ursache kann im Lumen selbst, in der Wand oder außerhalb derselben sitzen. Innen handelt es sich um Narbenbildungen durch Traumen infolge Unfalls, durch operative Verletzungen, oder durch Fremdkörperreizung; ferner um Klappenbildung, Knickung und Verziehung, namentlich bei Senkung der Niere mit spitzwinkliger oder bogenförmiger fehlerhafter Verlagerung oder Knickung des Harnleiters, um Schleimhautduplikaturen ganz oder teilweise den Kanal verlegend, um Steine, Tumoren, Parasiten, Eiter und Blutgerinnsel, und um die bereits bei der Ureteritis angeführten entzündlichen Stenosen. In der Wand sind es nach Lage, Form und Ausdehnung verschiedene Verwachsungen und narbige Schrumpfungsprozesse, die teils vom Ureter selbst ausgehen, teils auf ihn übergegriffen haben von abdominellen, vor allem von gynäkologischen Entzündungsprozessen her. Außerhalb handelt es sich um komprimierende Tumoren und Gewebe, entzündliche Verwachsungen, vor allem um die Niere, besonders den malignen Tumor der Niere selbst, aber auch um Zystennieren und Hydronephrosen, ferner um Karzinome des Uterus, retroperitoneale Tumoren, Drüsenmetastasen und Beckentumoren; ein andermal greifen Entzündungen der Genitalorgane, der schwangere Uterus und Adnextumoren auf den Harnleiter über.

Die Erkennung der verschiedenen Ursachen ist in vereinzelten Fällen möglich. Darüber ist in den jeweiligen Kapiteln der Nierenerkrankung bereits ausführlich berichtet unter Anführung praktischer Beispiele. Oft wird man erst nach Freilegung der Niere, nach ihrer Spaltung, der genauen Besichtigung des Nierenbeckens und der retrograden Bougierung des Ureters Sitz und Ursache entdecken können.

Die Uretersteine.

Die Symptome, auf denen sich die Diagnose der Uretersteine aufbaut, sind von denen der Nierensteine nur wenig verschieden; sie sind auch meist im Ureter steckengebliebene, herabgestiegene Nierensteine. Auch bei den Uretersteinen stehen vielfach Schmerzen und Koliken im Vordergrund. Sie werden hervorgerufen durch das Wandern der Steine, durch zeitweiligen und vollständigen Verschluß des Harnleiters infolge von Steineinklemmung, vor allem durch Steineintritt in den Blasenteil, ferner durch Gerinnselverschluß des Ureters und durch Infektion mit Schleimhautverschwellung. Sie gleichen in allen Zügen denen beim Nierenstein. Sitzen die Steine in Blasennähe, dann treten zuweilen besonders heftige Blasenschmerzen spontan und beim Wasserlassen auf, die mit schmerzhaftem Harndrang, mit Ausstrahlung nach der Harnröhre, nach dem Rektum und dem Damm einhergehen. Je deutlicher die Blasensymptome in Vordergrund treten, um so wahrscheinlicher hat der Stein seinen Sitz im Ureter, auch gilt als pathognomonisch für den Ureterstein, wenn die Schmerzen ausgesprochen halbseitig in der Blase vorhanden sind. Neben den Koliken und Blasentenesmen finden sich mitunter auch tiefsitzende, bohrende und ziehende lästige Dauerschmerzen in der Bauchseite oder der Ileozökalgegend oder der Tiefe des Beckens; manchmal findet sich auch ein ganz umschriebener Schmerz stets an der gleichen Stelle im Verlaufe des Harnleiters. Da die Schmerzen aber unbeständig sind, bald vorkommen, bald ganz mangeln, und auch ganz unabhängig von der jeweiligen Lage des Steines, in der Nierengegend und am Harnleiter sich kundtun können, dürfen sie nie als Wegweiser für den Sitz eines Steines herangezogen werden.

Wohl erhält der fixierte Schmerzpunkt erhöhte Bedeutung, wenn zu gleicher Zeit eine druckschmerzhafte Stelle am Harnleiter nachgewiesen werden kann. Aber der druckschmerzhafte Punkt, dessen Sitz mit besonderer Vorliebe sich an den physiologischen Engen findet, ist nicht beweisend für einen Stein; höchstens darf er insofern diagnostisch wohl in Anspruch genommen werden, als erfahrungsgemäß der Ureterstein seine häufigste Ursache ist.

Liegen die Steine im Ureter-Beckenteil, so sind sie gelegentlich per rectum et vaginam zu tasten. Beim Manne fühlt man oberhalb und nach außen von der Prostata eine unbestimmte, begrenzte, harte kantige Resistenz; beim Weibe ist das Untersuchungsergebnis häufiger positiv, besonders bei bimanueller Betastung und in Beckenhochlagerung. Bei der Deutung dieser Härten sind natürlich immer Täuschungen möglich. Ist der Stein beweglich, so hat man manchmal den Eindruck, daß er unter dem Finger nach oben fortgleitet. Bei ganz mageren Leuten und erheblicher Größe des Steines gelingt auch einmal die Betastung durch die Bauchdecken hindurch. Ein negativer Tastbefund ist selbstverständlich nicht gegen Stein zu verwerten.

Dagegen gewähren Veränderungen des Harns einen gewissen Anhalt, wenn es sich um einen aseptischen Stein handelt. Dann ist der Harn zwar in der Regel makroskopisch klar, mikroskopisch aber selten ganz rein. Da sich der Stein bewegt und seine Oberfläche rauh ist, setzt er für gewöhnlich geringe Schleimhautläsionen, die zu geringen Blutungen führen können. So sind fast immer Blutbestandteile im Urin nachweisbar und der Befund ausgelaugter oder frischer Blutkörperchen auch außerhalb einer Kolik ist besonders wichtig. Liegt der Stein dagegen in Ruhe, z. B. in einem Divertikel, so braucht er keine Blutungen zu veranlassen. Neben den Blutbeimengungen finden sich noch Eiweiß in Spuren und bei infiziertem Stein Eiter und Bakterien.

Öfter kommt es vor, daß Steinchen spontan mit dem Urin abgehen, mit Schmerznachlaß und Entleerung eines wässerigen, vermehrten, wenn infiziert, dann trüben Harns. Dieser Vorgang kann auch ohne Kolik und Blutung vor sich gehen. Der Steinabgang ist zwar ein Beweis für die Konkrementbildung in den Harnorganen, aber man weiß nie, ob der abgegangene Stein nicht der einzige und letzte ist.

Die Zystoskopie ist imstande, den Verdacht eines Uretersteines zu bestärken, ja in einzelnen Fällen gibt sie uns untrügliche Beweise für sein Vorhandensein. Schon die makroskopische Betrachtung der Ureterarbeit vermag uns gewisse Anhaltspunkte zu geben. Man sieht den Urin nicht im rhythmischen Strahl, sondern träge, dünn und ohne jede rückwärtige Kraft ununterbrochen hervorkommen; dabei sind größere Zwischenpausen zwischen den einzelnen Portionen eingeschaltet. Mit Blaustoff kann man sich diese Erscheinung noch deutlicher vor Augen führen. Am Steinsitz ist die peristaltische Ureterwelle unterbrochen, der aus der Niere kommende Harn staut sich oberhalb des Steines an und sickert erst nach Ansammlung einer gewissen, den Widerstand überwindenden Menge neben dem Stein vorbei. Ist die Harnsperre eine vollständige, so tritt überhaupt kein Urin in die Blase ein, die Uretermündung macht „trockene“ Zusammenziehungen oder bewegt sich gar nicht.

Der Ureterkatheter und die mit einem Metallknopf versehene Sonde stoßen beim Einführen auf einen unüberwindlichen Widerstand oder erzeugen ein rauhes, schabendes Geräusch bei Berührung der Steinoberfläche. Je höher aber der Stein im Ureter sitzt, desto schwerer dürfte die Feststellung des Reibegeräusches sein, da der fühlenden Hand auf dem langen Weg das Gefühl verloren geht. Ist der Widerstand, den die Uretersonde findet, hart und fest, wird die Sonde festgehalten und sind alle Versuche, die Arretierung zu beheben und am Hindernis vorbeizugleiten, erfolglos, so wird der Verdacht eines echten Hindernisses immer wahrscheinlicher, vor allem wenn diese Feststellung in wiederholten Sitzungen mit verschiedenen Sondengrößen immer an ein und derselben Stelle möglich ist. Es kommt aber auch vor, daß die Sonde frei vorbeigeführt werden kann, ohne daß man überhaupt das Gefühl des Vorbeigleitens an einem kleinen Hindernisse hat. Wenn nämlich die Ureterwand sich nicht allseitig um den Stein fest anlegt oder wenn der Stein in einer kleinen Ausbuchtung der Ureterwand

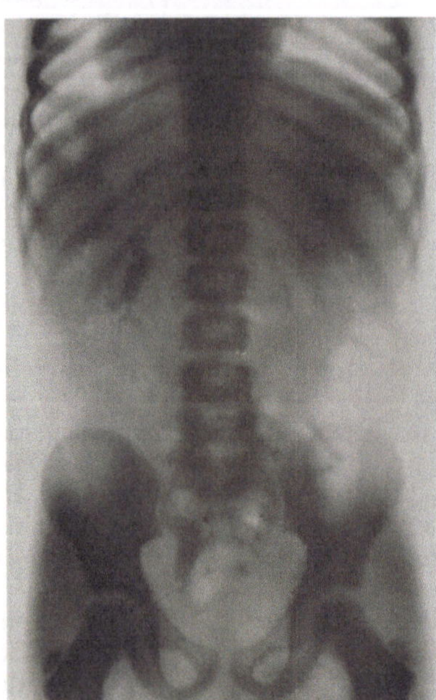

Abb. 245. Nieren- und Ureterstein bei einem 12jährigen Knaben. Röntgenogramm zu Abb. 246 u. 247.

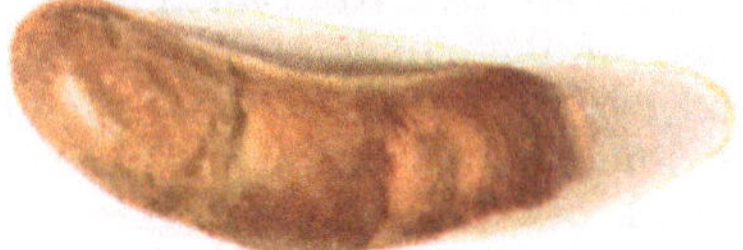

Abb. 246. Ureterstein.

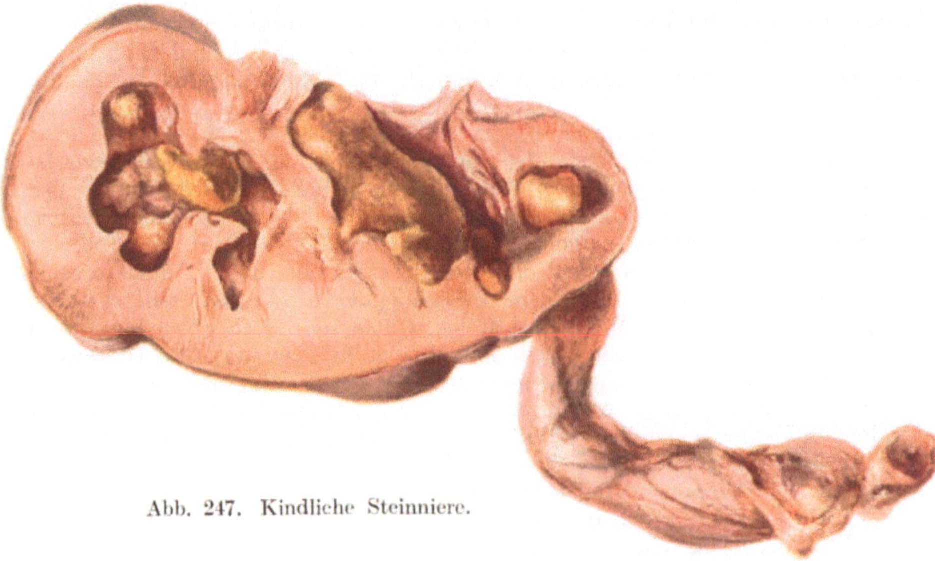

Abb. 247. Kindliche Steinniere.

sitzt oder von Schleimhaut überdeckt ist; es ist auch schon vorgekommen, daß ein kleiner, beweglicher Stein vor der Sonde her unbemerkt nach oben geschoben wurde.

Ist ein wirkliches Hindernis einwandfrei erwiesen, so besteht noch keine Sicherheit darüber, daß dies ein Stein ist. Der Versuch von Kelly, mit einer wachsumkleideten Uretersteinsonde durch Eindrücke und Kratzer einen Stein sicher nachzuweisen, ist mehr sinnreich als praktisch; denn auch die Wachssonde kann ohne Reibung an kleinen Steinen vorbeigehen und andererseits können Narben die Wachsoberfläche ganz gleichartig verändern.

Im allgemeinen ist zwar der Ureterstein das häufigste Hindernis im Ureter und seine Annahme um so mehr berechtigt, wenn Koliken und Harnveränderungen obengenannter Art vorausgegangen sind; immerhin aber können pathologisch-anatomische Ureterveränderungen, besonders entzündlich veränderte geschlängelte und verbreiterte oder verengte Ureter gleiche Hindernisse abgeben.

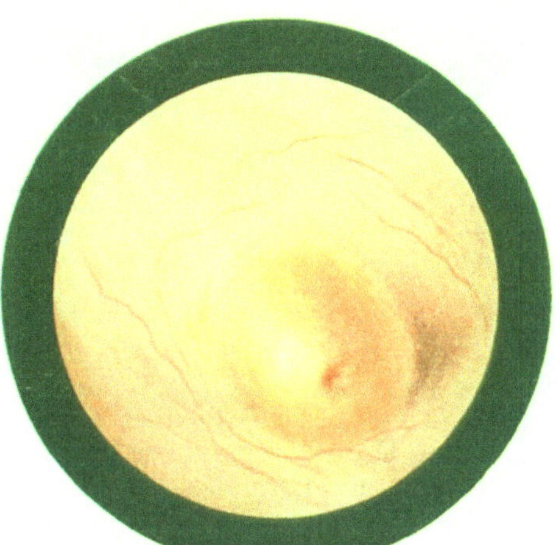

Abb. 248. Bienenkorbähnliche Vorwölbung durch Stein im intrapidalen Teil des Ureters.

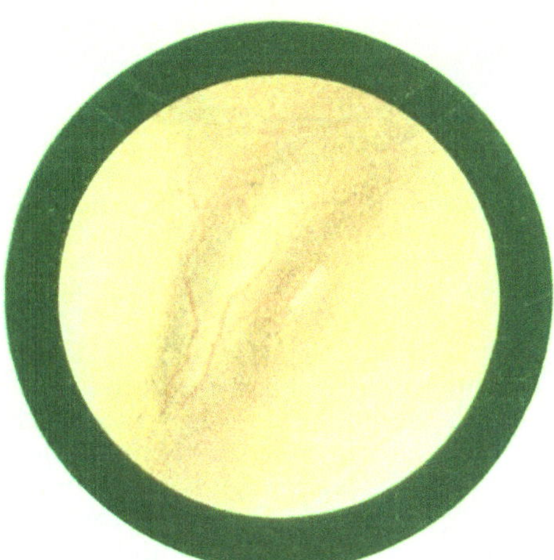

Abb. 249. Nierenförmige Vorwölbung der Blasenwand durch Ureterstein. (Abklatsch des Steines Abb. 246.)

Anders, wenn der Stein in Blasennähe oder in der Blasenwand sitzt. Dann hat man oft den Stein sicher nachweisende zystoskopische Befunde; denn der im Blasenwandteil eingekeilte Stein treibt, oft sogar ganz der Steinform angepaßt, die Blasenwand deutlich erkennbar vor. In Abb. 248 sieht man eine bienenkorbähnliche Vortreibung des Ureters und in Abb. 249 den deutlichen Abklatsch eines nierenförmigen Steines, der nach der operativen Exstirpation genau die Größe und Gestalt des endoskopisch beobachteten Bildes zeigte (Abb. 245, 246 u. 247). Vereinzelt findet man die Ureter-Schleimhaut am Blasenende durch den Stein gewulstet oder vor die Mündung vorgefallen; man hat dann das Bild einer Rosette wie bei vorgefallener Mastdarmschleimhaut.

Ein andermal hat man Gelegenheit, das Wandern des Steines zystoskopisch zu verfolgen. Anfänglich noch unsichtbar, aber für die Sonde hart hinter der Uretermündung erreichbar, kommt er schließlich in Wochen und Monaten, mit Kolikschmerzen und Schüttelfrost, tiefer, macht deutliche Vorbuckelungen der Ureterpartie mit Schwellung, Bläschen-, Ödem- und Blutunterlaufungen, bis er schließlich mit seiner Kuppe ins Blaseninnere tritt; hier kann er stecken bleiben und sich einkeilen. Ich habe diese Beobachtungen mehrere

Male machen können (Abb. 250 u. 252). Ist der Stein bereits durchgeschnitten, so kann er bei rauher Oberfläche die Schleimhaut einreißen; dann zeigen die

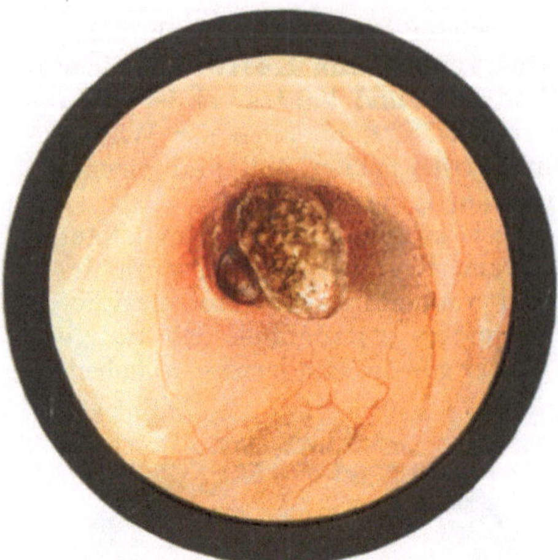

Abb. 250. Eingekeilter Blasenureterstein. Das Steinende ragt durch den stark gedehnten und auseinandergedrängten Uretermund pilzförmig in die Blase.

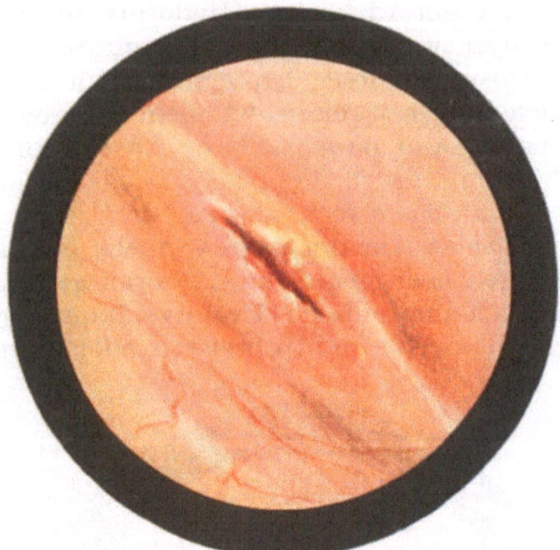

Abb. 251. Uretermündung nach Steindurchtritt. Die Lippen sind eingerissen und blutunterlaufen.

Mündungslippen Blutunterlaufungen und Einrisse und verraten so noch nachträglich Herkunftsort und Seite des Steins (Abb. 251). Einer Seltenheit muß ich noch Erwähnung tun. Ein aus dem Ureter stammender Stein war in die Blasenwand eingebettet, war mit Granulationen umkleidet, wurde zystoskopisch als himbeerförmiger, gutartiger Tumor angesprochen und entpuppte sich bei der Sectio alta als Ureterstein (Rumpel).

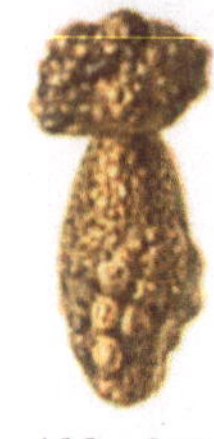

Abb. 252. Eingekeilter Blasenureterstein (Abb. 250).

Ohne die zystoskopischen Bilder oder das Festhalten der Sonde an der stets gleichen Stelle läßt sich klinisch nicht immer mit Bestimmtheit sagen, in welchem Abschnitt der Stein seinen Sitz hat. Die Frage des Sitzes ist aber praktisch sehr wichtig und ihre Klärung die Vorbedingung eines erfolgreichen Eingriffes. In erster Linie wird man sein Augenmerk auf die Lieblingsstellen des Steinsitzes richten. Der anatomische Bau des Ureters mit seinen Engen und Biegungen schafft für das Haftenbleiben von Steinen besonders günstige Gelegenheiten, und zwar oben im Lendenteil am Abgang des Ureters vom Nierenbecken, im iliakalen Teil, an seinem Eintritt ins kleine Becken an der Kreuzungsstelle mit der Linea innominata und vor allem ganz dicht oberhalb der Blase in dem Teil, der sich der Blase eng anschmiegt oder im Blasenwandteil selbst; Anfangs- und Endstück des Harnleiters sind also die bevorzugten Stätten des Steinsitzes.

Den sichersten Beweis für den Sitz des Uretersteines wie für sein Vorhandensein überhaupt liefert uns das Röntgenbild. In einer gut gelungenen Platte erkennt man den Ureterstein durch seine Lage zum Nierenschatten oder im weiteren Verlauf des Ureters durch seine Lagebeziehung zur Wirbelsäule und an seiner Form, die länglich zylinderförmig oben und unten zugespitzt ist (Abb. 253); die Schärfe der Konturen entspricht seiner Dicke, Größe und der chemischen

Zusammensetzung. Findet man den Stein in mehreren, in größeren Zwischenräumen aufgenommenen Platten stets an derselben Stelle, so handelt es sich um einen ruhenden Stein; durch Platzwechsel ist das Wandern erwiesen. Auch über Form, Größe, Bau und Beteiligung der verschiedenen Salze beim Wachstum des Steines, darüber ob er eingekeilt ist, über einer Striktur festgehalten wird oder schließlich in die Ureterwand eingenistet ist, kann uns das Röntgenbild aufklären. Der Ureter-Steinverdacht erfordert stets Übersichtsbilder und mehrere Aufnahmen; beide Nieren, beide Ureteren und die Blase müssen abgeleuchtet werden. Der positive Plattenbefund ist beweisend, der negative dagegen nicht ganz sicher gegen Stein zu verwerten. Öfters werden Steine vorgetäuscht.

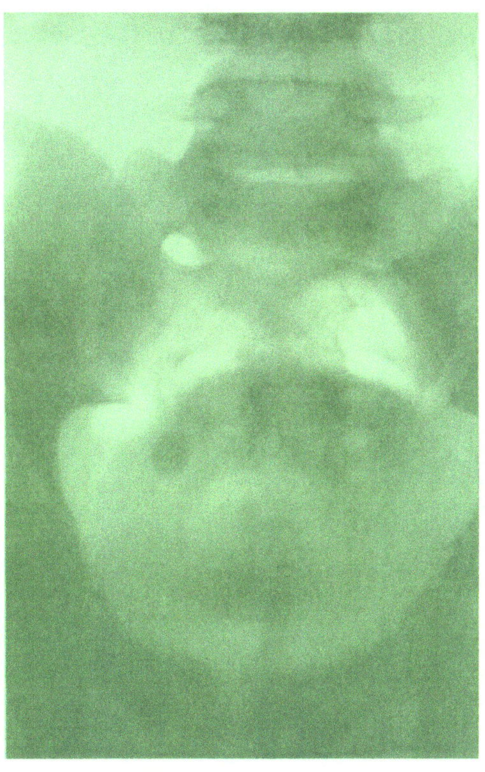

Abb. 253. Ureterstein.

Es gibt eine große Zahl von Gebilden, die im Verlauf des Ureters oder in seiner nächsten Nachbarschaft liegen und an Konkremente erinnern. Die häufigste Verwechslung geschieht zwischen Ureterstein und Beckenflecken, die als Ossifikationsherde im Lig. sacrospinosum und als Schleimbeutelkonkretionen gedeutet sind. Die Beckenflecken (Abb. 254 u. 258) sind hirsekorn- bis erbsengroß, regelmäßig rund, treten einzeln, gruppenweise oder in fortlaufender Linie meist in größerer Zahl in der Gegend zwischen der Spina ossis ischii und dem horizontalen Schambeinast auf und zeigen eine gegen ihre Mitte zunehmende Dichte. Die vier, in Abb. 255 im Raum zwischen Spina ossis ischii und Symphyse im nach außen konvexen Bogen perlschnurartig hintereinander im Blasenwandteil des Ureters liegende Schatten sind Uretersteine gewesen, die der Sonde unüberwindlichen

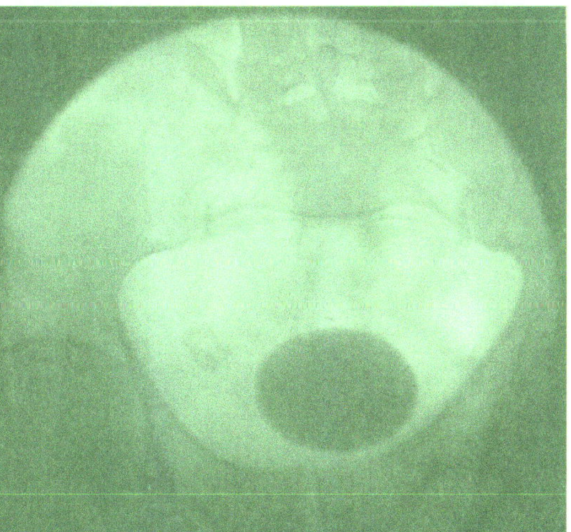

Abb. 254. Blasenstein und Beckenflecke.

Widerstand entgegensetzten. Weitere Täuschungen werden verursacht durch Phleboliten, verkalkte Arterien vor allem der Art. iliaca oder der Aorta und

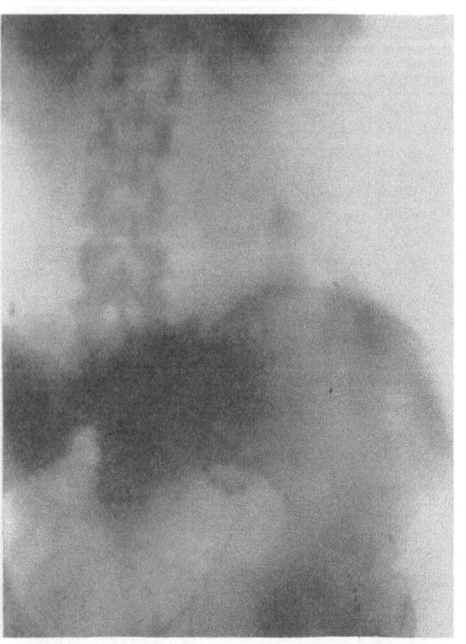

Abb. 255. 4 perlschnurartig aneinander gereihte Uretersteine.

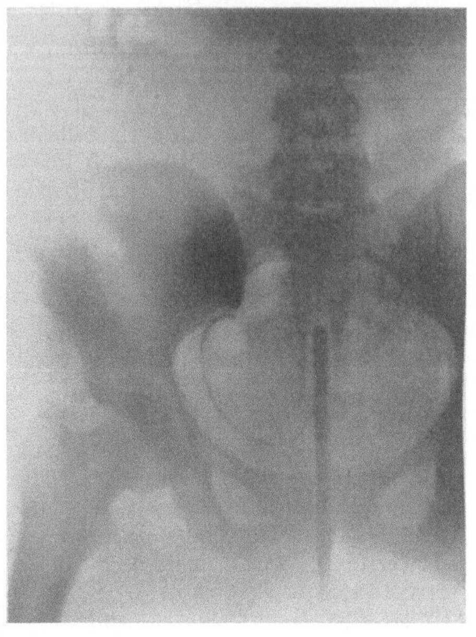

Abb. 256. Ureterstein mit Sonde.

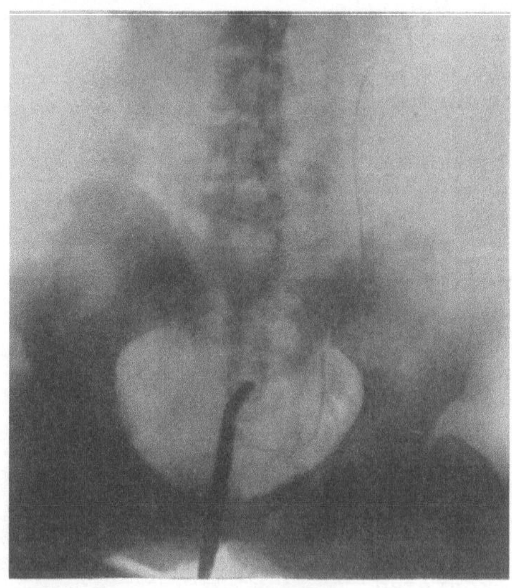

Abb. 257. Verkalkte tuberkulöse Mesenterialdrüse mit Uretersonde, die an der Drüse vorbeiführt.

verkalkten Drüsen (Abb. 257) u. a., deren Aufzählung sich erübrigen dürfte. Die Sicherheit, daß der Befund im Röntgenbild wirklich durch einen Stein verursacht ist, wird erhöht durch die Photographie mit undurchlässigen Sonden. Zwei Aufnahmen unter Verschiebung des Antikathodenspiegels, bei denen sich Sonde und Steinschatten miteinander decken, sind ziemlich beweisend. Auch die stereoskopische Röntgenaufnahme bei fixiertem Objekt und Verschiebung der Röhre ermöglicht eine genaue Lokalisation und sicheren Nachweis. Bei sehr kleinen Steinen kann man schließlich noch die Pyelographie zu Hilfe nehmen. Durch die Silberimbibierung des sonst nicht darstellbaren Steins oder durch Ansammlung der Lösung am Hindernis im erweiterten Ureterteil kann sein Vorhandensein erwiesen werden. Der über dem Stein sitzende Ureterteil ist stets dilatiert; sitzt der Stein im Ureterhals, so ist das Nierenbecken auffallend erweitert. Der Ureter kann sich hierbei in normaler Form ansetzen oder unterhalb eine Verengerung zeigen.

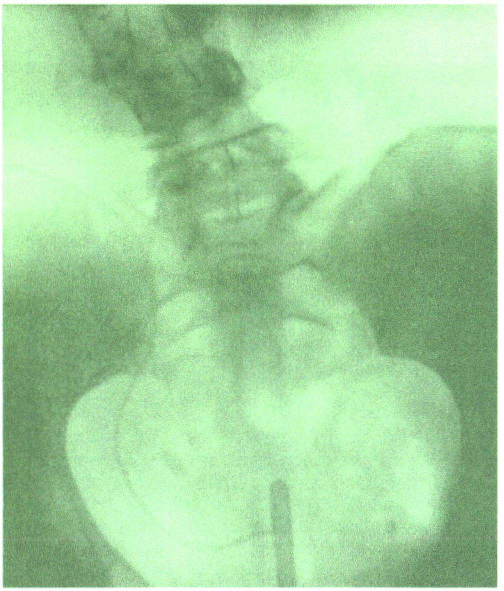

Abb. 258. Verdacht auf Ureterstein. Beckenfleck, da der Katheter weit am verdächtigen Schatten vorbeifährt.

Ist der Stein auf der Platte auch mit der schattengebenden Sonde und der Imprägnierung durch Kollargol nicht nachweisbar, sprechen aber klinische Gründe doch für seine Anwesenheit, so schlägt Israel die operative Freilegung und Besichtigung vor. Sofern ein Hinweis auf einen bestimmten Teil des Ureters fehlt, wird am besten zuerst die Niere freigelegt. Ist der Harnleiter oben am Abgang gespannt und erweitert, so verfolgt man ihn bis zu seinem Eintritt in die Blase und sucht beim Abtasten nach einer harten Anschwellung. Findet sich eine solche verdächtige Härte, so muß man sie dem Auge und Gefühl zugängig machen eventuell einschneiden. Fehlt die pralle Ureterfüllung, so wird die Nephrotomie gemacht und retrograd der Harnleiter bougiert.

Der Praktiker darf sich mit der Diagnose Ureterstein nicht begnügen, sondern hat stets festzustellen, wie die dem kranken Ureter zugehörige Niere anatomisch aussieht, ob die zweite Niere steinfrei ist und wie sich die Funktionen beider Nieren verhalten. Von der Entscheidung dieser Frage hängt Art und Erfolg des chirurgischen Eingriffes ab.

Für die Niere besteht beim Ureterstein stets die Gefahr des erschwerten Harnabflusses mit Rückstauung desselben oder aber des plötzlichen Verschlusses. Folgen sind die Entwicklung einer Hydronephrose und Hydroureter. Die größte Gefahr ist die Infektion; sie ist beim Stein eine regelmäßige Erscheinung; sie führt bei unvollkommener oder vollkommener Verlegung zu allen Graden und Arten der bakteriellen Eiterung: Pyelitis, Pyelonephritis, Pyoureter und Pyonephrose, paranephritische Eiterung mit Durchbruch des Steines und Fistelbildung. Ferner ist der Kranke bedroht durch die Doppelseitigkeit der Steinerkrankung und infolge des Wanderns und plötzlich einsetzenden Verschlusses von der Anurie mit funktionellem Versagen beider Nieren. Die verschiedenen Retentionszustände und eitrigen Prozesse der Niere und ihrer Kapsel haben wir bereits in den verschiedenen Kapiteln diagnostisch ausführlich erörtert, desgleichen die Doppelseitigkeit und die Anurie. Nur der sehr seltene Durchbruch eines abgeirrten Steines durch die Ureterwand bedarf noch der Erwähnung.

Ist der Stein aseptisch eingekapselt, so kann er durch Druck die Wand zerstören und nach außerhalb des Harnleiters gelangen. Dieser Vorgang kann völlig symptomlos vor sich gehen; meist aber ereignet sich ein Durchbruch auf dem Boden der Eiterung, mit einer periureteritischen Phlegmone, mit Harninfiltration und mit Einbruch in Brust- oder Bauchhöhle oder in die verschiedenen Hohlorgane — Darm, Blase und Scheide. Aus der Vorgeschichte mit sicher vorangegangenen Steinkoliken, durch akut stürmische Erscheinungen, durch den Nachweis einer entzündlichen periureteritischen Geschwulst in der Lende oder im weiteren Verlauf des Harnleiters und eines hart außerhalb der schattengebenden Sonde liegenden positiven Steinschattens ist die Diagnose des abgeirrten Nierensteins zu stellen. Einige Krankengeschichten mögen angeführt sein.

Ein 39 Jahre alter Mann wurde 2 Jahre vorher auf Nierenentzündung behandelt, nachdem er zeitweise Brennen beim Wasserlassen hatte und trüben Urin entleerte. Von Januar 1916 bis August 1917 im Felde. Oktober 1917 Anschwellung der rechten Lende, unter Schmerzen zunehmend. Spaltung eines kleinen Abszesses; seitdem Fistel. Im Eiter Streptokokken. Status: Februar 1918 bei der Aufnahme: Fistel der rechten Lendengegend hart nach der Wirbelsäule mit dünnflüssigem urinös riechendem Sekret. Zystoskopie: Urin trübe, eitrig, Epithelien und Eiweiß enthaltend. Linker Ureter schmal, schlitzförmig; rechter um mindestens das Doppelte vergrößert, klaffend, mit Austritt von Eiterflocken, die komma- und korkzieherartig geformt sind. Der Ureter bleibt starr. Blaufunktion: links normal; rechts negativ. 12. II.: Der Ureterkatheter stößt auf ein Hindernis. Das Röntgenbild zeigt einen Steinschatten in Höhe des 4 Lendenwirbels. Diagnose: Ureterstein mit aufsteigender infektiöser Nephritis und Paranephritis mit Durchbruch und Fistel. Operation: Schwartig infiltriertes, vom Eiter unterwühltes Gewebe. Die verkleinerte Niere sitzt hoch oben unter der Zwerchfellkuppe und ist nur extrakapsulär auszulösen. Der Nierenstiel ist ganz kurz und infiltriert. Der daumendicke Ureter wird nach abwärts verfolgt und ein haselnußgroßer Stein entfernt. Eine retrograde Bougierung des Ureters in die Blase ist nicht möglich. Die Niere zeigt histologisch diffuse entzündliche Infiltration mit Verdickung der Glomeruluskapsel (Abb. 110 s. S. 156).

Eine 36 Jahre alte Frau erkrankte im Herbste 1916 mit Schmerzen in der linken Seite und im Kreuz im Anschluß an eine Mittelohrentzündung. Es entwickelte sich eine Geschwulst unter hohem Fieber, Frost, heftigsten Schmerzen. Nach Inzision Entleerung von $^1/_2$ l eitriger Flüssigkeit. Bei der Aufnahme in die Klinik am 17. X. 1917 fand sich in der linken Seite in der hinteren Axillarlinie etwas unterhalb der 12. Rippe eine 2 cm lange Schnittwunde, aus der sich dünnflüssiger urinöser Eiter entleert. Im goldgelben Katheterblasenharn Leukozyten und Phosphate. Zystoskopie: Links stark eiterhaltiger, trüber Urin. Der Ureterenkatheterismus ergibt dünnen, mit Flocken versetzten Harn. Funktionsprüfung: rechts Blau kräftig und regelmäßig, links kein Blau; rechts Zucker nach 20 Minuten; links nach 45 Minuten noch kein Zucker. Operation: Umschneidung der Fistel, die auf die fest in Schwielen eingebackene Niere führt; letztere kann nur in Stücken entfernt werden. Ein kleiner Stein liegt im schwieligen Gewebe außerhalb des Nierenbeckens.

Differentialdiagnose. Der Ureterstein ist öfters nicht erkannt und mit anderen außerhalb der Niere liegenden Erkrankungen verwechselt worden, so vor allem mit der akuten und chronischen Appendizitis.

Diese Verwechslung kann leicht vorkommen, da sowohl bei dem akuten appendizitischen Anfall als auch bei der initialen Ureterkolik die Schmerzen vorwiegend in der Ileozökalgegend gelagert sein können und der Druckschmerz am Mac Burneyschen Punkt seinen stärksten Grad erreichen kann. Die akute Appendizitis wird sich bei gebührender Berücksichtigung des klinischen Verlaufes bald erkennen lassen, selbst dann, wenn, wie es nicht selten vorkommt, der Harn verändert ist und vereinzelte rote Blutkörperchen enthält. Anhaltende Magen-Darmbeschwerden, Temperatursteigerungen, die Entwicklung eines örtlichen Entzündungsprozesses in der Flanke und Schmerzsteigerung am Mac Burneyschen Punkt auch bei Druck auf die linke Seite (Rovsing) machen die Darmerkrankung gewiß, während Miteinbeziehung des Hodens und der Blase in die Kolikschmerzen, vor allem aber das positive Radiogramm, die Diagnose des Uretersteins erweisen. Oft aber ist der Ureterstein trotz untrüglicher Steinsymptome deshalb nicht erkannt, weil man sich mit der Aufnahme der Niere begnügt und den Ureter vernachlässigt hat.

Bei den chronischen Formen beider Leiden kommen noch öfter Verwechslungen vor, schon allein deshalb, weil die chronische Appendizitis den Ureter durch periureteritische Prozesse — bindegewebige Verwachsungen, Verziehungen und Knickungen — in Mitleidenschaft ziehen kann. Wiederholte pünktliche Harnuntersuchungen werden schließlich doch gelegentlich einen mikroskopischen Blutgehalt ergeben, zuweilen in Abhängigkeit von körperlichen Einflüssen und für den Ureterstein entscheiden. Ist das Röntgenbild negativ und ergibt die Zystoskopie und Ureterenkatheterismus keine weiteren Hinweise, so muß man durch die operative Besichtigung und retrograde Bougierung des Ureters den latenten Stein nachweisen.

Eine peinliche Harnanalyse und das Röntgenbild werden uns auch vor Verwechslung des Uretersteins mit Lumbago und Ischias schützen und uns die Abtrennung gegen die Erkrankungen der weiblichen Genitalorgane ermöglichen; schon öfters ist an Stelle des nicht erkannten Uretersteines die gesunde Tube entfernt worden.

Was nun die Differentialdiagnose des Uretersteins gegenüber anderen Nierenerkrankungen anbelangt, so ist die Trennung der Nieren- von den Uretersteinen allein auf Grund der klinischen Symptome für gewöhnlich unmöglich. Die Schmerzen allein sind schlechte Wegweiser; erst das positive Röntgenbild mit dem einwandfreien Nachweis eines Hindernisses im Ureter durch die Sonde lassen sichere Schlüsse auf den Sitz im Ureter zu; auch die Abgrenzung gegen die Pyelitis und die Stenose wird im allgemeinen nur durch das positive Ergebnis der Röntgenplatte sicher zu ermöglichen sein.

Die Verwechslung des Uretersteins mit der Zystitis und dem Blasenstein ist auch schon vorgekommen, namentlich wenn die Steine in der Blasennähe sitzen und schmerzhaften Harndrang, heftige Blasentenesmen mit Ausstrahlungen ins Rektum und Schamlippen verursachen. Die Zystoskopie schafft sofortige Aufklärung.

Die Geschwulst des Harnleiters.

Uretergeschwülste sind außerordentlich selten Gegenstand der Diagnose.

Die primäre Geschwulst im Innern des Harnleiters ist stets eine seltene Beobachtung geblieben. Die häufigste Form ist das Papillom, das einzeln oder in mehrfacher Zahl der Mukosa aufsitzt; es sind feine Zotten in Büscheln zusammengereiht oder auf einem Stiel sitzend, blumenkohlartig wachsende Tumoren. Sie sind gutartig, können aber auch bösartig sein, wobei sie dann gewöhnlich breitbasiger aufsitzen. Neben den Karzinomen sind auch schon Sarkome gefunden worden.

Etwas häufiger hat man es mit sekundären Uretertumoren zu tun, wenn das primäre Nierenbeckenpapillom durch Fortschwemmung entlang dem Ureter in die Blase sich ausbreitet. Das Rezidiv ist bekanntlich nicht selten.

Das Papillom macht, wenn es an der Blasenmündung des Ureters sitzt oder im Verlauf in der Regel Koliken, Blutabgang und die klinischen Erscheinungen von Hydroureter und Hydronephrose. Mit Sicherheit ist es nur dann zu erkennen, wenn es einen Sitz hat, der dem Zystoskop zugängig ist. Finden wir ein Ureterpapillom, so müssen wir uns stets die Frage vorlegen, ob es primär ist oder ein Rezidiv darstellt und die zugehörige Niere daraufhin untersuchen.

Die Bilharziosis des Harnleiters.

Der Trematode Bilharzia haematobia schickt nach seinem Eindringen in den menschlichen Körper und nach seiner Ansiedlung in Leber-, Milz- und Darmvenen, nachdem er dort seine Fortpflanzungsstadien durchgemacht hat, seine Embryonen und Eier in die Harnwege. Der in der Blasenwand verlaufende Harnleiterteil und dessen unmittelbare Umgebung in der Blase sind als Eierablagerungsstätte bevorzugt. Die Eier werden in den Wandschichten, vorwiegend in der Submukosa, abgelegt. Sie wirken als Fremdkörper und rufen durch ihren mechanischen Reiz schwere zystitische Erscheinungen mit Blutung und Eiterung, Epithelwucherung, entzündlicher Infiltration und Geschwulstbildung hervor, und geben Veranlassung zur Harnleiter- und Blasengrießbildung.

Die Diagnose dieser nur in den Tropen vorkommenden parasitären Erkrankung des Harnleiters und der Blase ist gesichert durch den zystoskopischen Befund und den Nachweis der Eier. Bei einem von mir im März 1918 untersuchten, aus Transvaal stammenden 23jährigen Patienten veranlaßten mich Schmerzen der Harnblase, gehäufte und schmerzhafte Entleerung von trübem, eitrigem und blutigem Urin, häufige Hämaturien und die Entleerung von sandartigem Grieß zur zystoskopischen Untersuchung, die folgendes ergab: In beiden Uretergegenden finden sich kegelförmig aufgeschichtete Anhäufungen grieß- und sandartiger Körnchen von Stecknadelkopf- bis Sagokorngröße, die stark lichtbrechend und gelblich verfärbt sind. Inmitten dieser Beläge sind die Ureteröffnungen noch deutlich zu erkennen (Abb. 259 u. 260). In der Blase, die im ganzen blaß und anämisch aussieht, finden sich größere Bezirke hämorrhagisch entzündeter, dunkelbraunroter Schleimhaut, mit den gleichen hellglänzenden, stecknadelkopfgroßen Sandkörnern besetzt (Abb. 261). Es ist dies der Harnleiter- und Blasengrieß, chemisch-amorphes harnsaures Salz. Die Gegend im Trigonum hinter der inneren Harnröhrenmündung ist rauh, uneben, höckrig und zeigt kleine, flache, epitheliale Vorwölbungen, deren Kuppen in hellem Licht erscheinen. Hier liegen wohl Eier unter der Epitheldecke, sog. Eierdepots. Dabei finden sich schwarze, längliche Gebilde, die mit dem einen Teil in der Blasenwand stecken, mit dem anderen in das Blaseninnere hineinragen und aussehen, wie die Speilen ausgerupfter Gänsefedern. Es sind dies die Würmer selbst (Abb. 262). Im blutig-eitrigen Urin fanden sich neben einer Unmasse von Harnleiter- und Nierenbeckenepithelien amorphe harnsaure Salze, und in diesen oder auch frei im Urin die diagnostisch ausschlaggebenden Eier (Abb. 263). Die Eier des Saugwurmes des Distomum haematobium haben eine stachelförmige Ausstülpung. Mikroskopisch ist deutlich zu sehen, daß die Eihülle den

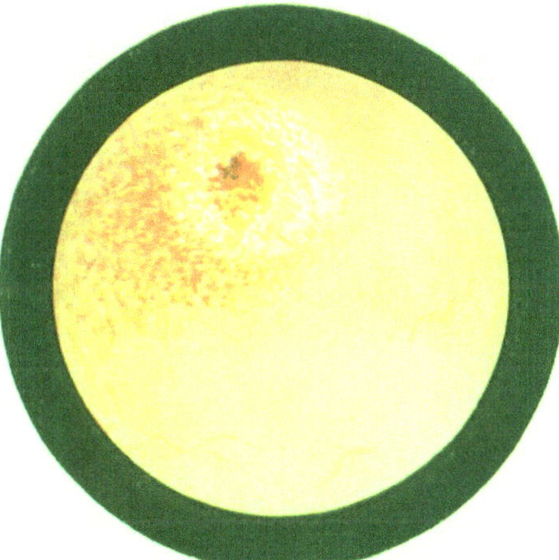

Abb. 259. Mit Fremdkörpergrieß aufgeworfener r. Ureter.

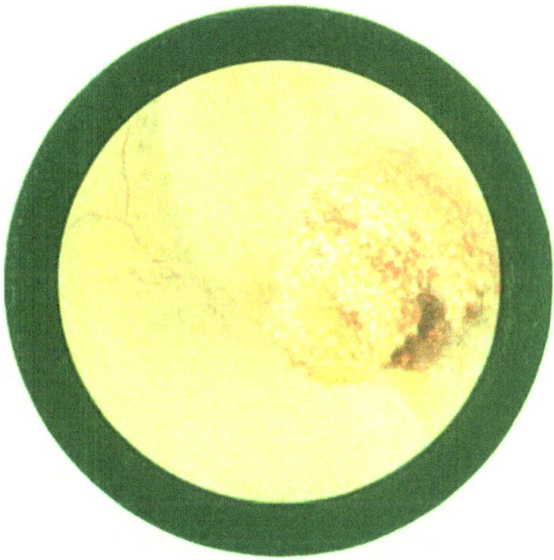

Abb. 260. Mit Fremdkörpergrieß aufgeworfener l. Ureter.

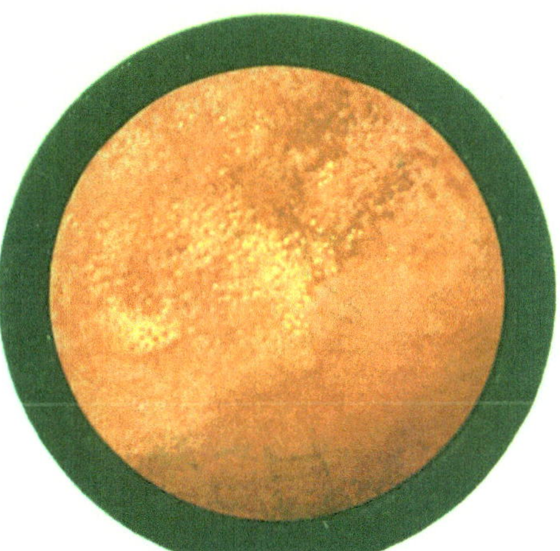

Abb. 261. Blasengrieß.

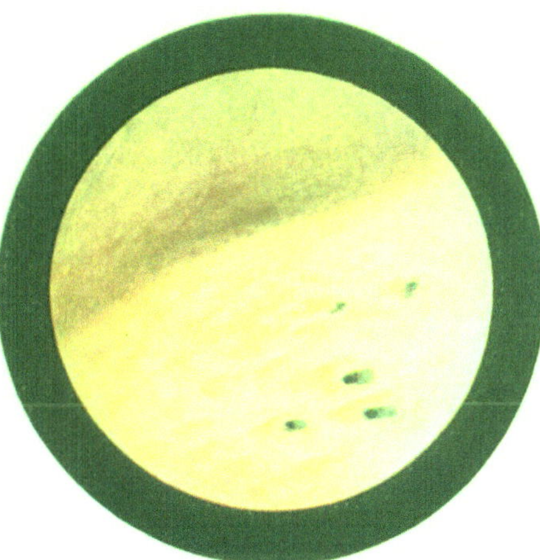

Abb. 262. Eierdepots und die in der Blasenwand steckenden Würmer.

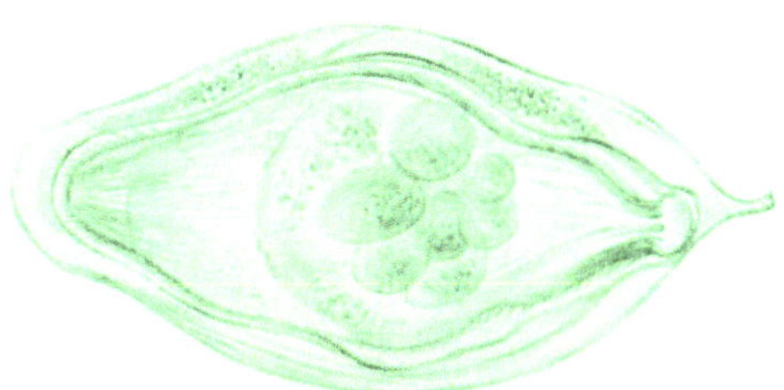

Abb. 263. Bilharzia-Ei mit Larve.

lebenden Embryo umschließt, das erste Larvenstadium, das sog. Mirazidium. Es ist mit Flimmerhaaren besetzt, birnenförmig gestaltet; bei seinen Zusammenziehungen streckt sich die Kopfseite flaschenhalsförmig, während das Hinterteil rund wird.

Die Diagnose war durch den anamnestisch erhobenen Tropenaufenthalt und den Befund von Harnleitergrieß, zusammen mit den klinischen Erscheinungen des chronischen Blasenkatarrhs möglich, durch den Nachweis der Eier mit eingeschlossenem Embryo sicher. Der Fall ist lehrreich und bemerkenswert, weil zystoskopisch der Nachweis der Würmer selbst gelang. Der Träger der parasitären Erkrankung war im Februar 1919 ein Opfer der Geiselmorde in München.

Sachregister.

Abknickung, spitzwinklige des Harnleiters 143.
Ableuchtung der Blase, s. Zystoskopie 26 u. f.
Abszeß, akuter, Nieren- 156.
— chronischer Nieren- 156.
— subphrenischer 183.
Achsendrehung des Harnleiters 144.
Adnextumor oder Wanderniere 124.
Aktinomykose 232.
Albuminurie 10, 16.
— bei Geschwulst 273.
— bei Harnleiterstein 317.
— bei Hydronephrose 131.
— bei Nephritis traumatica 116.
— bei Niereneiterung 172.
—, palpatorische bei Geschwulst 263.
— bei Stein 241.
— bei Tuberkulose 194.
— bei Ureterenkatheterismus 65.
— bei Wanderniere 121.
— bei Zystenniere 295.
Anämie bei Tumoren 22.
— bei Verletzungen 111.
Anästhesie, Instrumentarium 30.
—, Technik 35.
Anamnese 20.
— bei Hydronephrose 129.
— bei Fettkapseleiterung 179.
— bei eitriger Entzündung der Niere 155.
Anatomie der Niere 1.
— des Nierenbeckens 3.
Aneurysma der Bauchaorta oder Massenblutung 258.
Anschlußapparat 29.
Anurie 15.
— bei Einklemmung 121.
— bei Entzündung, akuter 16, 172.
— — — chronischer 16.
— — — eitriger 172.
— bei Hydronephrose 16, 130.
— bei Nierenverletzung 16, 113.
— reflektorische 15.
— bei Scharlach 16.
— bei Solitärniere 16.
— bei Steinkrankheit 241.
— bei Sublimatvergiftung 16.
— bei Ureterkompression 16.
— bei Ureterverletzung 16, 307.
— bei Uteruskarzinom 16.
Anurie bei Wanderniere 16, 121.
— bei Zystenniere 16.
Appendizitis und Entzündung, eitrige 174.
— und Hämaturie 235.
— oder Hydronephrose 150.
— oder Kapseleiterung (eitrige Perinephritis) 188.
— oder Periureteritis 148.
— oder Steinkolik 235, 325.
Asymmetrie des Trigonum 85.
Aszites und Geschwulst 291.
— und Hydronephrose 151.
— und Nierenkrankheiten 19, 22.
— und Zystenniere 299.
Atonie des Ureters und Sphinkterinsuffizienz 171, 312.
Atrophie, erworbene der Niere 105.
— hydronephrotische 129.
— pyonephrotische 156.
Ausscheidungsherde, eitrige 155.

Bakteriurie bei Entzündung, eitriger 157, 169.
—, Untersuchung auf 17.
Ballottement 24.
— bei Hydronephrose 128.
— bei Tumor 262.
— bei Wanderniere 119.
— bei Zystenniere 292.
Bas fond 27.
Baucheiterung, abgesackte und Nierenkapseleiterung 188.
Bauchgeschwulst beim Kinde, angeborene 19.
Bauchgeschwülste, angeborene 19.
— dystope 19.
— doppelseitige 19.
Bauchquetschung, einfache und Nierenverletzung 108.
Bauchschmerz, unklarer bei Nierendystopie 89.
— querer 93.
Bauchverletzung, stumpfe 108, 307.
Bazillurie und Tuberkulose 216.
Bazillenverschleppung 217.
Beckeneichung 62, 134.
Beckeneiterung 173.
— oder Niereneiterung 173.
Beckenniere 89.
—, Differentialdiagnose 91.

Beckenniere, hydronephrotische 90.
— tuberkulöse 92.
Beckenpapillom 48, 284.
— und Hydronephrose 131, 284.
Beckenresidualharn 134.
Beckenverschlußstein 139, 245.
Beckmannscher Apparat 66.
Benzidinprobe 17.
Berstungsmechanismus bei Nierenverletzung 114.
Beschmutzung der Optik 37.
Bildungsfehler, angeborene der Harnleiter 301.
— — der Niere 85.
Bilharziosis des Harnleiters 54, 326.
Blase, Anatomie 27.
— Boden 27, 41.
— Grund 27.
— Kontraktion 42.
— Knötchenbildung 48.
— krankhafte Funktion 17.
— Peristaltik 42.
— Pulsation 42.
Blasendivertikel und Ureteröffnung 52.
Blasenechinokokkus 54.
Blasenentzündung, akute und chronische zystoskopisch 43.
Blasenfistel, eitrige 159.
Blasengeschwür, tuberkulöses 208.
Blasengeschwulst oder chronische Zystitis 45.
Blasenhämaturie oder Geschwulsthämaturie 282.
Blasenkarzinom und Hydronephrose 148.
Blasenkatarrh s. Zystitis.
Blasenschleimhaut, normal, zystoskopisch 41.
Blasenschmerz 8.
Blasenstein und Harnleiterstein 325.
Blasentenesmen 8.
— bei Tuberkulose 189.
Blasentuberkel 206.
Blasentuberkulose, primäre 215.
Blasenwandharnleiterstein 319.
— eingekeilt 320.
Blasenzottengeschwulst 48.
Blindsackbildung des Beckens 127.
Blutharn s. auch Hämaturie.
—, mikroskopisch und makroskopisch 11, 17.
— Nachweis 17.
Blutkryoskopie 67.
— und bilaterale Nierenerkrankung 221.
— bei Tuberkulose 221.
Blutung der Blase, artifizielle 48.
— — — bandförmige 44.
— — — bei Nierentuberkulose 191.
— — — tupfenförmige 44.
Bluttumor s. Pseudotumor 49.
Blutunterlaufungen der Lendengegend 21, 109.
Blutzyste 297.
— der Nebenniere oder Massenblutung ins Nierenlager 258.
Bullöses Ödem 47.
Cholezystitis oder Nierentumor 288, 289.
— — Wanderniere 124.
Cholelithiasis oder Entzündung, eitrige 174.
— oder Hydronephrose 150.
— oder Kapseleiterung s. Perinephritis, eitrige 188.
— oder Nierentumor 288, 289.
— oder Wanderniere 124.
Chylurie 14.
Colon s. Kolon.
Cystitis s. Zystitis.

Darmaufblähung 25.
— bei Hydronephrose 128.
— bei Tumor 262.
Darmgeschwulst oder Nierengeschwulst 289.
Darmkolik oder Steinkolik 236.
Darmtumor oder Wanderniere 124.
Dauerschmerz, akuter, chronischer 7.
Diagnostik, allgemeine 5.
Diagnostische Tuberkulininjektion 197.
Distomum haematobium 14, 326.
Doppelte Harnleiteröffnung 101, 301.
Durchfall und Nierenkrankheiten 19.
Dysurie 18.

Echappement der Niere 24.
Echinokokkus 14.
— der Blase 54.
— oder Hydronephrose 151.
— der Niere 299.
— oder Zystenniere 299.
Eichung des Beckens 62, 134.
Einklemmung, akute der Niere 120.
— — — —, Anurie bei 121.
— — — —, Hämaturie bei 121.
— — — —, Harnbefund bei 121.
— — — —, Schmerz bei 121.
Eiter, wurstförmiger 160.
Eiterharn s. auch Pyurie 9, 10.
—, aus Blase 11.
—, aus Harnleiter 10.
—, aus Nierenbecken 11.
—, saurer 9.
—, tuberkulöser oder pyelitischer 11, 176, 227.
—, zystoskopisch 45, 46.
Eitrige Fistel der Blase 159.
— — der Lendengegend 22, 183, 308.
Eitrig-urinöse Fistel der Lendengegend 22, 183, 308.
Empyem und eitrige Perinephritis (Kapseleiterung) 187.
Enteroptose und Wanderniere 123.
Entgleiten der Niere 24.
Entzündung, eitrige der Fettkapsel oder eitrige Perinephritis 178.
— — — —, Allgemeinsymptome 180.
— — — —, Anamnese 179.
— — — — oder Appendizitis 188.
— — — — und Bakteriurie 180.
— — — — oder Baucheiterung, abgesackte 188.
— — — — und Bazillenherd 180.
— — — — oder Cholezystitis 188.

Entzündung, eitrige der Fettkapsel oder chronisches Hüftleiden 188.
— — — — und chronische Niereneiterung 186.
— — — —, Differentialdiagnose 185.
— — — — oder echte Tumoren 186.
— — — — oder embolisch-eitrige Nephritis 186.
— — — — und Fistelbildung 183.
— — — —, Frühdiagnose 185.
— — — — und Funktionsprüfung 180.
— — — — Infektionsquellen der 179.
— — — — und innere Krankheiten 185.
— — — — oder Muskelzerrung 188.
— — — — oder Pleuraempyem 187.
— — — — oder Pleuritis 187.
— — — — und Probepunktion 183.
— — — — und Psoaskontraktur 188.
— — — —, Pyelographie bei 184.
— — — — oder Pyonephrose 186.
— — — — oder Rheumatismus 188.
— — — —, Schmerz bei 179.
— — — — oder Spondylitis 188.
— — — Niere 151.
— — — —, akute 152.
— — — —, —, Albuminurie bei 172.
— — — —, —, Anurie bei 172.
— — — —, —, Blutkörperchen, rote bei 172.
— — — —, —, Blutung bei 172.
— — — —, —, Funktionsprüfung bei 172.
— — — —, —, Palpation bei 173.
— — — —, —, Zylinder bei 172.
— — — —, Albuminurie bei 157, 172.
— — — —, Allgemeinerscheinungen bei 152.
— — — —, Anamnese bei 155.
— — — — oder Appendizitis 174.
— — — —, Blasenfistel bei 159.
— — — —, chronische (eitriger Nierenabszeß) 155. 169.
— — — —, Diagnose 172.
— — — —, Differentialdiagnose 174.
— — — —, Druckschmerz bei 152.
— — — — oder Eiterung, tuberkulöse 176.
— — — —, Frühdiagnose 154.
— — — — oder Gallenblasenentzündung 174.
— — — — oder Genitalerkrankung, weibl. 174.
— — — —, Harnveränderungen bei 161.
— — — — oder Ileus 174.
— — — — oder Infektionskrankheiten 174.
— — — — oder Ischias 176.
— — — — oder Lumbago 176.
— — — — oder des Nierenbeckens 173, 174.
— — — — Pathogenese der 151.
— — — — oder Peritonitis 174.
— — — — Quellen der 153.
— — — — oder Retroflexio uteri 176.
— — — — als Rindenabszesse, embolische 155, 177.
Entzündung, eitrige der Niere, Schmerz bei 152.
— — — — oder Stein, aseptischer 251.
— — — — — — infizierter 177, 252.
— — — — Trigonitis bei 160.
— — — — oder Tuberkulose 176, 230.
— — — — oder Tumor 177.
— — — — und Ureterenkatheterismus 166.
— — — — und Ureteritis, akute 162.
— — — — — —, chronische 163.
— — — — und zweite Niere 166.
— — — — und Zystitis 159, 175.
— — — — — — granulosa 164.
— — — — und Zystoskopie 158.
— — — Nierenbeckens 178.
Epidurale Anästhesie 36.
Erblichkeit der Nierenkrankheiten 19.
Erbrechen bei Geschwulst 277.
Erbrechen bei Nierenkrankheiten 18.

Fascia Zuckerkandl-Gerota 1.
Fehlen des Nierenschattens 80, 87.
— der Uretermündung 85.
Fettkapsel 1.
Fibrintumor s. Pseudotumor 45.
Fieber bei Geschwulst 22, 276.
— bei Tuberkulose 193.
Fieberkurve bei Kolinephritis 170.
Filaria 14.
Fistel, eitrige der Blase 159.
— bei Kapseleiterung 183.
— der Lendengegend 22, 183, 308.
— und Ureteröffnung 52.
— bei Ureterverletzung 308.
Fixierte Wanderniere 121.
Fluktuation bei Hydronephrose 128.
Formveränderte Niere 93.
Freilegung, Probe- der Niere s. Probefreilegung der Niere.
Frühdiagnose und Hämaturie 14.
Funktion, krankhafte der Niere und Blase 17.
Funktionsprüfung der Niere 63.
— — —, diagnostische Bedeutung 74.
— — — bei Geschwulst 263.
— — — bei Nephritis, eitriger 172.
— — — bei Perinephritis 180.
— — — bei Stein 243.
— — — bei Tuberkulose 218.
— — — bei Zystenniere 293.
Furunkel der Niere 154.

Gabelung, y-förmige des Harnleiters 103, 303, 310.
Gallenblasengeschwulst oder Nierengeschwulst 288, 289.
Gallensteinkolik oder Nierensteinkolik 236.
Geburt und Nierenerkrankung 20.
Gefäßinjektion, periureterale 47.
— — bei Tuberkulose 200.
Gefrierpunktsbestimmung des Blutes 66.
— des Harns 66.
Genitalorgane, weibliche und Harnleiterstein 325.
Geruch des Harns 9.

Geschlossene Tuberkulose 202.
Geschwulst des Harnleiters, solide 53.
— der Nebenniere 279.
— der Niere 259.
— — —, Albuminurie 273, palpatorische bei 263.
— — — Anämie bei 22, 276.
— — — oder Aszites 291.
— — —, bösartige 260.
— — — oder Darmgeschwulst 289.
— — —, Differentialdiagnose 279.
— — —, Erbrechen bei 277.
— — — und Fieber 22, 276.
— — —, Frühdiagnose und Hämaturie 274.
— — —, Funktionsprüfung 263.
— — — oder Gallenblasengeschwulst 289.
— — —, gutartige 278.
— — —, Hämaturie bei 270ff.
— — — — — oder Blasenhämaturie 282.
— — — — — oder eitrige Entzündungshämaturie 281.
— — — — — oder Hydronephrosenhämaturie 281.
— — — — — oder Nephritishämaturie 281.
— — — — — oder Steinhämaturie 280.
— — — — — oder Tuberkulosehämaturie 281.
— — — — — oder Verletzungshämaturie 281.
— — — — — oder Wandernierenhämaturie 281.
— — — oder Hydronephrose 131, 149, 283, 287.
— — — und Ikterus 18, 22, 277.
— — — und Kachexie 276.
— — — bei Kindern 278.
— — —, Kolik bei 275.
— — —, — — oder Hydronephrosenkolik 280.
— — —, — — oder hysterische Kolik 280.
— — —, — — oder nephritische Kolik 280.
— — —, — — oder Steinkolik 280.
— — —, — — oder Tuberkulosekolik 280.
— — —, — — oder Verletzungskolik 280.
— — —, — — oder Wandernierenkolik 280.
— — — und Kolonlage 262.
— — — und Kolonverdrängung 266.
— — — oder Lebergeschwulst 288.
— — — oder Mesenterialgeschwulst 290.
— — —, Metastasen bei 276.
— — — oder Milzgeschwulst 289.
— — — oder Nephritis chirurgica 252.
— — — oder Netzgeschwulst 290.
— — — Neuralgie bei 275.
— — — oder Nierenentzündung, eitrige 177.
— — — oder Nierenverlagerung 285.
— — — und Obstipation 278.
— — — oder Ovarialgeschwulst 291.
— — —, Palpation bei 260.
— — — oder Pankreaszyste 291.
Geschwulst der Niere oder Perinephritis, eitrige 186.
— — —, Pyelographie bei 268.
— — — oder Pyonephrose 282.
— — — — —, tuberkulöse 282.
— — — und respiratorische Verschieblichkeit 262.
— — — oder retroperitoneale Geschwulst 290.
— — — im Röntgenbild 266.
— — —, Schmerz bei 275, 279.
— — — oder Stein 252.
— — — oder Tuberkulose 230.
— — — oder Wanderniere 122.
— — — oder Zystenniere 285, 299.
— — — und Zystoskopie 273.
— des Nierenbeckens 278, 284.
Geschwür s. auch Ulkus.
— der Blase, einfaches 212.
— — —, syphilitisches 212.
— — —, traumatisches 212.
—, tuberkulöses, geheiltes 214.
Gläserprobe 10.
Gleitmittel zur Zystoskopie 30.
Gonorrhöe und Nierenerkrankungen 20.
— und Tuberkulose 192, 227.
Granulom, tuberkulöses 209.
Gynäkologische Erkrankungen und Nierenerkrankungen 20.

Hämatom und Perforationsperitonitis 113.
—, perirenales 110.
—, pulsierendes 111.
—, retroperitoneales 110.
—, Vereiterung 113.
Hämaturie aus Blase 12.
— aus Harnröhre 12.
— aus Niere 12.
— aus Nierenbecken 12.
— bei Appendizitis 235.
— bei Geschwulst 270.
— — —, Frühdiagnose 14, 274.
— — Hämophilie 281.
— und Harnleiterverletzung 307.
— bei Hydronephrose 13, 131.
—, initiale 12.
—, — und Stein 239.
— mit Kolik 13.
— nach Kolik 13.
—, mikroskopisch und Stein 239.
— und Nephritis, chirurgische 253.
— und Niereneinklemmung 121.
— und Nierenvergrößerung 13.
— und Nierenverkleinerung 13.
—, renale 48.
—, — und Milztumor 273.
—, schmerzhafte 13.
—, schmerzlose 13.
— und Schüttelfrost 13.
—, sekundäre 115.
— und Stein, infizierter 13.
—, terminale 12.
—, — bei Nierenverletzung 115.
—, totale 12.
— und Tuberkulose 13, 191.
—, unmotivierte 13.

Hämaturie bei Wanderniere 13.
— und Zystoskopie 48.
Hämoglobinverarmung bei Tuberkulose 22, 193.
Harn 9, 10 und folg.
—, Albuminurie 10.
—, Ammoniakmagnesia 14.
—, bakteriologisch 17.
—, Bakteriurie 10, 14.
—, Blut 10.
—, Eier 10.
—, Eiter 10.
—, elektrischer Leitungswiderstand 68.
—, Epithelien 14.
—, Erythrocyten 17.
—, Farbe 9.
—, — bei Tuberkulose 190.
— Filaria 14.
—, geformte Bestandteile 10.
—, Gefrierpunktsbestimmung 66.
—, Geruch 9.
—, —, fauliger 9.
—, Gewicht, spezifisches 9.
—, — —, Bestimmung 16.
—, Grieß 14.
—, Kalksalze 14.
—, Konkremente 14.
—, krankhafter 9.
—, Leukocyten 17.
— bei Niereneinklemmung 121.
— oxalsaure Salze 14.
—, Parasiten 10, 14, 54.
—, Reaktion 9, 16.
— — bei Tuberkulose 190.
—, steriler bei Tuberkulose 192.
—, Stroma 17.
—, Transparenz 9.
—, — bei Tuberkulose 190.
—, Urate 15.
—, Xanthinsteine 15.
—, Zylinder 10, 14, 17.
—, Zystinsteine 15.
Harnabsonderung, Physiologie 3.
Harnbedürfnis, gesteigertes bei Tuberkulose 18, 189.
—, reflektorisch 18.
Harndrang 18, 189.
Harnentleerung, erschwerte 18.
—, Physiologie 4.
Harnleiter s. auch Ureter.
—, Abknickung 143.
—, abnorme Ausmündung 304.
—, Atonie desselben 312.
—, — — und Funktion 50.
—, bandartige Verwachsungen 143.
—, Blindendigung desselben 87.
—, entzündliche, akut eitrige Erkrankungen 309.
— —, chronisch eitrige Erkrankungen 312.
— — — — — und Pyelographie 312.
— — — — — und Ureterenkatheterismus 313.
— Erweiterung, blasige der Öffnung 52, 304.
—, Leergehen desselben 50.
—, — — bei Hydronephrose 132.
Harnleiter, Leergehen desselben bei Verletzungen der Niere 114.
—, — — — — des Ureters 307.
—, Mißbildungen desselben 301.
—, Ödem, bullöses desselben 47.
—, Palpation 25.
—, — bei Tuberkulose 197.
—, Physiologie 4.
—, Pulsation 50.
—, Schleifenbildung 144.
—, Schmerz 8.
—, Stenose 315.
—, — und Funktion 50.
—, Striktur 315
—, Topographie 3.
—, Totliegen desselben 50, 52.
—, — — bei geschlossener Hydronephrose 132.
—, Tumoren desselben 53.
—, überzähliger 52, 99, 301, 303.
—, Verletzungen desselben 15, 307.
—, — — und Anurie 307.
—, — — doppelseitig 16.
—, — — und Hämaturie 307.
Harnleiterfistel 308.
Harnleiterfunktion, normal, zystoskopisch 42.
— und Hydronephrose 50, 133.
Harnleitergabelung 103, 303.
Harnleitergeschwulst 325.
Harnleiterimpfmetastasen 52.
Harnleiterkatheter s. Ureterkatheter.
Harnleiterkatheterismus s. Ureterkatheterismus.
Harnleiterkreuzung 304.
Harnleiteröffnung oder Blasendivertikel 52.
— oder Blasenfistel 52.
—, doppelte 101.
—, Einrisse 53, 320.
—, Fehlen derselben 51, 85.
—, Kleinheit, abnorme 86.
—, Verschluß derselben, angeboren 51.
—, — —, erworben 51, 86, 169, 202.
Harnleitersphinkterinsuffizienz 312.
Harnleiterstein 316 u. f.
— und Albuminurie 317.
— oder Appendizitis 325.
— oder Beckenflecke 321.
— oder Blasenstein 325.
— in Blasenwand 319.
—, Dauerschmerz bei 316.
—, Differentialdiagnose 325.
— oder Genitalleiden, weibliche 325.
— und Harn 317.
— und Harnleitersonde 317.
— und Harnleiterstenose 251, 325.
— oder Ischias 325.
— oder Lumbago 325.
— oder Mesenterialdrüse, tuberkulöse 178, 322.
— oder Nierenstein 325.
—, Palpation 317.
— oder Pyelitis 325.
—, Röntgenbild 320.
— oder Zystitis 325.
—, Zystoskopie 317.

Harnleiterstumpfempyem 314.
Harnleitertuberkulose 207.
Harnleiterunterbindung und Hydronephrose 146.
Harnleiterveränderungen bei Tuberkulose 204 u. f.
Harnleiterverletzung, Anurie bei 16.
Harnleiterzottengeschwulst 48, 52.
Harnleiterzystoskop s. Ureterzystoskop.
Harnmenge bei Hydronephrose 130.
—, Schwankungen 15.
—, bei Stein 241.
Harnröhre, Bougiebehandlung 36.
—, — nach Kobelt 36.
—, Dehnung 37.
—, Durchgängigkeit 36.
—, Eiterung 10.
—, Mündungsspaltung 36.
Harnscheider 60.
Harnsperre 15.
Harnstoffbestimmung 65.
Harnunterdrückung 15.
Harnverhaltung 15.
Hautblässe durch Hämoglobinverminderung bei Tuberkulose 22.
— und Nierenerkrankung 22.
Hauttrockenheit und Urämie 22.
Herzstörungen bei Nierenkrankheiten 18.
Hilus, Anatomie 1.
Hodentuberkulose 193.
Hufeisenniere 93.
— und Hydronephrose 95.
—, Pyelographie 96.
—, Röntgenbild 96.
— und Stein 96.
Hüftgelenksentzündung oder Kapseleiterung 188.
Hydronephrose 124.
— und Albuminurie 131.
—, Anamnese 129.
— und Anurie 16, 130.
— oder Appendizitis 150.
— oder Aszites 151.
—, atrophische 129.
—, Ballottement bei 128.
— und Blasenkarzinom 148.
— und Darm 128.
—, Differentialdiagnose 148.
— oder Echinokokkus 151.
—, Fluktuation 128.
—, Frühdiagnose 137.
—, geschlossene 125.
— oder Geschwulst 131, 283.
—, Hämaturie bei 131.
—, — und Geschwulsthämaturie 281.
—, Harnveränderungen bei 130.
— und Hindernis, mechanisches 139.
— bei Hufeisenniere 97.
—, Infektion der 131.
—, intermittierende 125.
—, Kolik 129.
—, — und Geschwulstkolik 280.
— und Kolonlage 128.
— und Menstruation 130.
— und Niere, zweite 132.
— — —, zweigeteilte 102.
Hydronephrose und Nierenbeckenpapillom 131, 283.
— und Nierenverlagerung 143.
—, offene 125.
—, Palpation 125.
—, Pathogenese 124.
— durch Periureteritis infolge Mesenterialdrüsen 147.
—, Perkussion 128.
—, Pyelographie 136.
— oder Pyelonephritis 149.
— und Pyonephrose einer zweigeteilten Niere 103.
—, remittierende 125.
—, Röntgenbild 135.
—, Schmerz bei 129.
— und Stauurin 130.
— und Stein 139, 252.
— — —, aseptischer 131.
— — —, infizierter 252.
— oder Steinkrankheit 149.
—, traumatische, echte und unechte 147.
— oder Tuberkulose 150.
—, Ureterkatheterismus 133.
— durch Ureterkompression 147.
— nach Ureterunterbindung 146.
—, Verschieblichkeit, respiratorische 127.
— und Wanderniere 122, 126, 144.
— oder Zystenniere 151, 299.
—, Zystoskopie bei 132.
Hydropyonephrose und Hydropyoureter 140.
Hypernephrom 278.
Hysterische Kolik oder Geschwulstkolik 280.

Ikterus und Geschwulst der Niere 277.
— und Nierenkrankheiten 18, 22.
Ileus oder Nierenentzündung, eitrige 174.
— und Nierenkrankheiten 19.
Impfmetastasen am Ureter 52.
Inkontinenz, nächtliche bei Tuberkulose 18, 189.
— und Pollakisurie 18.
—, unechte 18.
Indigkarminprobe 71.
— und Tuberkulose 219.
Infektionskrankheiten und eitrige Nierenentzündung 174.
Infizierte Hydronephrose 131.
Inspektion der Lendengegend 21.
Interkostalneuralgie bei Nierengeschwulst 276.
— bei Perinephritis 181.
Ischias oder eitrige Nierenentzündung 176.
— oder Harnleiterstein 325.

Kachexie und Geschwulst 276.
Kapsel, Fett- der Niere 1.
—, fibröse der Niere 1.
Kapsellipom 278.
Karbunkel der Niere 156.
Katheterpurin 30.
Kathetersterilisator 31.
Kaverne oder Stein 223.
Kavernenzeichnung im Röntgenbild 222.

Kittniere 204.
Kleine Niere 105.
Klumpenniere 94.
Knopfförmiger Stein 245.
Knötchenbildung der Blase 48.
Kolik bei Harnleiterstein 316.
— der Niere, Allgemeines 6.
— — —, chronische 7.
— — — bei eitriger Entzündung 153.
— — — — — — der Fettkapsel 179.
— — — bei Geschwulst 275.
— — — bei Hydronephrose 129.
— — — bei Nephritis, chirurgischer 253.
— — —, Periodizität 130.
— — — bei Stein, klassische 233.
— — — bei Tuberkulose 196.
— — — bei Verletzung 117.
— — — bei Wanderniere 120.
Kolinephritis und Kolipyelitis 172.
Kollargolfüllung des Nierenbeckens bei Steinkrankheit 249.
Kolon und Niere 24.
Kolonlage und Nierengeschwulst 262.
Kolonverdrängung und Nierengeschwulst 266.
— und Zystenniere 295.
Konstante Kontur eines Steines 246.
Kontaktgabel 35.
Kontusionsverletzung der Niere 20, 110.
Korallensteine 245.
Kryoskopie des Blutes 67.
— des Harnes 66.
—, Nutzanwendung 67.
Kuchenniere 94.
Kugelverschluß, automatischer 35.
Kurzschluß 34.

Lagerung bei Zystoskopie 35.
Langniere 97.
—, Pyelographie 99.
Leberechinokokkus oder Nierengeschwulst 264, 288.
Leberschnürlappen 123.
— und Wanderniere 123.
Leergehen des Harnleiters s. bei Harnleiter, Leergehen.
Leitungswiderstandsmessung 66.
Ligamentum interuretericum 42.
Lues und Nierenerkrankungen 20.
Luftblase bei Zystoskopie 41.
Lumbago oder eitrige Nierenentzündung 176.
— oder Harnleiterstein 325.
Lumbalanästhesie bei Zystoskopie 36.
Lumbalskoliose bei Nierenerkrankungen 22.
— bei Wanderniere 123.

Massenblutung der Niere oder Aneurysma der Bauchoarta 258.
— — — oder Blutzyste der Nebenniere 258.
— ins Nierenlager 256.
— — —, Palpation 257.
— — — oder Perinephritis 177, 259.
— — — oder Psoasblutung 259.
— — — und Schmerz 257.
Menstruation und Hydronephrose 135.
— und Nierenerkrankung 20.
Mesenterialdrüse, verkalkte oder Nierenstein 147, 247.
— — oder Ureterstein 178, 322.
Mesenterialdrüsentuberkulose und Hydronephrose 147.
Mesenterialgeschwulst od. Nierengeschwulst 290.
Mesenterialzyste oder Wanderniere 124.
Metastasen und Nierengeschwulst 276.
Milz, Wander- oder Wanderniere 123.
Milzgeschwulst und Nierengeschwulst 289.
— und renale Hämaturie 273.
Mißbildungen der Harnleiter 301.
— und Niere, angeboren 85.
— — —, Ätiologie 19.
Mörtelniere 204.
Muskelzerrung oder Kapseleiterung 188.

Nachblutung bei Nierenverletzung 115.
Nebennierenblutzyste 258.
Nebennierengeschwulst 279.
Nephritis, chirurgische oder eitrige Nierenentzündung 254.
— — oder Frühtuberkulose 254.
— — und Hämaturie 253.
— — mit Kolik 253.
— — oder Stein 254.
— — oder Tumor 254.
— suppurativa 155.
—, toxische bei Tuberkulose 219.
—, traumatische 116.
Nephritiskolik oder Geschwulstkolik 280.
Neuralgie und Geschwulst 276.
Nierenaktinomykose 232.
Nierenatrophie bei Hydronephrose 129.
— bei Pyonephrose 168.
Nierenbecken, Blindsackbildung 127.
—, Eichung 62, 134.
—, Entzündung 178.
—, Papillom 48, 284.
Nierenblutung, Hautblässe bei 22.
—, zystoskopisch 48, 49.
Niereneinklemmung, Anurie bei 121.
—, Hämaturie bei 121.
—, Harnbefund bei 121.
Niereneiterung s. eitrige Entzündung der Niere.
Nierengrieß und Stein 239.
Nierenkrankheit und Ikterus 18, 22.
Nierenmangel 85.
— oder geschlossene Pyonephrose 169, 176.
Nierennarbe im Röntgenbild 116.
Nierenschatten, deformierter 81.
—, Einsenkungen des 81.
—, Fehlen desselben 80, 87.
—, gesenkter 80.
—, rundliche Aufhellung 81.
—, scharf konturierter 81.
—, vergrößerter 81.
—, verkleinerter 81.
—, Vorbuckelung 81.
Nierenvergrößerung und Hämaturie 13.
Nierenverkleinerung und Hämaturie 13.
Nierenverlagerung oder Geschwulst 285.

Nierenzyste oder Hydronephrose 151.
Nubecula 9.

Obstipation und Nierengeschwulst 278.
Ödem, bullöses der Blase 47.
—, halbseitige bei Nierenkrankheit 18, 22.
— der Lendengegend 21.
— am Skrotum durch Blutung 111.
— am Ureter 47, 48.
Oligurie 15.
— bei Harnleiterverletzungen 307.
— bei Hydronephrose 130.
—, mechanische 15.
— bei Nierenentzündung, eitriger 172.
— bei Nierenverletzungen 113.
— bei Pyelonephritis, doppelseitiger 15, 169.
—, reflektorische 15, 59.
—, bei Stein 241.
— bei Tuberkulose 221.
— bei Urämie 15.
— bei Wanderniere 121.
— bei Zystenniere 15.
Optik des Zystoskopes 33.
— — —, Beschmutzungen 37.
— — —, Störungen 34.
Organruptur 108.
Ovarialgeschwulst oder Nierengeschwulst 291.
Ovarialzyste oder Wanderniere 124.
Oxalsaure Salze 14.
Oxyzyanatlösung 36.

Palpation des Harnleiters, Allgemeines 25.
— — — bei Nierentuberkulose 197.
— — — bei Stein 317.
— der Niere im Bad 23.
— — —, einfache 23.
— — — bei Einzelniere 87.
— — — bei Eiterung 173.
— — — nach Garrè 23.
— — — bei Geschwulst 260.
— — — bei Hufeisenniere 94.
— — — bei Hydronephrose 124.
— — — in Knieellenbogenlage 23.
— — — bei Massenblutung 257.
— — — in Narkose 23.
— — — bei Pyonephrose 168.
— — — in Rückenlage 22.
— — — in Seitenlage 23.
— — — bei Stein 237.
— — — bei Tuberkulose 196.
— — — bei Wanderniere 117.
— — — bei Zystenniere 292.
Palpatorische Albuminurie und Geschwulst 263.
Pankreaszyste oder Nierengeschwulst 291.
Papillom des Nierenbeckens 48, 284.
— — — und Hydronephrose 131, 284.
Paranephritis und Massenblutung 259.
Parasakralanästhesie 36.
Parasitäre Erkrankungen der Harnleiter 54.
Parasiten, Eier 10, 14.
Parenchymstein 245.
Penisklemme 30.
Perinephritis, eitrige siehe Entzündung, eitrige der Fettkapsel.
Perirenales Hämatom 113.
— — oder Perforationsperitonitis 113.
Peritonitis oder eitrige Nierenentzündung 174.
Periureterale Gefäßinjektion 47.
— — bei Tuberkulose 199.
Periureteritis oder Appendizitis 147.
Perkussion 26.
— bei Hydronephrose 128.
Pfortaderstauung und Nierenkrankheiten 19.
Phloridzinprobe 69.
Phosphatkonkremente, aseptische 14.
Physiologie der Harnabsonderung 4.
— des Harnleiters 4.
— der Niere 4.
Pigmentation bei Tumor 22, 278.
Plexus coeliacus, Schmerzen im, bei Hufeisenniere 94.
Plexus renalis 2.
Pneumoperitoneum 83.
Pollakisurie, nächtliche 18.
— bei Nierenstein 18.
— — —, infiziertem 18.
— bei Nierentuberkulose 18, 189.
— bei Pyelitis 18.
—, reflektorische 18.
— bei Ureterfremdkörper 18.
— bei Zystoskopie 18.
Polyurie 15.
—, experimentelle 69.
— bei Hydronephrose 130.
—, instrumentelle 15.
—, Kriegs- 190.
— bei Nierenbeckeneiterung 15, 169.
— bei Nierentuberkulose 15, 190.
— bei Pyelonephritis, doppelseitiger 169.
—, reflektorische 15.
— bei Steinkrankheit 241.
— bei Tuberkulose 190.
— bei Zystenniere 297.
Primäre Blasentuberkulose 215.
Probefreilegung der Niere 83.
— — — nach Kocher 84.
— — — bei Tuberkulose 226.
— — — bei Verletzung 114.
Probepunktion 83.
— bei Perinephritis 183.
Probespaltung der Niere 84.
Prüfung der Nierenfunktion 63.
Pseudotumor der Blase 272.
— — —, Blut- 49.
— — —, Fibrin 45.
Psoasblutung oder Massenblutung ins Nierenlager 258.
Psoaskontraktur und Nierenkapseleiterung 188.
Pulsation der Harnleitermündung 50.
— — — bei Entzündung, eitriger der Niere 161.
— — — bei Hydronephrose 132.
Pulsierende Hämatome 111.
Pyelitis granulosa 166.
— —, Blasenbefund bei 48, 210.
— — oder Tuberkulose 230.
— cystica 165.
— —, Blasenbefund bei 210.

Pyelographie, Allgemeines über Technik, Indikation und Diagnostik 82, 83.
— bei Beckenniere 90.
— bei doppeltem Ureter 101, 303.
— bei extrarenaler Geschwulst 290.
— bei Hufeisenniere 96.
— bei Hydronephrose 136.
— bei Langniere 99.
— bei Niereneiterung 169.
— bei Nierengeschwulst 268.
— — — und Hydronephrose 286.
— bei Nierenstein 251.
— bei Nierentuberkulose 230.
— bei Nierenverletzung 116.
— bei Perinephritis eitriger 184, 185.
— bei Uretererkrankung, chron. entzündlicher 313.
— bei Ureterstein 323.
— bei Ureterstenose 315.
— bei Wanderniere 119.
— bei zweigeteilter Niere 99.
— bei Zystenniere 295.
Pyelonephritis, chronisch-doppelseitige, Diagnose 169.
— und Hydronephrose 149.
— suppurativa 158.
— tuberculosa oder Geschwulst 282.
Pyelonephritische Atrophie 156.
Pylorustumor oder Wanderniere 124.
Pyonephrose, akute 156, 168.
—, Diagnose der 168.
—, geschlossene 156, 168.
— oder Nierenatrophie 168.
— oder Nierenmangel 169.
— oder Nierentuberkulose 201, 230.
— oder Nierentumor 282.
—, offene 156, 169.
—, —, intermittierende 168.
— und Steinkrankheit 141, 239.
— und Ureterverschluß, erworbener 169.
Pyurie s. auch Eiterharn 9, 10.
—, chronische, bei Nierentuberkulose 190.
— — bei Pyelitis chronica 169.
— bei Nierenentzündung, eitriger 157.

Rasse und Nierenkrankheit 19.
Reaktion des Harns 9.
— — —, Bestimmung 16.
— — —, saure bei Tuberkulose 191.
Reflektorische Anurie 59.
— Polyurie 59.
Regio posttrigonalis s. Bas fond 27.
Reinigung des Zystoskopes 30.
Reizblase 37.
Reiztumoren, entzündliche 52, 166.
Rektumverdrängung bei Beckenniere 90.
Renale Blutung, Hämaturie 48.
Ren mobilis s. Wanderniere.
Residualharn des Nierenbeckens bei Hydronephrose 134.
Retroflexio uteri oder Nierenbeckeneiterung chronische 176.
Retroperitoneale Eiterung 181.
— Hämatome 110.
— —, Vereiterung derselben 112.
Rheumatismus oder Kapseleiterung 188.
Rindenabszesse, embolische 155, 177.
Röntgenbild bei Beckenniere 89.
— bei Geschwulst 266.
— bei Harnleiterstein 320.
— bei Hufeisenniere 96.
— bei Hydronephrose 135.
— bei Nierennarbe 126.
— bei Nierenstein 244 und folg.
— — — Fehldiagnose 247 u. folg.
— bei Nierentuberkulose 222.
— bei Uratstein 247.
— bei Wanderniere 119.
— bei Zystenniere 294.
Röntgendiagnostik 78.
Röntgenverfahren, Lagerung 78.
—, Momentaufnahme 78.
—, Vorbereitung 78.
—, Zeitaufnahme 79.
Rupturmechanismus bei Nierenverletzung 114.

Scharlach und Anurie 16.
Schatten oder Stromata 17.
Schieberhahn 39.
Schleifenbildung des Ureters 144.
Schleimhaut der Blase, Wulstungen, hahnenkammähnliche 45.
— — —, —, stalaktitenförmige 45.
Schmerz, Allgemeines 5.
— des Bauches, in der Mitte, querverlaufend 93.
— der Blase 8.
— bei Entzündung, eitriger der Niere 152.
— — — — — Nierenkapsel, Perinephritis 179.
— des Harnleiters 8.
— — — bei Stein 317.
— bei Hydronephrose, geschlossener 131.
—, neuralgischer 7.
— bei Niereneinklemmung 121.
— bei Nierenentzündung, akut-eitriger 152.
— bei Nierengeschwulst 275.
— bei Nierentuberkulose 195.
Schnürlappen der Leber oder Wanderniere 123.
Schrumpfniere und Zystenniere 299.
Schußverletzungen der Niere 109.
Schwangerschaft und Nierenerkrankung 20.
Schwankung der Harnmenge bei Hydronephrose 130.
Schwellung, akute der Niere bei Einklemmung 121.
—, entzündliche der Lendengegend 21.
Segregator 60.
Solitärniere und Anurie 16.
—, hypertrophische 87.
Solitärzyste der Niere 297.
Spätblutungen bei Nierenverletzung 115.
Spaltung der äußeren Harnröhre 36.
Spektroskopischer Blutnachweis 17.
Spezifisches Gewicht des Harns 9, 16.
Sphinkterinsuffizienz und Ureteratonie 171, 307.
Sphinkterkrampf 38.
Spondylitis und Kapseleiterung 188.

Spülhahn 30.
Spülprobe der Blase 10.
Spülung der Blase 39.
— — —, Flüssigkeit 36.
— — —, Menge 39.
— — —, Vorrichtung 29.
Spülzystoskop 32.
Standglas für Zystoskop 30.
Stauurin bei Hydronephrose 130.
Stein und Albuminurie 241.
— und Anurie 241.
—, aseptischer und infizierter 233, Differentialdiagnostik 250 u. f.
— — oder Frühtuberkulose 251.
— — oder Geschwulst, abgekapselte 252.
— — oder Hydronephrose 251.
— — oder Nephritis, chirurgische 251, 254.
— — oder Nierenbeckenzottengeschwulst 252.
— — oder Rindenabszeß, miliarer 251.
— — oder Tuberkulose 251.
— — oder Ureterstenose, entzündliche 251.
— — Veränderungen des Harns bei 238.
—, infizierter oder Hydronephrose, infizierte 252.
— — oder Pyelitis, eitrige 252.
— — oder Pyurie, tuberkulöse 252.
— — oder Ureteritis, eitrige 252.
— —, Urinveränderungen, Hämaturie bei 13, 240.
—, doppelseitig 244.
—, Funktionsprüfung bei 243.
— und Hämaturie 239.
— — —, initiale 239.
— und Harngrieß 239.
— und Harnmenge 241.
— oder Hydronephrose 139, 251.
— — —, aseptische 131.
—, infizierter (s. oben) 233.
— oder Kaverne 223.
— oder Nierenentzündung 251.
— oder Nierentuberkulose 149, 228.
—, Palpation bei 237.
—, Röntgenbild bei 244.
— oder Ureterstein 325.
— des Ureters, eingeklemmter 53, 320.
— oder Wanderniere 122.
—, Zystoskopie bei 241.
Steinhämaturie oder Geschwulsthämaturie 280.
Steinkolik 7.
—, klassische 233.
— oder Appendizitis 235.
— oder Darmkolilk 236.
— oder Gallensteinkolik 235, 236.
— oder Geschwulstkolik 280.
— oder Tuberkulose 228.
Steinkrankheit 233.
Steinniere, geschrumpfte 240.
Steinpyonephrose 239.
Steinwanderung 246.
Stenose des Harnleiters 315.
— und Harnleiterfunktion 50.
Sterilisator der U-Katheter nach Kuttner 30.
Sterilität des Harns bei Tuberkulose 192.
Stichverletzung der Niere 109.
Stumpfe Bauchverletzung 108.
Sublimatvergiftung und Anurie 16.
Subphrenischer Abszeß 183.
Surgical Kidney 155.
Symptomatologie, Allgemeine 5.
Syphilis der Niere 231.
Syphilitisches Geschwür 212.

Taschenbatterie 32.
Tenesmen der Blase 8, 18.
— — — bei Tuberkulose 189.
Tierversuch und Tuberkulose 214.
— — —, negativer Ausfall 217.
Topographie des Harnleiters 3.
— der Niere 1.
Trauma und Nierenerkrankung 20.
Traumatische Hydronephrose 111, 147.
— —, unechte 111, 147.
— Nephritis 116.
Trigonitis 160.
Trigonum 27.
Tuberkel in der Blase 206.
— am Ureter 207.
Tuberkelbazillen 194.
—, Nachweis 194.
—, — durch Tierversuch 214, 217.
Tuberkulininjektion, diagnostische 197.
Tuberkulose und Albuminurie 194.
—, Allgemeinbefinden bei 193.
—, Bazillurie bei 216.
—, Blasenerkrankung bei 189.
—, Blasenkatarrh, chron. bei 189, 198.
—, Blasenveränderungen, spezifische bei 205.
—, Blutkryoskopie bei 221.
—, Blutung bei 191.
—, — aus Blase bei 191.
—, Degeneration, amyloide bei 220.
—, Farbe des Urins bei 190.
—, Fieber bei 193.
—, Forme douloureuse der 196.
—, Freilegung, diagnostische bei 225.
—, Funktionsprüfung bei 218.
—, geschlossene 202.
— und Gonorrhöe 192, 227.
—, Hämaturie bei 13, 191.
—, Hämoglobinverminderung bei 22, 193.
—, Harn, steriler bei 192.
—, Harnbedürfnis, gesteigertes bei 18, 189.
—, Harnreaktion, saure bei 191.
— und Hodentuberkulose 193.
—, Hydronephrose bei 150, 228, 229.
— oder Hydronephrose, aseptische 131.
—, Indigkarminprobe bei 219.
— oder Nephritis, chirurgische 254.
— — —, chronische 220.
— — —, purulente 230.
— und Nephritis, toxische 220.
— und Niere, zweite 219.
—, Palpation bei 196.
—, periureterale Gefäßinjektion bei 199.
—, Pollakisurie bei 18, 189.
—, Polyurie bei 189, 190.
— oder Pyelitis 220.
— — Pyelitis granulosa 230.

Tuberkulose oder Pyonephrose 230.
—, Pyurie, chron. bei 190.
—, Röntgenbild bei 222.
—, Schmerz bei 195.
— oder Stein 144, 228.
— oder Stein, infizierter 252.
—, Tenesmen bei 189.
— oder Tumor 230.
—, Ureterkatheterismus bei 215.
—, Ureterödem bei 200.
—, Ureterpalpation bei 197.
—, Ureterveränderungen bei 199, 204.
—, Urininkontinenz, nächtliche bei 189.
— oder Zystitis 227.
— Zystopyelitis 227.
—, Zystoskopie bei 198
Tuberkulöse Beckenniere 90.
Tuberkulöses Blasengeschwür 208.
— Granulom 209.
Tumor siehe Geschwulst.
Tympanie bei Nierenmangel 26.
— bei Nierenverlagerung 26.

Ulkus s. auch Geschwür.
Ulcus cystoscopicum 212.
Urachusfistel und Ureteröffnung 52.
Urämie, Hauttrockenheit bei 22.
Urate 14.
Uratstein und Röntgenbild 247.
Ureter s. auch Harnleiter.
Ureterachsendrehung 144.
Ureteratonie und Sphinkterinsuffizienz 171, 312.
Ureterausgüsse, blutige 12, 271.
Ureteritis, akute bei eitriger Entzündung der Niere 163.
—, chronische bei eitriger Entzündung der Niere 163.
Ureterkatheter, Fabrikat 55.
—, Form 55.
—, Kaliber 55.
—, Mandrin 55.
Ureterkatheterharn, Menge, Untersuchung, Zusammensetzung 65.
Ureterkatheterismus 54.
— Albuminurie bei 65.
—, Blutung bei, hyperämische 59.
—, — —, traumatische 59.
—, Fehlerquellen bei 65.
—, und Infektionsgefahr 61.
— und Nierendiagnostik 61.
— und Nierenentzündung, eitrige 166.
—, Störungen bei 59.
—, Technik 57.
— und Tuberkulose 215.
— und Ureterfunktionsstörungen 59.
— und Ureteritis chronica 312.
—, Sekretionsanomalien bei 64.
— Vorbereitung zum 54.
Ureterkompression und Anurie 16.
— und Hydronephrose 147.
Ureterödem, bullöses und Tuberkulose 200.
Ureterzebrakatheter 55.
Ureterzystoskop 55.
—, Albarransche Klappe 56.
—, doppeltes 55.
Ureterzystoskop, einläufiges 55.
—, Gummidichtung 55.
— für Kinder 55.
—, Modell 33.
Urometer 16.
Uteruskarzinom, Anurie bei 16.
Uterusmyom oder Wanderniere 124.

Varikozele 22, 278.
Verdrängung des Darms 25, 266.
des Rektums bei Beckenniere 89.
Verdünnungsversuch 69.
Verlagerung der Niere, angeborene 89.
— — —, erworbene 121.
— — —, gekreuzte 99.
— — — und Hydronephrose 143.
— — —, Schmerzen bei 89.
— — —, Störungen, psychische bei 89.
— — —, unklare Bauchschmerzen bei 89.
Verletzung des Harnleiters, Anurie bei 307.
— — —, Hämaturie bei 307.
— — —, offene 307.
— — —, subkutane 307.
— — —, Zystoskopie bei 307.
— der Niere, akute Anämie bei 110.
— — —, Anurie bei 113.
— — —, Blutunterlaufung der Lende bei 109.
— — —, Differentialdiagnose 117.
— — —, extra- oder intraperitoneal ? 113.
— — —, Hämaturie bei 106.
— — —, Hautabschürfungen bei 109.
— — — durch Kontusion 110.
— — —, Nach- und Spätblutungen bei 115.
— — —, offene 109.
— — —, Oligurie bei 113.
— — —, Probefreilegung bei 114.
— — —, Röntgenbild bei 116.
— — —, Schmerz bei 108.
— — — durch Schuß 109 u. f.
— — — und Shok 108.
— — — durch Stich und Schnitt 109.
— — —, subkutane 106.
— — — und Trauma 108.
— — —, Zystoskopie bei 114.
Verschieblichkeit, respiratorische der Hydronephrose 127.
— — der Niere 2, 23.
— — der Nierengeschwulst 262.
Verschlußstein des Nierenbeckens 139, 245.
Verschmolzene Niere 93 u. f.
— —, Palpation bei 95.
Vorbereitung des Patienten zur Zystoskopie 35.
Vorschaltrheostat 29.
Vorwölbung, entzündliche der Lende bei Perinephritis 181.
—, kugelige des Bauches 21, 261.
— der Lende 21, 109.

Wachssonde nach Kelly 243.
Wanderniere 117 u. folg. s. Ren mobilis.
— oder Adnextumor 124.
—, Ätiologie 123.
—, Anurie bei 16, 121.

Wanderniere, Ballottement bei 119.
— oder Bauchtumor 124.
— oder Darmtumor 124.
—, Differentialdiagnose 123 u. folg.
—, Einklemmung, akute der 120.
— und Enteroptose 123.
—, erworbene 121.
—, fixierte 121.
— oder Gallenblasenvergrößerung 124.
— oder Geschwulst des oberen Pols 122.
— oder Geschwulsthämaturie 281.
— und Hämaturie 13, 121, 281.
— oder Hydronephrose 122, 126.
— — —, Pyelographie bei 144.
—, Kolik bei 120.
—, — — oder Geschwulstkolik 281.
— und Lumbalskoliose 123.
— oder Mesenterialzyste 124.
—, nervöse Erscheinungen bei 120.
— oder Nierengeschwulst 122, 285.
—, Oligurie bei 121.
— oder Ovarialzyste 124.
—, Palpation bei 117.
— oder Pyelitis 122.
—, Pyelographie bei 119.
— oder Pylorustumor 124.
—, Röntgenbild bei 119.
—, Schmerzen bei 120.
— oder Schnürlappen der Leber 123.
— oder Stein 122.
— oder Uterusmyom 124.
— oder Wandermilz 123.
Wirbelsäulenosteomyelitis und Kapseleiterung 188.
Wunden der Lendengegend 22.
Wurstförmiger Eiter 160.

Xanthinstein 15.

Ziegelmehl 14.
Zottengeschwulst der Blase 48.
— am Ureter 48.
Zuckerausscheidung nach Phloridzininjektion 69.
Zwangshaltung der Wirbelsäule bei Nierenerkrankung 22.
Zweigeteilte Niere 99, 310.
— — und Hydronephrose 102.
— — und Hydropyonephrose 103.
— —, Pyelographie bei 100.
Zweite Niere bei Entzündung, eitriger 166.
— — — Hydronephrose 132.
— — — Stein 244.
— — — Tuberkulose 219.
Zylinder 10, 14, 17.
Zyste, Blut- 297.
—, solitäre 297.
Zystenniere, Allgemeines 291 u. f.
—, Anurie bei 16.
— oder Aszites 299.
Zystenniere, Ballottement der 292.
—, Differentialdiagnose 299.
— oder Echinokokkus 299.
—, Funktionsprüfung bei 293.
— oder Geschwulst 285.
—, Hämaturie bei 297.
—, Harnbefund bei 295.
— oder Hydronephrose 151, 299.
— Kolonverdrängung bei 295.
— oder Nephritis chronica 295.
—, Palpation bei 292.
—, Polyurie bei 297.
—, Röntgenbild bei 294.
— oder Schrumpfniere 299.
—, Urämie bei 297.
Zystinsteine 15.
Zystische Erweiterung des Harnleiters 52, 304.
Zystitis acuta 43.
— chronica 44, 45.
— — oder Blasentumor 45.
— — oder Tuberkulose 227.
— granulosa 48, 164, 210.
— — bei eitriger Entzündung der Niere 164.
— Colli proliferans 160.
— oder Nierenentzündung. eitrige 160, 175.
— bei Nierenstein 243.
— cystica 165.
— und Zystopyelitis bei Tuberkulose 227.
Zystoskop, Blasenspiegel, Einrichtung desselben 33.
—, Reinigung 30.
Zystoskopie 26 u. f.
—, Anästhesie bei 35.
—, Blasenboden 42.
—, Blasenschleimhaut, normal 41.
— — pathologisch 43 u. f.
—, Bilharziosis 54, 326.
— bei Entzündung, eitriger der Niere 162.
— bei Fehlen einer Niere 85.
— bei Geschwulst 273.
—, Gleitmittel 30.
—, Hämaturie bei 14, 48, 114, 271.
— bei Harnleiterbildungsfehlern 301 u. f.
— bei Harnleiterverletzung 307.
— bei Hydronephrose, geschlossener 132.
— — —, offener 133.
—, Instrumentarium zur 29.
—, Ligamentum interuretericum 42.
— und Ödembildung 47, 48.
— bei Pyelitis granulosa 210.
—, Sphinkter der Blase 41.
— bei Stein 241.
—, Störungen bei 33.
—, Technik 36 u. f.
— bei Tuberkulose 198 u. f.
—, Uretermündung bei 42.
—, Ureterwulst bei 42.
— bei Verletzung der Niere 114.
—, Vorbereitung zur 35.

Sozialärztliches Praktikum. Ein Leitfaden für Verwaltungsmediziner, Kreiskommunalärzte, Schulärzte, Säuglingsärzte, Armen- und Kassenärzte. Unter Mitarbeit hervorragender Fachleute von Dr. med. Prof. **A. Gottstein**, Ministerialdirektor der Medizinalabteilung im preuß. Ministerium für Volkswohlfahrt, und Dr. med. **G. Tugendreich**, Abteilungsvorsteher im Medizinalamt der Stadt Berlin. Zweite, vermehrte und verbesserte Auflage. Mit 6 Textabbildungen. 1921. Preis M. 48,— ; gebunden M. 54,—

Das Sputum. Von Professor Dr. **H. v. Hoeßlin**, Berlin. Mit 66 größtenteils farbigen Textfiguren. 1921. Preis M. 148,— ; gebunden M. 168,—

Tuberkulose, ihre verschiedenen Erscheinungsformen und Stadien sowie ihre Bekämpfung. Von Dr. **G. Liebermeister**, leitender Arzt der Inneren Abteilung des Städtischen Krankenhauses Düren. Mit 16 zum Teil farbigen Textabbildungen. 1921. Preis M. 96,—

Winke für die Entnahme und Einsendung von Material zur bakteriologischen, serologischen und histologischen Untersuchung. Ein Hilfsbuch für die Praxis. Von Prosektor Dr. **Emmerich**, Kiel, und Marine-Oberstabsarzt Dr. **Hage**, Cuxhaven. Mit 2 Textabbildungen. 1921. Preis M. 9,—

Leitfaden der Mikroparasitologie und Serologie. Mit besonderer Berücksichtigung der in den bakteriologischen Kursen gelehrten Untersuchungsmethoden. Ein Hilfsbuch für Studierende, praktische und beamtete Ärzte. Von Professor Dr. **E. Gotschlich**, Direktor des Hygienischen Instituts der Universität Gießen, und Professor Dr. **W. Schürmann**, Privatdozent der Hygiene und Abteilungsvorstand am Hygienischen Institut der Universität Halle a. S. Mit 213 meist farbigen Abbildungen. 1920. Preis M. 25,— ; gebunden M. 28,60*

Ärztliches Handbüchlein für hygienisch-diätetische, hydrotherapeutische, mechanische und andere Verordnungen. Eine Ergänzung zu den Arzneivorschriften für den Schreibtisch des praktischen Arztes. Von Sanitätsrat Dr. med. **Hermann Schlesinger**, praktischer Arzt in Frankfurt a. M. Zwölfte Auflage. 1920. Steif broschiert Preis M. 10,—*

Röntgentherapeutisches Hilfsbuch für die Spezialisten der übrigen Fächer und die praktischen Ärzte. Von Dr. **Robert Lenk**, Assistent am Zentral-Röntgen-Laboratorium des Allgemeinen Krankenhauses in Wien. Mit einem Vorwort von Professor Dr. **G. Holzknecht**. 1921. Preis M. 8,—

Elektrotherapie. Ein Lehrbuch von Dr. **Josef Kowarschik**, Primararzt und Vorstand des Instituts für Physikalische Therapie im Kaiser-Jubiläums-Spital der Stadt Wien. Mit 255 Abbildungen und 5 Tafeln. 1920. Preis M. 40,— ; gebunden M. 46,80*

---

* Hierzu Teuerungszuschläge